Johann Lucas Schönlein - Leibarzt,
Hochschullehrer und Revolutionär
im 19. Jahrhundert

Bernhard Manger

Johann Lucas Schönlein - Leibarzt, Hochschullehrer und Revolutionär im 19. Jahrhundert

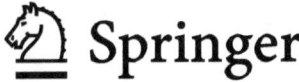

Bernhard Manger
Internistisches Zentrum – Medizin 3
Universitätsklinikum Erlangen
Erlangen, Deutschland

ISBN 978-3-662-70910-8   ISBN 978-3-662-70911-5   (eBook)
https://doi.org/10.1007/978-3-662-70911-5

Die Deutsche Nationalbibliothek verzeichnet diese Publikation in der Deutschen Nationalbibliografie; detaillierte bibliografische Daten sind im Internet über https://portal.dnb.de abrufbar.

© Der/die Herausgeber bzw. der/die Autor(en), exklusiv lizenziert an Springer-Verlag GmbH, DE, ein Teil von Springer Nature 2025
Das Werk einschließlich aller seiner Teile ist urheberrechtlich geschützt. Jede Verwertung, die nicht ausdrücklich vom Urheberrechtsgesetz zugelassen ist, bedarf der vorherigen Zustimmung des Verlags. Das gilt insbesondere für Vervielfältigungen, Bearbeitungen, Übersetzungen, Mikroverfilmungen und die Einspeicherung und Verarbeitung in elektronischen Systemen.
Die Wiedergabe von allgemein beschreibenden Bezeichnungen, Marken, Unternehmensnamen etc. in diesem Werk bedeutet nicht, dass diese frei durch jede Person benutzt werden dürfen. Die Berechtigung zur Benutzung unterliegt, auch ohne gesonderten Hinweis hierzu, den Regeln des Markenrechts. Die Rechte des/der jeweiligen Zeicheninhaber*in sind zu beachten.
Der Verlag, die Autor*innen und die Herausgeber*innen gehen davon aus, dass die Angaben und Informationen in diesem Werk zum Zeitpunkt der Veröffentlichung vollständig und korrekt sind. Weder der Verlag noch die Autor*innen oder die Herausgeber*innen übernehmen, ausdrücklich oder implizit, Gewähr für den Inhalt des Werkes, etwaige Fehler oder Äußerungen. Der Verlag bleibt im Hinblick auf geografische Zuordnungen und Gebietsbezeichnungen in veröffentlichten Karten und Institutionsadressen neutral.

Covermotiv: (c) Staatsbibliothek Bamberg, Sign.: V A 353c, urn:nbn:de:bvb:22-dtl-0000006540, Lithograph: Dümler

Planung/Lektorat: Ulrike Hartmann
Springer ist ein Imprint der eingetragenen Gesellschaft Springer-Verlag GmbH, DE und ist ein Teil von Springer Nature.
Die Anschrift der Gesellschaft ist: Heidelberger Platz 3, 14197 Berlin, Germany

Wenn Sie dieses Produkt entsorgen, geben Sie das Papier bitte zum Recycling.

Vorwort

In der ersten Hälfte des 19. Jahrhunderts war Johann Lucas Schönlein ohne Zweifel der berühmteste Arzt an den deutschsprachigen Universitäten Mitteleuropas. Ihm vor allem ist es zu verdanken, dass dort die Heilkunde von den Fesseln der Naturphilosophie befreit wurde und sich zu dem entwickeln konnte, was wir heute unter einer modernen wissenschaftlichen Medizin verstehen. Er war es, der vor zweihundert Jahren den Leitspruch der Aufklärung auf die Erforschung von Krankheiten anwandte: Wage es, Dich Deines eigenen Verstandes zu bedienen! So leitete er seine Studenten zu einer sorgfältigen Patientenbeobachtung an, brachte ihnen den Gebrauch des Stethoskops bei und lehrte sie die chemische und mikroskopische Analyse von Körperflüssigkeiten. Er unterrichtete an der Julius-Maximilians-Universität in Würzburg, an der ersten eidgenössischen Hochschule in Zürich und an der Charité in Berlin. Schönlein war der Leibarzt des preußischen Königs, behandelte aber auch den französischen Kaiser, die russische Zarin sowie die Königinnen von Holland und Belgien. Zu seinen Patienten und Freunden zählten Georg Büchner, Alexander von Humboldt sowie die Gebrüder Wilhelm und Jacob Grimm.

Trotz seiner damals enormen Bedeutung ist der Name Johann Lucas Schönlein heute weitgehend in Vergessenheit geraten und beinahe nur noch Medizinhistorikern bekannt. Die Namen einiger seiner Schüler, wie Rudolf Virchow, Hermann von Helmholtz oder Theodor Billroth, sind uns weitaus geläufiger als der ihres Lehrers. Der Hauptgrund dafür liegt darin, dass nur sehr wenige schriftliche Zeugnisse von Schönleins vielseitiger wissenschaftlicher Tätigkeit erhalten sind. Seine Abneigung gegenüber vorschnellen Publikationen war legendär, und so veröffentlichte er lieber gar nichts. Er war ein Meister des gesprochenen Wortes und begeisterte seine Studenten im Hörsaal und am Krankenbett, aber er hinterließ nichts Gedrucktes. Umso erfreulicher ist es, dass im letzten Jahrzehnt an zwei Orten unabhängig voneinander Korrespondenznachlässe mit weit über tausend medizinischen, institutionellen und privaten Briefen Schönleins wiederentdeckt wurden. Dieses umfangreiche Material erlaubt eine viel detailliertere Darstellung seines Lebenswerkes, als dies bisher möglich war, und schließt so manche biografische Lücke.

Folgen wir dem Leben und Wirken dieses außergewöhnlichen Mannes über sieben Jahrzehnte, so lassen sich die grundlegenden Veränderungen erfassen, die in jener Zeit nicht nur Medizin und Naturwissenschaften, sondern die ganze Gesellschaft in Deutschland betrafen. Der überzeugte Republikaner Schönlein stand bei vielen wichtigen Ereignissen der mitteleuropäischen Demokratiegeschichte in der ersten Reihe – sei es beim Frankfurter Wachensturm, beim Züriputsch oder während der Märzaufstände in Berlin, überall war er vor Ort und teilweise unmittelbar in das revolutionäre Geschehen involviert.

Da die erste Ausgabe der daraufhin Ende 2023 als medizinhistorisches Sachbuch mit dem Titel „Johann Lucas Schönlein und die Geburt der modernen Medizin" erschienenen Schönlein-Biographie nicht nur bei medizinhistorischen Fachleuten auf großes Interesse stieß, wurde im Einvernehmen mit dem Springer-Verlag entschieden, das Werk in einer neuen Form herauszugeben mit dem Titel: „Johann Lucas Schönlein – Leibarzt, Hochschullehrer und Revolutionär im 19. Jahrhundert". Hierbei handelt im Wesentlichen um eine gekürzte Version, die das Ziel hat, die Inhalte in populärwissenschaftlicher Form einem breiteren Publikum zugänglich zu machen. So wurde an zahlreichen Stellen auf die allzu ausführliche Darstellung personeller und inhaltlicher Details sowie von Quellenangaben verzichtet, um Lesbarkeit und Übersichtlichkeit zu verbessern. Ich hoffe, dass auch Menschen ohne medizinische oder historische Vorbildung motiviert werden, sich mit diesem politisch und wissenschaftlich so interessanten Kapitel der deutschen Geschichte zu beschäftigen.

Anmerkung: In dem vorliegenden Buch wird – falls nicht anders gekennzeichnet – das generische Maskulinum verwendet, ohne damit andere biologische oder soziale Geschlechter auszuschließen bzw. zu diskriminieren. Im Rahmen der Darstellung historischer Sachverhalte kann das Gendern zudem missverständlich sein, weil etwa bestimmte Berufe oder gesellschaftliche Rollen nur einem bestimmten (biologischen) Geschlecht vorbehalten waren.

Erlangen, Deutschland Bernhard Manger
Februar 2025

Danksagung

Vorliegendes Buch wäre nicht möglich gewesen ohne den „Erlanger Dachbodenfund" im Jahr 2017 – mit über 1300 Briefen und Dokumenten aus dem ehemaligen Besitz Schönleins. Der Mikrobiologe Maximilian Knorr hatte den Briefnachlass vor über 80 Jahren von Schönleins Nachfahren erhalten. Das vorübergehend in Vergessenheit geratene Konvolut wurde nun von seinem Enkel Florian Knorr-Held dem Erlanger „Institut für Geschichte und Ethik in der Medizin" zur uneingeschränkten wissenschaftlichen Auswertung zur Verfügung gestellt. An dieser Erschließung, die in den vergangenen Jahren unter der Regie von Fritz Dross durchgeführt wurde, waren Renate Wittern-Sterzel, Susanne Grosser, Philipp Teichfischer und ich beteiligt. Finanziell unterstützt wurde das Projekt aus Mitteln der Dr. German Schweiger-Stiftung (Erlangen) und der Luise Prell-Stiftung (Erlangen).

Bei der Erstellung dieses Buches gebührt der allererste Dank meiner Frau Karin, die mir während der Entstehungsphase nicht nur geduldig und stets hilfreich zur Seite stand, sondern auch jedes neue Kapitel kritisch las und verbesserte. Ebenso danke ich meinen Freunden Richard Kehl und Rüdiger Schwarz, die mich zweieinhalb Jahre lang als treue „Erstkorrektoren" begleiteten. Wertvolle inhaltliche Hinweise erhielt ich weiterhin von Barbara Schildt-Specker, Kunsthistorikerin an der Universität Duisburg-Essen, und Bernhard Schemmel, dem ehemaligen Leiter der Staatsbibliothek Bamberg, die das Manuskript in verschiedenen Phasen der Entstehung durchsahen. Bei der Literatursuche war meine Mitarbeiterin Gudrun Reinitz eine unschätzbare Hilfe, der es gelang, mithilfe von Cornelia Döbereiner von der Universitätsbibliothek Erlangen auch die ausgefallensten Quellen aufzufinden. Weiterhin gilt mein Dank in dieser Hinsicht auch Christiane Landois (Archiv und Bibliothek des Bistums Würzburg) und Rahel Büchli (Bibliothek und Archiv des Kantons Aargau).

Für die Bereitstellung einer großen Anzahl von Abbildungen danke ich Bettina Wagner, Direktorin der Staatsbibliothek Bamberg, Marion Ruisinger, Direktorin des Deutschen Medizinhistorischen Museums Ingolstadt und Klaus Tenschert vom Historischen Verein Bamberg sowie Gerald Raab aus der Abteilung digitale Reproduktion und Bestandssicherung (SB Bamberg) für seine äußerst hilfreiche und unermüdliche Unterstützung. Außerdem bin ich sehr dankbar für weitere in diesem Buch abgedruckte Fotografien, die von Monika Ronneberger, Mechthild Amberger-Lahrmann und meiner Tochter Isabel Manger beigesteuert wurden.

Mein ganz besonderer Dank gilt Philipp Teichfischer für die ausgezeichnete und stets vertrauensvolle Zusammenarbeit, durch die er als Lektor entscheidend zum Gelingen dieses Werkes beitrug. Und nicht zuletzt war es Ulrike Hartmann, Senior Editor des Springer-Verlages, die spontan vom Inhalt dieses Buches überzeugt war, mich bei dessen Fertigstellung unterstützte, und ohne deren professionelle Unterstützung das gesamte Projekt nicht hätte erfolgreich durchgeführt werden können. Sie war es auch, die mich ermutigte, die vorliegende überarbeitete und gekürzte Version vorzulegen, mit der Absicht, damit die politische und wissenschaftliche Lebensgeschichte Schönleins einem breiteren Publikum zugänglich zu machen.

Inhaltsverzeichnis

1	Geschmack und Geschichte	1
2	Herkunft und Heimat	7
3	Professoren und Prägung	19
4	Examen und Embryonen	25
5	Keuchhusten und Karriere	37
6	Karlsbad und Krankenhaus	45
7	Horchen und Heilen	51
8	Blütezeit und Blattern	59
9	Charisma und Cholera	71
10	Ehrgefühl und Eheglück	83
11	Lehrstühle und Leibärzte	91
12	Belvedere und Blocksbergbad	99
13	Restauration und Repression	105
14	Entlassung und Entscheidung	113
15	Rebellen und Revolutionäre	119
16	Dissidenten und Dissertationen	131
17	Plagiat und Purpura	141
18	Gotthard und Grobheit	151
19	Exilanten und Exekution	159
20	Seegurke und Seeschwein	167
21	Bern und Brüssel	177
22	Mikroskop und Mykose	185

23	Protestanten und Putschisten	197
24	Ragozi und Rakuhn	205
25	Husten und Halsweh	215
26	Antritt und Angriff	221
27	Hofleben und Hochschule	233
28	Tiergarten und Typhus	243
29	März und Männer	253
30	Kap Palmas und Karsamstag	261
31	Charité und Charaktere	269
32	Spalierobst und Spendierlust	279
33	Epikrise und Epilog	289
Anhang		297
Literatur		313

Über den Autor

Bernhard Manger ist Professor für Innere Medizin und Rheumatologie an der Universität Erlangen-Nürnberg und stellvertretender Klinikdirektor an der Medizinischen Klinik 3 des Universitätsklinikums Erlangen.

Geschmack und Geschichte

> *„Er fand es deshalb auch niemals der Mühe werth, sich anders als er dachte zu äußern, und wenn seine etwas cynische Natur in mancher Ausdrucksweise sich verriet, und mitunter unangenehm berühren konnte, so söhnten Geist und Wahrheit in Schönleins ganzem Wesen wieder mit diesen kleinen Mängeln aus." (Erich Ebstein) (Ebstein 1916, S. 213)*

Während meiner Studienzeit in Erlangen kursierten unter den Studierenden zahlreiche amüsante Anekdoten über Konfrontationen von schrulligen, aber auch witzigen und schlagfertigen Professoren mit ihren Studenten oder Prüfungskandidaten. Eine davon, die mir besonders im Gedächtnis geblieben ist, erzählt die folgende Geschichte:

Der allseits anerkannte und verehrte Professor steht an seinem Katheder im Hörsaal vor den gerade frisch an der Universität angekommenen Medizinstudenten in ihren schwarzen Gehröcken. Es handelt sich überwiegend um junge Männer aus gutbürgerlichem Hause, die sich in der neuen Umgebung noch etwas unbehaglich fühlen und voller Spannung erwarten, was auf sie zukommen wird. In dieser Einführungsvorlesung predigt er, dass zwei Eigenschaften die Voraussetzung für ein erfolgreiches Medizinstudium seien:

„Meine Herren, um ein guter Arzt zu werden, ist eine gute Beobachtungsgabe unbedingt erforderlich und außerdem sollten Sie die Fähigkeit besitzen, in manchen Situationen Ihren Ekel oder Abscheu in den Griff zu bekommen. Diese Eigenschaften zu überprüfen und zu schulen, soll daher heute die erste Aufgabe für Ihr angehendes Studium sein. Wie Sie vielleicht wissen, ist die Harnbeschau ein wichtiger Bestandteil der Medizin, und schon im Altertum waren Ärzte aufgrund des süßen Geschmacks von Urin bei Zuckerkrankheit in der Lage, diese Diagnose mit der Zunge zu stellen. Um dies zu üben, habe ich Ihnen hier ein Glas mit dem Urin eines Patienten mitgebracht."

Mit diesen Worten führt er einen Finger in das Glas, demonstriert die Durchführung einer solchen Geschmacksprobe und fordert anschließend seine Studenten auf, ihm dies einer nach dem anderen einzeln nachzumachen. Nachdem von allen die unangenehme Aufgabe mit mehr oder weniger ausgeprägtem Widerwillen gelöst ist, fährt der Professor fort:

> „Wie ich sehe, haben es tatsächlich nahezu alle gemeistert, ihren Ekel zu überwinden, doch bei der ersten Eigenschaft, der Beobachtungsgabe, sieht es bei Ihnen allen noch sehr schlecht aus. Hätten Sie meine Bewegungen genau verfolgt, hätten Sie sehen müssen, dass ich zwar den Zeigefinger meiner rechten Hand in das Glas gesteckt habe, danach aber den Mittelfinger abgeleckt habe."

Diese Geschichte ist so gut, dass sie seit Langem in dieser oder ähnlicher Form immer wieder weitererzählt wird, sodass man sie schon fast zu den urbanen Legenden zählen darf. In der vielfach weitererzählten Anekdote trägt der Professor in der Regel keinen Namen, da dies für die Pointe auch keine wesentliche Bedeutung besitzt. Versucht man jedoch zu ergründen, ob sich diese Begebenheit einer historischen Person zuordnen lässt, so landet man bald bei Hinweisen auf den aus Bamberg stammenden Johann Lucas Schönlein (1793–1864), der in der ersten Hälfte des 19. Jahrhunderts zunächst in Würzburg, später dann in Zürich und zuletzt in Berlin als Professor für Pathologie und Therapie tätig und bei seinen Studenten überaus beliebt war. Tatsächlich wäre das Geschilderte, wenn auch etwas überspitzt, durchaus gut mit Schönleins Lehrmethoden in Einklang zu bringen, denn er war einer der ersten Medizinprofessoren, der seine Vorlesungen nicht auf Latein, sondern in deutscher Sprache hielt und seine Studenten aktiv dazu anleitete, ihre Patienten genau zu untersuchen und auch deren Körperflüssigkeiten chemisch und mikroskopisch zu analysieren. Auch mit seiner Persönlichkeit und seinem Humor ist die Hörsaalepisode durchaus vereinbar; einer seiner Schüler beschreibt seinen Unterricht folgendermaßen: „Er that dies in kräftiger farbenreicher Sprache, die auch die derberen, populären Ausdrücke des Süddeutschen, wo sie am Platze waren, nicht verschmähte."[1] Aber auch eine bisweilen „etwas cynische Natur"[2] und eine „göttliche Grobheit"[3] wurden ihm von Zeitgenossen attestiert. Somit würde die in der Anekdote zum Ausdruck kommende Art des Professors, mit seinen Hörern umzugehen, ganz seinem Stil und dem derb-fränkischen Humor entsprechen, dem man immer wieder im Leben Schönleins begegnet.

Für mich, der damals selbst als Medizinstudent gelegentlich den Launen des ein oder anderen Hochschullehrers ausgeliefert war, war es einfach eine gute Geschichte, in der der geschilderte Professor keinen Namen trug. Der Name Schönlein hätte mir auch nichts gesagt, obwohl ich ihm in meiner Jugend bereits häufig begegnet war, wenn auch in ganz anderem Zusammenhang. Als Schüler war ich nämlich unzählige Male über eine Kreuzung namens „Schönleinsplatz" in Bamberg geradelt oder hatte mich dort mit Freunden verabredet, ohne mir auch nur eine Sekunde über dessen Namensgeber Gedanken zu machen. Denn ich durfte in derselben Stadt aufzuwachsen und zur Schule zu gehen wie der große Schönlein – nur mit etwa 160 Jahren Verspätung. Da Bamberg im Zweiten Weltkrieg vor größeren Zerstörungen verschont blieb, hat sich der städtebauliche Charakter der Altstadt mit ihren hochmittelalterlichen und barocken Elementen in diesem Zeitraum nicht entscheidend verändert. Allerdings war 1874, zum zehnten Todestag Schönleins, östlich vor den Toren der Altstadt auf einer Freifläche ein Denkmal zu seinen Ehren errichtet und der dort entstandene Platz nach ihm benannt worden (Abb. 1.1). Dieser ist heute zu einem zentralen Verkehrsknotenpunkt der Stadt geworden.

Später kam ich dann im Laufe meines Medizinstudiums erneut mit Schönleins Namen in Berührung, und zwar in einer Vorlesung über Kinderheilkunde. Bei Heranwachsenden kann es infolge eines Infekts oder auch ohne erkennbaren Auslöser zu einer Erkrankung kommen, die durch zahlreiche wenige Millimeter große Einblutungen in die Haut, symmetrisch an beiden Unterschenkeln und Fußrücken, gekennzeichnet ist und gemeinsam mit Schmerzen beider Knie- und Sprunggelenke auftritt. Auch Darm und Nieren können in Mitleidenschaft gezogen werden, was sich dann durch Bauchschmerzen sowie Blutbeimengungen im Stuhl und Urin äußert. Dieses Krankheitsbild beruht auf einer Entzündung der feinsten Blutgefäße in Haut und Schleimhäuten, lässt sich heute gut behandeln und klingt in den meisten Fällen nach einigen Wochen folgenlos ab[4]. Die Krankheit wird in der medizinischen Terminologie als *Purpura Schönlein-Henoch* (engl. *Henoch-Schonlein purpura*) bezeichnet. Somit ist Schönleins Name Teil eines medizinischen Eponyms, das heißt einer in der internationalen Literatur allgemein verwendeten Bezeichnung, die von

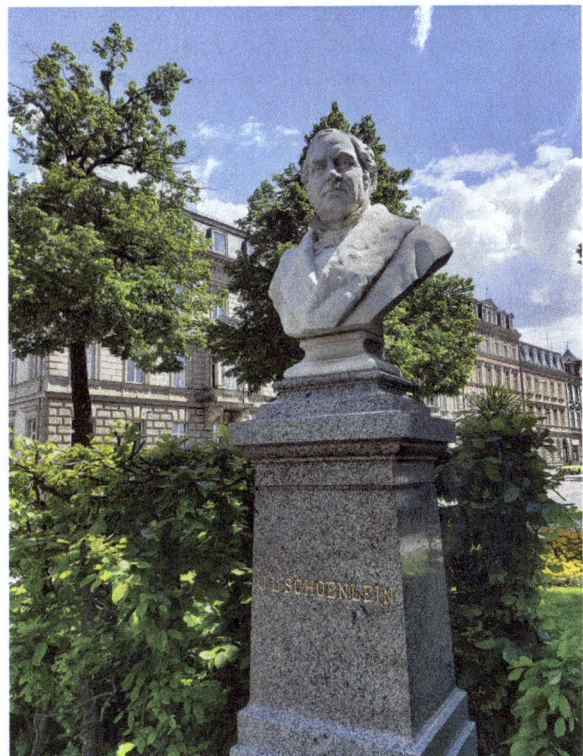

Abb. 1.1 Büste von Johann Lucas Schönlein auf „seinem" Platz im Bamberger Zentrum. (Foto: Bernhard Manger)

einem Eigennamen abgeleitet ist. Hiermit werden üblicherweise die Erstbeschreiber einer Krankheit, eines Körperteils oder einer Prozedur geehrt, wie das etwa bei dem *Hodgkin-Lymphom*,[5] dem *Meckel-Divertikel*,[6] der *Schwann-Zelle*,[7] der *Naegele-Regel*[8] oder den *Operationen nach Billroth*[9] der Fall ist – alle die hier namentlich verewigten Forscher waren übrigens auch Freunde oder Schüler Schönleins. Solche Eponyme sind in der Fachsprache sehr hilfreich, da sie sowohl bei Medizinstudenten als auch bei erfahrenen Ärzten charakteristische Bilder hervorrufen und sie im Allgemeinen einprägsamer sind als andere, meist umständlichere deskriptive Bezeichnungen. Doch auch als ich die Krankheitsbezeichnung *Purpura Schönlein-Henoch* in der Vorbereitung für meine schriftlichen und mündlichen Prüfungen lernen musste, war ich noch weit davon entfernt, eine gedankliche Verbindung zum Bamberger Straßennetz herzustellen.

Das entscheidende Licht ging mir erst einige Jahre später auf, als ich für ein Buchkapitel über Gefäßentzündungen die grundlegende Literatur zusammensuchte. Da erst dämmerte mir, dass der Namensgeber des Platzes, den ich in meiner Schulzeit so oft überquert hatte, in der weltweiten medizinischen Literatur einen festen Platz einnahm. Warum aber war mir die internationale Bedeutung dieses im medizinisch-naturwissenschaftlichen Bereich wohl berühmtesten Sohnes der Stadt so lange verborgen geblieben? Hatte ich einfach im Heimatkunde- oder Geschichtsunterricht nicht genug aufgepasst? Aber auch anderen Medizinern aus meiner Generation ging es nicht anders. Was sind also die Gründe, warum heute einer der bedeutendsten Männer der deutschen Wissenschaft, der „der klinischen Medizin in Deutschland zum Durchbruch verhalf",[10] kaum noch im kollektiven Bewusstsein verankert ist, nicht einmal bei den Bewohnern seiner Heimatstadt oder unter Fachkollegen?

Der Hauptgrund für dieses Unwissen liegt wohl in Schönleins phänomenaler Schreibfaulheit. Medizinhistoriker attestierten ihm eine „unüberwindliche Abneigung gegen Verwendung von Tinte als Vorbereitung für den Gebrauch von Druckerschwärze".[11] Gerade im 19. Jahrhundert, als naturwissenschaftliche und medizinische Journale wie Pilze aus dem Boden schossen und viele seiner Zeitgenossen zahlreiche und ausführlichste Arbeiten publizierten, hielt er sich auffällig zurück. Obwohl er von vielen Seiten immer wieder dazu genötigt wurde, seine Forschungsergebnisse zu Papier zu bringen, und er auch einige Anläufe dazu unternahm, kam er zu keinem Abschluss, weil er seine medizinischen Erkenntnisse noch nicht für ausgereift genug erachtete, um damit vor ein öffentliches Publikum zu treten. Während der zeitgleich mit Schönlein in Berlin lehrende deutsche Physiologe Johannes Müller[12] 37 Jahre lang etwa alle sieben Wochen eine wissenschaftliche Arbeit verfasste, und sich sein Gesamtwerk damit auf etwa 950 Seiten beläuft, war sein Kollege Schönlein deutlich zurückhaltender. Außer seiner Doktorarbeit umfasst sein gesamter gedruckter Nachlass genau zwei Arbeiten mit einem Gesamtumfang von vier Seiten, wobei es sich hierbei eigentlich initial um persönliche Briefe an eben jenen Johannes Müller handelte, der sie dann kurzerhand in dem gerade erst von ihm gegründeten und herausgegebenen „Archiv für Anatomie, Physiologie und wissenschaftliche Medizin" veröffentlichte. Schönlein fand seine Erfül-

1 Geschmack und Geschichte

lung nicht im gedruckten Wort, sondern, wie auch schon in der eingangs geschilderten Anekdote deutlich wird, im Hörsaal und am Krankenbett, und hier vor allem durch die lebendige Interaktion mit seinen Schülern. Aus diesem Grund stammt das meiste, was wir über seine Lehrinhalte wissen, auch aus Arbeiten seiner Studenten und Mitarbeiter. Denn diese sorgten vehement dafür, dass sein Lebenswerk über seinen Tod hinaus in wissenschaftlichen Kreisen präsent blieb und gewürdigt wurde, aber eben nur so lange, wie diese Generation von Schülern sein Vermächtnis aktiv hochhalten konnte. Danach geriet Schönlein mehr und mehr in Vergessenheit, während sich die wissenschaftliche Medizin in der zweiten Hälfte des 19. Jahrhunderts gerade in Deutschland und Berlin rasant weiterentwickelte. Es gab ja schließlich keine gedruckten Zeugnisse seiner eminenten Bedeutung gerade für diese Entwicklung, die den Namen Schönlein trugen. Die moderne Grundregel für erfolgreiche Wissenschaftler – „publish or perish"[13] – besaß offensichtlich auch schon vor fast 200 Jahren Gültigkeit.

Vor diesem Hintergrund wird deutlich, dass in Ermangelung gedruckter Belege für die Beurteilung seines wissenschaftlich-medizinischen und gesellschaftlichen Einflusses vor allem Schönleins handschriftliche Notizen sowie sein Korrespondenznetzwerk mit Kollegen, Patienten und anderen Zeitgenossen von herausragender Bedeutung sein würden. Aber auch dieser Weg schien unwiderruflich versperrt zu sein, denn der Großteil seines Briefnachlasses war im renommierten „Karl-Sudhoff-Institut für Geschichte der Medizin und der Naturwissenschaften" in Leipzig, dem ältesten medizinhistorischen Institut der Welt, vermutet worden, und von dort erhielt der zu Schönlein nachforschende Obermedizinalrat Paul Schrödl aus Kronach im Jahr 1962 die Nachricht: „Auf Ihre Anfrage nach den Briefen Schönleins müssen wir Ihnen leider mitteilen, daß wir solche Briefe nicht besitzen; der umfangreiche Nachlass Schönleins, der sich in unserem Institut befand, ist durch Kriegseinwirkung verloren gegangen."[14] Nur vereinzelt waren einige Transkripte von Briefen an und von Schönlein bereits vor dem Zweiten Weltkrieg veröffentlicht worden, einige davon durch den deutsch-jüdischen Arzt und Medizinhistoriker Erich Ebstein, der von 1908 bis 1931 in Leipzig tätig war. Einen Teil dieser Korrespondenz hatte Ebstein offensichtlich an sich genommen, wodurch er glücklicherweise der Zerstörung entgangen war und 2012 in dessen Nachlass wiederentdeckt werden konnte. Dieser befindet sich heute in der Staatsbibliothek Berlin.

Galt dies bereits als große Überraschung, so ist es fast als ein kleines Wunder zu werten, dass nur fünf Jahre später ein noch erheblich größerer Anteil des Schönlein'schen Briefnachlasses, der ebenfalls auf wundersame Weise vor der Vernichtung gerettet worden war, auf einem Erlanger Dachboden wiederauftauchte. Der vor dem Zweiten Weltkrieg in Würzburg tätige Professor für Mikrobiologie und Hygiene Maximilian Knorr hatte Mitte der 1930er-Jahre große Teile von Schönleins Korrespondenz direkt über dessen Enkel Siegfried Pückler-Limpurg erhalten und nach dem Krieg an seine neue Wirkungsstätte nach Erlangen mitgenommen. Dieser Nachlass allein umfasst über 1300 handschriftliche Dokumente, darunter 982 an Schönlein gerichtete Briefe, 77 eigenhändige Aufzeichnungen und Briefe von ihm selbst sowie 173 von seiner Ehefrau.

Könnte es also einen günstigeren Zeitpunkt für einen Versuch zu einer umfassenden Schönlein-Biografie geben als jetzt? Bisher existiert eine solche noch nicht. Die bis heute umfangreichste Darstellung der Lebensgeschichte Schönleins stammt aus der Feder seines berühmtesten Schülers Rudolf Virchow, der zu dessen erstem Todestag einen ausführlichen Nachruf auf seinen Lehrer mit vielen Anmerkungen und Detailinformationen verfasst hat. Der erste Anlauf zu einer Biografie im eigentlichen Sinne wurde von dem bereits erwähnten Medizinhistoriker Erich Ebstein angekündigt, der bis dahin schon mehrere kürzere Artikel zu Schönlein veröffentlicht hatte. Der große Wurf blieb jedoch aus, nachdem sein Antrag auf Habilitation an der Fakultät der Universität Leipzig im Jahr 1928 gescheitert war. Auch der oben schon erwähnte Paul Schrödl arbeitete an einer Schönlein-Biografie. Von dieser existiert noch ein kurzer Entwurf für einige Seiten der Einleitung,[15] in dem er die vermeintliche Zerstörung des in Leipzig vermuteten Nachlasses mit dem lateinischen Sprichwort „Habent sua fata libelli"[16] betrauert.

Heute befinden wir uns in der glücklichen Situation, auf einen großen Teil dieses „unersetzlichen Verlustes" wieder zugreifen zu können. Da uns der Zufall eine solch enorme Menge bislang unbekannter Dokumente zugespielt hat, soll nun ein erneuter Versuch unternommen werden, einen fundierten Einblick in das Leben und Wirken Johann Lucas Schönleins zu geben. Das Ziel ist es, manche offenkundige biografische Lücke zu schließen, bislang unbekannte Fakten und Verbindungen darzulegen und dabei insbesondere die Bedeutung dieses großen deutschen Arztes für die Entstehung der modernen Medizin herauszuarbeiten.

Herkunft und Heimat 2

> *"Der Fürst sei für das Volk und nicht das Volk für den Fürsten da. Sein ganzes Bestreben sei jedesmal dahin gegangen, sein Volk so glücklich als möglich zu machen." (Franz Ludwig von Erthal) (Leitschuh 1894b, S. 49)*

Im selben Jahr, als Johann Lucas Schönlein am 30. November 1793 das Licht der Welt erblickte, war 700 km weiter westlich in Paris der französische König Ludwig XVI. hingerichtet worden und die Verfassung der Ersten Französischen Republik in Kraft getreten. Das „lange" 19. Jahrhundert, wie unter Historikern die Zeitspanne von der Französischen Revolution bis zum Ausbruch des Ersten Weltkriegs genannt wird, hatte bereits begonnen. Aber in Bamberg war zu diesem Zeitpunkt noch nicht viel von den Auswirkungen des großen Umsturzes zu spüren, der bald Politik und Gesellschaft des gesamten Kontinents verändern sollte. Im Frankenland war die Welt noch in Ordnung, und es herrschte in Bamberg die gleiche politische Ordnung wie seit fast 800 Jahren. Das geistliche und weltliche Schicksal des Hochstifts von Bamberg ruhte in den Händen von Fürstbischof Franz Ludwig von Erthal und war dort allem Anschein nach gut aufgehoben. Er wird beschrieben als

> „einer der edelsten und freisinnigsten Regenten seiner Zeit [...], der seine beiden Landesuniversitäten, und besonders die medizinischen Facultäten in Würzburg und Bamberg reicher ausgestattet hatte, als dies anderwärts der Fall war, der dem Unterrichte seine ganz besondere Aufmerksamkeit und Theilnahme zuwendete, der überhaupt für treffliche Einrichtung von Schulen und Lehranstalten Sorge trug".[1]

Er war Planer und Erbauer des Allgemeinen Krankenhauses, das bei seiner Einweihung im Jahr 1789 zum Vorbild für ähnliche Einrichtungen in ganz Europa wurde. Das Stadtgebiet von Bamberg umfasste zur damaligen Zeit über 2000 Gebäude, in denen etwa 19.000 Menschen wohnten. Vom Handwerk lebten etwa 2500 Meister, Gesellen und Lehrlinge, die größte Gruppe hierunter waren Gärtner, gefolgt von Bierbrauern und Büttnern. Und auch die Vorfahren Schönleins waren seit Generationen als Handwerker in der Stadt ansässig. Seine Ahnenreihe lässt sich gesichert bis zu seinem Ururgroßvater, dem Seilermeister Johann Josef Schönlein, zurückverfolgen, der 1718 in Bamberg verstarb (Abb. 2.1). Der Urgroßvater Johann Thomas und der Großvater Friedrich waren ebenfalls Seilmacher und führten den Handwerksbetrieb in Familienbesitz weiter. Man kann also davon ausgehen, dass die Eltern, Hofseilermeister Thomas Schönlein und seine Frau Margaretha, durchaus finanziell abgesichert, wenn nicht sogar wohlhabend waren, als der Stammhalter Johannes das Licht der Welt erblickte.

Sein Taufname geht wohl auf den Taufpaten Johann Göller zurück, der mit der älteren Schwester der Mutter Schönleins verheiratet war. Er war Büttnermeister und betrieb als Wirt die Gasthäuser „Zum Lukas" und später die „Weiße Rose" in Bamberg. Den Zweitnamen „Lucas" hat er sich erst später zugelegt, er findet sich zum ersten Mal auf dem Titelblatt seiner Doktorarbeit. Ob dies in Anlehnung an den Namen des Wirtshauses seines Taufpaten geschah oder an den Evangelisten Lucas, den Schutzpatron der Ärzte, bleibt Spekulation. Wahrscheinlich wurde er als Kind „Hans" gerufen, so spricht ihn jedenfalls ein Schulfreund in einem Brief aus späterer Zeit an.

Trotz der gesicherten wirtschaftlichen Situation schwebte jedoch eine existenzielle Bedrohung über dem Schicksal der kleinen Familie. Viele Seilmacher litten in jener Zeit an einer heimtückischen Berufskrankheit, dem *Seilerhusten*. Es handelt sich dabei um eine Überreaktion des Immunsystems auf die Inhalation von Hanffasern, aus denen Stricke und Taue gefertigt wurden. Entsprechend wird die Erkrankung auch als *Hanffieber* bezeichnet. In der Folge kommt es zu einer ausgeprägten Entzündungsreaktion mit Husten und Fieber und bei dauerhaftem Kontakt mit den krankmachenden organischen Stäuben zur allmählichen Vernarbung und Zerstörung des Lungengewebes. In ähnlicher Weise können auch bei anderen Tätigkeiten pflanzliche oder tierische Partikel in der Atemluft zu ausgefallenen Berufskrankheiten führen, wie etwa zur *Käsewäscher-, Paprikaspalter-, Ahornrindenschäler-* oder *Taubenzüchter-Lunge*. Aufgrund seines Seilerhustens wurde auch der Großvater des kleinen Johann nur 56 Jahre alt und verstarb bereits wenige Monate nach dessen Geburt, wodurch der Familienbetrieb auf den Vater Thomas Schönlein überging. Doch auch bei diesem zeigten sich bald die typischen Symptome. Man kann sich in die Sorgen der Mutter hineinversetzen, wenn sie während der Hustenanfälle ihres Mannes in der Nacht wach lag, denn typischerweise sind die Beschwerden bei dieser Krankheit erst einige Stunden nach dem Staubkontakt am schlimmsten. Und es plagte sie wohl nicht nur die Angst um die Gesundheit des Ehemannes, sondern sie machte sich auch Gedanken um die Zukunft ihres Sohnes, der nach dem Wunsch des Vaters eines Tages den elterlichen Betrieb übernehmen sollte.

2 Herkunft und Heimat

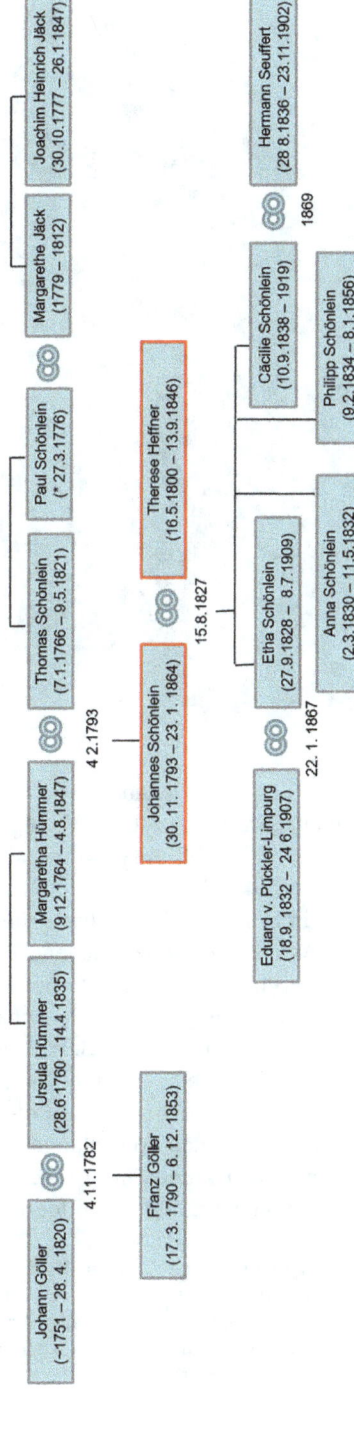

Abb. 2.1 Die Familie Schönlein

Abb. 2.2 Margaretha Schönlein (Staatsbibliothek Bamberg, Sign: V A 355bm)

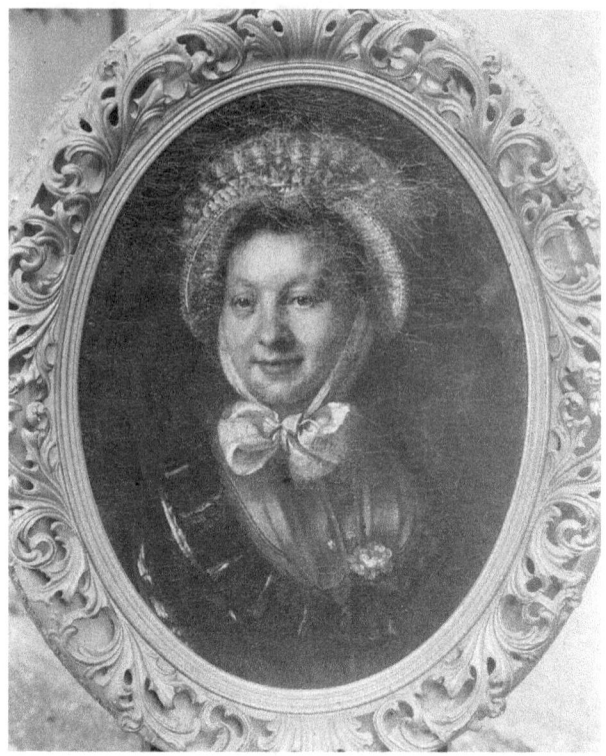

An dieser Stelle ist es an der Zeit, einen genaueren Blick auf die Mutter von Johann zu werfen, über die viel mehr Informationen zur Verfügung stehen als über den Vater: Margaretha Schönlein, geborene Hümmer, wurde als zweite Tochter einer Müllerfamilie am 9. Dezember 1764 geboren (Abb. 2.2). Ihr Vater, der Müllermeister Jakob Hümmer, betrieb in Bamberg die „Brudermühle", eine zentral in der Bamberger Altstadt am linken Arm der Regnitz gelegene Wassermühle, die heute ein beliebtes Speiselokal beherbergt. In dieser Mühle hatte es jedoch 1762 einen großen Brand gegeben, weshalb er gezwungen war, sich nach einer neuen Wirkungsstätte und Wohnraum für seine Familie umzusehen. Beides fand sich schließlich im Mühlengebäude in Lohndorf, am Ellerbach gelegen, etwa 15 km östlich von Bamberg am Fuße des Fränkischen Jura. Für den weiteren Lebensweg des jungen Johann sollte dieser Ort eine besondere Bedeutung erlangen. Margaretha Schönlein war eine einfache, arbeitsame und lebenskluge Frau (Abb. 2.3). Ein Schüler Schönleins, der sie auch persönlich kennengelernt hatte, schilderte sie als

„eine schlichte Bürgersfrau voll Lebendigkeit und Verstand, die in ihrem Wesen in mancher Beziehung lebhaft an Göthe's Mutter erinnerte, und mit der auch körperlich viele Aehnlichkeit hatte, liebte den Knaben unaussprechlich und hatte auf seine Erziehung und Charakterbildung den unbedingtesten Einfluss. Sie erreichte ein hohes Alter und an ihr hieng Schönlein bis an ihres Lebens Ende mit rührender Pietät."[2]

2 Herkunft und Heimat

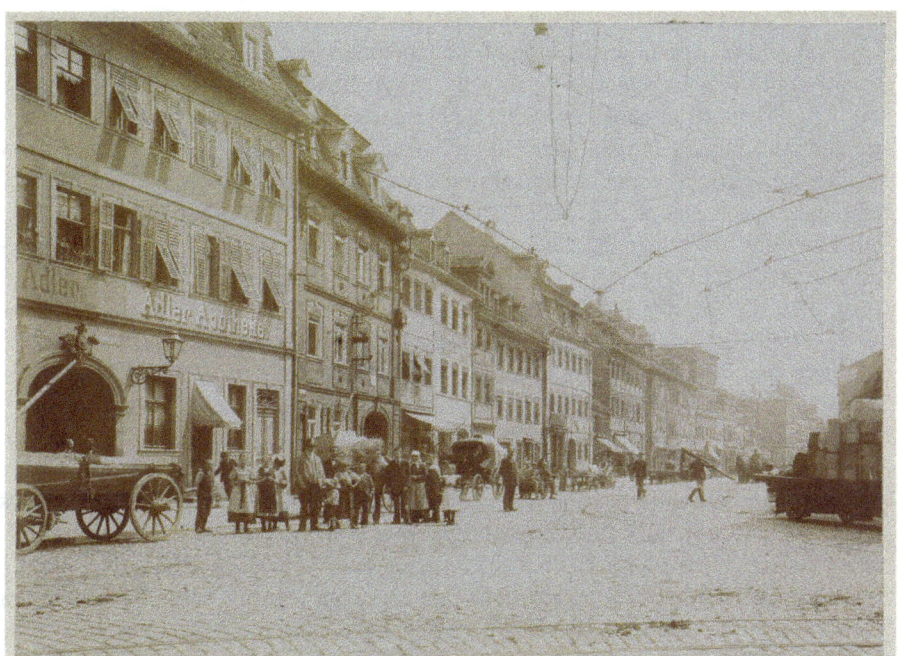

Abb. 2.3 Geburtshaus Schönleins, drittes Gebäude von links (Staatsbibliothek Bamberg, Sign: V Bg 328)

Sie wird jedoch auch als tatkräftige und „sehr energische Mutter" beschrieben, „die ihre ‚oberherrschaftliche Gewalt' auch über den Sohn nicht gerne aufgab und nach ihren Briefen ihn bis ans Lebensende richtig zu bevormunden versuchte".[3] Schließlich war er ja auch ihr einziges Kind, und so setzte sie sich als vorrangiges Ziel, die väterlichen Pläne zu durchkreuzen und den Sohn vom krankmachenden Seilerhandwerk abzuhalten. Eine wichtige Rolle mag auch gespielt haben, dass Margarethas Schwester Ursula und ihr Mann Johann Göller, der Taufpate, einen Sohn Franz hatten, der drei Jahre älter als Johann Lucas Schönlein war und ebenfalls nicht ins väterliche Büttnerhandwerk einsteigen musste, sondern auf die höhere Schule geschickt wurde. Vielleicht wurde dadurch auch der mütterliche Ehrgeiz angestachelt. Wie dem auch sei, Johann Lucas blieb mit seinem Vetter Göller, der später als Altphilologe in Köln wirkte, sein Leben lang freundschaftlich verbunden.

Das Geburtshaus Schönleins stand am Oberen Steinweg Nr. 1011, heute Obere Königsstraße 7, (Abb. 2.3) im Stadtteil „Theuerstadt". Dieser war überwiegend von Gärtnereien und Handwerksbetrieben geprägt und umfasste das Gebiet des Stifts St. Gangolf. Das Haus selbst war ein schmales, zweistöckiges Gebäude mit Mansardenfenstern, in dessen zweitem Stock Johann geboren wurde, in einem hellen Zimmer, das einen herrlichen Blick über den Fluss Regnitz in Richtung Dom bot. In derselben Häuserfront, zwei Gebäude weiter, befand sich die Apotheke „Zum Schwarzen Adler", die vom Apotheker und späteren Professor der Chemie Ernst Friedrich Felix Rumpf betrieben wurde. Dessen Sohn Ludwig war genauso alt wie Johann, und man kann wohl davon ausgehen, dass die beiden schon im jüngsten Kindesalter die engsten und besten Spielkameraden und Freunde wurden. Ludwig Rumpf sollte den Lebensweg Schönleins durch Schulzeit und Studium hindurch über lange Zeit begleiten. Eine Anekdote berichtet, wie nach gemeinsamen Jugendstreichen der beiden Jungen „der alte Seiler Schönlein seinem Sohn zuweilen mit einem Stück Strick nachgelaufen sei und der alte Rumpf aus seiner Apotheke gerufen habe: ‚Herr Nachbar, geben sie dem meinen auch ein paar Hiebe.'"[4] Schönlein selbst äußerte rückblickend, „daß sein ausgelassener Muthwille damals ihm in seiner Vaterstadt Bamberg, einen keineswegs schmeichelhaften Ruf verschafft hätte".[5]

Im Jahr 1800 ging für Johann und seinen Freund Ludwig die Zeit der unbeschwerten Kinderstreiche zu Ende, und es begann für sie der Unterricht in der nahe gelegenen Grundschule. Einer ihrer ersten Pädagogen dort wurde von der Stadtschulkommission „als ein ausgezeichneter Lehrer und in jeder Hinsicht mit der Note vorzüglich"[6] beurteilt. Diesem schien es dann auch gelungen zu sein, den „Bub voller Temperament" mit der von der Mutter geerbten „vollblütigen Natur"[7] zu bändigen und zu motivieren, denn „so eifrig und fleissig lernte der Knabe, dass sich der Vater, wenn auch mit schwerem Herzen, doch endlich entschloss, ihn studiren zu lassen".[8] Die Mutter hatte also endlich einen Verbündeten gefunden, der die besondere Begabung des Jungen erkannt hatte, und gemeinsam schafften sie es, den Vater davon zu überzeugen, den Sohn auf eine höhere Schule zu schicken. Die erste Hürde war damit genommen, und die Weichen für eine akademische Ausbildung waren gestellt.

Aber auch in der fränkischen Idylle war während Schönleins Kindheit die Zeit nicht stehen geblieben. Die ersten Veränderungen trafen seine Heimatstadt mit dem Tod des aufgeklärten, reformfreudigen Fürstbischofs von Erthal zu Beginn des Jahres 1795. Der Bamberger Klerus ernannte den damals bereits 70-jährigen Christoph Franz von Buseck zum neuen geistlichen und politischen Oberhaupt des Hochstifts, der in vielerlei Hinsicht einen Gegenentwurf zu seinem weltoffenen Vorgänger darstellte. Vor allem von Erthals Lieblingsprojekt, das Allgemeine Krankenhaus, wurde einem rigorosen Sparkurs unterworfen. Doch es sollte noch schlimmer kommen.

Schon im darauffolgenden Jahr waren die Auswirkungen der politischen Veränderungen von Paris auch in der fränkischen Provinz angelangt. Im Ersten Koalitionskrieg (1792–1797) hatten Preußen und Österreich versucht, gemeinsam den Vormarsch der französischen Revolutionstruppen aufzuhalten, und manche der deutschen Kleinstaaten waren diesem Bündnis beigetreten. Im Sommer 1796 kam nun die französische Armee Bamberg immer näher und besetzte schließlich am 4. August die Domstadt, deren Fürstbischof von Buseck sich bereits Richtung Böhmen in Sicherheit gebracht hatte. Die Franzosen nahmen hochrangige Bamberger Bürger in Geiselhaft, verlangten hohe Kriegsabgaben und wandelten das Krankenhaus in ein Lazarett für 4000 kranke und verwundete Soldaten um. Bereits nach vier Wochen mussten die Besatzer nach einigen verlorenen Gefechten wieder abziehen und wurden nach der Schlacht von Würzburg endgültig nach Westen zurückgedrängt.

2 Herkunft und Heimat

Doch was ist in solch wechselhaften Zeiten schon endgültig? Bereits zweieinhalb Jahre später begann der Zweite Koalitionskrieg (1798/99–1801/02), und die Franzosen rückten erneut nach Osten vor. Aber bis zur Rückkehr Napoleon Bonapartes von seinem Ägyptenfeldzug konnte keine Seite entscheidende Vorteile erringen, und so wurde beim Waffenstillstand von Parsdorf im Juli des Jahres 1800 die Teilung Süddeutschlands beschlossen. Diese verlief entlang einer Demarkationslinie in Nord-Süd-Richtung vom Main bis nach Tirol, wobei die französischen Truppen die westlich, die kaiserlichen die östlich dieser Grenze gelegenen Gebiete besetzten. In Franken folgte diese Linie dem Flusslauf der Regnitz, was bedeutete, dass nicht nur das Hochstift Bamberg, sondern auch die Stadt selbst in zwei Hälften zerschnitten wurde. Dass dies für die Versorgung der Bevölkerung und der Besatzungstruppen auf beiden Seiten mit erheblichen Problemen verbunden war, kann man sich leicht vorstellen. Auf der kaiserlichen Seite lagen die Gärtnereien und landwirtschaftlichen Betriebe; die Franzosen hatten die Bergseite mit den Felsenkellern und damit die Biervorräte unter Kontrolle, welche gerade für die Versorgung der Soldaten nicht minder wichtig waren.

Der Erstklässler Johann musste also in einer geteilten Stadt eingeschult werden. Glücklicherweise befanden sich sowohl das väterliche Wohnhaus als auch die Schule auf der östlichen Seite der Regnitz, sodass er auf seinem Schulweg zumindest keine Grenze überqueren musste. Nach Aufkündigung des Waffenstillstandes geriet Bamberg einige Monate später erneut komplett unter französische Kontrolle, was wieder mit der Forderung nach Abgaben in Form von Geld und Sachwerten sowie der Einquartierung und medizinischen Versorgung fremder Soldaten verbunden war. Der Fürstbischof hatte sich ebenfalls wieder in bewährter Manier rechtzeitig vor der Besetzung in Sicherheit gebracht. Er kehrte erst nach Bamberg zurück, nachdem ein Friedensvertrag geschlossen war, der alle linksrheinischen Gebiete an Frankreich abtrat, woraufhin alle Truppen im Frühjahr 1801 abgerückt waren.

Doch gerade dieser Friedensvertrag war der Ausgangspunkt für die nächste Umwälzung, die der 800 Jahre alten Bischofsresidenz bevorstand – die Säkularisation. Der Reichsdeputationshauptschluss sicherte allen deutschen Fürsten, die Gebiete links des Rheins an Frankreich abgeben mussten, eine angemessene Entschädigung zu. Diese wurde für Bayern, das große Teile der Kurpfalz verloren hatte, aus kirchlichen Besitzungen genommen, die Hochstifte Bamberg und Würzburg gehörten dazu. Daraufhin ließ Kurfürst Max IV. Joseph – der wenig später als Verbündeter Napoleons zum König Maximilian I. von Bayern gekrönt wurde – im September 1802 seine Truppen in Bamberg einmarschieren, was das politische Ende des unabhängigen Fürstbistums bedeutete. Zugleich wurden im ganzen Land auch zahlreiche Klöster aufgelöst und deren Bücherschätze anderen bayerischen Bibliotheken zugeschlagen.

Die Konsequenzen der Säkularisation betrafen auch ganz unmittelbar die Schönlein'sche Verwandtschaft, denn Johanns Tante Margarethe war eine geborene Jaeck und hatte einen älteren Bruder, Joachim Heinrich Jaeck. Dieser war einige Jahre zuvor in die Zisterzienser-Abtei Langheim eingetreten und hatte es dort zum Verwalter der Bibliothek gebracht. Nach der Auflösung der Klöster wurden deren

Buchbestände, zusammen mit denen der ebenfalls aufgelösten Bamberger Universität, zum Grundstock der Königlichen Bibliothek in Bamberg. Jaeck legte das Ordensgewand ab und stieg dort zum „funktionierenden Bibliothekar" auf, ein Posten, den er über mehr als 30 Jahre mit großem Engagement ausübte. Für Johann war Jaeck ein väterlicher Freund und in späterer Zeit ein intensiver Korrespondenzpartner, durch den er stets aus erster Hand über alle großen und kleinen Ereignisse in seiner Heimat informiert wurde. Eine ähnliche Karriere machte der Benediktinerpater Dionysius Linder, der nach der Säkularisation des Klosters Banz, wo er die naturkundliche Sammlung verwaltet hatte, zum Leiter des „Bamberger Naturalienkabinetts" ernannt wurde. Auch mit diesem pflegte Schönlein später einen intensiven Briefwechsel und vermittelte ihm zahlreiche zoologische, botanische und geologische Präparate für dessen Museum.

Welche Auswirkungen die drastischen politischen und gesellschaftlichen Veränderungen sowie die ständige Militärpräsenz in seiner Heimatstadt auf den heranwachsenden Johann hatten, ist nirgends festgehalten. Vielleicht trugen diese Eindrücke nicht unwesentlich zur Ausbildung der liberalen und republikanischen Gesinnung bei, die sich bei ihm im Erwachsenenalter deutlich zeigte. Auch sein Verhältnis zur königlich bayerischen Zentralgewalt, mit der er in späteren Jahren noch heftig aneinandergeraten sollte, könnte hier eine erste Prägung erfahren haben. Aber all das lässt sich nur vermuten; schriftliche Dokumente existieren erst wieder von seiner späteren schulischen Laufbahn im Gymnasium.

Trotz aller politischen Wirren und des Verlusts der Universität hatte sich die altehrwürdige Bischofsstadt zu Beginn des 19. Jahrhunderts zu einem blühenden Zentrum für Wissenschaft, Bildung und Kunst entwickelt. Während Schönleins Schulzeit lebten Philosophen und Dichter von internationalem Ruf in der Stadt – Georg Wilhelm Friedrich Hegel vollendete in Bamberg die „Phänomenologie des Geistes", und E. T. A. Hoffmann begegnete dort seinem sprechenden Hund Berganza. Nach der Auflösung der alten Bamberger Universität während der Säkularisation war das neugegründete Lyzeum an ihre Stelle getreten, dessen Aufgabe vor allem in der Ausbildung von Priestern und bayerischen Staatsbeamten bestand. Erst 1808 wurde mit dem Gymnasium eine neue, eigenständige Schulform geschaffen, mit folgender Zielvorgabe: „Das Gymnasium ist, in der neuen Schulordnung ein zur Universität unmittelbar vorbereitendes Studien-Institut, wo zu jener höheren freyen Menschenbildung, die der gelehrten Berufsbildung jederzeit vorangehen muß, ein fester Grund gelegt werden soll."[9] Im altsprachlichen Gymnasium lagen die Schwerpunkte des Lehrplans auf der Vermittlung philologischer, philosophischer und historischer Inhalte sowie der Mathematik. Es war in eine Ober-, zwei Mittel- und eine Unterklasse gegliedert, und Schönlein gehörte zu den ersten, die diese neue Bildungsstätte besuchen durften. Das Königliche Gymnasium Bamberg war im Gebäudetrakt des ehemaligen Jesuitenkollegs im Stadtzentrum untergebracht und bestand dort für die nächsten 160 Jahre.

Der erste Jahresbericht dieser „Studienanstalt" von 1809 führt Johannes Schönlein in der „Unteren Mittelklasse" als sechsten von 19 Schülern auf. Diese Reihen-

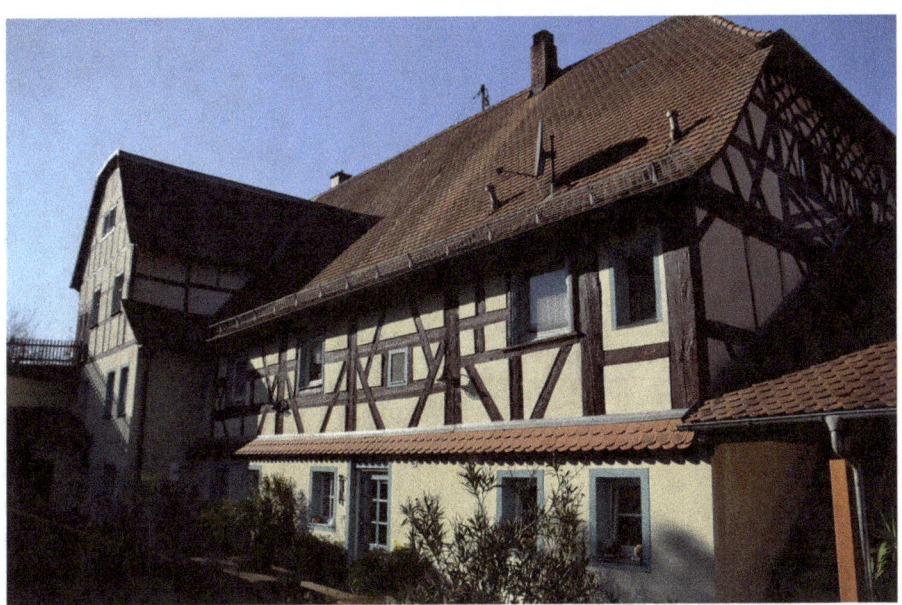

Abb. 2.4 Das Gebäude der ehemaligen Wassermühle in Lohndorf. (Foto: Bernhard Manger)

folge der Schüler ist deshalb von Bedeutung, da „die Namen derselben durch alle Klassen nicht mehr in alphabet. Ordnung, sondern nach den Fortgangsplätzen aus allen Fächern zusammen" aufgelistet wurden.[10] Er lag also mit seinen schulischen Leistungen im vorderen Mittelfeld seiner Klasse, wobei bemerkenswert ist, dass er in diesem Schuljahr erst 15 Jahre alt wurde und damit etwa zwei Jahre jünger war als die meisten seiner Klassenkameraden. Gleichaltrig mit Schönlein war sein Klassenkamerad Johann Carl Ferdinand Schauer, der Sohn des damaligen Bamberger Polizeidirektors, mit dem er noch einen längeren gemeinsamen Ausbildungsweg vor sich haben sollte. Schönleins Freund aus ganz frühen Kindertagen, der Apothekersohn Ludwig Rumpf, findet sich eine Klassenstufe tiefer.

Neben seiner schulischen Ausbildung musste Schönlein aber wohl doch gelegentlich in der väterlichen Seilerwerkstatt aushelfen, denn er berichtete später scherzhaft in einer Vorlesung „dass er selbst, ‚als er noch beim Handwerk gewesen', durch den Einfluss des Staubes bedeutend gelitten habe".[11] Dies konnte natürlich auch der besorgten Mutter nicht entgehen, die daraufhin umgehende Maßnahmen einleitete. Sie organisierte, dass der Junge zumindest seine schulfreie Zeit fern von der staubigen Umgebung des elterlichen Betriebs verbringen sollte. Hierzu bot sich die Mühle der Großeltern in Lohndorf an, wo er von da an regelmäßig seine Ferien verbrachte (Abb. 2.4). Diese Entscheidung der Mutter sollte für die weitere Entwicklung Schönleins eine Weichenstellung bedeuten. Denn in diesem beschaulichen Ort im Ellertal „lag der fränkische Garten vor ihm ausgebreitet, mit allen Schätzen der Natur; da gab es Berge mit wunderbaren Versteinerungen".[12] Lohndorf

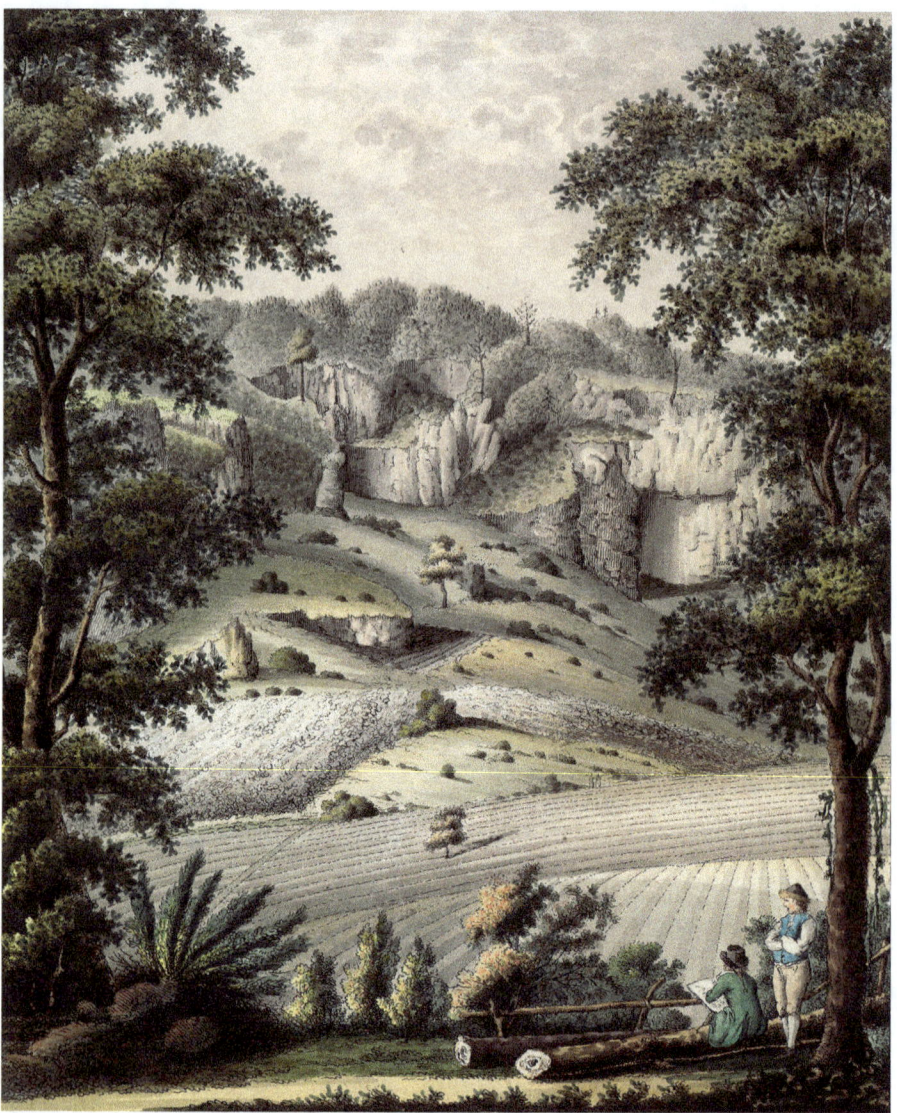

Abb. 2.5 Zeitgenössische Darstellung der Kalkfelsen des Fränkischen Jura. (Rosenmüller 1804, Titelseite; Staatsbibliothek Bamberg, Sign: RB.Or.f.2)

liegt an der geologischen Grenze zwischen Keuper-Sandstein und dem Anstieg zum Fränkischen Jura mit bizarren Formationen schroffer Kalkfelsen und Höhlen (Abb. 2.5), reich an versteinerten Abdrücken von urzeitlichen Pflanzen und Tieren aus dem Erdmittelalter. In die Umgebung unternahm er Exkursionen mit seinem verehrten Grundschullehrer Metzner, „dessen er stets mit besonderer Liebe und Dankbarkeit gedachte", und dieser „erweckte in ihm durch Anleitung zum Sam-

2 Herkunft und Heimat

meln von Steinen, Pflanzen und Insekten schon sehr früh den Sinn für Naturgegenstände". Auch sein Pate Johann Göller nahm ihn

> „öfter auf seine Fusstouren in der fränkischen Schweiz mit und mächtig wirkte auf das junge, empfängliche Gemüth die hübsche Landschaft, die malerisch gruppierten Berge, die freundlichen von fischreichen Bächen durchströmten Thäler, und auch diese Ausflüge wurden wieder vorzugsweise dazu benutzt, Naturgegenstände, besonders Petrefakten, an welchen jene Thäler so reich sind, zu suchen und zu sammeln".[13]

Auch später, als er schon Student war und nur noch gelegentlich in den Ferien seine Eltern besuchte, zog es ihn immer wieder an jenen magischen Ort in die Natur hinaus. Dann wohnte der junge Mann aber nicht mehr in der großelterlichen Mühle, sondern es wurde ihm für einige Tage ein Zimmer im Lohndorfer Pfarrhaus eingerichtet, denn der Pfarrer gehörte zur weit verzweigten mütterlichen Verwandtschaft. Aus dieser Zeit ist eine Geschichte aus erster Hand überliefert. Sie wurde in einer Erzählung des damaligen Kaplans dieser Pfarrei festgehalten.

> „Einßmal kam der Pfarrer unvermuthet hinauf, u[nd] war nicht wenig erstaunt, eine große Anzahl von Fröschen, Eidechsen, Vögel und andere kleine Thiere aufgeschnitten und mit einzelnen Gliedmaßen auf dem Boden u[nd] Tisch umherliegen zu sehen – weil der junge Mediziner anatomische Versuche hier anstellte. Der Pfarrer ließ sein Mißvergnügen sehr über die Verunreinigung s[eines] Zimmers verlauten. Seitdem ließ sich der Student (Studiosus Medicinae) selten mehr in Lohndorf bei d[em] Pfarrer sehen."[14]

So erhielt Schönlein auf fast spielerische Weise eine Einführung in die Naturwissenschaften, was seine altphilologisch geprägte Schulerziehung ausgezeichnet ergänzte und ihn auf seinen zukünftigen Beruf vorbereitete. Insbesondere das Sammeln, Ordnen und Katalogisieren seiner verschiedensten naturkundlichen Funde prägten seine spätere wissenschaftliche Arbeitsweise. Auch wurde bei diesen Tätigkeiten die exakte Beobachtungsgabe geschärft, die zum Markenzeichen des berühmten Arztes wurde.

Doch noch ein weiterer Faktor war bei dem Gymnasiasten Schönlein wohl mitentscheidend für die Wahl seines Studienfaches. Wie bereits erwähnt war in Bamberg auf Initiative von Fürstbischof von Erthal und dessen Leibarzt Adalbert Friedrich Marcus hin im Jahr 1789 das Allgemeine Krankenhaus in Betrieb genommen worden. Dieses gehörte aufgrund seiner baulichen Ausstattung und hygienischen Konzeption zu einer der modernsten Institutionen dieser Art in Europa, was zu großem internationalen Interesse und zahlreichen Besuchern führte. Auch gelang es Marcus als leitendem Arzt des Krankenhauses, bedeutende Wissenschaftler der damaligen Zeit für die Medizinische Fakultät der Universität zu gewinnen. Er brachte sogar seinen Freund, den berühmten Naturphilosophen und Hauptvertreter der „Romantischen Medizin" Friedrich Wilhelm Joseph Schelling, dazu, dort Vorlesungen zu halten. Und noch zahlreiche weitere renommierte Vertreter ihres Faches waren in Bamberg tätig, selbst nachdem die Universität 1802 geschlossen wurde. Dazu zählten der Anatom Ignaz Döllinger, später Schönleins Doktorvater in Würzburg, der

Arzt für innere Krankheiten Andreas Röschlaub sowie der Chirurg und Augenarzt Philipp Franz von Walther. Die beiden Letztgenannten wechselten von Bamberg aus an die neu entstandene Universität Landshut und waren dort ab 1811 als Hochschullehrer für Schönleins spätere Ausbildung verantwortlich. Es ist unwahrscheinlich, dass er als Schüler diesen Medizinern während ihrer Zeit in Bamberg schon begegnete, denn dafür war er noch zu jung. Belegt ist dagegen, dass er während seiner Gymnasialzeit im Hause Marcus ein und aus ging, weil er dem adoptierten Sohn des Chefarztes, Carl Friedrich von Marcus, Nachhilfeunterricht erteilte. Dass die Eindrücke im bürgerlich-gehobenen „Gelehrtenhaushalt" eine nachhaltige Wirkung auf den in einem Handwerksbetrieb aufgewachsenen Jungen ausübten und vielleicht auch seine Berufswünsche beeinflussten, kann man sich gut vorstellen.

Da uns nicht viel mehr Informationen aus der Schul- und Jugendzeit Schönleins zur Verfügung stehen, schließt dieses Kapitel mit dem Originaltext seines Abschlusszeugnisses der Obergymnasialklasse aus dem Jahr 1811:

> „Johann Schönlein aus Bamberg hat die vorzüglichen Geistesanlagen, welche ihm zu Theil geworden sind, sehr nützlich angewendet und wegen seines sehr großen Fleißes in allen Unterrichtsgegenständen einen sehr guten Fortgang gemacht. Für die Geschichte, bei deren Studium er durch ein treues Gedächtniß unterstützt wird, scheint er besondere Anlage und Neigung zu haben. Während der Lehrstunden zeigte er viele Aufmerksamkeit und ein anständiges Betragen; überhaupt war sein sittliches Verhalten in dem verflossenen Jahre sehr lobenswürdig."*

In der Abschlussklasse hatte er sich auf „Fortgangsplatz 3" vorgearbeitet und dafür ein Preisdiplom erhalten. Einer der Pädagogen, die Schönleins Abiturzeugnis unterschrieben, war der Theologe Georg Michael Klein, der einige Jahre danach auf den Lehrstuhl für Philosophie an der Universität Würzburg berufen wurde. Dort begegnete Schönlein Letzterem im Jahre 1820 wieder und begleitete ihn als behandelnder Arzt bis an dessen Sterbebett. Was uns aus heutiger Sicht besonders makaber vorkommen mag, aber für damalige Verhältnisse nicht ungewöhnlich war: Schönlein führte auch die Obduktion zur Feststellung der Todesursache bei seinem ehemaligen Lehrer selbst durch und diagnostizierte dabei eine eitrige Lungenentzündung.

Professoren und Prägung 3

> *„Landshut war damals eine der frischesten Universitäten*
> *Deutschlands; in allen Facultäten lehrten berühmte Männer;*
> *die medicinische namentlich stand mitten in der Bewegung."*
> *(Rudolf Virchow) (Virchow 1865a, S. 7)*

Nicht nur die fränkische Bischofsstadt Bamberg hatte unter den Wirren der Napoleonischen Kriege zu leiden. Auch weiter südlich rückten im Jahr 1800 die französischen Truppen bedrohlich vorwärts. In Gefahr geriet unter anderem der Sitz der bayerischen Landesuniversität in Ingolstadt.

„Die Westfranken [die französische Armee] drückten die österreichische Armee zum zweyten Mahle gegen die Universitäts- und Festungsstadt heran. Ein Bombardement, oder eine langwierige Blockade drohte derselben, wobei alle Lust zum Lehren und Studiren verschwindet. [...] Bald darauf erfolgte aber der Beschluß, daß die Universität provisorisch nach Landshut translocirt werden sollte."[1]

Nach der Umsiedlung erhielt die Hochschule auch ihren bis heute gültigen Namen Ludwig-Maximilians-Universität. Namensgeber sind der ursprüngliche Stifter aus dem 15. Jahrhundert, Herzog Ludwig der Reiche, und eben der für die Verlegung nach Landshut verantwortliche Kurfürst Max IV. Joseph, ab 1806 König Maximilian I. von Bayern. Auch sein Sohn, Erbprinz Ludwig, gehörte zu den ersten Jahrgängen von Studenten an der neuen Institution. Der aufgeklärte Kurfürst benutzte den Umzug ebenfalls zu einer inhaltlichen Neuausrichtung und Modernisierung der bis dahin sehr konservativen, klerikal ausgerichteten Hochschule. Die Berufung außerbayerischer und protestantischer Professoren führte jedoch bald zu einer Polarisierung des Lehrkörpers in konservative „Romantiker" und fortschrittlichere „Aufklärer".

Ungeachtet dieses Richtungsstreits florierte die neue Institution und stieg innerhalb weniger Jahre zu einer der angesehensten Hochschulen im deutschen Sprachraum auf. Dorthin zog es Anfang November 1811 auch den noch nicht ganz 18-jährigen Schönlein. In jenem Wintersemester zählte die Landshuter Universität 640 Studierende, darunter 95 angehende Mediziner. Als Schönlein dort sein Studium aufnahm, war es eine blühende Bildungsanstalt mit Professoren internationalen Rufs. Nur dem bayerischen Kronprinzen Ludwig, ist er dort nicht mehr begegnet, denn dieser hatte seine Ausbildung zu jenem Zeitpunkt bereits beendet. Vielleicht wären Schönlein einige Schwierigkeiten und Irrwege in seinem Leben erspart geblieben, wenn sich die beiden schon als Studenten kennengelernt hätten.

Von seiner Heimatstadt nahm er wahrscheinlich mit einem etwas flauen Gefühl im Magen Abschied. Vor der Abreise hatte er sogar seine Mitgliedschaft in der Lesegesellschaft an der Bamberger Bibliothek aufgekündigt, denn ihm war klar, dass es von Landshut aus nicht so einfach sein würde, öfter nach Hause zu kommen. Zum einen lag dies natürlich an den Reisekosten, zum anderen waren die Napoleonischen Kriege noch nicht vorüber, und immer wieder kam es in Süddeutschland zu Truppenbewegungen. Wenigstens musste Schönlein die Fahrt nach Landshut nicht allein antreten, denn sein Klassenkamerad Ferdinand Schauer hatte sich für dasselbe Studienfach entschieden. Von seiner finanziellen Knappheit, der politischen Lage und dem Zusammenleben mit seinem Kommilitonen handelt dann auch der erste überhaupt bekannte Schönlein-Brief aus Landshut an die geliebte Mutter.

„Liebste Mutter! Ihre Briefe, sowie auch das Geld habe ich erhalten, u bin Ihnen dafür den verbindlichsten Dank schuldig. Mit Staunen habe ich aber zugleich ersehen daraus, daß Sie wähnen ich werfe mein Geld zum Fenster hinaus; wovon Ihnen doch meine letzte Rechnung d. Gegentheil beweißen wird. […] Daß d. Krieg mit Rußland angeht, ist nun ganz gewießt, Sie werden keine starken Durchmärsche bekommen, da d. Hauptarmee über Fulda und Erfurt marschirt. Was des Vaters Forderung betrifft, daß ich Ostern nach Bamberg kommen sollte, so werden Sie recht gestehen, wenn ich Ihnen meine Gründe vorlege, daß ich recht habe, wenn ich hier in Landshut bleibe. Durch mein Hierbleiben gewinne ich in geistiger und finanzieller Hinsicht. Denn ich habe itzt soviel zu studiren, daß ich vor ½ 1 Uhr nie zu Bette komme. In den Osterferien, wo ich keine Kollegien habe, würde ich also ungestört die Bibliothek benutzen, und mich ganz ausserordentlich ausbilden können. Sie werden zwar sagen, das könnte ich auch in Bamberg! Dagegen bitte ich Sie bloß den Vetter Jäck zu fragen, ob Sie in Bamberg die physischen und medizinischen Bücher besitzen, die ich doch am nothwendigsten brauche? Wäre ich in Bamberg, so würde ich ohnedieß den ganzen Tag herumlaufen und ans Studiren gar nicht zu denken seyn. Aber auch in finanzieller Hinsicht gewährt mein Hierbleiben Vortheile. Denn die Kosten der Hin- und HerReise würden bey weitem beträchtlicher seyn, als die, wenn ich hierbleibe. […] Ich bitte Sie doch bei der Freundschaft für mich eine Collectte zu machen; denn itzt in der Fasching habe ich auch keinen einzigen Heller, und kann nicht zum Hause hinaus; denn von den 30 fl, die Sie mir schickten muß ich für das vergangene Monat mein Kostgeld bezahlen."*

Schönlein wurde also von seiner Mutter knappgehalten und musste ihr gegenüber detailliert Rechenschaft über seine Ausgaben ablegen. Im Hinblick auf den bevorstehenden Karneval bat er sie um eine zusätzliche finanzielle Zuwendung. Aber wie sah es eigentlich mit dem Fortgang der Studien des jungen Mannes aus, wenn er nicht gerade Fasching feierte?

Die bayerische Studienordnung verlangte vor dem Beginn der medizinischen Ausbildung in den ersten Semestern eine Unterrichtung in der „Klasse der allgemeinen Wissenschaften", was unserem heutigen vorklinischen Studienabschnitt entspricht. Daher war Schönlein anfangs auch als „Candidat der Philosophie" eingeschrieben. So besuchte er geisteswissenschaftliche Vorlesungen in theoretischer und praktischer Philosophie, Geschichte der Philosophie und Philologie sowie Allgemeine Weltgeschichte. Aber auch naturwissenschaftliche Fächer standen auf dem Stundenplan: Physik, Chemie und Mineralogie sowie Naturgeschichte bei dem österreichischen Botaniker und Reiseschriftsteller Joseph August Schultes. Alle genannten Lehrer bestätigten ihm einen ausgezeichneten, sehr guten oder vorzüglichen Fortgang seiner Studien. Nach den ersten beiden Semestern wurde dies auch in einer Art Zwischenzeugnis bestätigt, das Schönlein benötigte, um der Einberufung zum Wehrdienst zu entgehen:

„Vom Königlichen Universitätsrektorate wird dem Candidaten der Philosophie Herrn Johann Schönlein aus Bamberg im Mainkreise auf sein gestelltes Ansuchen hiermit das Zeugniß ertheilt, daß nebst einer den akademischen Gesetzen vollkommen entsprechenden Aufführung, und bey vortrefflichen Geistesgaben in dem abgewichenen StudienJahre die Vorlesung über Lehrgegenstände der allgemeinen Klasse mit unermüdlichem Fleiße und so vorzüglichen Fortschritten besucht habe, daß er in dem ersten Drittheile der Studirenden seines Kurses seinen Platz einnahm; sohin wegen seiner vorzüglichen Qualifikation bey der Auswahl in Betref der Militairpflichtigkeit schonende Rücksicht verdiene, und [...] der Begünstigung einer vorläufigen Befreyung allerdings würdig sey."*

Nachdem auch diese Hürde genommen war, stand ihm die Tür zum eigentlichen Medizinstudium offen. Werfen wir zunächst einen Blick auf die personelle und inhaltliche Situation der Lehre in den Naturwissenschaften und der Medizin an der Ludwig-Maximilians-Universität Landshut. Auch in der „Sektion Heilkunde" – dieser Begriff wurde nach französischem Vorbild vorübergehend statt der Bezeichnung „Medizinische Fakultät" verwendet – war der Kontrast zwischen konservativ und fortschrittlich orientierten Lehrmethoden und -inhalten deutlich ausgeprägt. Rudolf Virchow beschrieb rückblickend die Situation der Medizin in Deutschland zu Beginn des 19. Jahrhunderts sehr präzise: „Es war der Wendepunkt zwischen alter und neuer Medicin in Deutschland gekommen; es sollte sich entscheiden, ob die Medicin durch die Beobachtung oder durch die Speculation, ob sie naturwissenschaftlich oder philosophisch aufzubauen sei."[2]

Hauptvertreter der „Philosophischen Medizin" war der Lichtenfelser Andreas Röschlaub, ein Anhänger des Naturphilosophen Friedrich Wilhelm Joseph Schelling. Seine Theorie bestand aus einer Vermengung von Schellings „Romantischer Medizin" mit der Erregungslehre des Schotten John Brown, der alle Erkrankungen auf ein gestörtes Gleichgewicht von äußeren Reizen und der dadurch ausgelösten Erregung des Organismus zurückführte, naturwissenschaftliche „Hülfswissenschaften" würden für Diagnose und Therapie nicht benötigt. Anders ausgedrückt, er „war ein Schreibtischarzt, der es für möglich hielt, die Behandlungsweise der Kranken aus philosophischen Prämissen herauszuspekulieren. Die Beobachtung eines Patienten am Krankenbett im Hospital gab für ihn wenig her."[3] Röschlaub galt als ein scharfsinniger

Theoretiker, war dabei aber polemisch, reizbar und bald auch mit Schelling und zahlreichen anderen Kollegen zerstritten. Schönlein war zwar von Röschlaubs dialektischem Scharfsinn beeindruckt, aber für sein späteres berufliches Leben nahm er von dessen naturphilosophischer Lehre wenig mit.

Viel mehr fühlte er sich gerade am Beginn seines Studiums zu jenen naturkundlichen „Hülfswissenschaften", wie Zoologie, Botanik, Chemie und Mineralogie, hingezogen als zu den medizinischen Fächern im engeren Sinne. Und diese Neugierde für sämtliche Naturwissenschaften blieb ihm erhalten und sollte zu einem Kennzeichen seiner medizinischen Lehr- und Forschungstätigkeiten werden. Die Fächer Zoologie und vergleichende Anatomie wurden während Schönleins Zeit in Landshut von Friedrich Tiedemann vertreten. Dieser hatte zwar auch bei einem Studienaufenthalt in Bamberg und Würzburg die naturphilosophischen Lehren Schellings gehört, sich aber von diesen seither klar distanziert. Tiedemanns Schriften zeichnen sich durch den Einsatz exakter naturwissenschaftlicher Methoden, eine scharfe Beobachtungsgabe und eine klare Darstellung aus. Für eine Arbeit über Seesterne und Seeigel des Mittelmeers hatte er gerade den Naturwissenschaftspreis der Académie française in Paris erhalten. Man kann sich gut vorstellen, dass er in Landshut zur Reizfigur und zum Hauptgegner für Röschlaub wurde. Es wurde sogar in einer offiziellen Rüge des Innenministeriums festgestellt, „daß Professor Röschlaub von excentrischen und fanatischen Ideen hingerissen [...] in unanständige Streitigkeiten mit Profeßor Tiedemann gerathen sey, die beinahe zu Thätlichkeiten gekommen wären".[4] Auf Schönleins Ausbildung und Entwicklung hatte Tiedemann ganz entscheidenden Einfluss. Sein Abschlusszeugnis führt den Besuch von Veranstaltungen über Zoologie sowie allgemeine und vergleichende Anatomie bei diesem Lehrer auf, wofür ihm „anhaltender Fleiß" und „vorzüglicher Fortgang" bestätigt werden. Eine spezielle Vorlesung Tiedemanns über die „Anatomie des Gehirns, Nervensystems und des Foetus" war entscheidend für die Themenwahl von Schönleins späterer Doktorarbeit.

Ebenso prägend für seine Entwicklung war der Chirurg Philipp Franz von Walther, der sich vor allem in der Behandlung von Augenkrankheiten einen Namen gemacht hatte und Patienten von weither anzog. Auch dieser hatte vor seiner Berufung nach Landshut am Allgemeinen Krankenhaus in Bamberg gewirkt und sich dort ebenfalls anfangs für die Naturphilosophie Schellings begeistert. Doch auch er hatte bald erkannt, „daß die Heilkunde, in ihrem tieferen Grunde betrachtet, nicht nur auf Naturforschung beruhe, sondern fortgesetzte Naturforschung selbst sey".[5] Und es stand für ihn außer Frage, dass diese Erkenntnis auch Auswirkungen auf die Ausbildung an der Hochschule haben müsse: „Mit Recht wirft man den Aerzten vor, daß sie in den Naturwissenschaften zu wenig eingeweiht sind, und daß sie denselben während ihrer Studienzeit zu wenig Fleiß und Aufmerksamkeit widmen."[6] In Landshut lehrte er Chirurgie, Knochen- und Augenkrankheiten, aber auch Physiologie, und durch seine charismatische Art des Unterrichts hinterließ er einen viel tieferen Eindruck bei Schönlein als „der papierene Röschlaub".[7]

Der dritte für die Entwicklung Schönleins sehr bedeutsame Lehrer war der bereits erwähnte österreichische Botaniker und Arzt Joseph August Schultes, der außer wissenschaftlichen Arbeiten auch ausführliche Reiseberichte über seine Ex-

3 Professoren und Prägung

kursionen verfasste. Neben der Naturgeschichte unterrichtete er ebenso die allgemeine und medizinische Botanik und Physiologie der Pflanzen, besondere Pathologie und Therapie, sowie „syphilitische Krankheiten" (Geschlechtskrankheiten), ein echtes Multitalent also. Sein Einfluss auf den jungen Studenten wird vor allem aus dem zweiten Brief deutlich, den dieser nach Hause schrieb, diesmal an beide Eltern gerichtet. Hierin bittet er sie um Erlaubnis „zu einer Reise in die warmen Bäder von Gastein im Salzburgischen". Der Hauptgrund dafür sei die Behandlung eines hartnäckigen Hautausschlages. „Hofrath Schultes hat mir auch schon lange gerathen, wenn es mir möglich wäre, dieße Bäder zu besuchen." Aber er argumentiert auch mit seinem Drang zur Naturforschung:

> „Ich würde nähmlich die Reise in naturhistorischer Hinsicht machen, und zu naturwissenschaftlichen Beobachtungen biethen mir Salzburgs Gebirge, Seen in jeder Hinsicht den reichlichsten Stoff dar. Da ich die Natur-Geschichte zu einem Haupttheil meiner Studien gemacht habe, seitdem ich überzeugt bin, daß man nur auf diesem Wege ein großer Arzt werden kann, und dies eben der Fehler ist, daß die Naturforscher nicht Ärzte, die Ärzte hingegen nicht Naturforscher sind; so werden Sie selbst die Wichtigkeit dieser Reise einsehen."[8]

Diese Argumentation zeugt von einer erstaunlichen Reife und sie belegt, dass die Saat seiner Professoren für eine naturwissenschaftlich begründete Medizin bei dem erst 19-jährigen Studenten bereits früh aufgegangen war. Aber offensichtlich wurde in ihm durch den Einfluss von Schultes auch sehr früh die Reiselust geweckt. Das Reisen entwickelte sich für Schönlein zum Königsweg für den Erwerb von Erkenntnissen über die Natur. Auch blieben seine Vorliebe für die Botanik, Geologie und Mineralogie und insbesondere sein Interesse für Mineralquellen sein Leben lang bestehen. Besonders intensiv studierte er später den Einfluss von geografischen Gegebenheiten auf die regionale Verteilung und die Ausbreitung von Erkrankungen und Epidemien.

Interessant klingen aus heutiger Sicht auch noch die weiteren in seinem Zeugnis aufgeführten klinischen Unterrichtsfächer. Er hörte „Kinder-Krankheiten", „Frauenzimmer-Krankheiten" und „Geburtshülfe", „Pharmazie, Heilmittel- und Formelnlehre mit Toxicologie" sowie „Semiotik" (Lehre der Krankheitssymptome), „Medicinische Polizey" (öffentliches Gesundheitswesen) und „Gerichtliche Arzneykunde".

Vom weiteren Verlauf des Studiums in Landshut sind keine Details mehr bekannt. Es existiert nur noch ein sehr persönlicher Brief Schönleins an seinen Vetter Franz Göller vom September 1813. Darin schreibt er, dass er in Sorge sei, da er vom Tode der Mutter geträumt habe und seit Längerem keine Nachricht mehr von den Eltern erhalten habe.[9] Dies weist darauf hin, dass er auch nach zwei Jahren immer noch unter der Trennung von zu Hause litt. Das Studium ging über sechs volle Semester, wie in seinem Abschlusszeugnis bestätigt, in dem ihm für alle für alle Vorlesungen ein vorzüglicher oder ausgezeichneter Fortgang bestätigt und ein sehr gutes Betragen attestiert.* Im Herbst des Jahres 1814 wechselte er gemeinsam mit seinem Freund Ferdinand Schauer nach Würzburg, um dort sein Studium zu beenden. Er hatte also fast drei Jahre in Landshut zugebracht, hatte bei ausgezeichneten Wissenschaftlern studiert und war bestens für die weitere Laufbahn gerüstet. Nur sein Betragen sollte in Würzburg dann etwas zu wünschen übrig lassen.

Examen und Embryonen 4

"Der erste Grad der Weisheit ist, die Sachen selber zu kennen, und diese Kenntniß besteht im wahren Begriff der vorkommenden Dinge. Diese aber werden unterschieden und erkannt durch eine ordentliche Eintheilung, und geschickte Benennung." (Carl von Linné) (Linné 1740, S. 3.)

Auch das Hochstift Würzburg hatte durch die Säkularisation aufgehört zu existieren. Von 1806 an war Würzburg ein Großherzogtum und wurde vom Habsburger Ferdinand III. von Toskana regiert. Es war im Rheinbund mit dem Königreich Bayern und dem Französischen Kaiserreich alliiert. Nachdem Napoleon Bonaparte die Völkerschlacht bei Leipzig verloren hatte, wechselte der bayerische König Maximilian I. gerade noch rechtzeitig die Seiten und schloss sich den Siegern an. In der Folge belagerte im April 1814 ein bayerisch-österreichisches Heer Würzburg, woraufhin die französischen Besatzungstruppen abziehen mussten. Würzburg wurde danach dem Königreich Bayern zugeschlagen, das Wendemanöver Maximilians hatte sich ausgezahlt. Als sich Schönlein am 13. November 1814 zur Fortsetzung seines Studiums an der Universität in Würzburg einschrieb, war seit diesen turbulenten Ereignissen also gerade einmal ein halbes Jahr vergangen. In derselben Zeit entstand auch der Name Julius-Maximilians-Universität. Der erste Name stammt vom Gründer aus dem 16. Jahrhundert, Fürstbischof Julius Echter von Mespelbrunn, der zweite vom bayerischen König, wie auch bei der Landshuter Hochschule.

Es waren unruhige Zeiten, und auch das Leben unseres jetzt fast 21-jährigen Studenten wurde aufregender. Im Oktober 1814 – Schönlein war noch nicht lange in Würzburg – schickte einer seiner Würzburger Kommilitonen einen ominösen Brief an einen Landshuter Freund. Darin schrieb er, er könne „diesem Brief gewiße Dinge nicht anvertrauen aus gewißen Besorgnißen" und vergab Decknamen, die in zukünftigen Nachrichten eingesetzt werden sollten: „[S]o sage ich folgende Zeichen dafür: Schauer, Prater oder Molch [–] Schönlein Polyp oder nur II." Weiter berichtete er: „Schönlein und Schauer studieren (in unserer jetzigen Sprache ‚Ochsen') sehr brav. Aber gewaltig wirst Du Dich wundern, wenn Du hören mußt, daß der Polyp […] mit Pistollen ausstaffiert und mit der Hetzpeitsche in der Hand in Würzburg herumläuft, um die Kerls auf offener Straße herumzu haun, die nicht nach seiner Pfeife tanzen wollen."[1] Dieser Brief wurde wahrscheinlich abgefangen, denn über ein halbes Jahr später gab es ein juristisches Nachspiel. In einem Bericht der königlichen Polizeydirection vom 27. Mai 1815 über die geheime Verbindung unter den Studenten und ihre Untersuchung hieß es,

> „die weiters von der königl. Untersuchungskommission zu Landshut in Antrag gebrachte Hausdurchsuchung […] kann, da sie dermal ohne Erfolg seyn würde, unterbleiben, jedoch sind die Betheiligten über die von der Landsh. Commission angegebenen Thatumstände zu vernehmen und die Resultate erwähnter Commission mitzutheilen."[2]

Was den Studenten genau vorgeworfen und was weiter unternommen wurde, ist nicht bekannt. Offensichtlich verlief die Angelegenheit im Sand. Diese Episode offenbart jedoch Charakterzüge, die bisher an dem jungen Mann noch nicht aufgefallen waren. Wie dies zu beurteilen ist, bleibt unklar. Vielleicht war es nur jugendlicher Leichtsinn, in jedem Fall zeigt sich aber, wie selbstbewusst und teils aggressiv die damaligen Studenten in jenen kriegerischen Zeiten öffentlich auftraten. Studentenverbindungen in Form von Burschenschaften gab es in jenem Herbst in Würzburg noch nicht, diese entstanden erst in den darauffolgenden Jahren.

Doch kommen wir zu seinen universitären Aktivitäten. Im ersten Studiensemester an der Julius-Maximilians-Universität standen im Winter 1814/15 drei vorwiegend praktisch ausgerichtete Ausbildungsveranstaltungen auf Schönleins Stundenplan. Er nahm an „Uebungen in den chirurgischen Operationen an Leichnamen" teil. Außerdem besuchte er die ambulante Klinik von Philipp Joseph Horsch im Bürgerspital zum Heiligen Geist sowie die medizinische Klinik im Juliusspital unter der Leitung von Nicolaus Anton Friedreich und hört dessen Vorlesungen zu „Therapia specialis". Mit diesen beiden letztgenannten Professoren sollten sich seine eigenen beruflichen Wege in naher Zukunft noch öfter kreuzen.

Danach war seine Vorlesungszeit in Würzburg auch schon zu Ende, denn bereits nach einem Semester drängte er auf einen vorgezogenen Termin für sein Abschlussexamen. Anfang März 1815 beantragte er eine Prüfungszulassung, nachdem er „drei Jahre auf der hohen Schule zu Landshut die Vorlesungen teils über allgemeine Wissenschaften teils über Medizin besucht habe, und zu Würzburg diese Studien in diesem halben Jahr fortsetzte" und alle erforderlichen Veranstaltungen besucht habe, „um zur Promotion zu gelangen". Einen triftigen Grund hierfür nannte er nicht, in seinem Antrag blieb er vage:

4 Examen und Embryonen

„Ein Zusammenfluß höchst dringender nicht zu beseitigender Verhältnisse machen mir den Besuch der Universität durch das ganze nächstfolgende Semester wo nicht durchaus unmöglich doch ganz gewiß höchst nachteilig, und von sehr üblem Erfolge nicht allein für die Gegenwart sondern selbst für die Zukunft."[3]

Man ist geneigt zu vermuten, dass diese Eile vielleicht mit den oben erwähnten polizeilichen Ermittlungen zu studentischen Umtrieben in Zusammenhang stehen könnte. Tatsächlich erhielt er aufgrund der vorgelegten Zeugnisse innerhalb weniger Tage einen Termin für die mündliche Prüfung vor einem siebenköpfigen Professorengremium. Die Inhalte der Fragen wurden protokolliert, und so wissen wir, dass Schönlein unter anderem in Chirurgie und Geburtshilfe über Schädeltrepanation (operative Eröffnung der Schädeldecke durch Bohrung) und die „Umstülpung der Gebärmutter", in Pharmazie über Quecksilber und Salpeter, in Botanik über Baldrian und Bilsenkraut, in Pathologie über krankhafte oder schädliche Luft sowie in Staatsarzneikunde über die Legalität medizinischer Gutachten geprüft wurde. Vom oben bereits erwähnten Gründer und Leiter der Würzburger Poliklinik, Philipp Joseph Horsch, wurde er zu Formen und Behandlungsarten der Skrofelkrankheit (Schwellungen der Lymphknoten) und vom Anatomen Ignaz Döllinger über dessen Spezialgebiet Befruchtung und Embryonalentwicklung befragt. Die Prüfung fand an einem einzigen Morgen statt, und am Mittag des 11. März 1815 wurde Schönlein „einstimmig das Diplom eines Doctors der Medicin, Chirurgie und Entbindungskunde zugesagt, indem sein Examen ausgezeichnet war."[4]

Als nächster Schritt in der universitären Ausbildung war die Abfassung einer Dissertationsarbeit erforderlich. Hierzu war Schönlein bereits an einen der genannten Professoren aus seinem Prüfungsgremium herangetreten. Dies war der Anatom Ignaz Döllinger, unter dessen Anleitung er in den folgenden Monaten seine Arbeit anfertigte. Diese Wahl hatte wohl mehrere Gründe. Zum einen faszinierte ihn das Fach, denn er hatte in vergleichender Anatomie bereits in Landshut unter Tiedemann eine hervorragende Ausbildung genossen und war sicherlich von diesem beeinflusst. Zum anderen fühlte er sich wohl auch zu Döllinger hingezogen, weil dieser ebenfalls aus Bamberg stammte, wo er seine Universitätslaufbahn etwa zur Zeit von Schönleins Geburt begonnen hatte. Aus wissenschaftlicher Sicht war es in jedem Falle eine ausgezeichnete Wahl. Döllinger war in jenen Jahren sicher einer der herausragenden Köpfe der Würzburger Universitätsmedizin. Er hatte sich dort bereits einen Namen als Begründer der neuen anatomisch-physiologischen Schule gemacht und gilt als Schöpfer der modernen Entwicklungslehre und Embryologie. Während eines Studienaufenthaltes an der renommierten Universität von Pavia in der Lombardei hatte Döllinger den Gebrauch des Mikroskops kennengelernt und dieses Instrument für die anatomische Forschung in Deutschland eingeführt. Nach einer Anekdote gab Döllinger einem Studenten, der ihn zur Anschaffung geeigneter Bücher befragt hatte, den Rat, sich zuerst ein Mikroskop zu kaufen und sich eine Bibliothek erst dann zuzulegen, wenn noch Geld übrig sei. Aber Döllinger war nicht nur ein ausgezeichneter Wissenschaftler.

„Döllinger war ganz Lehrer. Sich eine ehrenvolle Stellung in der Wissenschaft zu erwerben, schien ihm, wenigstens in der Zeit, in welcher ich ihn kennen lernte, gar nicht am Herzen zu liegen. [...] Es war also die Belehrung, welche er im Auge hatte, nicht die Geltendmachung seiner Persönlichkeit."[5]

Diese Worte stammen aus den Lebenserinnerungen des in Estland geborenen Karl Ernst von Baer, der als Entdecker der menschlichen Eizelle in die Medizingeschichte einging. Von Baer arbeitete in Würzburg zur selben Zeit wie Schönlein unter Döllingers Anleitung. Während von Baer so fleißig Hühnereier bebrütete und analysierte, dass die Eierpreise am Würzburger Wochenmarkt anstiegen, sezierte Schönlein die Gehirne von Säugetierembryonen aus der Sammlung des anatomischen Instituts. Die Stimmung in der kleinen Arbeitsgruppe war gut, es „entwickelte sich gewöhnlich bei Döllinger's einfachem, offenem und gemüthlichem Wesen ein sehr herzliches Verhältnis zwischen ihm und seinen speciellen Schülern".[6]

Doch blicken wir auf die Doktorarbeit selbst. Sie ist, im Gegensatz zu den meisten anderen Arbeiten aus jener Zeit, in deutscher statt in lateinischer Sprache verfasst; außerdem ist sie mit 140 Seiten ungewöhnlich ausführlich. Ihr erster Satz lautet: „Das Licht vermählt sich dem Wasser, und zeugt mit ihm das Organische".[7] Das ist lupenreine Naturphilosophie und zeigt, wie der Glaube an die „generatio spontanea", die Urzeugung von Lebewesen aus unbelebter Materie, zu Beginn des 19. Jahrhunderts noch in allen Köpfen herumspukte. Auch Schönlein konnte sich von diesem Denken noch nicht komplett freimachen, aber er hatte die Absicht, es rasch hinter sich zu lassen. Das zeigt sich auch in der Arbeit, denn nach ein paar einleitenden Sätzen in dieser Art wird es sehr schnell konkret. Er beginnt mit dem Aufbau von Seesternen und -igeln – ganz im Sinne seines Landshuter Lehrers Tiedemann – und setzt seine Beschreibungen über Ringelwürmer zu Krebstieren und Insekten fort. Schließlich kommt er zu den Wirbeltieren, deren definierendes Merkmal, die Wirbelsäule, das Rückenmark umschließt. Im Detail wird dann die Embryonalentwicklung von Rückenmark und Gehirn bei Fischen, Amphibien, Reptilien, Vögeln und Säugetieren analysiert. Dazu vergleicht er die strukturellen Merkmale von bestimmten Regionen des zentralen Nervensystems von Embryonen der unterschiedlichsten Tiergattungen in verschiedenen Stadien ihrer Reifung. Die Originalabbildungen aus seiner Arbeit mit den Zeichnungen von Gehirnstrukturen bei Schaf, Gans, Rinder- und Menschenembryo vermitteln einen Einblick in seine Arbeitsweise (Abb. 4.1). Kurz gesagt, Schönlein hat in dieser Arbeit sehr fleißig viele Einzelbeobachtungen zusammengetragen und miteinander verglichen, bei deren Interpretation aber bewusst voreilige Spekulationen vermieden. Er schrieb selbst: „Darum habe ich blos Thatsachen zusammengereiht, und mich wohl gehütet, lächerliche, hinkende Gesetze daraus zu entwickeln."[8]

Zum ersten Mal tauchte auf dem Titelblatt der Dissertation auch der zweite Name „Lucas" auf, und zwar in der Schreibweise mit „c". Es steht außer Zweifel, dass er sich diesen selbst gegeben hat, möglicherweise weil er – dem Zeitgeist folgend – einen einzigen Vornamen für einen Mann mit seinen Ambitionen für unzureichend hielt. Warum er genau diesen Namen wählte, ist unklar. Schönlein selbst dürfte aber wohl die Erklärung bevorzugt haben, dass er bewusst den Evangelisten

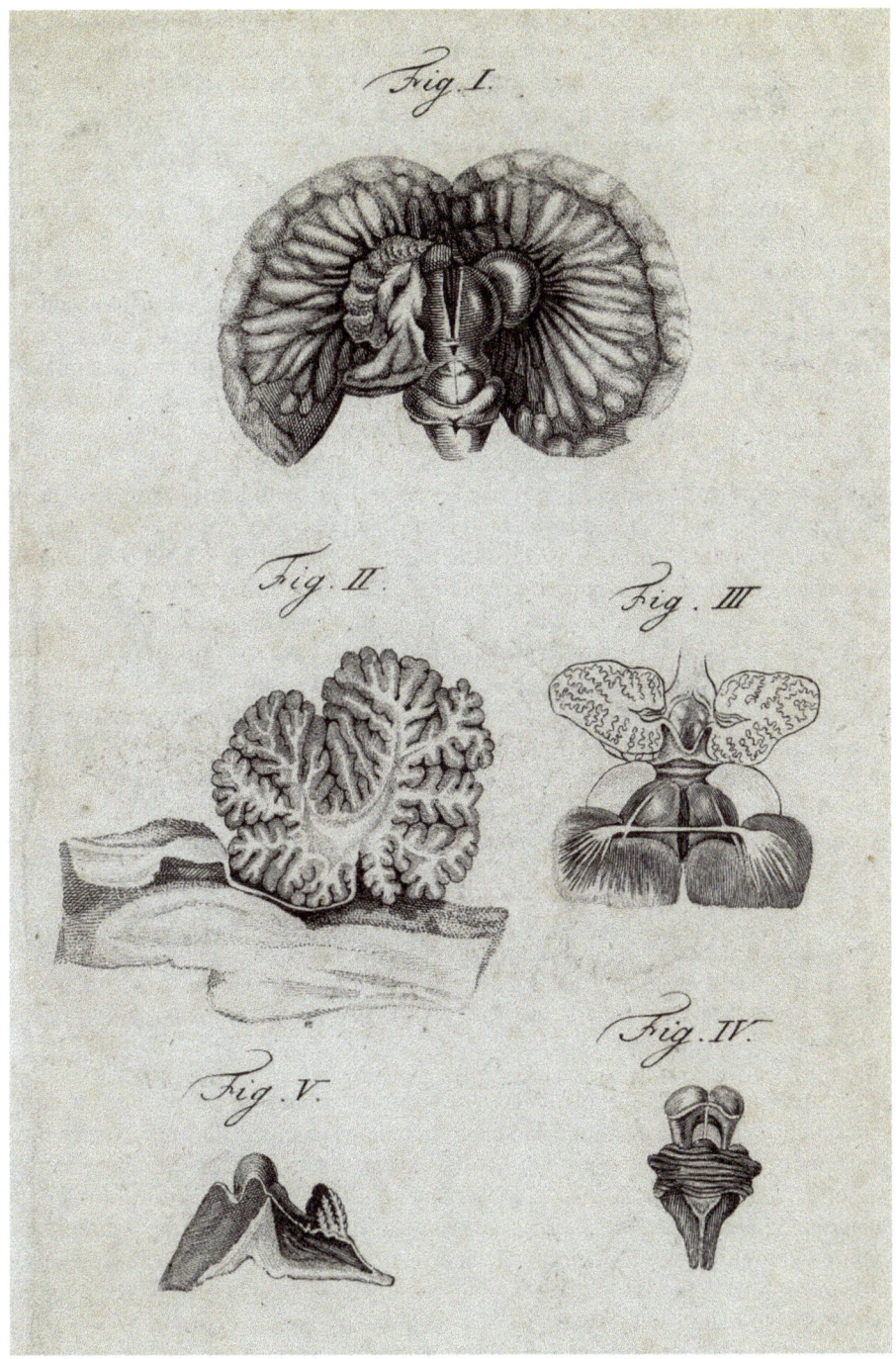

Abb. 4.1 Abbildungen von Hirnpräparaten unterschiedlicher Wirbeltiere: Fig. I: Großhirn eines drei Monate alten menschlichen Embryos; Fig. II: Kleinhirn eines Schafs; Fig. III: Gehirn einer Gans; Fig. IV und V: Zwei Ansichten des Kleinhirns eines Rinderembryos (Staatsbibliothek Bamberg, Sign: HV.Nat.101)

Lucas als Namenspatron auserkor, weil dieser, wie die Bibel berichtet, nicht nur Arzt war, sondern der Überlieferung nach auch die erste Zeichnung der Mutter Gottes schuf. Daher gilt er als Schutzpatron sowohl für Mediziner als auch für die bildenden Künste. Und Zeichentalent war für einen Naturforscher – was ja Schönleins erklärtes Berufsziel war – eine ganz wesentliche Gabe in jener Zeit vor Erfindung der Fotografie.

Die Aufnahme der Arbeit in Fachkreisen war gemischt. Eine sehr positive Rezension in der Salzburger *Medicinisch-Chirurgischen Zeitung* urteilte, die Arbeit enthalte „nebst mancher neuen Ansicht mehrere eigene Beobachtungen und man muss sich wundern, wie ein Studierender so im Felde der Naturforschung arbeiten und zugleich den Forderungen seines Zweckstudiums entsprechen kann". Ferner müsse „eingestanden werden, dass jeder Physiologe über diese Materie die Schrift selbst mit vielem Interesse lesen wird".[9] Im Gegensatz dazu kritisierte der große Anatom Karl Friedrich von Burdach aus Königsberg: „Schönleins (1816) jugendliche Arbeit stellt seltsame Einfälle mit Zuversichtlichkeit als Naturanschauung auf."[10] Diese Einschätzung hinderte ihn aber nicht daran, einzelne Beobachtungen Schönleins gleich mehrfach in seinem Standardwerk „Zum Baue und Leben des Gehirns" zu zitieren.

Zum Abschluss der Arbeit war Schönlein offensichtlich ins elterliche Haus zurückgekehrt, denn sie ist unterzeichnet mit „Bamberg im Dec. 1815. Der Verfasser".[11] Und wieder hatte er es eilig. Einerseits war das sicher ein Zeichen jugendlicher Ungeduld, andererseits aber dadurch begründet, dass erst mit dem Tag der Abgabe und öffentlichen Verteidigung der Dissertation das „biennium practicum" beginnen konnte. Diese zweijährige medizinische Assistenzzeit war die Voraussetzung für eine spätere selbstständige ärztliche Tätigkeit. Also beantragte er kurze Zeit später bei der königlichen Hofkommission, seine Arbeit abschließen zu dürfen. Am 24. Februar 1816 konnte er dann die Thesen seiner Dissertation verteidigen und sein Abschlussdiplom in Empfang nehmen. Danach ging es sehr schnell. Karl Ernst von Baer erinnerte sich an den Abschied des Kollegen in seinen Memoiren:

> „Wenige Tage nachdem Schönlein's Dissertation erschien und vertheidigt war, trat dieser zum Abgange gerüstet, mit seinem Reisegepäck auf dem Rücken, zu Döllinger in die Stube, wo ich gerade arbeitete, um ihm das letzte Lebewohl zu sagen. Döllinger war sichtlich bewegt und forderte ihn auf, einen Augenblick zu warten, da er ihn zum Thore hinausbegleiten wolle."[12]

Die persönliche Verabschiedung seines Musterschülers wollte sich der Doktorvater nicht nehmen lassen, und es sollte auch kein Abschied für lange Dauer bleiben. Doch während Schönlein für seine Doktorarbeit in Würzburg fleißig Gehirne sezierte, hatten sich im Jahr 1815 auf der weltpolitischen Bühne umwälzende Veränderungen abgespielt. Napoleon war bei Waterloo endgültig besiegt worden und wurde sicher in seinem Exil auf St. Helena verwahrt. Auf dem Wiener Kongress war eine territoriale Neuordnung der europäischen Staaten beschlossen worden, und in dessen Folge hatten sich Preußen, Österreich und 37 andere deutsche Kleinstaaten im „Deutschen Bund" vertraglich zusammengeschlossen. Aber für die Menschen war das Wichtigste: Es herrschte wieder Frieden in Europa, zum ersten Mal seit zwanzig Jahren. Der beste Zeitpunkt also für unseren frisch examinierten Studen-

4 Examen und Embryonen

ten, seine zweijährige Assistentenzeit – das „biennium practicum" – zu beginnen. Denn dieses beinhaltete in der Regel auch Studienreisen zu anderen Universitäten, um dort praktische Erfahrungen und neue wissenschaftliche Erkenntnisse zu sammeln.

Der erste Schritt war nur ein kleiner, denn er brachte Schönlein fürs Erste zurück in seine Heimatstadt. Zur Schulung seiner ärztlichen Fähigkeiten war das sicherlich eine ausgezeichnete Wahl, denn in Bamberg stand damals, wie bereits geschildert, nicht bloß eines der modernsten, sondern auch eines der größten Krankenhäuser Europas. Über 700 Patienten pro Jahr wurden dort zu jener Zeit behandelt, eine hervorragende Gelegenheit, sich rasch einen großen klinischen Erfahrungsschatz anzueignen. Er begann seine praktische Tätigkeit dort im Frühling des Jahres 1816 allerdings in einer Umbruchphase, denn der langjährige Leiter des Krankenhauses, Adalbert Friedrich Marcus, war schwer erkrankt. Wahrscheinlich hat Schönlein den charismatischen Arzt, in dessen Haus er bereits als Schüler ein- und ausgegangen war, um dem Sohn Nachhilfeunterricht zu erteilen, gar nicht mehr in der Klinik erlebt. Als Marcus nur einen Monat später starb, wurde Christian Pfeufer sein Nachfolger als dirigierender Arzt des Allgemeinen Krankenhauses. Übereinstimmend wird berichtet, dass „der als Arzt und Gelehrter rühmlich bekannte Dr. Pfeufer"[13] den jungen Schönlein in die ärztliche Praxis einführte.

Gut belegt ist aus jener Zeit, dass er ein eifriger Nutzer der Königlichen Bibliothek war, die unter der Leitung seines Onkels Joachim Heinrich Jaeck stand. Die literarischen Interessen des angehenden Arztes waren vielfältig und reichten von den Satiren des Erasmus von Rotterdam bis hin zu Briefen der französischen Kurtisane Ninon de Lenclos. Was die naturwissenschaftliche Lektüre angeht, befasste er sich intensiv mit den Arbeiten des schwedischen Naturforschers Carl von Linné. Dieser hatte im 18. Jahrhundert die Grundlagen für die moderne Systematik der Botanik und Zoologie geschaffen. Von ihm stammen auch die noch heute gebräuchlichen Regeln der binären Nomenklatur, nach denen Tiere und Pflanzen mit jeweils einem lateinischen Gattungs- und Artnamen bezeichnet werden, wie zum Beispiel *Canis lupus* für den Wolf oder *Digitalis purpurea* für den Roten Fingerhut.

Im Juli 1816 brach er dann zu einer Studienreise Richtung Norden auf, um seine Ausbildung an anderen deutschen Universitäten zu komplettieren. Ausgesucht hatte er sich zunächst Göttingen, wo das akademische Hospital aber deutlich kleiner war als die Krankenhäuser in Bamberg und Würzburg. Wichtiger für Schönlein war es in Göttingen vermutlich, die Bekanntschaft des berühmten Anatomen Johann Friedrich Blumenbach zu machen. Durch seine Arbeit „De generis humani varietate nativa" (Über die natürlichen Verschiedenheiten im Menschengeschlechte) hatte Blumenbach große Berühmtheit erlangt und galt als Begründer der naturwissenschaftlichen Anthropologie. In seiner akademischen Laufbahn sammelte und analysierte er Hunderte von menschlichen Schädeln aus verschiedensten Regionen der Welt.

Nach zwei Monaten wollte Schönlein von Göttingen weiter Richtung Berlin reisen, machte jedoch einen kleinen Umweg über Gotha, um dort einen Freund seines Cousins Franz Göller aufzusuchen. Klimatisch hatte er für die Studienreise keine gute Zeit gewählt, denn der Sommer 1816 war so nass und kalt wie seit Jahrzehnten nicht mehr. Grund dafür war der Ausbruch des Vulkans Tambora in Indonesien einige Monate zuvor. Dabei gelangten große Mengen vulkanischen Materials in die Stratosphäre, was durch einen umgekehrten Treibhauseffekt zum Abfall der mittleren Temperatur um bis zu vier Grad führte. In ganz Mitteleuropa kam es zu starken Regenfällen mit gewaltigen Überschwemmungen, und 1816 ging als das „Jahr ohne Sommer" in die Geschichtsbücher ein. Nachdem er also mehr oder weniger trockenen Fußes in Gotha eingetroffen war, besuchte Schönlein den Philologen Friedrich Jacobs, mit dem sein Vetter Franz Göller einen engen Briefkontakt unterhielt. Jacobs war dort Oberbibliothekar und Direktor des Münzkabinetts. Es ist anzunehmen, dass der angehende Arzt, der schon lange im Sammeln und Katalogisieren von Versteinerungen und Naturgegenständen geübt war, hier auch Gefallen an der Numismatik (Sammeln von Münzen) fand. Jedenfalls ließ ihn auch diese Variante von Sammelleidenschaft für den Rest seines Lebens nicht mehr los. Die anregende Begegnung führte dann wohl ebenfalls zu einer Änderung der Reisepläne, denn Jacobs schrieb Ende Oktober 1816 an Göller: „An ihrem Landsmanne Herrn Dr. Schönlein habe ich eine angenehme Bekanntschaft gemacht. Er hat sich ziemlich lange, weil es ihm hier gefiel, bei uns aufgehalten und ist nun nach Jena gegangen."[14]

Demnach führte der längere Aufenthalt in Gotha offensichtlich dazu, dass nun Jena statt Berlin als nächstes Ziel angesteuert wurde. Dort traf der junge Mediziner auf Lorenz Oken, einen Naturforscher, der durch Schellings Schule gegangen und somit sozusagen ein Naturphilosophen „der zweiten Generation" war. Die Begegnung mit Oken, aus der sich rasch eine echte Freundschaft entwickelte, sollte für Schönleins weiteres Leben eine große Bedeutung bekommen. Deshalb lohnt es sich, an dieser Stelle einen genaueren Blick auf diesen außergewöhnlichen Menschen zu werfen (Abb. 4.2). Er wurde 1779 im Badischen als Lorenz Okenfuß geboren. Da er wegen seines Namens immer gehänselt worden sei, „hackte ich mir den Fuß ab".[15] So begründete er selbst die verkürzte Namensvariante, die er auf seinen ersten wissenschaftlichen Publikationen verwendete. Oken war charakterstark und verfolgte unbeirrbar seine Ziele. Mit Goethe etwa führte er einen jahrelangen Urheberstreit über den Ursprung der menschlichen Schädelknochen. Seine Habilitationsarbeit hatte Oken zehn Jahre vor Schönlein, ebenfalls bei Döllinger in Würzburg, über die Embryonalentwicklung des Darmes angefertigt. Aber er war weniger ein Mann des Skalpells und Mikroskops als ein Philosoph, der durch Nachdenken und Spekulation den Geheimnissen der Schöpfung auf die Spur kommen wollte. Er versuchte, die verborgenen Ordnungsprinzipien im Pflanzen- und Tierreich mithilfe von Zahlenmystik und einer neuen Nomenklatur aufzudecken. Dazu erfand er zahlreiche neue deutsche Bezeichnungen, die die lateinischen Begriffe Linnés ersetzen sollten. Viele der von ihm kreierten Ausdrücke kann man heute wohl nur belächeln, wie „Schlutten", „Grampen", „Ramseln", „Glahnen" oder „Mummeln", und auch seine Theorien zur Systematik konnten sich nicht durchsetzen. Andererseits haben sich manche dieser Wortschöpfungen in unsere Alltagssprache hinübergerettet und sind uns heute als „Echsen", „Lurche" oder „Falter" völlig geläufig. Auch die Begriffe „Nesthocker" und „Nestflüchter" stammen aus Okens Feder.

4 Examen und Embryonen 33

Abb. 4.2 Lorenz Oken. Steindruck von Oldemann nach der Zeichnung von Krüger. (Wahl/Kippenberg 1932, S. 177; Universitätsbibliothek Erlangen. Sign: H00/ LTG.A-IIII 1101)

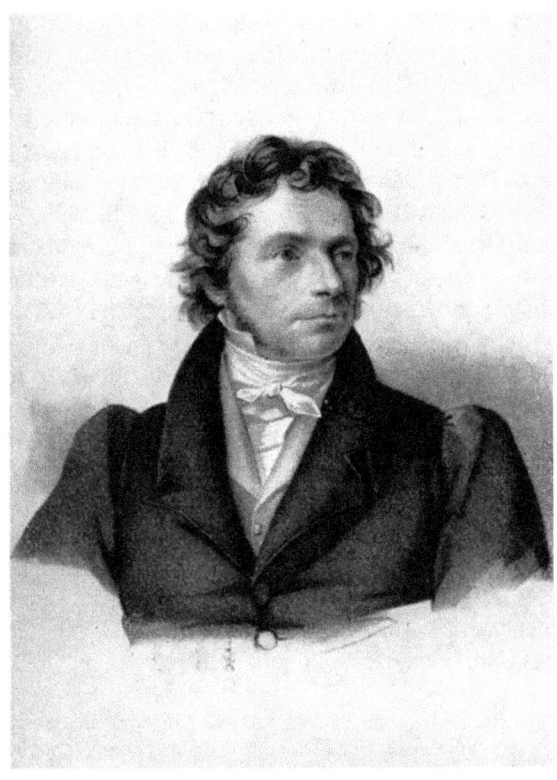

Was die wissenschaftliche Kommunikation unter Kollegen anging, eröffnete Oken ganz neue Wege. Er war Gründer und Herausgeber der ersten fachübergreifenden deutschsprachigen Zeitschrift *Isis*, benannt nach der ägyptischen Göttin der Geburt. Sie behandelte Themen aus Naturwissenschaft und Medizin, aber auch aus Kunst und Geschichte. Eigentlich war sie unpolitisch konzipiert, entwickelte sich aber bald zu einem wichtigen Organ zur Verteidigung von Wissenschafts- und Pressefreiheit. Die erste Ausgabe der *Isis* war zum Zeitpunkt von Schönleins Besuch in Jena gerade erschienen, und so wurde er zu einem ihrer ersten Abonnenten. Der zweite große Verdienst Okens für die deutsche Wissenschaft war die Gründung der „Gesellschaft Deutscher Naturforscher und Ärzte", die 1822 erstmals in Leipzig und von da ab jährlich an wechselnden Orten zusammenkam. Schönlein ließ es sich dann auch nicht nehmen, bereits die dritte dieser Tagungen in Würzburg zu organisieren. Trotz des Altersunterschieds und ihrer verschiedenen Vorstellungen von naturwissenschaftlicher Methodik verstanden sich Oken und Schönlein ausgezeichnet. Es entwickelte sich eine freundschaftliche Beziehung, und beide unterstützten sich in den folgenden Jahren mehrfach gegenseitig. Ihr erstes Aufeinandertreffen ging jedoch abrupt zu Ende, denn Schönlein erhielt Nachricht von einer bedrohlichen Erkrankung seiner Mutter und musste überstürzt nach Bamberg zurückkehren, ohne sich von Oken verabschiedet zu haben. Aus diesem Grund wurden die Pläne für eine Weiterreise nach Berlin begraben, und Schönleins erste Studienreise endete früher als geplant.

Im Januar 1817 war er bereits wieder in seiner Heimatstadt und setzte seine praktische Ausbildung am dortigen Krankenhaus fort. Aber nicht für lange, denn schon im Frühjahr fuhr er nach München, um dort am Allgemeinen Krankenhaus zu arbeiten. Dort legte er auch die „Proberelation" ab, was in etwa unserer heutigen ärztlichen Approbation entspricht. An der Münchner Klinik hatte gerade Johann Nepomuk Ringseis die Stellung des Primararztes übernommen. Dieser war in Landshut Anhänger und Assistent Röschlaubs gewesen und sollte sich in den kommenden Jahren zu einem der erbittertsten Gegner Schönleins entwickeln. Während seines Aufenthaltes in München wohnte der junge Arzt bei dem „Ministerialsekretär des Kgl. Baierischen Obermedizinalkollegiums", Karl Grau, und dessen junger Frau, mit denen er sich anfreundete. Diese Einquartierung geht wohl darauf zurück, dass Grau zehn Jahre zuvor Sekretär bei einer militärischen Verwaltungsbehörde in Bamberg gewesen war und immer noch gute Beziehungen zu einigen Honoratioren dort unterhielt. Für Schönlein war das ein Glücksfall, denn so hatte er in den folgenden Jahren Zugang zu Informationen aus erster Hand, was die Besetzung von interessanten Positionen an bayerischen Hochschulen und Krankenhäusern anging. Aus den folgenden Jahren sind zahlreiche Briefe von Schönlein an Grau erhalten, in denen er Details aus der Bamberger Gesellschaft berichtet. Auch sind manchen dieser Schreiben neckisch-galante Briefchen an Graus Ehefrau Karoline beigelegt.

> „Ha! Sie geraten in Zorn, meine Gnädigste? Ach treten Sie nur schnell und oft und stark auf die Würzburger Schuhe, weil sie dann doch mich nicht bei der Hand haben. So ist uns beiden geholfen; Ihnen, indem Sie den beim Verhalten schädlichen Zorn herauslassen, mir indem ich die tröstliche Gewißheit erhalte, daß Sie zuweilen, wenn auch nur im Zorn, denken an Ihren gehorsamsten Diener."[16]

Hierin zeigte Schönlein einen bislang noch nicht aufgefallenen Charakterzug – er konnte durchaus charmant sein. Doch vor allem für die Rekonstruktion seiner beruflichen Pläne in den folgenden Jahren sind diese Briefe die wichtigste Informationsquelle. Wie sollte es also mit seinem Leben weitergehen, nachdem alle Hürden der Ausbildung genommen waren? Schönlein hatte noch vor seiner Abreise nach München Anfang Mai 1817 einen Antrag auf Anstellung als Privatdozent an die Königliche Kuratel (staatliche Aufsichtsbehörde) der Universität Würzburg gestellt. Er begründete dies mit seinem seit Langem bestehenden Interesse an medizinischer Lehre und glaubte sich, von seiner akademischen Studienreise zurückgekehrt, „hinlänglich vorbereitet Lehrvorträge an einer hohen Schule zu halten".[17] Nach initialen Schwierigkeiten – ein altes Gesetz gegen die Schaffung neuer Privatdozentenstellen musste erst außer Kraft gesetzt werden – entschied der Senat der Universität mit seinem Doktorvater Döllinger als Prorektor:

> „Da wir nicht zweifeln, derselbe werde bey seinen sehr glücklichen Geistes-Anlagen seine wissenschaftliche Bildung durch den Besuch der Universitäten Göttingen und Jena noch erweitert haben, so tragen wir kein Bedenken, das unvorgreifliche Gutachten zu stellen, daß demselben gestattet werden möge, die gewöhnlichen Probe-Vorlesungen […] zu halten."*

Diese Vorträge hielt Schönlein an drei aufeinanderfolgenden Tagen im August über ausgewählte Themen der Pathologischen Anatomie und wurde schließlich von der bayerischen Regierung zum ersten Privatdozenten für dieses Fach ernannt.

Doch war er damit tatsächlich schon am Ziel seiner Wünsche angelangt? War eine universitäre Karriere wirklich das, was er sich für sein Leben vorgestellt hatte? Zu diesem Zeitpunkt wohl eher nicht, denn seine Träume gingen in eine ganz andere Richtung. Das beweisen mehrere Briefe aus jenem Jahr. Er hatte scheinbar bereits bei seinem Besuch in Jena mit Oken darüber gesprochen, dass er schon in Göttingen den Entschluss zu einer Reise nach Ostindien gefasst hatte. Schon kurz nach seiner Rückkehr schrieb er in einem Brief an Oken, dass er, nach vorübergehenden Zweifeln, diese Pläne jetzt mit Nachdruck verfolgen wolle. „Ich habe vor Kurzem an Brugmans geschrieben und harre seiner Antwort sehnlichst entgegen. Ich bat ihn dringendst um eine Bestellung als Civil- oder Militärarzt in einer der holländischen Kolonien." Sebald Justinus Brugmans war als Generalinspektor des medizinischen Dienstes für die niederländische Marine und die Besitzungen in Übersee zuständig, also auch für „Ostindien", das heutige Indonesien. Im Folgenden bat Schönlein um Okens Unterstützung: „Bei Ihren Verbindungen sind Sie wohl im Stande, vieles, sehr vieles zur Ausführung dieser Reise beizutragen."[18] Wenig später bekräftigte er in einem weiteren Schreiben seine Motivation:

„Der Hauptzweck ist keineswegs, Anstellung oder Versorgung zu erhalten. Zwar besitze ich eigenes Vermögen, aber bei weitem nicht so viel, um die Kosten einer solchen Reise bestreiten zu können. [...] Meinen Zweck habe ich Ihnen schon in der vorhergehenden Antwort nicht blos als einen medicinischen, sondern auch als naturhistorischen hingestellt. Freilich würde mich das Studium der dortigen Krankheiten sehr interessiren, vorzüglich Hautkrankheiten. Aber nicht minder geognostische Forschungen, Untersuchungen in der vergleichenden Anatomie, und Pflanzen-Geographie."[19]

Und Oken war nicht der Einzige, bei dem sich Schönlein Unterstützung erhoffte. Er kontaktierte den niederländischen Gesandten beim Deutschen Bundestag, Freiherrn Hans Christoph von Gagern, und erhielt folgende Antwort:

„Herr von Gagern wünscht, daß Sie sich wegen Ihrem Wunsch selbst schriftlich an ihn wenden, und entweder gleich für die auch in bezug auf dieses Vorhaben vorzeigbare Empfehlungen von Blumenbach und Oken beylegen oder doch nachsenden möchten. So viel ich vernommen hat sich Herr v. Gagern noch dabey geäußert, bey Besetzung der Stellen in den holländischen Kolonien, wobey es für Ausländer immer Schwierigkeiten habe, sey für die eines Arztes noch am ehesten Erfolg zu hoffen, und in jedem Falle wird er Ihr Gesuch gewiß zu unterstützen unternehmen."*

Schönlein trieb also sein Vorhaben entschlossen voran und seine große Sehnsucht war es, „außer Java auch andere Theile Indiens [gemeint ist Ostindien] und namentlich die Molukken zu sehen. Bin ich aber nur einmal in Java!".[20] Aber gerade als er beim Regierungspräsidenten von Unterfranken vorstellig wurde, um einen Pass für seine Reise nach Ostindien zu beantragen, nahm sein Schicksal eine unerwartete Wendung.

Keuchhusten und Karriere 5

> *„Das meiste, was getrieben wird, ist doch nur Wiederholung von Dem, was dieser oder jener berühmte Vorgänger gesagt hat. Von einem selbständigen Wissen ist kaum die Rede. Man treibt die jungen Leute herdenweise in Stuben und Hörsäle zusammen und speist sie in Ermangelung wirklicher Gegenstände mit Citaten und Worten ab."* (Johann Wolfgang von Goethe) (Falk 1832, S. 28 f.)

Versuchen Sie doch bitte einmal den Sinn der folgenden Zeilen zu erfassen:

„Es wird in Ansehung des Organismus, die Forderung gemacht, daß auch das Accidens gleich der Substanz, das Besondere dem Allgemeinen sey. Denn das ist ja der Unterschied zwischen dem Organischen und Anorgischen, daß bei Ersterem die dem Wesen gleiche Form nicht geändert werden kann, ohne daß Krankheit oder gar Vernichtung, als solches erfolge. Gesetzt nun das Wesen des Organismus bestehe in einem quantitativen Gleichgewichte von Receptivität und Energie, so ist jene Forderung ohne Zweifel nicht die, daß überhaupt ein Gleichgewicht sey, denn dieses ist ja (ex hypoth.) das Allgemeine des Organismus selbst, sondern daß ein Bestimmtes, Begränztes sey, und diese Begränztheit macht hier das Accidenz. Der Grund dieser Begränztheit kann nun nicht wieder in dem quantitativen Verhältnisse liegen. Denn dieses wird vielmehr, als das dadurch begränzte, demnach an sich selbst als unbegränzt und ins Unendliche veränderlich gesetzt. In diesem letzten Satze liegt, wie es offenbar ist, der Nerv des ganzen Beweises."[1]

Dieses Zitat stammt aus einem Werk über Augenerkrankungen des Würzburger Pathologen Johann Spindler, bei dem Schönlein auch sein Abschlussexamen abgelegt hatte. Spindler wird von Virchow als warnendes Beispiel der „speculativen Richtung" bezeichnet. Man kann sich vielleicht ein wenig die Verzweiflung der damaligen Medizinstudenten vorstellen, die sich mit solchen Lehrsätzen herumplagen mussten. Erschwerend kam hinzu, dass die damaligen Vorlesungen ihren Namen tatsächlich zu Recht trugen. Der Professor las vor – vorzugsweise aus seinen eigenen Werken –, und die Studenten versuchten, das Gesagte mitzuschreiben. Außerdem wurden auch viele Lehrveranstaltungen in lateinischer Sprache abgehalten.

Was das Ganze noch komplizierter machte, war, dass zu Beginn von Schönleins Universitätslaufbahn verschiedenste Denkschulen um die Deutungshoheit in der Heilkunde konkurrierten. Der oben zitierte Pathologe Spindler war ein entschiedener Anhänger der Schelling'schen Naturphilosophie. Ein anderer Würzburger Professor vertrat die Auffassungen des animalischen Magnetismus von Franz Anton Mesmer und weigerte sich, bei Sitzungen Platz zu nehmen, da er schädliche Einflüsse mancher Stühle auf seinen Körper befürchtete. Daneben gab es die Brown'sche Erregungstheorie, die antike Säftelehre und die Theologische Medizin von Ringseis. Auch Samuel Hahnemanns grundlegendes Werk zur Homöopathie[6] hatte innerhalb weniger Jahre bereits zahlreiche Anhänger gefunden. Das war die Situation, die Schönlein vorfand, als er im Herbst 1817 zum Privatdozenten für Pathologische Anatomie ernannt wurde. Einer seiner späteren Schüler schildert es mit drastischen Worten: „Schönlein's Auftreten als junger Mann fiel in die schlechtesten Zeiten der deutschen Medicin." Es bewegten sich in ihr

> „die zum Theile schon abgeschwächten, zum Theile noch sehr lebhaften Reste ganz verschiedener Schulen. Unter diesen war die unfähigste und hochmüthigste die aus der Schelling'schen Naturphilosophie hervorgegangene. [...] In den Büchern und Journalen herrschte eine gemüthliche Anarchie aus diesen verkommenen Elementen; in der Praxis konnte man mit der vermeintlichen Wissenschaft [...] Nichts anfangen."[2]

In einem solchen Umfeld begann Schönlein, gerade 25 Jahre alt geworden, seine Lehrtätigkeit an der Medizinischen Fakultät der Julius-Maximilians-Universität Würzburg. Aber er hatte sich vorgenommen, es besser zu machen als seine Kollegen. Den Winter 1817/18 verbrachte er noch in Bamberg, bereitete sich aber schon auf seine kommende Dozententätigkeit vor und schickte im Januar seinen Vorlesungsplan für das anstehende Sommersemester an die Würzburger Universitätsverwaltung. Schönleins Paradedisziplin war die Pathologische Anatomie, worin er ja im Vorjahr schon seine Probevorträge gehalten hatte. Was bis dahin eher als Nebenfach gegolten hatte, wurde für ihn zur Grundlage jeder praktischen Medizin. Dieses Fachgebiet untersucht die krankhaften Organveränderungen, die sich bei einer Obduktion nachweisen lassen. Dadurch waren hier klare Fakten vorgegeben, an denen er sich als Wissenschaftler orientieren konnte, zu philosophischen Spekulationen bestand wenig Anlass und wenig Spielraum.

> „Die pathologische Anatomie ward der Grund seiner Diagnostik und diese wieder der Grund seines Ruhmes. Denn bis zum Schlusse seiner Lehrtätigkeit hörte er nicht auf, die pathologische Anatomie als die Quelle immer neuer Erfahrung anzuerkennen und zu suchen. Mit den Fortschritten der pathologischen Anatomie wuchs die Schärfe seiner Diagnosen; jede neue Thatsache des Leichentisches wurde für ihn eine neue Waffe der klinischen Erkenntniss."[3]

So war es nur konsequent, dass Schönlein im Sommersemester 1818 Vorlesungen im Fach Pathologische Anatomie an vier Tagen in der Woche abhielt. Aber auch zur Therapie von Augen- und Geschlechtskrankheiten trug er drei bzw. zweimal pro

Woche vor. Seine Vorlesungen erfreuten sich eines regen Besuchs, und dies nicht ohne Grund: „In einer Zeit, wo das Heftdiktiren noch Regel war, hielt Schönlein seine theoretischen Collegien vollkommen frei. Sein Vortrag zeichnete sich durch Klarheit, seine Sprache durch seltene Korrektheit und markige Kürze aus."[4] Und „bald war der junge Privatdocent im Stande, Vorlesungen zu halten, in denen nicht mehr die Steine der Abstraction, sondern das Brot sinnlich fassbarer Anschauungen und Erfahrungen geboten wurde, mit weit umfassendem Blicke und voller Originalität".[5]

Im darauffolgenden Wintersemester bot Schönlein auch noch Vorträge zur Kinderheilkunde mit vier Stunden pro Woche an. Vermutlich für diese Vorlesungsreihe arbeitete er ein ausführliches Manuskript mit 40 Seiten über den Keuchhusten aus. Diese Krankheit – damals als „Keichhusten" bezeichnet – hatte für Schönlein aus mehreren Gründen Modellcharakter. Sie war gut abgrenzbar und unterschied sich durch ihre anfallsweisen, stakkatoartigen, mit Würgereiz kombinierten Hustenanfälle deutlich von anderen Erkrankungen der Luftwege. Er definierte den Keuchhusten als „eine kontagiöse Kinderkrankheit, welche aus einer Reihe mit der Zeit an Menge und Heftigkeit zunehmender Hustenanfälle besteht, welche sich durch einen höchst eigenthümlichen Ton auszeichnen, und von denen jeder mit Schleimerbrechen endet".[6] Die ansteckende Natur und die geografische Ausbreitung der Krankheit waren also, über 80 Jahre vor der Entdeckung des auslösenden Bakteriums, durchaus bekannt. Besondere Aktualität hatte das Thema auch, weil gerade mehrere Keuchhusten-Epidemien durch Deutschland und Nordeuropa gezogen waren.

Zu jener Zeit existierten zwei konkurrierende Theorien über die Entstehung des Keuchhustens. Der Engländer Thomas Willis und andere hatten behauptet, dass eine Erkrankung der Nerven des Brustkorbs und der Eingeweide für die Hustenattacken verantwortlich sei. Dagegen hatte Adalbert Friedrich Marcus, der ehemalige Leiter des Bamberger Krankenhauses, noch kurz vor seinem Tode eine Arbeit veröffentlicht, in der die Bronchien als Sitz des Krankheitsprozesses bezeichnet wurden. Schönlein distanzierte sich von beiden Ansichten und begründete seine Auffassung von einer zentralen Rolle des Kehlkopfes und der zugehörigen Nerven für die Auslösung der typischen Symptome. Hierbei betonte er zum einen die Bedeutung der experimentellen Physiologie, denn schon im Altertum wusste man, dass durch die Durchtrennung der Stimmbandnerven bei Tieren Husten und Luftnot verursacht werden. Zum anderen veranschaulichte diese Erkrankung die herausragende Bedeutung der Pathologischen Anatomie, denn Sektionsbefunde konnten zeigen, dass eine Entzündung der Schleimhaut des Kehlkopfes mit anschließendem Übergreifen auf die Stimmbandnerven die Ursache des Keuchhustens war. Er nannte dieses wissenschaftliche Vorgehen die „naturhistorische Methode", die „einzig und allein imstande sey, das Chaos in der praktischen Medizin zu ordnen".[7]

Einer der Studenten, die in diesen ersten Vorlesungen Schönleins gebannt an seinen Lippen hingen, war der aus einer Würzburger Ärztedynastie stammende Philipp Franz von Siebold, der bloß zwei Jahre jünger als sein Lehrer war. Dabei gelang es dem engagierten Dozenten wohl nicht nur, die medizinischen Inhalte zu vermitteln, sondern auch seine Begeisterung für die Erforschung der Natur und die Sehnsucht nach fernen Ländern waren offensichtlich ansteckend. Denn bald nach Beendigung seines Studiums trat von Siebold als Regimentsarzt in den holländischen Kolonialdienst ein. Nach kurzem Aufenthalt in Java wurde er zum Arzt der Handelsniederlassung Decima ernannt, einer künstlich angelegten Insel in der Bucht von Nagasaki. In jener Zeit war Japan von der westlichen Welt nahezu komplett abgeriegelt, und Europäern war es nur in Ausnahmesituationen erlaubt, das Land zu betreten.

> „Auskundschaftung des Landes, Nachforschung über Staats- und Kirchenverfassung, Kriegswesen und andere politische Verhältnisse und Einrichtungen sind Fremdlingen aufs strengste untersagt, und die schärfsten Gesetze verbieten den Unterthanen, ihnen darüber Mitteilungen zu machen oder gar auf irgend eine Weise bei ihren Nachforschungen behülflich zu sein."[8]

Von Siebolds medizinische Dienste wurden jedoch auch von den Japanern gern in Anspruch genommen, und so gelang es ihm über Kontaktpersonen, Hunderte von präparierten Tieren sowie Tausende von frischen und getrockneten Pflanzen aus dem Lande zu sammeln. Er verbrachte auf dieser Insel über sechs Jahre und verfasste dort auch seine Dissertationsschrift über die Fauna Japans. Zur Katastrophe kam es erst, als bereits die gesamte Sammlung für die Rückreise verpackt war. So schildert ein anderer Schüler Schönleins in einem Brief aus Holland:

> „Bey dem letzten Orkan der auf Japan wüthete, und Decima beynahe ganz zerstörte, ist, wie Sie wissen gleichfalls ein holländisches Schiff auf Strand geworfen worden. – Beym auspacken desselben fanden die Japaner ein Kistchen mit verschiedenen japanischen Waffen und Landcarten die Siebold heimlich aufs Schiff gebracht hatte, um sie nach Batavia [Jakarta] zu senden, und wahrscheinlich mit diesem Schiff selbst abzureisen. Da nun auf die Ausfuhr solcher Gegenstände nach japanischen Gesetzen die Todtesstrafe steht; so wurde Siebold sogleich von den Japanern arretirt und festgehalten, nebst 100 Japanern von denen sich bereits ein paar Dutzend den Leib aufschneiden mußten. Siebold hat nach Java geschrieben, daß er glaubt daß sein Leben gesichert ist, und daß er sich wegen seiner Befreyung aufs Gouvernement verläßt. Das wahrscheinlichste ist aber daß Siebold lebenslang die Insel nicht mehr wird verlassen dürfen, da man wegen einem Menschen nicht gerne den Handel mit diesem curiosen Volk verdirbt."*

Nach langen Verhandlungen wurde als Strafe für von Siebold eine lebenslange Verbannung aus Japan verhängt, und sein Schiff konnte schließlich auslaufen. Selbst seine Sammlung von Naturgegenständen durfte er mitnehmen, welche er in den folgenden Jahrzehnten wissenschaftlich auswertete. Durch seine Landeskenntnisse und Vermittlungstätigkeit trug er entscheidend zur Öffnung Japans für das westliche Ausland bei und durfte in fortgeschrittenem Alter das Land sogar noch einmal bereisen.

Doch zurück zu Schönlein. Als junger Hochschullehrer war er sehr erfolgreich und bei seinen Schülern ausgesprochen beliebt. Für ihn selbst war allerdings noch lange nicht entschieden, wo und in welcher Funktion er seine weitere Laufbahn fortsetzen würde. Vor Ort hatte er mit Widerständen aus den Reihen der alteingesessenen Würzburger zu kämpfen, für die er anfangs ein Zugereister blieb. Als sich sein Mentor in München, der Ministerialsekretär Karl Grau, nach seinen Plänen erkundigte, antwortete Schönlein:

> „Ich suche mich hier in Würzburg festzusetzen und die Leute zu ärgern; denn wer nicht aus der Stadt geboren, wird für einen Fremden gehalten, der sich gewaltsam einzudrängen sucht und den Eingeborenen das Plätzchen rauben will; deshalb vereinigt sich alles, was Würzburger heißt, gegen einen solchen Eindringling, wofür man auch mich hält. Ich muß gestehen, das Verhältnis macht mir innige Freude und an die herrliche Luft habe ich mich gewöhnt. Ich hoffe, daß es mir gelingt, trotz Opposition festen Fuß zu fassen."[9]

Aus diesem Grunde bewarb er sich auch im Sommer 1818 auf die freigewordene Stelle des Würzburger „Stadtphysikus", des von den städtischen Behörden angestellten Leiters des öffentlichen Gesundheitswesens. Ihm vorgezogen wurde jedoch der Landgerichtsarzt Georg Ernst Vend. Die beiden sollten sich in herzlicher gegenseitiger Abneigung verbunden bleiben und in den Folgejahren noch häufiger aneinandergeraten. Zur selben Zeit wurde Schönlein von Grau auf eine neue Möglichkeit für einen Karrieresprung aufmerksam gemacht. An der Universität in Erlangen war die Professur für Spezielle Pathologie und Therapie vakant geworden, und der junge Privatdozent formulierte in seinem Bewerbungsschreiben recht selbstbewusst: „Zwar las ich zu Würzburg nicht über die gesamte Therapie, aber ich habe doch Vorträge über einzelne Krankheitsfamilien und über verwandte Gegenstände und pathologische Anatomie gehalten und wie ich mich rühmen darf mit vielem Beifall und allgemeiner Zufriedenheit."[10] Das Auswahlverfahren zog sich über mehrere Monate hin, aber letzten Endes scheiterte auch diese Bewerbung Schönleins. Den Hauptgrund für die Ablehnung sah er selbst in seiner Konfessionszugehörigkeit: In der protestantisch geprägten Hugenottenstadt war „der Katholizismus das Haupthindernis gegen meine Berufung."[11]

Doch gleichzeitig ergab sich bereits eine neue Option in Würzburg. Der Professor für Medizin und Leiter des Juliusspitals Nicolaus Anton Friedreich war an einem Augenleiden erkrankt. Deswegen hatte er schon wiederholt um Unterstützung durch einen zweiten Professor nachgesucht, dem er spezielle Fachgebiete wie Haut- und Geschlechtskrankheiten oder Epilepsie übertragen wollte. Er selbst hätte wohl am liebsten seinen Sohn auf dieser Position gesehen, „doch dagegen hat sich schon mächtig die allgemeine Meinung erhoben, welche des Früchtchens Untauglichkeit laut ausspricht".[12] Auch Philipp Joseph Horsch, der Leiter der Poliklinik im Bürgerspital, bewarb sich um die Stelle, ebenso wie Schönleins Intimfeind, der Stadtphysikus Georg Ernst Vend. Schönlein selbst bekundete sein Interesse durch ein Schreiben an den Leiter der Münchner Obermedizinalkollegiums, Geheimrat Bernhard Joseph von Hartz, Leibarzt des Königs:

> „Da meine Hoffnungen wegen Erlangen verschwunden sind […] befände ich mich wahrscheinlich in einer sehr traurigen Lage, wenn nicht die Ereignisse an der hiesigen Universität mich mit neuen Hoffnungen belebten. Professor Friedreich hat sich nämlich für unfähig erklärt, fernerhin noch die medizinische Klinik zu besorgen. Ich fühle die nötige Kraft in mir, diesem Posten mit Ehre vorzustehen."[13]

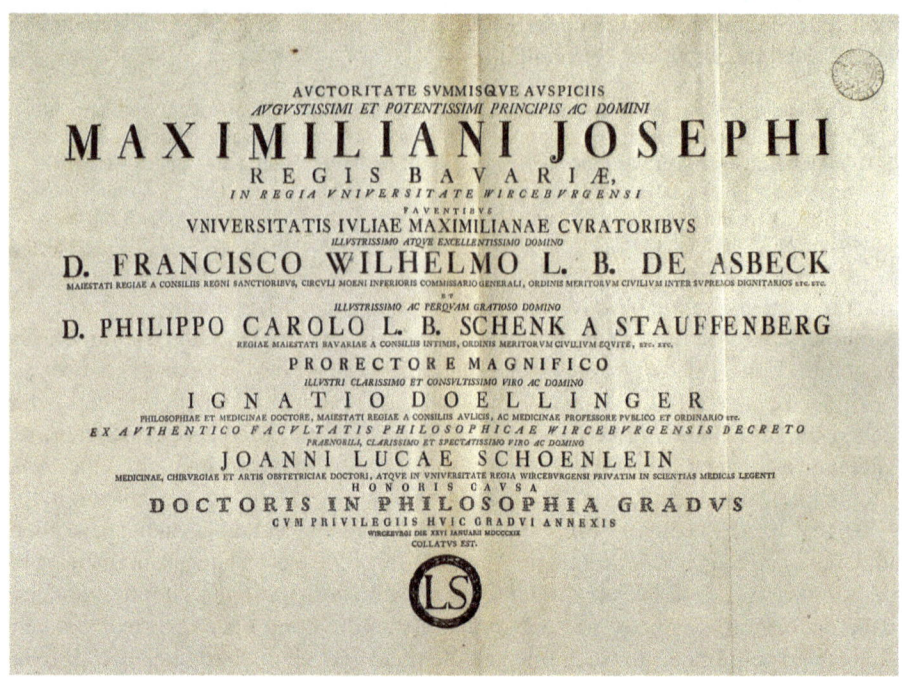

Abb. 5.1 Ehrenpromotion Schönleins zum Doktor der Philosophie (Staatsbibliothek Bamberg)

Eine Hürde musste Schönlein allerdings noch nehmen. Voraussetzung für eine Professur an allen Fakultäten der Würzburger Universität war ein Doktorgrad in Philosophie. Da er jedoch schon als akademischer Lehrer tätig gewesen war, musste er keine lateinische Abhandlung mehr verfassen, sondern erhielt ein Ehrendiplom, unterzeichnet von seinem Doktorvater Döllinger (Abb. 5.1). Danach bezeichnete sich Schönlein scherzhaft als „einen 2fachen (quadratus) Doctor".[14]

Währenddessen spielte sich hinter den Kulissen ein heftiges Gerangel um die zu besetzende Stelle ab. Universitätsleitung erachtete alle Würzburger Bewerber für ungeeignet und sprach sich für die Berufung des Münchner Röschlaub-Schülers Johann Nepomuk Ringseis aus. Als Schönlein von diesem geheimen Votum erfuhr, gab er alle Hoffnungen auf und zog seine Bewerbung zurück. Doch verfiel er deswegen nicht in depressive Antriebslosigkeit. Vielmehr besann er sich auf seine alte Sehnsucht, ferne Länder erforschen zu wollen, und verfolgte diesen Plan aktiv weiter. Er selbst die Ereignisse zu Beginn des Jahres 1819 so:

„Als ich in Würzburg promovirt und meine Dissertation geschrieben hatte, war es mein Plan nach Indien [Niederländisch-Ostindien] zu gehen, das ferne Land lockte meine jugendliche Phantasie mächtig an. [Ich begab] mich zur Erlangung meines Passes zum damaligen Regierungspräsidenten Freiherrn von Asbeck. Dieser empfing mich äußerst freundlich, und eine lange Unterhaltung über die wissenschaftlichen Zwecke meiner Reise und Anderer, entspann sich zwischen uns. Nach einigen Tagen ließ Hr. von Asbeck mich wieder zu sich rufen, und legte mir allen Ernstes die Frage vor, ob ich nicht, statt nach Indien zu gehen, mich um die eben frei gewordene Stelle des dirigirenden Arztes am Juliushospitale bewerben wolle? In diesem Falle fügte er hinzu, würde er selbst mein Gesuch auf das Wärmste befürworten und er zweifle nicht daran, daß die Entscheidung an höchster Stelle alsdann zu meinen Gunsten erfolgen würde."[15]

Der Rest ist schnell erzählt. Schönlein erneuerte seine Bewerbung, und wenig später erging an die Universitätsleitung folgende königliche Verfügung:

„Statt des Hofrats und Professors Friedreich übernimmt provisorisch der bisherige Privatdozent Dr. Schönlein die medizinische Klinik und die zunächst eingeschlagenen und von euch zu bestimmenden Lehrfächer in der Eigenschaft eines außerordentlichen Professors."[16]

Karlsbad und Krankenhaus 6

> *„Wenn aber auch ein gründliches medicinisches Wissen die Grundbedingung für einen klinischen Lehrer ist, so wird er doch noch als Lehrer viel zu wünschen übrig lassen, wenn er damit nicht eine liebevolle Freude an der Wissenschaft, einen beweglichen Geist, glückliche Combinationsgabe, feurige Einbildungskraft, lebendige Darstellungskunst und eine vertraute Bekanntschaft mit allen Zweigen der Naturkunde verbindet."* (Johann Lucas Schönlein) (Schrödl 1964b, S. 309)

1819, Schönleins erstes Jahr als Professor, war kein gutes Jahr für die deutschen Universitäten. Schon seit dem Ende der napoleonischen Herrschaft gärte es unter den Studenten. Viele hatten als Freiwillige an den „Befreiungskriegen" gegen die Franzosen teilgenommen und danach einen von den alten Fesseln befreiten deutschen Nationalstaat herbeigesehnt. Doch diese Hoffnungen waren durch den Wiener Kongress zerstört worden. Deutschland blieb in zahlreiche Einzelstaaten aufgesplittert und provinziell. Paris allein war größer als die zwölf größten Städte Deutschlands zusammengenommen. Es herrschte in vielen Regionen ein Klima politischer Repression und Bespitzelung. So wuchs unter gebildeten jungen Männern der Wunsch nach geistiger Erneuerung der deutschen Nation, Errichtung eines gesamtdeutschen Staates mit eigenem Reichsgebiet und rechtsstaatlicher Verfassung, vor allem aber nach einem Ende der Unterdrückung. An vielen Universitäten wurden Burschenschaften gegründet, um diese Ziele gemeinsam zu verfolgen. Im Oktober 1817 trafen sich Studentendelegationen von zwölf Universitäten auf der Wartburg in Thüringen. Insgesamt waren es etwa 500 Studenten und vier Professoren; einer davon war Schönleins Jenaer Freund Lorenz Oken. Alle waren in altdeutsche Tracht gekleidet, hielten mitreißende Reden, sangen patriotische Lieder und entzündeten ein großes Feuer, in dem symbolisch der „Code Napoléon" und andere Bücher verbrannt wurden – und das war es eigentlich auch schon. Doch die Regierungen in vielen deutschen Teilstaaten reagierten panisch und verstärkten aus Angst vor revolutionären Aktionen eher noch den Druck.

Was das Fass schließlich zum Überlaufen brachte, war die Ermordung des Dramatikers August von Kotzebue. Dieser war zu jener Zeit durchaus eine Berühmtheit, seine Theaterstücke wurden weltweit aufgeführt, in Deutschland sogar häufiger als die von Goethe und Schiller. Er hatte gute Verbindungen zu den kaiserlichen und königlichen Höfen in Moskau, Wien und Berlin und war durch einige seiner konservativen Schriften zu einer Reizfigur für die national und liberal gesinnte Studentenschaft geworden. Im März 1819 erstach der religiös-politische Fanatiker Karl Ludwig Sand, der in Erlangen und Jena Theologie studiert hatte, den Schriftsteller in dessen Wohnung und rief dabei aus: „Hier, Du Verräter des Vaterlands." Danach versuchte Sand, sich selbst zu erdolchen, was er allerdings zunächst überlebte. Er wurde daraufhin vor Gericht gestellt und im folgenden Jahr öffentlich hingerichtet.

Sands Verbrechen erregte in der Öffentlichkeit große Abscheu und lieferte dem leitenden österreichischen Minister Klemens Wenzel von Metternich den perfekten Vorwand, die Vertreter der wichtigsten deutschen Teilstaaten zu einem geheimen Treffen im böhmischen Kurort Karlsbad aufzufordern. Die Machthaber beschlossen dort einen Katalog repressiver Maßnahmen, die von einer scharfen Pressezensur über ein Verbot der Burschenschaften bis hin zur Schaffung einer zentralen Instanz für die Verfolgung staatsfeindlicher Umtriebe reichten. Vor allem die Hochschulen wurden in den „Karlsbader Beschlüssen" als Brutstätten für revolutionäre Gesinnungen betrachtet. Das darin enthaltene Universitätsgesetz besagte, dass

„Universitäts- und andere öffentliche Lehrer, die durch erweisliche Abweichung von ihrer Pflicht oder Überschreitung der Grenzen ihres Berufes, durch Mißbrauch ihres rechtmäßigen Einflusses auf die Gemüther der Jugend, durch Verbreitung verderblicher, der öffentlichen Ordnung und Ruhe feindseliger oder die Grundlagen der bestehenden Staatseinrichtungen untergrabender Lehren, ihre Unfähigkeit zu Verwaltung des ihnen anvertrauten wichtigen Amtes unverkennbar an den Tag gelegt haben, von den Universitäten und sonstigen Lehranstalten zu entfernen [seien]".[1]

Dies bedeutete einen massiven Eingriff in die Freiheit der universitären Lehre. Die Überwachung und die Repressalien, unter denen Hochschullehrer in den darauffolgenden Jahren zu leiden hatten, werden auch als „Demagogenverfolgung" bezeichnet.

Zwei Schicksale aus Schönleins unmittelbarem Umfeld sind drastische Beispiele für die Konsequenzen dieser Beschlüsse, die im Eilverfahren vom Bundestag des Deutschen Bundes in Gesetzesform umgesetzt wurden: Gottfried Eisenmann, der Sohn eines Würzburger Schusters, hatte bereits Philosophie und Jura studiert, bevor er 1814 als Freiwilliger der bayerischen Armee beitrat. Nach seiner Entlassung begann er ein Medizinstudium und war einer der ersten Studenten, die bei Schönlein Vorlesungen hörten. Eisenmann nahm am Wartburgfest teil und gründete danach die Burschenschaft Germania in Würzburg. Nachdem diese durch die Karlsbader Beschlüsse verboten worden war, gehörte er dem geheimen, 1822 in Braunschweig gegründeten Jünglingsbund an, dessen Ziele die Einheit und Freiheit Deutschlands waren. Doch noch bevor diese Vereinigung tatsächlich politisch aktiv werden konnte, wurde sie von einem Insider verraten und ihre Mitglieder festgenommen. Nach dreizehn Monaten Untersuchungshaft in München kam Eisenmann wieder frei. Er stand aber weiterhin unter Polizeiaufsicht und durfte sich ein Jahr lang in keiner deutschen Universitätsstadt, also auch nicht in Würzburg, aufhalten. Erst danach konnte er sich dort als praktischer Arzt niederlassen. Auch Carl Friedrich Marcus, der Sohn des früheren Bamberger Chefarztes und Schönleins Nachhilfeschüler, hatte in Würzburg bei ihm Medizin studiert und war danach für zwei Jahre sein Assistent in der Klinik. Marcus hatte sich der von Eisenmann gegründeten Burschenschaft Germania angeschlossen und trat sogar als deren Sprecher auf. Nach ihrem Verbot ließ auch er sich für den Jünglingsbund gewinnen, wurde wie Eisenmann verhaftet und saß über ein Jahr lang in Untersuchungshaft. Die Schicksale von Eisenmann und Marcus sollten in der Zukunft noch auf ganz unterschiedliche Weise mit der Biografie ihres Lehrers verwoben sein.

Für Schönlein selbst bedeuteten die geschilderten politischen Ereignisse am Anfang seiner Universitätslaufbahn noch keine nennenswerten Einschränkungen – zumindest nicht in den ersten Jahren. Er hatte vor Ort erst einmal andere handfeste Probleme. Aufgrund der im vorigen Kapitel dargestellten Querelen um die Berufung des erst 26-jährigen Schönleins verwundert es nicht, dass ihm zu Beginn seiner klinischen Tätigkeit in Würzburg von seinen Kollegen ein heftiger Gegenwind ins Gesicht blies. Er selbst berichtete über seine Ernennung: „Das Erstaunen und der Lärm, den dieselbe namentlich in Universitätskreisen erregte, war ungemein groß. Man wurde nicht müde, nächst den Zweifeln an meiner Befähigung, mein jugendliches Alter und den daraus resultierenden Mangel an Erfahrung in schärfster Weise zu betonen."[2] Daran änderte auch eine Berufung an die Universität Freiburg nichts, die er im Juli 1819 durch den Großherzog von Baden erhielt. Schönlein brauchte „keinen Augenblick Bedenkzeit",[3] bevor er diesen Ruf ablehnte, um in Würzburg zu bleiben. Das bayerische Innenministerium nahm davon „wohlgefällig Kenntnis".[4]

Als Beispiel für die Opposition, die ihm in jener Zeit entgegenschlug, soll ein Schreiben seines Lieblingsgegners, des Stadtphysikus Georg Ernst Vend, dienen. In einer öffentlichen „Erklärung an das ärztliche Publicum" berichtet dieser vom Fall einer Dienstmagd, die er mit Lungenentzündung in das Juliusspital eingewiesen hatte:

„Zu dieser Kranken sagte Professor Schönlein ‚Ich bedaure Sie, daß man ihr zur Ader gelassen'. 1) Solche bubenhafte, und unverständige Äusserung eines ignoranten Professors und medizinischen Anfängers, und 2) diesen ungerechten öffentlichen Angriff auf die Ehre eines practischen Arztes überlasse ich der Beurtheilung des ärztlichen Publicum[s]."*

Doch zurück zum Beginn von Schönleins Tätigkeit am Juliusspital. Die neue Aufgabe, die man dem jungen Professor übertragen hatte, war in der Tat keine leichte. Denn neben der Zunahme seiner Vorlesungsstunden hatte er die medizinische Klinik im Juliusspital zu leiten – wenn auch anfangs nur vertretungsweise. Das Juliusspital, eine Stiftung von Fürstbischof Julius Echter von Mespelbrunn aus dem Jahre 1576, war eines der größten Hospitäler Mitteleuropas (Abb. 6.1). Zwar war es nicht mehr so modern, aber mit mehr als 200 Betten und etwa 1000 Patienten pro Jahr eines der größten in Mitteleuropa. Wie er es dort während seiner prakti-

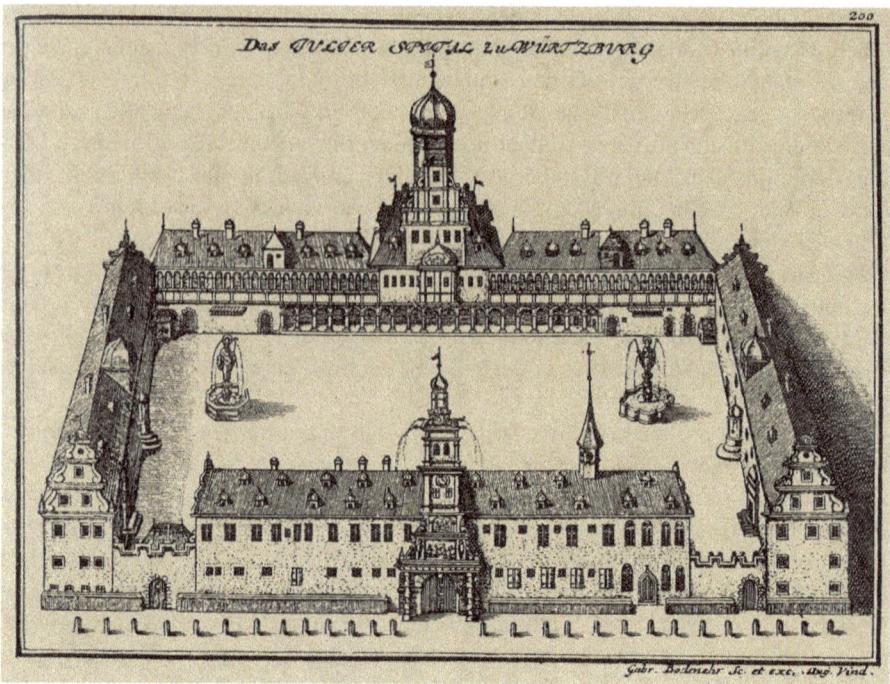

Abb. 6.1 Das Juliusspital in Würzburg (Gebr. Bodenehr – Fick/Gumppenberg 1900, S. 357; Staatsbibliothek Bamberg, Sign: 30DR 102 A 911)

schen Ausbildung gelernt hatte, führte Schönlein von Beginn an auch in Würzburg eigenhändig ein Krankenjournal. Über einen Zeitraum von zehneinhalb Jahren wurden darin über 12.000 Patienten erfasst und zu jedem Fall Name, Alter, Herkunft, Beruf und Aufenthaltsdauer sowie Diagnose und Behandlungsresultat festgehalten. So wissen wir, dass das Durchschnittsalter damals bei unter 30 Jahren lag und die Patienten meist etwa zwei bis drei Wochen in der Klinik zubrachten. Die Sterberate war mit etwa fünf Prozent erstaunlich gering. Bei den Diagnosen finden sich akute und chronische Krankheiten gleichermaßen.

Ein glückliches Händchen in der Klinik bewies Schönlein kurz nach seiner Ernennung während einer Scharlachepidemie,

> „welche sich als eine der verheerendsten erwies, welche die medizinische[n] Annalen erwähnen. Der tödliche Ausgang der Krankheit bildete die Regel, Genesung der davon betroffenen konnte man zu den seltenen Ausnahmen zählen. Auch das Juliushospital war damals von Scharlachkranken überfüllt. Doch während in der Stadt die Kranken massenhaft dahinstarben, und in vielen Familien sämmtliche Kinder vom Scharlach hinweggerafft wurden, hatte ich das Glück, in meinem Hospital drei Wochen lang keinen einzigen Kranken an Scharlach zu verlieren. Nach diesem auffallend günstigen Erfolg meiner Behandlung verstummten allmählich die Angriffe meiner Feinde und Neider gegen mich."[5]

Aber für Schönlein ging es nicht nur um die bestmögliche Krankenversorgung. Von mindestens ebenso großer Bedeutung waren für ihn die Chancen, die sich durch das große Patientengut des Juliusspitals für die Ausbildung seiner Medizinstudenten ergaben. Nachdem er zuvor in seinen Vorlesungen theoretisches Wissen über Krankheitserscheinungen vermittelt hatte, konnte er nun, auf diesem Fundament aufbauend, die praktischen Fähigkeiten einüben. Sein Ziel war es zu beweisen, „daß Theorie und Praxis ein und dasselbe, daß sie identisch seien, dieses ist die eine und erste Aufgabe der Klinik".[6] So begann er seine feierliche Antrittsvorlesung zur Übernahme des Juliusspitals am 4. November 1819 mit den Worten:

„Die gesamte Naturkunde war ein starker Baum, als dessen goldene Frucht die Medizin erschien. Die unglückselige Methodik hat in neueren Zeiten diese goldene Frucht vom lebensgebenden Stamm gerissen und durch den absoluten Gegensatz von Theorie und Praxis zur Unnatur verdreht."[7]

Im Kern seiner Rede legte er dann seine Vorstellungen zur Ausbildung der angehenden Ärzte in seiner Klinik dar. Er teilte die Studenten in zwei Gruppen ein. Die Anfänger, die zum ersten Mal die „Medizinische Klinik" besuchten, nannte er die „Auskultierenden". Sie sollten vor allem das, was sie in ihren theoretischen Vorlesungen gehört hatten, durch die direkte Beobachtung am Krankenbett überprüfen und mit der Realität abgleichen. Die fortgeschrittenen „Praktizierenden" mit klinischer Vorerfahrung bekamen individuelle Patienten sowohl mit akuten als auch chronischen Erkrankungen zugewiesen. Nach der initialen Untersuchung sollte eine Diagnose gestellt und ein darauf beruhender Behandlungsplan begründet werden.

Das entscheidende Element seines Lehrkonzeptes war die kontinuierliche Verfolgung des Verlaufs einer Erkrankung durch den Studenten. Dies beruhte auf der Erkenntnis, dass eine Krankheit keine konstante Größe ist, sondern einem Entwicklungsprozess unterliegt. Aus diesem Grund hatte der Praktikant alle seine Patienten zweimal am Tag aufzusuchen, wobei die Morgenvisite in Gegenwart Schönleins stattfand. Über den Verlauf musste eine Krankengeschichte verfasst werden, bei tödlichem Ausgang ein Sektionsbericht. Alle Krankengeschichten wurden gesammelt und einmal im Monat ausgewertet, um den „Genius epidemicus" zu erfassen. Darunter verstand man Häufungen von Einzelfällen, die möglicherweise jahreszeitlich bedingt waren, aber bei Infektionskrankheiten auch Hinweise auf eine drohende Epidemie geben konnten.

„Er ist es gewesen, der das reiche Material eines grossen Krankenhauses den Studirenden so zugänglich machte, dass jeder einzelne durch eigene Beobachtung den Verlauf einer Krankheit verfolgen und wirkliche Erfahrungen sammeln konnte. Für ihn war die Klinik nicht bloß eine Art der Vorlesung, mit Demonstrationen verbunden, sondern praktische Leitung des angehenden Arztes."[8]

Diese Art von intensiver klinischer Ausbildung war völlig neu- und einzigartig für das Medizinstudium in Deutschland. Schönlein hatte also in seiner Antrittsrede ein klares Konzept vorgestellt, wie die praktische Ausbildung in seiner Klinik ablaufen sollte. Wie wurde dieses aber in die Realität umgesetzt? Hierzu zwei Augenzeugenberichte:

> „Es war als wenn die Sonne aufging. Wie ein Ruck geht es durch die zahlreich versammelten Studiosen. Ihr verehrter geliebter Schönlein! Ein jugendfrisch-liebenswürdiger Typ von guter Figur, groß, stattlich mit fein belebtem Gesicht, das von blauen feurig blitzenden Augen belebt wird. Eine vollendet freie Stirn, offen; wallende Locken krönen das Haupt. Ein gewandter, eindringlicher Sprecher muß dieser Mann sein, dessen Lippen einen gut geschnittenen Mund formen. Eine fein gebogene Nase ziert das Gesicht."[9]

Einer dieser „Studiosen" war Philipp Jakob Kußmaul, Vater des berühmten Mediziners Adolf Kußmaul, der im Sommer 1820 einen Monat in den Krankensälen des Juliusspitals hospitierte und in dieser Zeit zahlreiche Patienten mitbetreute. Er beschrieb den Unterricht am Patientenbett folgendermaßen:

> „Der junge Lehrer verwertete seinen klinischen Reichtum mit genialem Geschick. Er führte den Schülern möglichst viele Krankheitsbilder vor, sie mußten selbst untersuchen, die Diagnose stellen, die Behandlung vorschlagen; dabei griff er anleitend, erläuternd, verbessernd in anregendster Weise am rechten Fleck ein und erhielt seine Zuhörer in fortwährender Spannung."[10]

Und an anderer Stelle heißt es:

> „Schönlein führte seine Schüler täglich von Bett zu Bett, untersuchte und besprach jeden einzelnen Patienten und demonstrierte auf diese Weise den Verlauf der Krankheit. Zum Schluß der Visite ließ er sich wohl in der Mitte des Krankenzimmers auf einem Stuhl nieder und setzte in zusammenhängender Weise das Krankheitsbild und die Diagnose auseinander."[11]

Die Studenten waren begeistert. Durch diese Form des Unterrichts entwickelten sie eine sehr enge Verbundenheit zu ihrem „geliebten Lehrer"*. Auch nach dem Abschluss ihres Studiums blieben viele noch brieflich mit Schönlein in Kontakt, was für ihn wiederum neue wissenschaftliche Anregungen und die Vermittlung weiterer Studenten bedeutete. Die meisten Briefe erhielt Schönlein in jener Zeit von seinem Schüler Philipp Wilhelm, der später als Dozent für Chirurgie in München tätig war. Dazwischen hielt er sich zu ausgedehnten Studienaufenthalten an mehreren Universitäten Europas auf, von wo er amüsant über seine Erlebnisse mit den dortigen Professoren berichtete, so aus Berlin: „Bey Graefe[12] operirte ich, und lerne viel operiren, aber sonst auch nichts, während Rust[13] ein großer therapeutischer Chirurg aber auch ein ebenso großer Schreyer und Windmacher ist."* Die weitreichendsten Folgen für Schönlein und die Würzburger Klinik sollten sich jedoch durch einen Brief Wilhelms aus Paris ergeben, aber davon mehr im nächsten Kapitel.

Horchen und Heilen 7

> *„Mehr der magister als der minister naturae trat hervor; dem Schüler schienen oft seine Aussprüche die der Natur selbst zu sein, alles schien er mir damals zu wissen, Alles am Krankenbette zu können!"* (Wilhelm Griesinger) (Griesinger 1864, S. 448)

Wer „Biedermeier" hört, denkt an schlichte, aber elegante bürgerliche Wohnkultur, Frauen im weiten, knöchellangen Kleid mit Wespentaille, Männer mit schwarzem Gehrock und Zylinder oder an Bilder von Carl Spitzweg. Was ist aber der Ursprung dieser eigenartigen Bezeichnung? Abgeleitet wurde der Name für diese Epoche von einer Sammlung von Gedichten, die der Internist Adolf Kußmaul entdeckte, dessen Vater Schönleins Klinik besucht hatte. Er war zufällig auf die Verse eines biederen Dorfschullehrers gestoßen und hatte deren unfreiwillige Komik erkannt:

> „In den Gedichten entdeckte ich einen bisher ungehobenen Schatz einer eigenartigen Poesie von ungewöhnlich komischer Kraft. Die Gedichte waren meist ganz ernst gemeint und nicht auf Erregung der Lachmuskeln berechnet, aber gerade weil sie diese unbeabsichtigte Wirkung hatten, wirkten sie doppelt lustig und darin lag der Humor."[1]

Diese Gedichtsammlung wurde dann von den beiden als Werk eines gutherzigen, aber spießbürgerlichen Poeten unter dem fiktiven Namen „Gottlieb Biedermeier" veröffentlicht. Seither assoziieren wir die Bezeichnung Biedermeier mit Menschen aus einer bürgerlichen Idylle in der Zeit vor der Industriellen Revolution: arme Poeten, pfeifenrauchende Familienväter mit geblümter Weste, schrullige Gelehrte mit Schlafmützen, Nachtwächter und Gendarmen. Biedermeier steht für die gute alte Zeit, aber auch für Spießigkeit und Langeweile.

Als Biedermeier bezeichnet man heute allgemein die Kultur und Kunst des deutschen Bürgertums in der Epoche zwischen dem Wiener Kongress 1814/15 und der Märzrevolution von 1848. Meist werden mit diesem Etikett Innenarchitektur oder Kleidermode, aber manchmal auch Literatur, bildende Kunst und Musik versehen. Als Charakteristikum für jene Zeit gilt der Rückzug in die Familie und die eigenen vier Wände. Die Ursache für die Entwicklung dieser gesellschaftlichen Strömung lag insbesondere in den damaligen politischen Verhältnissen. Wie im letzten Kapitel dargestellt, lebten die Monarchen und aristokratischen Machthaber in ständiger Angst vor dem Ausbruch einer Revolution, die für ihre Stellung oder sogar für ihr Leben hätte gefährlich werden können, wie dies nur etwa dreißig Jahre zuvor in Paris geschehen war. So hatte die Restauration der herrschenden Verhältnisse nach dem Wiener Kongress in den meisten deutschen Teilstaaten eine Atmosphäre der Repression, Bespitzelung, Zensur und Verfolgung jeder kritischen Meinungsäußerung in der Öffentlichkeit herbeigeführt. Und die verhängten Strafen waren teils drastisch. Kein Wunder also, dass es das „gebildete Bürgertum" vermied, sich mit der Staatsgewalt anzulegen, und lieber den Rückzug in die Privatsphäre suchte. Wer sich nicht wegducken wollte, musste Deutschland verlassen. Um einer Verfolgung zu entgehen, bot sich als Alternative für liberal und republikanisch gesinnte junge Männer das Exil in Frankreich, England oder der Schweiz an. Ins Ausland emigrierten zum Beispiel Heinrich Heine, Georg Büchner oder später auch Karl Marx, deren Arbeiten man als Literatur des Vormärz bezeichnet.

Doch welchen Einfluss hatte diese gesellschaftliche Strömung auf die Medizin? Etwas vereinfacht lässt sich die „Biedermeiermedizin" am ehesten als Übergangsphase begreifen. Die romantische Naturphilosophie war allmählich überwunden, die Zeit der naturwissenschaftlich-experimentell geprägten Medizin aber noch nicht gekommen. Schönlein und andere hatten zwar die Bedeutung der Naturbeobachtung für die Heilkunde begriffen, aber bevor diese zur exakten Wissenschaft werden konnte, mussten erst Unmengen von Daten erhoben werden. Plakativ ausgedrückt war in der Medizin die Phase des Spekulierens in eine Phase des Sammelns übergegangen, bevor eine Phase des Experimentierens in der Zukunft überhaupt erst möglich wurde. Es wurde alles zusammengetragen, was sich messen und beschreiben ließ, und in Zusammenhang mit der Entstehung von Krankheiten gebracht: geografische Lage, Klima, Jahreszeiten, Boden- und Wasserbeschaffenheit oder Ernährungsgewohnheiten. Man war „geradezu erfahrungssüchtig, es [wurde] gesammelt, beschrieben, benannt, verglichen, klassifiziert".[2] Ein österreichischer Kollege schickte auf Nachfrage Schönleins aus Pavia in der Lombardei „eine zehnjährige Uebersicht aller im hiesigen Hospitale vorgekommen[en] Formen der Entzündungen und Wassersuchten"*; ein anderer schrieb aus der Pfalz: „Mehreren Kollegen von mir, habe ich den Auftrag gegeben, gleichzeitig die Beobachtungen über den Einfluß des Barometerstandes auf das Erscheinen der Krankheiten zu machen, die Resultate werde ich Ihnen dann mittheilen."*

Eine der bedeutendsten Erfindungen aus dieser Zeit aber brachte die Beobachtung physikalischer Phänomene direkt ans Krankenbett. Diese kam ausgerechnet aus dem argwöhnisch betrachteten Paris und sollte die gesamte medizinische Diagnostik revolutionieren. Obwohl es bereits Hippokrates bekannt war, dass man durch Geräusche im Brustkorb eines Patienten Flüssigkeitsansammlungen erkennen konnte, dauerte es über 2000 Jahre, bis dieses Wissen durch den französischen Arzt René Théophile Hyacinthe Laennec wiederentdeckt wurde. Das Hauptproblem war, dass der direkte Kontakt des Ohres mit der Brust des Patienten aus Gründen der Hygiene oder des Schamgefühls in vielen Situationen schlecht praktikabel war, und dies führte auch zu Laennecs Erfindung:

> „Ich wurde 1816 von einer jungen Frau konsultiert, welche die Zeichen einer allgemeinen Herzerkrankung aufwies [...]. Das Alter und das Geschlecht der Erkrankten untersagten mir, mein Ohr direkt auf den Brustkorb zu legen [...]. Ich nahm daher ein Papierheft, rollte es fest zusammen, legte das eine Ende auf das Präcordium [vor dem Herzen gelegene Region des linken Brustkorbs] und das andere Ende an mein Ohr. Ich war erstaunt wie deutlich ich die Schläge des Herzens hören konnte, deutlicher und genauer, als wenn ich mein Ohr direkt auf den Brustkorb gelegt hätte."[3]

Laennec experimentierte mit verschiedenen Materialien und Konstruktionen, wobei ein ca. 30 cm langes zerlegbares Rohr aus Leichtholz am einfachsten zu handhaben war und die besten Resultate lieferte (Abb. 7.1). Dieses Instrument nannte er „stethoscope", nach den griechischen Wörtern für „Brust" („stethos") und „schauen" („skopein"). Schließlich verglich er die durch „Auskultation" (Abhorchen) mit seinem Instrument erhobenen Befunde mit den anschließenden Sektionsergebnissen und veröffentlichte dies alles nur drei Jahre nach seiner anfänglichen Entdeckung. Die zweibändige Arbeit kostete damals dreizehn Francs, und dank des geschäftstüchtigen Verlegers konnte man für weitere drei Francs auch noch gleich ein solches Hörrohr dazu erwerben. Wenn sich auch Material und Design inzwischen deutlich geändert haben, ist das Stethoskop heute immer noch eines der meistverwendeten medizinischen Instrumente und dient weltweit als allgemeingültiges Symbol für den Arztberuf schlechthin.

Im Mai 1822 erhielt Schönlein dann einen Brief von seinem Schüler Philipp Wilhelm aus Paris, der während einer Studienreise dort den Einsatz des neuen Geräts in der Klinik erlebte:

> „Vieles Wahre hat die Lehre Laennecs, und es ist wirklich merkwürdig, welche Fertigkeit sich dieser Mann in einer sicheren Diagnose der Brustkrankheiten durch sein Stethoscop verschafft hat. Denn er bestimmt für jede Krankheit der Brust ein oder das andere pathognomonische [für eine Krankheit charakteristische] Zeichen, welches sich durch das Gehör wahrnehmen lässt, und welches nicht ungegründet ist. Ich besitze sein Stethoscope, wie sein Werk, und habe ihn 2 Monate lang täglich besucht, ich getraue mir es daher zu behaupten, seine ganze Geschichte zu kennen. Doch lässt sich viel noch erwarten, wenn man (was jetzt Laennec anfängt,) die Anwendung des Stethoscopes auf Herzkrankheiten ausdehnte, denn man kann genau durch ihn jeden Ventrikel [Herzkammer] unterscheiden. Alles dies habe ich selbst durch mein Gehör erprobt u. hat meine vollkommene Achtung. In ganz neuen Zeiten machte ein gewisser Lejumeau[4] Versuche, bei verschiedenen Schwangeren die Bewegungen des Kindes mit dem Stethoscope auszukundschaften, und es ist ihm in den verschiedenen Zeiträumen gelungen wie sagt. Ich weiß es nicht, denn ich habe es selbst zu versuchen nicht Gelegenheit gehabt, und den Franzosen glaube ich blos das, was ich selbst sah."*

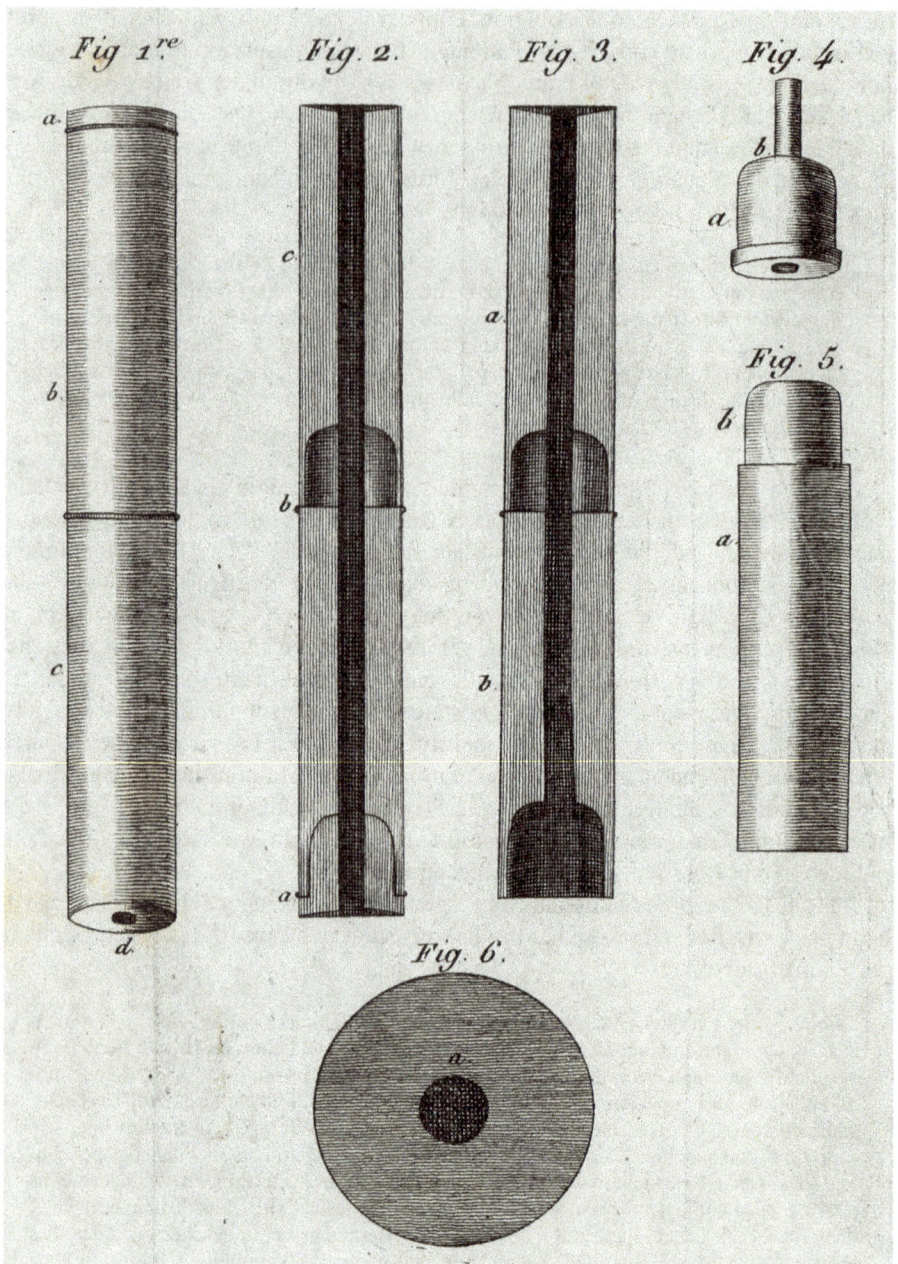

Abb. 7.1 Das Stethoskop von René Théophile Hyacinthe Laennec (Laennec 1826, Planche première; Staatsbibliothek Bamberg, Sign: M.o.108(1))

7 Horchen und Heilen

Noch älter als das Stethoskop ist eine andere Untersuchungsmethode, die ebenfalls physikalische Phänomene nutzt, um Informationen über Vorgänge im Körperinneren zu erhalten. Im Gegensatz zur Auskultation, dem passiven Abhorchen von Atem- oder Herzgeräuschen, werden bei der Perkussion aktiv Schallwellen durch das Klopfen auf unterschiedliche Körperregionen erzeugt. Der Grazer Arzt und Wirtssohn Leopold Auenbrugger erinnerte sich, wie in der väterlichen Gastwirtschaft der Füllungszustand von Fässern durch Beklopfen beurteilt wurde, und übertrug dies auf den menschlichen Körper. Allerdings wurden seine Beobachtungen lange Zeit nicht ernst genommen und gerieten in Vergessenheit. Und wieder war es ein Franzose, der Leibarzt Napoleons Jean-Nicolas Corvisart, der diese Methode etwa 50 Jahre später wiederentdeckte.

Der Einsatz der Perkussion wurde erstmals 1822 im Vorlesungsmanuskript eines Würzburger Studenten erwähnt, nur wenige Jahre später hielten Schönleins Assistenten die ersten praktischen Kurse zur Patientenuntersuchung ab. Ein Augenzeugenbericht macht deutlich, mit welcher Sicherheit Schönlein die Methoden der physikalischen Diagnostik bei seinen Patienten beherrschte. So brachte er seinen Kollegen Cajetan Textor, den Leiter der Chirurgie am Juliusspital, zum Staunen, als dieser mitten in der Nacht notfallmäßig einen Patienten operieren musste, bei dem Schönlein nur durch Auskultation und Perkussion einen Pneumothorax diagnostiziert hatte. Bei dieser Erkrankung führt eine innere Verletzung der Lunge zu einer Luftansammlung im Brustkorb, bei der sich ein so starker Druck aufbauen kann, dass durch die Kompression von Herz und Blutgefäßen schnell eine lebensbedrohliche Situation entsteht. Als nun Textor den Brustkorb mit dem Skalpell eröffnete, kam ihm sofort ein solch starker Luftstrom entgegen, dass unmittelbar die als Operationsleuchte dienende Kerze ausgeblasen wurde und der Chirurg im Dunkeln stand. Textor war überrascht und Schönleins Verdachtsdiagnose eindrucksvoll bestätigt.

Schönlein selbst bot erstmals im Wintersemester 1829 eine Unterrichtsveranstaltung in „diagnostischer Technik" an. Hierzu schilderte er in einem elfseitigen Manuskript neben einer ausführlichen Anleitung zu Auskultation und Perkussion auch die Untersuchung von Auge und Ohr sowie von Harnblase, Mastdarm und weiterer Organe mithilfe verschiedener Instrumente:

> „Wie bei jeder Technik eine Menge von Hilfsmitteln und anderen Wissenschaften nötig sind, so auch bei der diagnostischen. Vorzüglich bedarf es der Physik und hier insbesondere der Akustik, Optik, Mechanik und dann der Chemie [...]. Die Grundlage bildet freilich immer wieder die Anatomie (normale und pathologische) und die Physiologie."[5]

Tatsächlich spielte neben der Physik bei der Patientenuntersuchung in zunehmendem Maße auch die Chemie eine wichtige Rolle. Die Analyse von Urin und anderen Körpersäften wurde immer wieder in Schönleins Korrespondenz mit anderen Ärzten erwähnt. So schrieb ein Kollege:

> „Die ausführliche Krankengeschichte, die Behandlung und den Gang der Analyse werde ich Ihnen nächstens mittheilen. N 1 ist der Zucker welcher aus dem abgedampften Urin heraus-krystallisierte und N 2 jener, welcher mit Weingeist gereinigt wurde. Da ich noch ein Schächtelchen besitze, so werde ich ihn noch einmal mit Kochsalz reinigen und Ihnen davon mittheilen."*

Auch einer der Väter der organischen Chemie, Leopold Gmelin aus Heidelberg, stand mit Schönlein in brieflichem Kontakt. Als er seine Ergebnisse von zwei Patientenproben nach Würzburg übermittelte, fügte er hinzu: „Sollte Ihnen fernerhin etwas Interessantes chemisches aufstoßen, so bin ich zu dessen Untersuchung bereit."*

Das Sammeln von Zahlen, Daten und Fakten lag im Trend der Zeit. So wie Alexander von Humboldt in den südamerikanischen Anden Tausende von Aufzeichnungen über Geografie, Geologie, Pflanzen und Tiere zusammengetragen hatte, so sammelte Schönlein Krankheitsbilder mit unzähligen Einzelbeobachtungen über ihr Auftreten und ihren Verlauf sowie deren klinische, physikalische und chemische Charakteristika. Diese empirische Vorgehensweise hatte er selbst schon in seinem ersten Vorlesungsmanuskript als die „naturhistorische Methode" bezeichnet. Er wollte zurückgehen

> „auf jene Basen, jene Säulen, von denen die Medicin ausgegangen ist. Sich stützen auf die Naturbücher, ist unsere Absicht, – eine naturhistorische Richtung. Die Naturwissenschaften sollen uns Führer sein und zeigen, wie man beobachten müsse, um daraus Erfahrungen zu bilden und diese wieder zur That ausbilden zu können."[6]

Es gab bei dieser Methode keine Dogmen, keine Überfrachtung mit spekulativen Theorien. „So blieb er Schüler der Natur gegenüber, stets bereit, der neuen Erfahrung eine alte Ueberzeugung zu opfern. Woher sollte da das Dogma kommen?"[7] Erst durch das Zusammentragen vieler Einzelbeobachtungen über Ähnlichkeiten und Unterschiede von Krankheiten würde es in der Zukunft möglich werden, hier ein natürliches System zu erkennen. Und der Weg dorthin sollte ein demokratischer sein, wie es einer von Schönleins Schülern formulierte:

> „Kein Einzelner leiht hier einem System seinen Namen, es entsteht durch die vereinzelten, nur in der Richtung vereinten Arbeiten Gleichdenkender. Das wird kein Bau, den ein König aufführt auf seine Kosten; ein ganzes Volk errichtet ihn mit seiner Begeisterung, mit seiner Kraft."[8]

So „hatte Schönlein tatsächlich die Bedeutung für die Klinik, die Johannes Müller für die Physiologie, Alexander von Humboldt für die Naturforschung dieser Zeit besaß".[9]

Bei all den Fortschritten der Wissenschaft darf man jedoch nicht vergessen, wie tief auch zu Anfang des 19. Jahrhunderts noch immer Spiritualität und Aberglaube im einfachen Volk verwurzelt waren. So fand zu Beginn von Schönleins Tätigkeit am Juliusspital ein Schauspiel statt, das durchaus auch gut ins Mittelalter gepasst hätte. Die nachfolgend geschilderten Ereignisse sind als „Hohenlohiade" in die fränkische Lokalgeschichte eingegangen. Der katholische Geistliche Fürst Alexander Leopold zu Hohenlohe-Waldenburg-Schillingsfürst war im Juni 1821 auf einer Reise nach Würzburg mit dem Bauern Martin Michel aus dem Badischen zusammengetroffen, der schon in seiner Heimat als Wunderheiler bekannt war. „Dieser Bauer erregte früher schon die Aufmerksamkeit der Ärzte und der Behörden, welche dessen Heilversuche als polizeiwidrig und gefährlich erachtet, und deren Übung ihm bei schwerer Strafe untersagten."[10] In Würzburg angekommen wurde

Alexander zu Hohenlohe die junge Prinzessin Mathilde von Schwarzenberg vorgestellt, die seit zwei Jahren im dortigen orthopädischen Institut behandelt wurde. Weil sie wegen Rückenschmerzen nicht mehr stehen und laufen konnte, war sie vom Chirurgen Textor und vom Orthopädiemechaniker mit einem eisernen Korsett versorgt worden. Als Alexander zu Hohenlohe dies sah, rief er seinen Reisegefährten Michel ans Krankenbett, ohne dass die behandelnden Ärzte davon wussten. Die beiden begannen ein „inbrünstiges Gebet". Dann befahlen sie der Kranken, sie solle nun im Namen Jesu aufstehen und „siehe! da fühlte sich die Prinzessin mit neuem Leben von Oben gestärkt, bewegte heiter und froh ihre Glieder, entstieg dem Schmerzenlager, verlangte die Abnehmung des Ringes um ihren Leib und ihre Ankleidung".[11] Die Nachricht von der Gebetsheilung verbreitete sich wie ein Lauffeuer und versetzte die ganze Stadt in Aufruhr. In den folgenden Tagen setzten die beiden „in Gesellschaft, oder jeder auf eigene Rechnung" ihre Heilversuche fort, und so kam es, „daß beinahe eben so viele Wunder verkündet, als Versuche angestellt wurden".[12]

Aufgrund der allgemeinen Unruhe wurde der Fürst zu Hohenlohe von der Stadtbehörde ins Juliusspital bestellt, um „ihn in der Nähe zu beobachten, frei vom Andrange der Menge". In Gegenwart von Geistlichen, Ärzten und sachverständigen Bürgern wurden dem Fürsten insgesamt zwanzig Patienten vorgeführt, über die er immer das gleiche Gebet sprach. Die Ergebnisse seiner Heilbemühungen wurden detailliert protokolliert: Bei einer Patientin mit Bauchwassersucht versprach der Fürst „baldige Heilung – sie erfolgte nicht; das Wasser sammelte sich im Unterleibe schneller als zuvor". Ein anderer Versuch wurde bei einem gichtkranken Metzger unternommen. „Während des Gebethes des Fürsten weinte und schluchzte der Kranke, und schien in heftigster Bewegung. Der Fürst befahl ihm, aufzustehen und ohne Stock zu gehen; alles Streben, zu gehorchen, war vergebens; er stürzte mehreremale zu Boden [...]." Auch einem Soldaten mit Kriegsverletzung der Knie wurde nach dem Gebet befohlen, ohne Krücken zu gehen: „Er wollte gerne gehorchen, aber es wäre ihm bald übel bekommen. Hätte er nicht einen nahe stehenden Tisch ergriffen, auch von den Umstehenden nicht Hilfe erhalten, er wäre auf die Nase gefallen." Insgesamt konnte bei keinem der zwanzig Patienten eine anhaltende Besserung oder gar Heilung beobachtet werden. „Dennoch hat man an demselben Tage in der Stadt die (falsche) Sage verbreitet, daß Fürst Hohenlohe im Hospitale viele Personen durch seine Gebethe wunderbar geheilt habe; [...]." Alle Beschreibungen der Krankheitsbilder der Patienten und die hier zitierten Resultate der fürstlichen Bemühungen wurden in einer anonym herausgegebenen Briefsammlung veröffentlicht.[13]

Alexander zu Hohenlohe blieb von diesen Misserfolgen unbeeindruckt und zog anschließend nach Bamberg weiter. Sein Ruf war ihm natürlich vorausgeeilt, und der Andrang von Einheimischen und Fremden war groß.

„Mit jeder Stunde wuchs die Zahl der ausgerufenen Wunder; das Zuströmen und Zudrängen der Hilfesuchenden, der Neugierigen und der Gaffenden; die Stadt wimmelte von Lahmen, Blinden ... Gebrechlichen allerlei Art. Von allen Seiten und Gegenden wurden Heilungs-Kandidaten nach Bamberg gefahren, geführt, getragen, und geschleppt – sogar auf Schiebkarren spedirt."[14]

Und der adelige Geistliche ließ sich nicht lange bitten. Ein Augenzeuge berichtete:

> „Auf dem Domplatze zu Bamberg kurirte der heilige Mann dreizehn Wagen voll Kranke auf einmal, durch ein einziges Gebeth ... ich hab's gesehen und gehört, wie er aus dem Fenster schrie, sie sollten alle niederknieen. – Niedergekniet, gesegnet, und geheilt – in ein Paar Minuten war's fertig."[15]

Daraufhin wurde es dem damaligen Bamberger Bürgermeister Franz Ludwig von Hornthal zu bunt. Auf seine Initiative erließ der Stadtmagistrat die Verfügung, dass „irgend ein Heilversuch des genannten Herrn Fürsten nicht zugelassen werde, demselben vielmehr jeder Versuch bei nahmhafter Strafe untersagt seye".[16]

Daher kehrte Alexander zu Hohenlohe Bamberg nach wenigen Tagen wieder den Rücken und reiste in den königlichen Kur- und Badeort Brückenau, wo sich zu dieser Zeit auch der bayerische Kronprinz Ludwig mit seiner kranken Gattin Therese zur Behandlung befand. Es bedarf wohl keiner weiteren Erklärung, dass auch in diesem Fall die fürstlich-hohenlohischen Gebete in erheblichem Maße zur Genesung der Kronprinzessin beitrugen. Und nicht nur das, auch die von Geburt an bestehende Schwerhörigkeit des zukünftigen Königs wurde auf diese wundersame Weise gebessert – wenn auch bloß vorübergehend. So schaffte es der Fürst nicht nur, die Massen zu begeistern, sondern er erwarb sich auch die Gunst und Protektion von allerhöchster bayerischer Stelle. Im darauffolgenden Jahr zog er nach Wien und wurde vom österreichischen Kaiser zum Domherrn ernannt.

Der Bamberger Hornthal jedoch hatte durch sein Eingreifen den Zorn des Volkes auf sich gezogen, erhielt Morddrohungen und verlor bald darauf sein Amt als Bürgermeister. Aber er war auch Herausgeber der anonymen Sammlung von Briefen, in der die „Hohenlohiade" in allen Details beschrieben wird. Er selbst verfasste die ersten beiden Lieferungen dieser Sammlung, in denen die Ereignisse in Bamberg dargestellt sind. Die dritte und vierte Lieferung mit den Geschichten aus Würzburg stammten hingegen von Schönlein, wie dieser in einem Brief zugab. Ob es damals bekannt wurde, dass Schönlein an den Hornthal'schen Schriften gegen Alexander zu Hohenlohe beteiligt war, ist unklar. Den Kronprinzen und baldigen König Ludwig I. hätte er sich damit wohl eher nicht zum Freund gemacht.

Selbst in die deutsche Literatur hat die „Hohenlohiade" Eingang gefunden. So schilderte Heinrich Heine in seinem Spottgedicht „Bamberg und Würzburg" die wundersamen Ereignisse, die sich damals in jenen Städten zutrugen:

> „In beider Weichbild fließt der Gnaden Quelle,
> Und tausend Wunder täglich dort geschehen.
> Umlagert sieht man dort von Kranken stehen
> Den Fürsten, der da heilet auf der Stelle.
> Er spricht: ‚Steht auf und geht!' Und flink und schnelle
> Sieht man die Lahmen selbst von hinnen gehen.
> Er spricht: ‚Schaut auf und sehet!' Und es sehen
> Sogar die Blindgebornen klar und helle."[17]

Blütezeit und Blattern 8

"Hat er nicht Würzburg zum Wallfahrtsort für deutsche Aerzte gemacht, wie es Rom für die Künstler ist! Hat er nicht Fremde aller Nationen und unter Ihnen die Söhne der erlauchtesten Männer an seinen Vortrag gefesselt?" (Prosper Johann Philipp) (Virchow 1865a, S. 18)

Doch was war eigentlich aus Schönleins Reiseplänen und seiner Sehnsucht nach den Tropen geworden? Durch die schnelle Universitätskarriere in Würzburg konnte er sich zwar selbst den Traum von einer ärztlichen und forscherischen Tätigkeit in einem der überseeischen Kolonialreiche nicht erfüllen, umso mehr gab er aber seine Begeisterung und Motivation an seine Studenten weiter. Die ungewöhnliche Laufbahn eines seiner ersten Schüler, des Japanforschers in niederländischen Diensten Franz Philipp von Siebold, wurde bereits ausführlich geschildert. Aber Siebold war bei Weitem nicht der Einzige, der diesen Weg nahm. In den Jahren zwischen 1821 und 1823 traten insgesamt fünfzehn Absolventen der Medizinischen Fakultät Würzburg in den holländischen Kolonialdienst ein. Die meisten davon landeten in „Ostindien", dem heutigen Indonesien, welches damals erst seit wenigen Jahren offiziell als niederländische Kolonie galt. In diesen ersten Jahren stammte bis zu einem Viertel der dort eingesetzten Militärärzte aus Deutschland. Viele von ihnen betätigten sich neben ihren medizinischen Aufgaben auch als Naturforscher auf verschiedensten Gebieten, was vor allem das Sammeln von „Naturalien" für Universitäten, Museen und wissenschaftliche Kabinette umfasste. Gerade in den damaligen deutschen Staaten, die keine Besitzungen in Übersee besaßen, waren Funde aus den drei großen Reichen der Natur, also Pflanzen, Tiere und Mineralien, sehr gefragt. Auf diese Weise konnten die deutschen Mediziner ihren Militärsold teilweise nicht unerheblich aufbessern, allerdings mussten sie einen Weg finden, ihre Erwerbungen unbemerkt von der Kolonialmacht nach Hause zu schaffen. Zu den Studenten aus der Anfangszeit Schönleins in Würzburg, gehörte auch Georg Eisinger, der sich erst viele Jahre später wieder bei seinem Lehrer meldete:

„Ueber fünf Jahre habe ich bei der Marine allhier zugebracht, mein Leben war ein states Schwärmen, und erlaubte mir nicht, meine Zeit ernsten und anhaltenden Studien zu widmen, natürlich konnte ich dadurch mit der Wissenschaft nicht gleichen Schritt halten, aber in practischer Hinsicht gereichte eben dieses Nomadenleben zum größeren Vortheile, indem meine Beobachtungen in verschiedenen Verhältnißen und Orten angestellt viele reichhaltigere Resultate lieferten, als von dem, der allzeit nur an einem Platz Beobachtungen anstellt."*

Eisinger blieb die folgenden Jahre zunächst in der Hauptstadt Batavia, wurde dann aber als Militärarzt nach Ostjava abkommandiert. Dennoch versuchte er weiterhin, Naturalien für Schönlein zu sammeln:

„Meine Versetzung hieher, hat meinem besten Willen Ihnen recht tüchtige Sendungen zu machen, ein Ziel gesetzt. Soerabaya ist eine Stadt 2ten Rangs, wo ausschließend Gewerbe und Landbau getrieben werden; Für die Wissenschaft wird nichts gethan. Aber darum den Muth noch nicht verloren! [...] Zwar habe ich, an meine Collegen zu Macassar [Stadt in Südsulawesi] – Borneo und Sumatra geschrieben und sie zu Sendungen auf meine Kosten ermahnt, allein ihnen gebrichts entweder auch an Gelegenheit, oder an Sinn für die Wissenschaft. Bloß ein Einziger von der Südostküste Borneos hat mir einen Orangoetang und ein Exemplar von Scimia nasica [Nasenaffe] gesandt, nebst einigen Vögeln und Insecten auf Spiritus, welche ich Ihnen hiereben übersende."*

Auch wies Eisinger in diesem Brief auf ein in der Sendung enthaltenes Fläschchen mit einer Mottenart hin, die interessante pharmakologische Effekte hätte, und beschrieb die Art der Anwendung und deren Wirkung.

„Schließlich bin ich so frey, Sie auf ein Fläschchen mit Insecten aufmerksam zu machen, was ich hier bey gepackt habe. Dieselben sind in pharmacologischer Hinsicht merkwürdig. Es scheint eine Art lita [Motte] zu seyn, die im Inneren von Borneo gefunden wird. Die Inländer brauchen dieses Insect, bey Gries [kleine Nierensteinchen] und Nierenaffectionen, auch wohl zur Hervorbringung des Abortus [Fehlgeburt]. Die Heilkraft scheint vornämlich in den Flügeln dem Kopfe und den Füßen zu sitzen. [...] Das Mittel wirkt beynah specifisch, aber sehr stürmisch, und scheint mir mit den Canthariden [Spanische Fliege] viele Aehnlichkeit zu haben."*

Von einem anderen Würzburger Studenten, Ludwig Rudolph Besel, existieren zahlreiche Briefe an Schönlein, in denen er zunächst seine Reise nach Rotterdam und die Zeit bis zum Auslaufen seines Schiffs im Sommer 1829 beschrieb. Nach seiner Ankunft auf Java traf er mit Eisinger zusammen und einige Monate später war er schließlich in der Lage, die erste Sendung von Naturalien an den Lehrer auf den Weg zu bringen. Er schilderte aber auch die mit ihrem Erwerb verbundenen Schwierigkeiten:

8 Blütezeit und Blattern

„Hier erhalten Sie endlich die erste Lieferung, bestehend in einem Fäßchen mit Amphibien, Fische u. dergl. auf Spiritus, 2 Kisten mit ausgestopften Säugthieren, Vögeln u. Amphibien und 1 Kistchen mit eingemachten Früchten in 6 Töpfen [...]. Sie erhalten 5 Töpfe bestehend in Anannas, Tamarinden, Muskatnüsse, Limonen und Ingwer. [...] Unter dieser Zeit kaufte ich Säugthiere, Amphibien u. Fische auf, was ich nur so bekommen konnte, erstere stopfte ich selbst aus, und letztere wurden größtentheils Ihrem Verlangen gemäß in Spiritus gelegt. Den Ankauf selbst werden Sie nicht theuer finden, allein was hier die Sache wieder sehr vertheuerte, war der viele Arak der nöthig war; – denn wenn ich nicht besonders bey großen Schlangen gleich in den ersten 8 Tagen den Arak erneuern, und sie in einen großen Topf mit viel Arak liegen lies, so drohte mir alles zu verderben, wie mir auch eine große Schlange wirklich verdorben ist, daß ich sie wegwerfen mußte. – Viele kleine Amphibien die Sie noch im Faße finden werden, sind nicht verrechnet, weil Sie mir selbst nichts kosteten. So habe ich in kleinen Blasen einige Quallen u. Seethiere beygelegt, die ich auf See fieng."*

Im darauffolgenden Jahr wurde Besel von Java nach Sulawesi versetzt, von wo aus er vor allem Fische und Seegurken, aber auch zwei Seekühe an seinen Professor zu Hause schickte. In seinem letzten Brief schrieb Besel:

„Wir leben hier alle noch recht gesund und zufrieden, meine Frau ist viel gesünder als sie es jemals war; unser ältestes Töchterchen ist nun beynahe 3 Jahre alt, und macht uns sehr viel Freude, das andere ist nun 17 Monathe alt, und läuft all brav durchs Haus und das jüngste, wieder ein Mädchen ist am 16. April d. J. geboren. Die Geburth ging äußerst leicht, um 8 Uhr abends kamen wir von einem Spaziergang zurück, wo meine Frau von noch nichts wußte, und um 10 Uhr war schon alles abgelaufen, – wenn das so fort geht bringe ich in 7 Jahren noch eine ganze Schiffsladung mit."*

Dieser Wunsch ging leider nicht in Erfüllung, denn Besel verstarb 1835 im Alter von 39 Jahren in Makassar auf Sulawesi (früher: Celebes), wie wir aus einem Brief Schönleins an einen anderen Naturforscher erfahren: „Der Sammler, Dr. Besel, ist leider indessen auf Celebes gestorben, so daß keine Hoffnung mehr ist, aus jenen östlichen Meeren weiter etwas zu erhalten."[1] Die beiden Fälle führen deutlich vor Augen, welche Risiken die damaligen Naturforscher mit ihren langjährigen Aufenthalten in diesen Breiten eingingen. Und es sollten auch in den darauffolgenden Jahren noch einige weitere von Schönlein veranlasste Expeditionen einen tragischen Ausgang nehmen.

Das holländische Kolonialreich beschränkte sich jedoch nicht nur auf „Ostindien", es gab auch Besitzungen in „Westindien". Das tropische Niederländisch-Guayana im Norden des südamerikanischen Kontinents benötigte ebenso dringend Mediziner. So wurde der aus der Rhön stammende Franz Feuchter 1831 nach Paramaribo, in die Hauptstadt des heutigen Surinams, versetzt. Neben seiner ärztlichen Tätigkeit blieb ihm aber noch genug Zeit, um sich dem Erwerb von Naturalien zu widmen. Die Hauptmotivation für das Sammeln war für Feuchter eine Vereinbarung, die ihm als Gegenleistung für die Zusendung von naturkundlichen Präparaten ein Doktordiplom in Aussicht gestellt hatte:

„Es war schon früher mein Wunsch Naturalien nach Baiern – meinem Vaterlande – zu senden [...]. Die Kolonie Surinam ist reich an Pflanzen, Insekten u Schmetterlingen; Schlangen von der mannigfaltigen Art; Vögel und 4füssige Thiere weniger; dagegen viele Fische. – Die Amphibien u Fische werde ich, in Rum bewahrt, versenden."*

Was dem Indonesier der Arrak, war dem Südamerikaner der Rum, Hauptsache alles wurde gut konserviert. Feuchter erfüllte seinen Teil der Vereinbarung gewissenhaft, wie in seinem nächsten Brief beschrieben. Aus heutiger Sicht befremdlich erscheint allerdings, dass das pathologische Präparat des Schädels eines an Wundstarrkrampf verstorbenen Eingeborenen hier in der Aufzählung gemeinsam mit allen anderen Gegenständen und Tierkadavern genannt und im selben Fass versandt wird:

„Verzeichnis der nat. h.[istorischen] Gegenst.[ände] In der Kiste; Vögel: 24 der schönsten Kolibris. 68 Vögel mittlerer Sorte. 27 große Vögel. – der größte ist selbst den Ureinwohnern fremd. – Einige Spielereyen, u. and. Ein Jori Jori womit die Neger ihre Tänze accompagnen. Einige Früchte, worunter die große, rothe von außerord. Gutem Geschmack. Im Faße: Ein Neger Kopf der am Trismus [Tetanus] gestorben. Einige Faulthiere, ohngefähr 50 Schlangen, Eine Beutelratte mit 2 Jungen; Ein Ameisenfresser; Einige Kröten, mehrere Affen, Kaiman, Eidechsen, Eine Klapperschlange. Eine Poppa oder Abgottschlange. Nächstens Schmetterlinge, Insekten, Einige Schädel, Schlangen und vierfüssige Thiere."*

Die Universität Würzburg hielt ebenfalls ihre Abmachung ein, und ein Frankfurter Speditionshaus bestätigte, „daß wir erwehntes Doctors Diplom erhalten und an Herrn Feuchter befördert haben".* Aber von all den Schülern Schönleins in holländischen Diensten wurde nur einer zur internationalen Berühmtheit, und zwar auf einem ganz besonderen Gebiet der Heilkunde. Die Rede ist von dem in Sachsen aufgewachsenen Constantin Hering, der 1826 sein Studium im Würzburg abschloss und kurz danach ebenfalls nach Surinam ging, dort eine Leprastation leitete und bis zum Leibarzt des dortigen Gouverneurs aufstieg. Sechs Jahre später emigrierte Hering nach Philadelphia und wurde dort zu einem der Begründer der homöopathischen Medizin in den USA. Auf ihn geht unter anderem der Einsatz von Schlangengiften in der Homöopathie zurück, und er ist Namensgeber für die „Heringsche Regel", welche die Kriterien für das Ansprechen von Symptomen bei chronischen Erkrankungen unter homöopathischer Therapie definiert. Von Herings Vater existiert ein Brief vom Oktober 1828, in dem dieser Schönlein um die Zusendung des Abschlusszeugnisses für seinen Sohn bittet. Dieser hätte den Auftrag erhalten,

„als Naturforscher nach Südamerika zu gehen, von wo er bereits bedeutende Sendungen in zoologischer und botanischer Hinsicht für das Museum gemacht hat, fand auch dort Gelegenheit, als Arzt zu practiciren, und zwar mit so viel Glück, daß er jetzt Leibarzt bei dem Gouverneur der Provinz Surinam in Paramaribo ist."*

Von wissenschaftlich-historischem Interesse ist aber an diesem Brief besonders die zweite Hälfte, in der Herings Vater erklärt:

„Bey diesen so schnell sich an einander reihenden Veränderungen und damit verknüpften Geschäften hat er seine Dissertation noch nicht schreiben können, wird es aber thun, sobald die dazu nöthige Zeit es ihm vergönnen wird, und es steht gewiß zu erwarten, daß diese Schrift zur Zufriedenheit ausfallen wird."*

Dies steht in klarem Widerspruch zu vielen homöopathischen Veröffentlichungen und Nachschlagewerken, in denen zu lesen ist, Constantin Hering hätte im Jahr 1826 eine Dissertationsarbeit mit dem Titel „De medicina futura" (Über die zukünftige Medizin) verfasst. Im Bestandsverzeichnis aller Würzburger Hochschulschriften ist jedoch keine Arbeit Herings auffindbar. Durch die Aussage seines Vaters lässt sich nun belegen, dass selbst zwei Jahre nach dem Abschlussexamen des Sohnes die Dissertation nur in Form eines vagen Versprechens auf die Zukunft. Wenig schmeichelhaft äußerte sich auch Franz Feuchter über seinen ehemaligen Kollegen in Paramaribo:

„Herr Hering ist schon seit 1½ Jahr nach Nordamerika abgereist und macht da mit der Homöop[athie] viel Spektakel. Hier hatte er wenig Jünger. Er war dabei nachlässig mit allen seinen Kranken, ließ diese ohne Testament sterben, trug seine Pülverchen im Sacke herum, [...] sprach groß von sich u. wollte zugleich die einzige Tochter eines hiesigen Deutschen heurathen, die viele Millionen holl[ändische] Gulden im Vermögen besaß, doch ist dies immerhin ein Beweiß, daß sich die Homöopathen gerne mit den ...ionen aufhalten. Die Homöop[athie] wird nach meiner Ansicht, auch mit der Zeit in Nord-Amerika eben so vergänglich sein als das irdische Glück der reichen Erbin, die am Tage der Ankunft [Eures] Briefes zu Grabe getragen wurde!"*

Während einige Absolventen der Würzburger Julius-Maximilians-Universität auf holländischen Schiffen die Meere durchkreuzten oder sich in Südostasien und Südamerika durch den Dschungel kämpften, ging das Leben an ihrer Alma Mater weiter. Johann Lucas Schönlein war zwar seit 1819 außerordentlicher Professor und leitete vertretungsweise die medizinische Klinik am Juliusspital, aber sein Vorgänger mischte hinter den Kulissen durchaus noch mit. Der gichtkranke und sehbehinderte Nikolaus Anton Friedreich kämpfte vor allem darum, sich selbst ein angemessenes Altersruhegeld und seinem Sohn Johann Baptist eine Position an der Universität zu verschaffen. Schönlein sandte deswegen sogar einen dringenden Appell an das Obermedizinalkollegium in München: „Halten Sie nur der medizinischen Fakultät diesen krassen Ignoranten vom Hals, welcher wahrlich kein anderes Verdienst besitzt, als das, seines Vaters Sohn zu sein."[2] Nach zwei Jahren unternahm Schönlein seinen ersten Versuch, selbst einen Lehrstuhl zu erhalten, und stellte den entsprechenden Antrag, die „Lehrstelle der allgemeinen und speziellen Therapie, welche Fächer ich bisher provisorisch gehabt habe, mir definitiv zu übertragen und mich in die damit verbundene Stelle eines ordentlichen Professors vorrücken zu lassen."* Die Medizinische Fakultät in Würzburg war in ihrer Haltung zu dieser Frage uneinheitlich, was vom damaligen Dekan Döllinger, dem Doktorvater Schönleins, treffend auf den Punkt gebracht wurde: Bei der Frage, ob man diese Beförderung vornehmen solle, gehe es „nur ums Geld und da kömmt es darauf an ob man geben kann und will".* Doch der alte Friedreich ließ seine Beziehungen spielen, und im

Senat der Universität lehnte das Gesuch zunächst ab. Nach weiteren zwei Jahren Wartezeit war es aber dann endlich so weit. Am 15. Januar 1824 erhielt er die Ernennungsurkunde zum Ordinarius für „Spezielle Pathologie und Therapie", und der alte Friedreich wurde „allergnädigst definitiv in Ruhe" versetzt.[3] Allerdings hatte dieser es vorher noch geschafft, für seinen Sohn Johann Baptist, von Schönlein auch als „eminenter Esel"[4] bezeichnet, eine Stelle als Privatdozent zu erwirken.

Das wichtigste Anliegen für den Hochschullehrer Schönlein, den Sammler von Krankheitsbildern, war es, seinen Studenten die gesamte Breite der Medizin anhand von realen Fällen nahezubringen. Aus diesem Grunde hatte er schon zu Beginn seiner Lehrtätigkeit versucht, am Juliusspital eine „syphilitische Klinik" einzurichten. Damit waren als Sammelbegriff alle Geschlechtskrankheiten gemeint, denn die Bezeichnungen Syphilis, Tripper (Gonorrhoe) oder Schanker (Genitalgeschwür) wurden für verschiedene sexuell übertragbare Erkrankungen verwendet, deren Unterscheidung mit den Mitteln jener Zeit noch nicht möglich war. Schönlein bot während seiner gesamten Lehrtätigkeit in Würzburg nahezu für jedes Wintersemester eine Vorlesung über syphilitische Erkrankungen an und benötigte die entsprechenden Patienten zur Veranschaulichung seines Unterrichts. Doch die Einrichtung einer eigenen Abteilung für Geschlechtskrankheiten im Juliusspital wurde abgelehnt mit der Begründung: „Wenn aus jeder Klasse von Unglücklichen eine eigene Klinik errichtet werden sollte, so würde der Anlauf und das Gedränge junger Leute so arg sein, daß notwendig Unruhe und Störung entstehen muß."[5]

Ein weiteres Problem für seine Lehre war, dass, wie Schönlein selbst formulierte, „bisher äußerst selten kranke Kinder in das Juliushospital kommen, dieser Mangel an Kinderkrankheiten aber eine große Lücke im medizinisch-praktischen Unterrichte bildet".[6] Er beantragte, zu Ausbildungszwecken auch zu den ambulanten Patienten der Würzburger Poliklinik Zugang zu bekommen: „Es wäre aber himmelschreiend, diese Quellen des Unterrichts für die praktische Medizin unbemerkt zu lassen."[7] Er bestritt dabei jeglichen persönlichen Vorteil und beteuerte, „daß es mir nicht des Gewinnes wegen angelegen sei, nein, bloß um den Vorteil der Universität und der Wissenschaft handelt es sich. Ich will ja kein Geld, nur Kranke, und zwar kranke Kinder."[8] Schließlich wurde beschlossen, dass die praktische Ausbildung für die Studenten gleichwertig im Juliusspital bei Schönlein oder in der ambulanten Poliklinik absolviert werden konnte. Zu diesem Zweck arrangierte er sich sogar mit deren Leiter Georg Ernst Vend, einem seiner „wütendsten, wenn auch unbehülflichsten Gegner".[9]

Betrachtet man die Gesamtentwicklung an der Würzburger Universität, so ging es in jenen Jahren stetig und steil bergauf, vor allem in der Medizinischen Fakultät. Während 1818 zum Beginn von Schönleins Vorlesungen insgesamt 165 Medizinstudenten eingeschrieben waren, stieg deren Zahl bis zum Winter 1822/23 auf 260. Und dabei handelte es sich bei Weitem nicht nur um bayerische Landeskinder. „Die talentvollen Mediziner wurden durch das Julius-Spital nach Würzburg gezogen, und nicht blos Baiern, Schwaben und Deutsche aus dem Norden sammelten sich dort, sondern auch Schweizer, Engländer und Amerikaner."[10] Das war natürlich nicht allein den innovativen Lehrmethoden und dem mitreißenden Vorlesungsstil Schönleins zu verdanken, obwohl diese sicher einen erheblichen Anteil daran hatten. Auch

8 Blütezeit und Blattern

in den beiden anderen klinischen Kernfächern, der Chirurgie und der Geburtshilfe, waren kurz vor Schönleins Dienstantritt zwei weitere namhafte Professoren nach Würzburg berufen worden. Der aus einfachen Verhältnissen in Oberbayern stammende Cajetan Textor hatte einige Jahre vor Schönlein ebenfalls in Landshut studiert und seine chirurgische Grundausbildung bei Philipp von Walther erhalten. Auf seiner medizinischen Studienreise besuchte er bedeutende Spitäler in Frankreich und Italien, wobei er den Weg bis nach Neapel zu Fuß zurücklegte. Im Jahr 1816 trat er seinen Dienst als Oberwundarzt und Professor für Chirurgie am Juliusspital an und erwarb sich einen ausgezeichneten Ruf als Unfallchirurg und Operateur von Gelenkerkrankungen. Im selben Jahr wie Textor übernahm der Geburtshelfer Joseph Servatius d'Outrepont die Leitung der Würzburger Geburtsklinik. Der in der belgischen Region Wallonien gebürtige Mediziner hatte nach dem Studium fünfzehn Jahre lang in Salzburg gearbeitet und sich dort für den Hebammenunterricht und die Einführung der Kuhpockenimpfung eingesetzt, bevor er den Ruf nach Franken erhielt. Dort wurde er nicht nur als Hochschullehrer beliebt, sondern er bewies auch seine Tatkraft bei der umsichtigen Bekämpfung einer Epidemie von Kindbettfieber kurz nach seinem Dienstantritt:

> „Ich ließ von nun an in dem Stockwerke, wo das Contagium [unbekannter Ansteckungsstoff] herrschte, niemanden mehr entbinden: ich beschränkte die Aufnahme soviel als die Umstände es gestatteten. [...] es wurden die Wände, die Stubenböden, Fenster, Türen mit Lauge gewaschen, die wollenen Decken alle gewalkt, die Strohsäcke verbrannt, alle gebrauchte Wäsche fleissig gewaschen."[11]

So waren im Juliusspital und der Würzburger Universität innerhalb kurzer Zeit die drei zentralen klinischen Bereiche mit neuen Professoren besetzt worden, was erheblich frischen Wind in die angestaubten Hör- und Krankensäle brachte. Dieses Triumvirat war für die damalige Universitätslandschaft ungewöhnlich jung und innovativ, was sicher eine Ursache für den starken Zustrom an Studenten war. Hier bekamen sie praktische Ausbildung und Erfahrung angeboten und nicht nur trockene Theorie, wie an vielen anderen Orten. So formulierte der englische Poet und Arzt Thomas Lovell Beddoes den Grund für seine Wahl des Studienortes: „A very clever prof. of medicine, and a capital midwife brought me here, and a princely hospital."[12]

Im Jahr 1824 war Schönlein gemeinsam mit d'Outrepont Organisator und Gastgeber des dritten Jahrestreffens der von Lorenz Oken gegründeten Gesellschaft Deutscher Naturforscher und Ärzte, und im Folgejahr wurde er zum Dekan einer blühenden Medizinischen Fakultät gewählt. Mit anderen Worten, er war beruflich dort angekommen, wo er immer hinwollte; er war der Inhaber eines Lehrstuhls, ein hoch angesehener Arzt und wurde von seinen Studenten verehrt (Abb. 8.1).

Gerade auf diesem Höhepunkt seines Wirkens trat im April 1825 vor den Toren Würzburgs der erste Fall einer eigenartigen Krankheit auf. Ein achtjähriger Junge war an einem fieberhaften Infekt erkrankt und entwickelte einen ungewöhnlichen Ausschlag. Der herbeigerufene Gerichtsarzt diagnostizierte einen Fall von Pocken, obwohl das Kind schon Jahre zuvor nachweislich dagegen geimpft worden war. Trotz eingeleiteter Quarantänemaßnahmen breitete sich die Krankheit aus, und

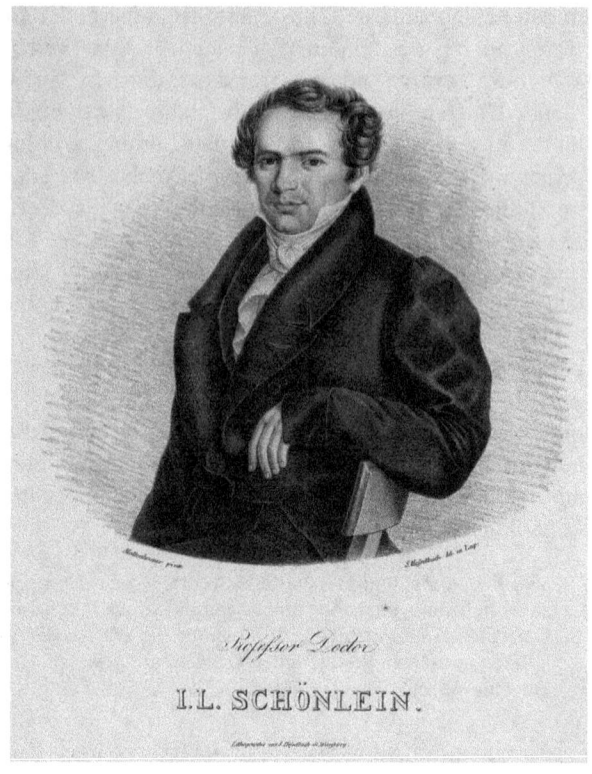

Abb. 8.1 Johann Lucas Schönlein in seiner Würzburger Zeit. Zeichnung von Mattenheimer, Lithografie von S. Hesselbach (Staatsbibliothek Bamberg, Sign: V A 353, urn:nbn:de:bvb:22-dtl-0000006526)

einen Monat später wurde der erste Patient ins Juliusspital eingeliefert. Von Juni bis September wurden im dortigen Krankenjournal insgesamt 68 Patienten mit einer pockenartigen Erkrankung registriert, die aber im Unterschied zu den gefürchteten echten Pocken meist einen recht milden Krankheitsverlauf zeigten. Worum handelte es sich hierbei also?

Die Pocken, umgangssprachlich auch als Blattern bezeichnet, waren nach der Pest die wohl gefürchtetste Infektionserkrankung der Menschheitsgeschichte. Noch während der Kindheit Schönleins grassierte in Bayern eine Epidemie, die Tausende von Opfern forderte, in manchen Regionen bis zu einem Prozent der Gesamtbevölkerung. Bei den Pocken, lateinisch *Variola vera*, handelt es sich um eine Viruserkrankung, die zu heftigem Fieber und im weiteren Verlauf zum Auftreten von flüssigkeitsgefüllten Pusteln hauptsächlich im Gesicht, an Armen und Beinen führt. Der Pustelinhalt enthält sehr viele Viren, und so erfolgt die Ansteckung durch direkten Kontakt mit dem Patienten oder kontaminierten Gegenständen. Bevor eine Impfung zur Verfügung stand, verstarb etwa ein Drittel aller infizierten Patienten an der Krankheit. Das Pockenvirus selbst wurde zwar erst im 20. Jahrhundert entdeckt, doch seine hohe Infektiosität war seit Langem bekannt. Heute ist die Erkrankung weltweit ausgerottet, aber diese Erfolgsgeschichte nahm schon im ausgehenden 18. Jahrhundert ihren Anfang.

8 Blütezeit und Blattern

So wie bei Auenbrugger die Idee zur Perkussion durch das Beklopfen der Fässer im Wirtshaus seines Vaters entstand, kam auch im Falle der Pocken die entscheidende Beobachtung nicht aus der Wissenschaft, sondern aus dem einfachen Volk. In der Landwirtschaft war immer wieder aufgefallen, dass Milchmägde selten an Pocken erkrankten, selbst wenn sie engen Kontakt mit Patienten gehabt hatten. Man führte das darauf zurück, dass in diesem Beruf beim täglichen Melken der Kontakt mit einer Erkrankung am Euter der Milchkühe, den Kuhpocken, unvermeidbar war. Diese werden durch das Vaccinia-Virus hervorgerufen, einen Erreger, der mit dem Variola-Virus der Pocken verwandt ist. Die Kuhpocken sind für den Menschen ungefährlich, können jedoch eine weitgehende Immunität gegenüber den Pocken bewirken. Diese Entdeckung wird allgemein dem englischen Arzt Edward Jenner zugeschrieben, denn er war es, der die Umsetzung dieser Beobachtung in die ärztliche Praxis durch seine Veröffentlichungen um das Jahr 1800 herum vorantrieb. Dennoch gibt es in der Literatur zahlreiche Hinweise, dass das Wissen um die schützende Wirkung der Kuhpocken in der ländlichen Bevölkerung schon lange vorher verbreitet war. So beschrieb der deutsche Dichter Matthias Claudius eine Szene, die sich auf ungefähr dreißig Jahre früher datieren lässt. Der Besucher eines Bauern

> „fand dessen fünf Kinder mit aufgeschwollenen Armen und hörte dann, dass der Vater sie mit Kuhblatter-Materie inokuliert, d. h. ihnen die Arme etwas aufgeritzt und von der Materie eingerieben hatte, und dass es in seiner Familie seit lange eingeführt und Mode sei, wenn sie Kuhblatter-Materie haben könnten, sofort alle Kinder die noch nicht Blattern gehabt, damit zu inokulieren".[13]

Das heute als Synonym für Impfung gebräuchliche Fremdwort „Vakzinierung" leitet sich von diesen ersten Versuchen mit den Kuhpocken und dem lateinischen Wort „vacca" („Kuh") ab. Nach Jenners Veröffentlichungen wurde die segensreiche Vorbeugemaßnahme der Kuhpockenimpfung ab der Jahrhundertwende in vielen Ländern zügig eingeführt, wobei es durchaus erhebliche regionale Unterschiede gab. Dies hing zum Teil vom Ausmaß der organisatorischen Unterstützung durch die jeweiligen Landesregierungen ab. Im gesamten Königreich Bayern existierte ein von der Staatsgewalt sehr konsequent umgesetztes Impfprogramm, was vielerorts – die Menschen reagierten damals nicht anders als heute – auch die ersten Impfgegner auf den Plan rief.

Doch gerade als man dachte, die Pockengefahr durch eine Vakzinierung von großen Teilen der Bevölkerung gebannt zu haben, trat zunehmend jenes neue Phänomen auf, das die Menschen erschreckte und den Wissenschaftlern Rätsel aufgab. Ähnlich wie 1825 in Würzburg waren auch andernorts bei geimpften Menschen Fälle einer pockenartigen Krankheit beobachtet worden, die jedoch im Vergleich zu den echten Pocken meist einen milderen Verlauf nahmen. Man nannte diese neue Erkrankung „Varioloid" (im Deutschen auch Variolois), also „pockenähnlich". Und auch Schönlein beschäftigte sich mit dem Auftreten dieser „falschen Menschenpocken" oder „unechten Blattern" in handschriftlichen Manuskripten, die in seinem Nachlass erhalten blieben. Darin heißt es:

> „Im Königreiche Bayern, wo wie in keinem andern Lande die Vaccination strenge und unter dem Schutze der Gesetze geübt wurde, zeigten sich gleichfalls seit d. Jahre 1811 an einzelnen Punkten Exemplare dieses Exanthems [Ausschlag], die als spontan entstanden [...] betrachtet werden mußten".[14]

Was war nun aber der Grund für das zunehmende Auftreten dieser neuen Erkrankung? Eigentlich gab es nur zwei Erklärungsmöglichkeiten. Entweder handelte es sich um echte Menschenpocken, *Variola vera,* die nur bei mit Kuhpocken vakzinierten Patienten weniger schwer verliefen, oder es handelte sich tatsächlich um eine neue ansteckende Krankheit. Eine Klärung dieser Frage war natürlich mit den damaligen diagnostischen Möglichkeiten so gut wie unmöglich. Erschwerend kam noch hinzu, dass auch die harmloseren, aber sehr ansteckenden Windpocken immer wieder Anlass zu Verwechslungen gaben. Über die verschiedenen Theorien entzündete sich nun ein heftiger Streit in der Fachliteratur, der für mehr als zehn Jahre anhielt. Schönlein selbst war ein entschiedener Verfechter der These, das Varioloid habe es als eigenständige Krankheit schon immer gegeben. Er argumentierte dabei historisch: „Wenn die Variolois schon vor eingeführter Vakzine vorkam, so scheint die von der Vakzine unabhängige Natur des Varioloids bewiesen zu sein. Man findet nun aber wirklich schon Epidemien von Varioloiden vor Einführung der Vakzine."[15] Außerdem fürchtete er, dass ein Eingeständnis, es könne trotz Impfung zu einem echten – wenn auch milderen – Pockenausbruch kommen, Wasser auf die Mühlen der Impfgegner wäre. Er kämpfte daher gegen die These an, dass die Vakzinierung „nur eine relative Schutzkraft gegen d. Variola besitze", denn dadurch sei die „Existenz der Vaccine [...] in ihren innersten Tiefen erschüttert; denn sie hat die mühevoll errungene Volksmeinung verloren, diesen Boden, auf dem sie einzig u. allein ihre heilsamen Früchte tragen konnte."[16]

Schönleins Expertise auf dem Gebiet der Pockenimpfung war allgemein gefragt und bei ihm gingen Briefe von Kollegen aus ganz Deutschland ein, die ihm ihre Beobachtungen schilderten oder ihn um Rat fragten. Eine Gruppe früherer Schüler, die alle in Norddeutschland praktizierten, wandte sich an ihn: „Wir wissen nämlich allzumal, [...] welche Schätze über Pocken mit den zunächst dahin gehörenden Formen, Varioliden etc. in ihren darüber gesammelten Beobachtungen enthalten sind."* Sie appellierten, dass seine gesammelten Erkenntnisse endlich „dem Druck übergeben werden sollten, bis itzt ist aber noch nichts erschienen, wir alle vereinigen daher unsere Bitte, das Werk uns nicht länger vorzuenthalten, worauf wir sehnsüchtig schon lange warten"*. Trotz aller Bitten war Schönlein, wie so oft, im Hinblick auf eine Veröffentlichung sehr zurückhaltend. Seine Variolois-Manuskripte erschienen nie in gedruckter Form. Dennoch wurde er in der medizinischen Literatur wegen seiner Auffassungen heftig angegriffen.

> „Als im Jahre 1825 die fragliche Varioloiden-Epidemie in Würzburg ausbrach und von Schönlein zuerst als solche erkannt wurde, gab solches einen neuen Impuls zu Intriguen aller Art, und man glaubte, sehr witzig zu seyn, wenn man die Krankheit Schönlein'sche Blattern nannte."[17]

Und was war nun die tatsächliche Ursache der „Schönlein'schen Blattern"? In der Rückschau handelte es sich wohl doch am ehesten um mildere Verläufe von echten Pocken bei ungenügend Vakzinierten. Denn als man später dazu überging, durch Auffrischimpfungen den Schutzeffekt zu verbessern, verschwand das Phänomen der Varioloiden. Dennoch ist aber auch die von Schönlein vertretene Auffassung einer unabhängigen Erkrankung – vielleicht ausgelöst durch eine Mutante des Virus – nicht gänzlich zu widerlegen. Eine endgültige Klärung ist retrospektiv auch mit heutigen Mitteln nicht mehr möglich. Allmählich ebbte dann aber auch der Gelehrtenstreit wieder ab, denn in der Folge beanspruchten zwei ganz andere Epidemien die komplette Aufmerksamkeit der Wissenschaftler: Typhus und Cholera.

Charisma und Cholera 9

"Doch wer sich Schönlein geistig nahe fühlte, schwärmte, wurde begeistert für ihn und durch ihn für die Medicin als einer mit dem All der Natur und den Schicksalen der gesammten Menschheit zusammenhängenden Wissenschaft."
(Theodor Billroth) (Billroth 1876, S. 337 f.)

Einen lebendigen Eindruck vom Unterricht im Juliusspital vermittelt ein Rückblick von August Siebert auf die Zeit, als er gerade frisch als Medizinstudent von Erlangen nach Würzburg gewechselt war. Siebert arbeitete später nicht nur als Arzt, sondern wurde auch unter dem Pseudonym „August Kornfeger" als Verfasser von humoristischen Schriften und Reiseberichten bekannt (Abb. 9.1). Und mit Humor schilderte er auch seine ersten Gehversuche als Anfänger in der Schönlein'schen Klinik.

„Es lebt in meiner Erinnerung das bange Gefühl und der heilige Berufsschauder, mit welchen ich im Jahre 1826 die Krankensääle des Juliusspitals betrat; ich hatte meinen Kopf vergeblich mehrere Semester lang mit lauter pathologischen und therapeutischen Generalien angefüllt und merkte, daß nichts recht haften wollte, was Rechts zum Ohre hineinging, mußte ich wie ein Einmaleins festhalten, damit es nicht Links wieder hinauswischte, bis mir ein guter Freund sagte, ich solle mich mit dem Zeug nicht plagen, und lieber gleich die spezielle Therapie und Klinik hören, sei es mit meiner Anatomie und Physiologie gut beschaffen, so würde ich weit leichter durch den Erwerb des Besondern auch das Allgemeine mit in den Kauf bekommen. Gut; aber ich ärgerte mich anfänglich doch sehr über Schönlein's klinische Einrichtung, denn ich verstand blutwenig davon. Das schmerzte mich um so mehr, als die Todtenstille die gespannten Gesichter verriethen, daß das Vorgetragene gar nicht übel sein müsse. […] Am Ende schien Einem die Sache ganz leicht, und man fragte sich: warum ist dir denn das Alles nicht gleich im Anfange, nachdem du das Krankenexamen angehört hattest, gerade so eingefallen?"[1]

Abb. 9.1 August Siebert. Gezeichnet von C. Schwerner, Lithografie von Th. Kammerer (Schönleinscher Nachlass, Privatbesitz)

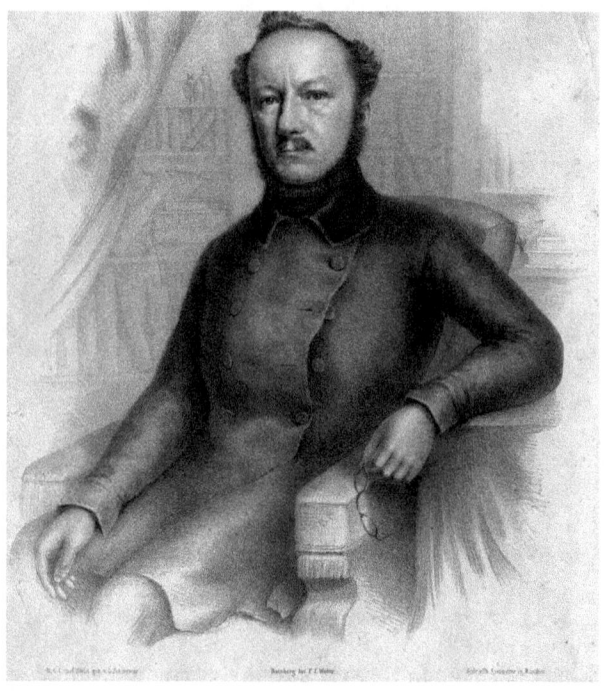

Bei der Schilderung der Erlebnisse im Juliusspital führte Siebert insgesamt elf Studenten und Assistenten namentlich auf. Zusammen mit ihm selbst scharten sich demnach zwölf Anhänger um Schönlein und versuchten, jedes Wort des Meisters aufzufangen. Man darf wohl vermuten, dass diese biblische Analogie nicht ganz unbeabsichtigt gewählt wurde. Im Folgenden sollen hier nun einige der wichtigsten Würzburger „Jünger" vorgestellt werden.

„Ein Liebling Schönlein's",[2] war Joseph Heine, Sohn des Würzburger „Universitätsinstrumentenmachers", der durch die Konstruktion von Prothesen, Rollstühlen und Streckbetten das Berufsbild des Orthopädietechnikers begründete. Der Sohn verfasste seine Dissertationsarbeit über die Tuberkulose „unter der geistvollen Leitung Professors Schönlein, den wir mit Stolz unsern Lehrer nennen".[3] Nach dem Studium folgte ein bewegtes Leben, das ihn zuerst auf eine Studienreise nach Paris führte. Danach war er kurzfristig am orthopädischen Karolinen-Institut in Würzburg tätig, bevor er über Wien nach Warschau gelangte, wo er mit der Leitung eines Cholerakrankenhauses betraut wurde. Ab 1836 war er als Kreisarzt in der Pfalz tätig. Weitere Stationen seines Lebens waren: 1849 Mitglied des Bayerischen Landtages, 1851 Leiter des Allgemeinen Krankenhauses und Stadtgerichtsarzt in Bamberg, 1856 Medizinalrat in Speyer. Noch berühmter als Joseph wurde allerdings sein Cousin Jakob Heine, der zeitgleich mit ihm in Würzburg studierte. Dieser gründete 1829 die orthopädische Heilanstalt in Cannstatt, wo er seine „Beobachtungen über Lähmungszustände der unteren Extremitäten und deren Behandlung" veröffentlichte und dadurch zum Erstbeschreiber der spinalen Kinderlähmung oder Poliomyelitis wurde.

Der gebürtige Bayreuther Rudolf Wagner schloss sein Studium in Würzburg 1826 mit einer Arbeit über die historische und geografische Aus- und Verbreitung ansteckender Erkrankungen ab. Danach unternahm er eine Studienreise nach Paris und Südfrankreich und arbeitete für wenige Jahre als praktischer Arzt in Augsburg. Ab 1829 lehrte er als Privatdozent und später als Professor für Zoologie und vergleichende Anatomie an der Universität in Erlangen. Im Jahr 1840 wurde er zum Nachfolger des großen Anatomen Schädelforschers Johann Friedrich Blumenbach nach Göttingen berufen. Mit Schönlein blieb er in brieflichem Kontakt und vermittelte ihm getrocknete Pflanzen aus Sizilien, Versteinerungen und seltene Bücher.

Von all seinen Würzburger Schülern stand Karl Sebastian Pfeufer dem Lehrer wahrscheinlich am nächsten; er war sein Vertrauter, sein Fels in der Klinik, um bei Sieberts Analogie zu bleiben. Pfeufer war ein Sohn des Bamberger Chefarztes Christian Pfeufer, bei dem Schönlein seine praktische Ausbildung erfahren hatte. Pfeufer hatte zunächst in Erlangen studiert, wo er sich mit dem Dichter August Graf von Platen-Hallermünde anfreundete und anfangs selbst Schriftsteller werden wollte. Erst nach seinem Wechsel nach Würzburg fing er an, sich für die Heilkunde zu begeistern. Vor allem die Kunst der Auskultation und Perkussion eignete er sich schnell an und durfte bald selbst praktische Übungen im Gebrauch des Stethoskops für andere Studenten anbieten.

„Bald gewann Schönlein den talentvollen strebsamen Mediciner lieb, und nach abgelegtem Examen wählte er ihn zum klinischen Assistenten, welche Stellung zu erreichen der junge Doktor für das grösste Glück seines Lebens hielt. […] Der treffliche Schönlein hatte alsbald die hervorragende Fähigkeit seines begabten Schülers erkannt, und zeichnete ihn dadurch aus, dass er ihn als Stellvertreter die Klinik halten liess, in der That die höchste Auszeichnung, welche der große Kliniker einem Schüler zu Theil werden lassen konnte."[4]

Ein Hauptinteresse Pfeufers galt den ansteckenden Erkrankungen und Epidemien. So verfasste er seine Dissertationsarbeit über eine besondere Form des Typhus und zog darin Parallelen zu anderen Infektionen. Aber er wollte sich nicht mit der Theorie begnügen, auch wenn ihm der Abschied aus Würzburg schwerfiel. Er schloss sich einer Delegation von bayerischen Medizinern an, die im Jahr 1831 nach Preußen und Österreich reiste, wo es zu Ausbrüchen von Cholera gekommen war. Das Ziel war es, dort wissenschaftliche Erkenntnisse für eine bessere Vorbeugung und Bekämpfung der Seuche zu gewinnen, bevor diese Bayern erreichen würde. Auf der Hinreise ließ er es sich nicht nehmen, dem hochbetagten Goethe in Weimar einen halbstündigen Besuch abzustatten. Pfeufer äußerte später, er sei sehr glücklich gewesen, diesen „Aller-Weltskopf"[5] noch kennengelernt zu haben.

Die Cholera war damals eine neue Krankheit, die 1817 erstmals in Bengalen (Indien) beschrieben worden war und sich innerhalb weniger Jahre nach Westen vorgearbeitet hatte. Im Juni 1831 waren die ersten Fälle in St. Petersburg aufgetreten, und von Russland griff die Seuche auf Preußen und Österreich über. Sie verbreitete Angst und Schrecken durch die Heftigkeit der Symptome, die urplötzlich bis dahin kerngesunde Menschen befielen. Aus heiterem Himmel traten Durchfälle und Erbrechen in einer solchen bis dahin unbekannten Heftigkeit auf, dass ein Flüssigkeitsverlust von über zehn Litern am Tag nicht ungewöhnlich war. Diese „Entleerung" des Kreislaufs war es auch, die bei vielen Erkrankten innerhalb kurzer Zeit zum Tode führte. Die Mittel der damaligen Medizin reichten nicht aus, um die Kausalität der Krankheitsentstehung zu enträtseln, zumal bei Sektionen an den Organen des Magen-Darm-Traktes allenfalls minimale Veränderungen gefunden wurden. Man hielt den Kreislaufschock sowie Bauch- und Muskelkrämpfe, die Folgen des Wasser- und Elektrolytverlustes waren, für die eigentliche Ursache: Die Cholera galt daher als eine Nervenerkrankung.

Völlige Unklarheit herrschte auch über die Art und Weise, wie sich die neue Seuche ausbreitete. Heute wissen wir, dass die Cholera durch ein Bakterium verursacht wird, das über die Ausscheidungen infizierter Personen das Trinkwasser kontaminieren kann. In der ersten Hälfte des 19. Jahrhunderts vermutete man zunächst ein „Kontagium", das heißt einen unsichtbaren Stoff, der Menschen und Dingen anhaftet und sich durch geeignete Maßnahmen wie Abwaschen oder Ausräuchern entfernen lässt. So wurden etwa mehrere Briefe, die Schönlein in jener Zeit aus Wien, Berlin, Halle oder Stettin erhielt, zum Zweck des Ausräucherns multipel perforiert. Allerdings musste man dann bald erkennen, dass auch aufwendige Quarantäne- und Absperrungsmaßnahmen, die Seuche nicht eindämmen konnte. Alles, was früher bei der Pest gewirkt hatte, blieb jetzt ohne Effekt. Daher vertraten viele Ärzte jener Zeit auch die Theorie von „Miasmen", das heißt von krankmachenden atmosphärischen Verunreinigungen. Doch auch dadurch ließ sich das ungewöhnliche Ausbreitungsverhalten der Cholera nur schwer erklären. Im Verlauf der Epidemie mehrten sich auch in Anbetracht von teuren und unwirksamen Quarantänemaßnahmen Stimmen, die die ansteckende Natur der Erkrankung generell anzweifelten und Faktoren wie Erkältungen, schlechtes Bier oder den Genuss von Obst dafür verantwortlich machten.

Auch Schönleins Schüler Karl Sebastian Pfeufer glaubte nicht an eine Übertragbarkeit der neuen Krankheit, zumindest nicht direkt von Mensch zu Mensch. Er hielt sich auf seiner Forschungsreise gerade in Berlin auf, als der Philosoph Georg Wilhelm Friedrich Hegel an der Cholera verstarb. Pfeufer notierte: „Hegel hat sich die Cholera durch ein Abendessen von Pfannenkuchen und Krautsalat zugezogen."* Aus Preußen informierte er seinen Lehrer über die Resultate von Sektionen bei Choleraopfern. „Es sind nämlich auf der inneren Darmschleimhaut kleine Erhabenheiten, welche durch Agglomeration von vielen Drüsen entstehen und bald rund bald länglich von verschiedener Größe und Farbe sind."* Auch schaffte er es, auf illegale Weise einige pathologische Präparate für die Sammlung des Meisters aus Preußen herauszuschmuggeln.

> „Ich besize ohngefähr ein Duzend der schönsten Schleimhautformen in natura, welche ich mir in dem Fall, daß Sie sie wünschten auf Glas zog und einkorkte, wodurch sich namentlich auch die Gefäßbildung gut erhalten hat. Wenn Sie nun dieselben wünschen, so schreiben Sie mir ein Paar Zeilen, unter der Adresse meines Vaters nach Bamberg von wo ich bei meiner Durchreise sie Ihnen zuschicken werde. Mit dem besten Gewissen kann ich versichern, daß nicht die geringste Gefahr dabei ist, troz dem wissen Sie, dass es für mich kein Spas wäre, wenn auch nur ein Mensch ausser Ihnen etwas davon erführe. Die bestimmtesten Erfahrungen haben mich überzeugt, daß Leichen gar nie und Kranke nur höchst selten anstecken."*

Schönlein schloss sich in seinem Antwortbrief der Auffassung Pfeufers an und ermutigte ihn: „Ich glaube nun freylich nicht an die Uebertragung von Menschen zu Menschen". Das Problem sei, „daß von den Schulbegriffen der Contagien und des Miasmas ausgegangen wird und die Phänomene der Choleraverbreitung weder dem einen noch dem anderen sich anpassen wollen. Um so begieriger bin ich, zu sehen, wie Sie die Schwierigkeiten lösen wollen."[6] Nach dieser Expedition wirkte Pfeufer als erfolgreicher praktischer Arzt in München. Nur schaffte er es trotz seiner Verdienste um die Seuchenbekämpfung nicht, dort eine Stelle als Hochschullehrer zu bekommen. Auf seine weitere Karriere wird später noch einzugehen sein.

Ein weiterer Schüler, Carl Friedrich Canstatt, stammte aus einer Regensburger Ärztefamilie und zeigte schon als Kind eine schwächliche Konstitution und instabile Gesundheit. Er war äußerst musikalisch und hätte die Musik auch gern zum Beruf gemacht. Daher betrieb er sein Medizinstudium, das er auf väterlichen Druck hin in Wien begonnen hatte, anfangs eher unwillig. Seine Begeisterung für die Heilkunde wurde erst nach seinem Wechsel nach Würzburg geweckt. Von all den hier namentlich aufgeführten Schülern Schönleins war Canstatt der jüngste. Nach dem Ende seines Studiums arbeitete er zunächst in Heidelberg, bevor er nach Paris aufbrach. Dort machte er die Bekanntschaft von Frédéric Chopin, Felix Mendelssohn Bartholdy und Franz Liszt, gab die Medizin auf und widmete sich voll und ganz der Musik. Erst als es 1832 auch in Paris zu einem Ausbruch der Cholera kam, erwachte sein ärztliches Interesse erneut. Canstatt leitete ein Cholerahospital in Belgien und arbeitete anschließend in Brüssel als praktischer Arzt. Als der belgische König Leopold I. im Jahre 1835 versuchte, Schönlein als Leibarzt für seinen Hof zu gewinnen, lieferte Canstatt seinem Lehrer wertvolle „Insider"-Informationen. Doch er selbst fühlte sich in Brüssel nie richtig wohl und er erwog daher verschiedene Optionen für seinen weiteren Berufsweg: „So könnte ich mich vielleicht mit einigem Grunde jetzt dem Glauben hingeben, daß Rußland der Boden sey, auf welchem mir endlich einmal die Saat des Glücks aufgehen könnte."* Schließlich wurde er erst Amts- und Gerichtsarzt in Ansbach bis sich einige Jahre später sein Traum von einer Professur an der Universität Erlangen erfüllte. Leider konnte er dieses Glück nicht lange genießen, denn er starb bereits sechs Jahre später an den Folgen einer Tuberkulose, die sich während seines ganzen Berufslebens immer wieder durch Schübe bemerkbar gemacht hatte. Während seiner Zeit in Ansbach und Erlangen gab er sein vierbändiges „Handbuch der medicinischen Klinik" heraus, das er seinem Lehrer Schönlein widmete. Dieses Standardwerk galt für etwa zwei Jahrzehnte als die Bibel der deutschen Medizin. Wollte man Sieberts Analogie folgen, würde Canstatt somit wohl am ehesten die Rolle eines Evangelisten zufallen.

Warum Martin Hodes aus Fulda in Sieberts Erzählung als Jünger aufgeführt wird, bleibt ein Geheimnis des Autors. Vielleicht täuschte ihn die Erinnerung, vielleicht fügte er ihn einfach als wichtigen Protagonisten hinzu, um das Dutzend vollzumachen. Hodes konnte nämlich im Jahre 1826 noch gar nicht in Würzburg gewesen sein, da er zu dieser Zeit noch in Hessen im Gefängnis saß. Dies wird deutlich durch einen Empfehlungsbrief Okens vom Mai 1830:

„Der Überbringer dieses [Briefes] heißt Hodes, ich weiß nicht, ob Sie seine Schicksale kennen. In den Jahren 1822 u. 1823 war er in Erlangen in der Burschenschaft u. hat sich auch in die damaligen politischen Verhältnisse eingelassen, so daß er vom Churfürsten v. Hessen fast bis jetzt eingesperrt gehalten wurde. Er hat auch in Jena studiert und sich sehr fleißig mit Mathematik und mit der Naturgeschichte beschäftigt. Nun will er Medicin studieren, weil er dazu die besten Vorkenntnisse hat."*

So kam Hodes erst spät in die Würzburger Klinik, begleitete dann aber seinen Lehrer noch über viele Jahre und spielte im auch weiteren Verlauf der Biografie Schönleins eine nicht unwesentliche Rolle.

Ebenfalls ein gebürtiger Bamberger wie Pfeufer war Conrad Heinrich Fuchs. Er arbeitete vier Jahre lang als Assistenzarzt im Juliusspital bis 1829 und führte auch über einen längeren Zeitraum das von Schönlein angelegte Krankenjournal mit den Diagnosen und Verläufen von allen dort stationär behandelten Patienten. Nach einem Studienaufenthalt in Frankreich und Italien kehrte er nach Würzburg zurück. Er unterrichtete ab 1836 an der Julius-Maximilians-Universität als ordentlicher Professor für Pathologie und Leiter der Poliklinik. Als ihm diese Stelle aufgrund eines Erlasses des bayerischen Innenministeriums entzogen wurde, wechselte er an die Universität in Göttingen, wo er sich intensiv mit Hautkrankheiten befasste und zu einem Begründer der modernen Dermatologie wurde.

Julius Sichel, geboren in Frankfurt am Main, hatte in Berlin studiert und war bereits promoviert, als er 1825 Schönleins Assistent in Würzburg wurde. Danach ging er nach Wien und wurde bei Friedrich Jäger von Jaxtthal[7] in die Geheimnisse der Augenchirurgie eingeweiht. Ende 1829 brach er nach Paris auf und entschloss sich, dort eine Praxis zu eröffnen. Dass dies nicht so ganz einfach war, schrieb er nach Würzburg:

„Auch bin ich jetzt entschlossen, meine Examina hier nochmahls zu passieren, um nicht der Legion der hiesigen Charlatans [Scharlatane] beigezählt zu werden. [...] Vielleicht aber brauche ich sehr lange dazu, da ich mich in der Sprache jetzt noch so schwach fühle, daß ich mich durch die hier sämtlich öffentlichen Examina leicht lächerlich machen könnte; auch könnte man leicht, was mir an der Sprache abgeht auf Rechnung der Kenntnisse setzen und mich wohl gar durchfallen lassen."*

Das Unternehmen gelang, und Sichel, er nannte sich dann Frédéric Jules Sichel, errichtete die größte private Praxis und Klinik in Paris. Er wurde zum Begründer der Augenheilkunde in Frankreich, hielt Vorlesungen und verfasste zahlreiche Arbeiten in diesem Fachgebiet. Auch als Insektenforscher erwarb er sich einen großen Namen, vor allem auf dem Gebiet der Bienen und Wespen; er besaß die wohl umfangreichste Insektensammlung der damaligen Zeit. Für Schönlein stellte Sichel eine wichtige Anlaufstelle für spätere Schüler dar, die sich im Ausland weiterbilden wollten, und auch er selbst besuchte ihn in Paris auf einer Rückreise von London. Auch die Würzburger Schüler untereinander blieben in engem Kontakt. So berichtete Sichel über einen längeren Aufenthalt von Carl Friedrich Canstatt bei ihm in Paris, bei dem sich zu jener Zeit gerade wieder sein chronisches Tuberkuloseleiden bemerkbar machte.

9 Charisma und Cholera

> „Canstatt, der auf meinen Vorschlage Brüssel verlassen hatte, um mit mir meine Praxis, meine Clinique und meine wissenschaftlichen Arbeiten zu theilen, war ein Jahr lang hier, mußte aber seiner Gesundheit halber, Paris verlassen. Er war beständig von Schnupfen und Husten geplagt und hatte wieder dreimal eine geringe Quantität von Blut ausgeworfen."*

Kommen wir zuletzt zu August Siebert selbst, der seine Eindrücke und Gefühle als Anfänger im Juliusspital so plastisch beschrieben hatte. Er schloss sein Studium in Würzburg 1831 ab und arbeitete dann am Allgemeinen Krankenhaus und ab dem folgenden Jahr als praktischer Arzt in Bamberg. Ab 1846 wurde er zum ordentlichen Professor der Universität in Jena berufen. Von ihm sind zahlreiche Briefe an Schönlein erhalten, in denen neben dem Gesundheitszustand von Schönleins in Bamberg lebender Mutter hauptsächlich um Sieberts Veröffentlichungen ging, in denen er sich mit Angriffen auf die Naturhistorische Schule auseinandersetzte. Siebert hätte sich selbst, seiner eigenen Analogie folgend, wahrscheinlich am ehesten in der Rolle eines Paulus gesehen. Nachdem er, wie eingangs geschildert, sein Umkehrerlebnis in der Klinik gehabt hatte, wurde er zum eifrigsten Verbreiter und Verteidiger der Schönlein'schen Lehre. Seine Klinge war die Feder, die er meisterhaft beherrschte, und mit seinem satirisch-spöttischen Stil setzte er manchem Kritiker heftig zu. Und dazu sollte es in den kommenden Jahren noch reichlich Gelegenheit geben.

Neben den vielfältigen Aufgaben des jungen Universitätsprofessors am Krankenbett und im Hörsaal blieb wahrscheinlich nicht viel Gelegenheit für andere Dinge. Aber die von Schönlein bevorzugte Beschäftigung in seiner spärlich bemessenen Freizeit war der Aufenthalt in der freien Natur. Schon als Kind liebte er es, durch Wiesen und Wälder zu streifen, was ihm Ablenkung und Entspannung verschaffte. Und wie damals wanderte er nicht nur um des Wanderns Willen, sondern er sammelte Naturgegenstände, die ihm auf seinen Streifzügen in die Hände kamen. Waren dies während der Schulferien in der großelterlichen Mühle bevorzugt Versteinerungen von Schnecken und anderen hartschaligen Meeresbewohnern gewesen, die es im Fränkischen Jura so reichlich gab, so hatte sich seine Sammelleidenschaft in der Gegend um Würzburg auf eine neue Art von Objekten konzentriert, auf Phytolithen – versteinerte Pflanzen.

Die Beschäftigung mit der Erdgeschichte war zur Würzburger Zeit Schönleins ein ziemlich neues Phänomen. Erst langsam war der Gedanke, dass die Welt nicht schon immer so ausgesehen hatte, in das Bewusstsein der Menschen eingedrungen. Gerade einmal dreißig Jahre war es her, dass der Begründer der Paläontologie, Georges Cuvier, die Anatomie von Mammutknochen mit der von heute lebenden Elefanten verglich und so das Aussterben dieser Tierart beweisen konnte. Auch stammt von ihm die Idee, aus den Fossilien in Gesteinsschichten auf die verschiedenen Lebensformen der jeweiligen Epoche zu schließen. Und schließlich veranlassten ihn auffällige Sprünge und Lücken in diesen Funden zu seiner Katastrophentheorie, nach der die Flora und Fauna in der Erdgeschichte wiederholten Naturereignissen, verbunden mit dem Aussterben vieler Arten, unterworfen war. Heute sind solche drastischen Rückgänge der Artenzahl unter anderem nachgewiesen für das Ende des Erdaltertums (Perm-Trias-Grenze) vor 250 Mio. Jahren und für den Beginn der Erdneuzeit vor 66 Mio. mit dem Verschwinden der Dinosaurier.

Während seiner Mußestunden als junger Professor hatten es Schönlein besonders die in der näheren Würzburger Umgebung gelegenen Lagerstätten des Unteren Keupers angetan. Im Erdmittelalter befand sich hier eine sumpfige Region, die durch die Arme eines weitverzweigten Flussdeltas gebildet wurde. Die Temperaturen waren subtropisch, in den Ebenen wuchsen meterhohe Schachtelhalme, Baum- und Palmfarne, Ginkgos sowie Vorläufer der heutigen Nadelbäume. Im Sumpf lebten Urschildkröten und Urkrokodile, und am Himmel zeigten sich die ersten Flugsaurier. Da sich der Boden des Germanischen Beckens nach Süden hin absenkte, wurden über von Norden kommende Flüsse große Mengen an ton- und sandhaltigem Schwemmmaterial in das Delta gespült und das Binnenmeer verlandete. Abgestorbene Pflanzen wurden in den feinen Schlamm eingebettet, vereinzelt bildeten sich Torfmoore. So finden sich heute in den verfestigten Sandschichten eingelagerte Pflanzenfossilien. Oft handelt es sich dabei um nur flache Abdrücke in Form eines Kohlefilms, bei den großen Schachtelhalmen manchmal auch um solide Versteinerungen ganzer Pflanzenschäfte. Zu Schönleins Zeit wurden nun immer mehr solcher Phytolithen entdeckt, da um Würzburg in zahlreichen Steinbrüchen die verfestigten Keupersedimente abgebaut wurden. Der mainfränkische Sandstein war ein geschätzter, weil gut zu verarbeitender Werkstoff, sowohl für den Hausbau als auch für künstlerische Zwecke. So wurde die Würzburger Residenz aus diesem Material geschaffen, wie auch die Putten im Hofgarten oder Tilman Riemenschneiders Skulpturen von Adam und Eva. Die Pflanzenversteinerungen fanden sich somit quasi als Nebeneffekt der Sandsteingewinnung.

Die Keuperregion hatte es Schönlein ganz besonders angetan, hier sammelte er auf seinen Exkursionen zahlreiche Pflanzenfossilien. Am häufigsten war er im Steinbruch von Estenfeld in nordöstlicher Richtung vor den Toren von Würzburg auf Schatzsuche. Ganz seinem Naturell als Naturforscher entsprechend war er nicht damit zufrieden, diese Stücke bloß zu Hause auszustellen und sich daran zu erfreuen. Er schickte daher Zeichnungen seiner Funde zur Ansicht nach Frankreich an Adolphe Brongniart, den damals bekanntestem Experten auf dem Gebiet vorweltlicher Pflanzen. Als Mittelsmann diente dabei Schönleins Schüler Frédéric Jules Sichel, der gerade versuchte, sich in Paris eine Existenz als Augenarzt aufzubauen. Der französische Paläontologe war sofort hellauf begeistert und schrieb an Schönlein zurück:

> „Ich war sehr geschmeichelt, über Herrn Schikkel [gemeint ist F. J. Sichel] die Zeichnungen der fossilen Pflanzen zu erhalten, die Sie mir gütigerweise zukommen haben lassen. Es ist für mich sehr ehrenhaft, das Interesse von Wissenschaftlern aus fast allen Ländern zu sehen, das sie an der von mir veröffentlichten Arbeit zeigen, und ich war umso empfänglicher für die Wertschätzung, die Sie mir freundlicherweise erwiesen haben, da ich nicht den Vorteil hatte, Ihnen persönlich bekannt zu sein. Die Zeichnungen, die Sie mir haben zukommen lassen, waren für mich von großem Interesse; […] einige dieser Zeichnungen vervollständigen die Geschichte meines Equisetum columnare [Schachtelhalm-Gattung] […]. Ich hätte mir gewünscht, dass diese Fossilien häufiger vorkommen würden, um einige Proben für meine Sammlung zu haben, die sehr wenig Arten des Keuper beinhaltet, aber ich weiß, dass diese Fossilien generell sehr rar sind und ich wage nicht zu hoffen, dass Sie Duplikate haben, die Sie mir zu meinen Gunsten überlassen könnten."*

Die im Brief beschriebene Entdeckung Schönleins war deshalb so bedeutsam, da für die Erforschung der Erdgeschichte die Unterscheidung von zwei Schachtelhalm-Gattungen eine wichtige Rolle spielte. Die Kalamiten, gekennzeichnet durch baumartige, stark verholzte Schäfte, waren bereits zum Ende des Erdaltertums an der Perm-Trias-Grenze ausgestorben. Die von Schönlein im Keuper gefundenen Arten gehörten aber zu der Gattung der Equiseten, die im Erdmittelalter zwar riesige, aber „krautige" Gewächse bildeten. Zu dieser Gattung zählt auch der viel kleinere, noch heute existierende Acker-Schachtelhalm. Dieser Fund war Brongniart so bedeutsam, dass er ihn noch nachträglich als „Observations additionnelles" in sein eigentlich schon fertiggestelltes großes Werk zur Pflanzenpaläontologie aufnahm. Dort ist zu lesen:

> „Einige Proben aus dem Keuper bei Stuttgart [...] und andere, von denen mir Herr Schönlein, ein klinischer Professor in Würzburg, sehr schöne Zeichnungen geschickt hat, scheinen mir viel wichtiger zu sein, da sie auf das Vorhandensein von zwei echten Equisetum-Arten in dieser Formation hinweisen."[8]

In den folgenden Jahren erschien dann der reich bebilderte Atlas zu Brongniarts Standardwerk, in dem die verschiedenen Schachtelhalmgattungen auf insgesamt siebzehn Tafeln dargestellt wurden. Eine der von Schönlein gefundenen seltenen Equisetenarten trägt noch heute seinen Namen in der biologischen Bezeichnung *Neocalamites schoenleinii*. Kurz bevor er in Kontakt mit dem französischen Forscher getreten war, hatte Schönlein seine Funde auch in Heidelberg unter den nationalen Kollegen auf der 8. Versammlung Deutscher Naturforscher und Ärzte bekannt gemacht. Er nahm zwar nicht, wie an anderer Stelle berichtet, selbst an diesem Treffen teil, aber sein Schüler Rudolf Wagner verteilte dort in seinem Auftrag Zeichnungen von Pflanzenfossilien aus dem Keuper auf der Sitzung der „Mineralogisch-geologische[n] Abtheilung". Den Vorsitz bei diesem Treffen hatte der böhmische Paläontologe Kaspar Maria von Sternberg, ein guter Freund Goethes, der später die botanische Bezeichnung mit dem Zusatz „schoenleinii" für den Entdecker in sein Standardwerk übernahm und damit festschrieb.

Schönlein war allerdings nicht allein auf Fossilienjagd in der Umgebung Würzburgs, er hatte dabei auch Unterstützer. So berichtete ihm einer seiner universitären Kollegen über den Steinbruch von Estenfeld:

> „Ich bin in Jahresfrist 6-mal dort gewesen, öfters in Begleitung mehrerer meiner Zuhörer, habe mehr als 100 Handstücke zum Tausch [...] gesammelt, bei dieser Gelegenheit auch mehrere Pflanzen-Ueberreste gefunden, wovon ein Exemplar bereits für Dich gezeichnet wurde."*

Diese Zeilen stammen von Schönleins Schulfreund aus Kindertagen, dem Apothekersohn Ludwig Rumpf. Dieser hatte seit 1830 die Professur für Mineralogie in Würzburg inne, war Konservator am mineralogischen Kabinett, und sein Interesse an Gesteinsfunden aller Art war berüchtigt: „Er hatte eine unwiderstehliche Zudringlichkeit, wenn es galt, für sein Kabinet etwas Fehlendes zu erwerben, und dieser lobenswerthen Zudringlichkeit konnte Niemand widerstehen."[9]

An dieser Stelle sind noch einige Bemerkungen zur Kunst der Abbildung paläontologischer Funde erforderlich. In der Zeit vor Erfindung der Fotografie war der erste wichtige Schritt die Anfertigung einer naturgetreuen Zeichnung des jeweiligen Objekts. Um aber eine detaillierte Abbildung einem größeren Publikum zugänglich zu machen, war zu Beginn des 19. Jahrhunderts die Lithografie die einzige Methode der Vervielfältigung wissenschaftlicher Darstellungen. Dazu musste die Zeichnung seitenverkehrt auf einen geschliffenen Stein übertragen werden, der dann nach entsprechender chemischer Vorbehandlung als Druckvorlage dienen konnte. Dieses Verfahren erforderte über die künstlerische Begabung hinaus auch Fachwissen und große Erfahrung. Bei der Abbildung seiner Fossilien arbeitete Schönlein im Laufe der Zeit mit mehreren Zeichnern und Lithografen zusammen, doch richtig glücklich war Schönlein mit der Darstellung seiner Fossilien erst, als er durch Zufall an einen ganz herausragenden Künstler geraten war. Die Drucke des Bonner Universitätslithografen Christian Hohe überstiegen seine Erwartungen (Abb. 9.2), und so ließ Schönlein nacheinander die wichtigsten Stücke seiner Sammlung durch diesen abbilden.

So viel Zeit, Geld und Mühe Schönlein auf die Anfertigungen der Abbildungen verwendet hatte, so wenig konnte er sich dann dazu aufraffen, diese in Form einer wissenschaftlichen Arbeit einem größeren Publikum zugänglich zu machen. Die Sammlung Schönleins und die Lithografien Hohes wären wohl auf immer in Vergessenheit geraten, hätte nicht Jahrzehnte später der Würzburger Paläobotaniker August Schenk die Initiative ergriffen. Zum Jahreswechsel 1863/64, etwa drei Wochen vor seinem Tod, erhielt Schönlein einen Brief, in dem ihm Schenk den folgenden Vorschlag machte:

> „Es ist wirklich schade, daß diese guten Abbildungen, welche für die Flora des Keupers so wichtige Beyträge enthalten, nicht publizirt werden sollten. [...] Würden Sie nun nicht geneigt seyn diese Tafeln zu veröffentlichen [...]. Ich würde mich nur geehrt fühlen, wenn Sie mir erlaubten die Erläuterungen zu den Tafeln zu schreiben [...]. In der Sammlung zu Berlin sind die von Ihnen dorthin gegebenen Exemplare so gut wie vergraben, es ist auch von dort kein Stück zur Ansicht zu bekommen."*

Von Schönlein selbst erhielt er keine Antwort mehr, denn ein halbes Jahr später richtete er erneut an dessen Töchter „die von Ihrem Herren Vater nicht beantwortete Frage [...], ob Sie gestatten würden, natürlich unter dem Vorbehalt der vollen Rechte Ihres Herren Vaters"*, die Drucke der Versteinerungen zu veröffentlichen. Diese willigten zum Andenken an den Verstorbenen sofort in das Projekt ein. So konnte posthum ein opulent ausgestattetes Buch „Abbildungen von fossilen Pflanzen aus dem Keuper Frankens"[10] mit dreizehn Lithografie-Tafeln erscheinen. Den beschreibenden Text dazu hatte August Schenk verfasst. Dieses Tafelwerk wurde in der Fachliteratur enthusiastisch aufgenommen, was sicher zum Teil an der hervorragenden Qualität der Lithografien lag. Eine Rolle spielte aber auch, dass es zu diesem Abschnitt der Erdgeschichte weltweit nur sehr wenige Fundstellen gibt und der süddeutsche Keuper hiervon die markanteste ist.

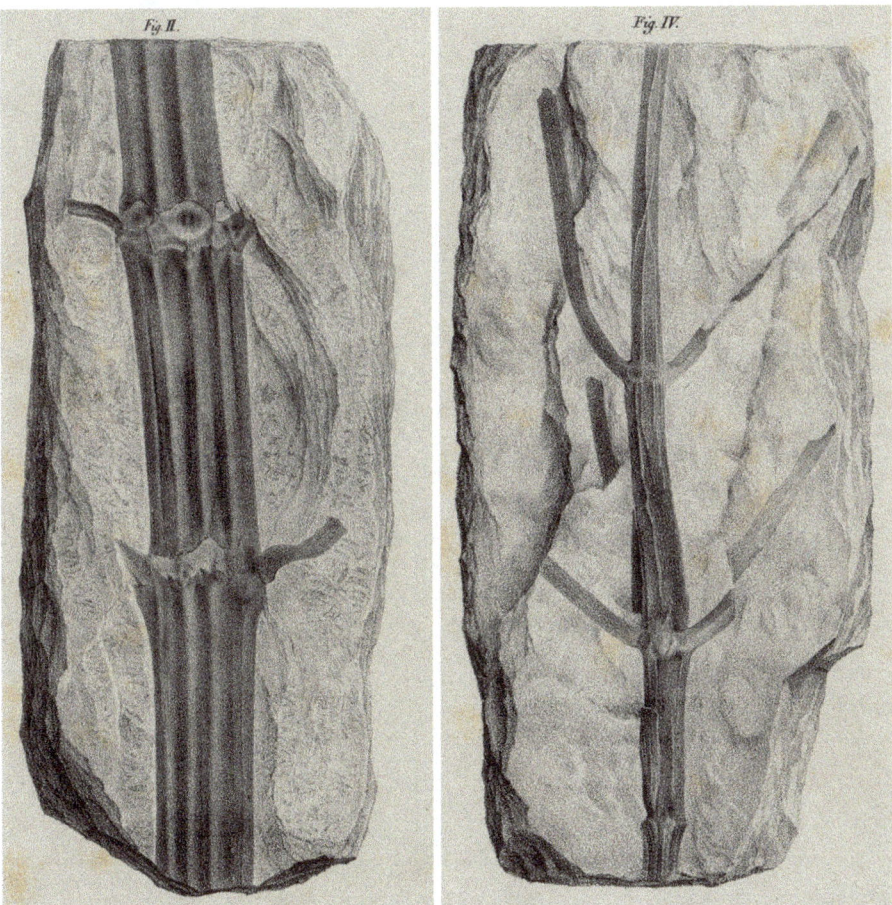

Abb. 9.2 *Neocalamites schoenleinii*. (Aus Schönlein/Schenk 1865, Tafel VI, Fig. II u. IV. Ausschnitt; Staatsbibliothek Bamberg, Sign: Sel.622)

Aber welche wichtigen Schlüsse für die Erdgeschichte lassen sich nun überhaupt mithilfe der fossilen Funde im Keuper im Vergleich zu den Versteinerungen des Jura ziehen? Die Schichtstufen beider Perioden stoßen ja etwa bei Bamberg aufeinander, und Schönlein war ein Kenner beider Welten. Es überwiegt zwar im Jurakalk bei Weitem die maritime Fauna, aber dennoch erlauben die in Franken entdeckten fossilen Floren heute den Schluss, dass es beim Übergang von der Trias- zur Juraperiode innerhalb des Erdmittelalters nicht zu einem solchen Massenaussterben von Tier- und Pflanzenarten wie am Beginn und Ende dieser Periode gekommen war.

Ehrgefühl und Eheglück   10

> *„Gerne, wenn Sie es wünschen, werden meine Worte Sie täglich aufsuchen, aber sagen Sie mir ob mein heutiger Merkur Ihnen lieb ist, oder ob Sie es vorziehen, eine Brieftaube von meinem Hause direkte zu Ihnen fliegen zu sehen."* (Therese Schönlein, geb. Heffner)*

So viel Informationen wir über Schönleins Aufstieg als Hochschullehrer haben, so wenig wissen wir über sein Privatleben aus jener Periode. Aufhorchen lässt allerdings ein ganz besonderer Brief aus dem Jahr 1826. Ein Infanterie-Leutnant Mayer forderte Schönlein zu einem Treffen zu einem ungewöhnlichen Zeitpunkt an einen außerhalb von Würzburg gelegenen einsamen Ort auf. Er hege die Hoffnung, ihn

> „morgen früh um sieben Uhr, d. h. am 18ten dieses Monats auf dem Mayerhofe, dem sogenannten Erbachshof, auf dem Wege nach Waldbrunn ¼ Stunde ausserhalb Höchberg zu sehen. Sollten Sie dem Ihrerseitig gegebenen Versprechen untreu werden, so müßten Sie es nur sich selbst beimessen, wenn ich Sie nicht als einen Mann wie bisher betrachtete, welchem noch ein gegebenes Wort heilig ist, sondern bei jeder Gelegenheit als einen Wortbrüchigen behandeln würde. In wiefern Sie dann als solcher in der öffentlichen Meinung verlieren würden, müßten nur Sie sich selbst anklagen. In der letzten Ueberzeugung, daß Sie jene hohen Begriffe von Ehrgefühl noch besitzen, erinnere ich Sie wiederholt an Ihr mir gegebenes Versprechen; ich erwarte Sie demnach an dem erwähnten Orte, zur oben genannten Stunde unfehlbar, um mich mit Ihnen über die bewußte Sache auf geeignete Weise benehmen zu können."*

Es steht wohl außer Zweifel, dass es sich bei diesem Schreiben um eine offizielle Ladung zum Duell handelte. Leider blieben die näheren Umstände im Dunkeln. Wir kennen weder die genaue Identität des Offiziers noch die Wahl der Waffen für die geplante Auseinandersetzung. Allerdings lässt sich belegen, dass das Treffen nicht stattfand, denn offensichtlich nahm Schönlein die Angelegenheit so ernst, dass er sich an die zuständigen Behörden wandte. Wenige Tage später informierte ihn ein Brief von einem unbekannten Absender, dass die Angelegenheit beigelegt sei, und „genannter H[err] Offizier eben so schuldigst, treu, gehorsam dem Befehle Seiner Majestät unseres allergnädigsten Königs sich unterwirft als wie er den Pflichten der Ehre zu entsprechen bereit war". Die Ursache des Streits waren wohl behauptete, aber nicht belegbare Aussagen Schönleins, durch die sich der Leutnant in seiner Ehre angegriffen fühlte, denn der übrige Text besagte, dass „demselben bey ruhigen Nachdenken wohl selbst nicht entgehen wird, wie schwer ja wie unmöglich es seyn würde, bey dem Chaos von Glatschereyen [Klatsch] auf den wahren Grund zu kommen".* Ob es bei dem Streit um eine Frau ging, geht aus den Briefen nicht hervor.

Aber wie stand es eigentlich um die Beziehungen des Junggesellen Schönlein zur Damenwelt in der Universitätsstadt Würzburg? Zu Beginn seiner Universitätslaufbahn kam für ihn jedenfalls eine feste Beziehung nicht infrage: „Überhaupt habe ich zu verliebten Abenteuern [...] wenig oder gar keine Zeit, welche jetzt ganz von meinen Berufsgeschäften in Anspruch genommen ist." Unzweideutig äußerte er sich vor allem „zum Brautstand, den ich hasse und verabscheue".[1] Dass dies nicht lange so blieb, lag an einer Person, der Würzburgerin Therese Heffner. Da sie in den folgenden Jahren zur wichtigsten Person in Schönleins Leben aufsteigen sollte, lohnt es sich, ihre Persönlichkeit etwas genauer unter die Lupe zu nehmen. Therese stammte aus einer alteingesessenen und angesehenen Beamtenfamilie; ihr Vater Philipp Heffner hatte in Würzburg Philosophie und Rechtswissenschaften studiert und stand als Verwaltungsjurist zunächst in fürstbischöflichen, später in königlich-bayerischen Diensten. Zunächst war Heffner Landesdirektionsrat, später war er als Regierungsrat für ganz Unterfranken zuständig. Und die Familie ihrer Mutter Margaretha Franzisca Heffner, geborene Kleinschrod, war ebenfalls reichlich mit Juristen gesegnet.

Im Jahr 1825 tagte in München die 3. Ständeversammlung des Königreichs Bayern. Diese war die Vorläuferin des heutigen Landtages und teilte sich auf in zwei Kammern. Die erste umfasste die erblichen oder ernannten Reichsräte, die zweite die Abgeordneten. Philipp Heffner war ein Mitglied der Delegation des Untermainkreises für die Abgeordnetenkammer und wurde dort auch für die anschließende Legislaturperiode gewählt. Allerdings erstreckten sich die Sitzungen über einen Zeitraum von Februar bis September, was eine längerfristige Unterbringung der Parlamentarier in München erforderlich machte. Heffner hatte sich deshalb bei Verwandten einquartiert und seine damals 24-jährige Tochter Therese nach München mitgebracht, wofür es vermutlich mehrere Gründe gab. Zum einen trug sie im fremden Haushalt dazu bei, das Umfeld für den Vater so angenehm wie möglich zu gestalten. Zum anderen sollte dieser Aufenthalt in der Hauptstadt auch dazu dienen, die junge Frau an das gesellschaftliche und kulturelle Leben in den gehobenen Kreisen heranzuführen. Wie dies im Einzelnen ablief, lässt sich recht genau rekonstruieren, denn Therese schilderte der Mutter in Würzburg in zahlreichen Briefen ihre Erlebnisse in München. Ihre Berichte sind nicht nur sehr detailgenau, sondern zeugen auch von den vielseitigen Interessen sowie dem frischen und gewandten Schreibstil der Tochter.

10 Ehrgefühl und Eheglück

Gleich zu Beginn ihres Aufenthaltes wurde der Vater zu Audienzen beim bayerischen König Max Joseph und bei Kronprinz Ludwig geladen und bei dieser Gelegenheit auch nach seiner Tochter befragt. Therese war begeistert: „Der König hat schon gewußt daß ich hier bin, er sagte zum Vater: ‚Sie haben Ihre Tochter mitgebracht? – wie alt ist sie?' [...] Was wird erst der Kronprinz fragen!!!"* Für Therese bot sich auch bald eine Gelegenheit, den bayerischen Hochadel bei einer Theateraufführung selbst in Augenschein nehmen zu können:

> „Das Haus war so voll daß auch nicht einmal eine Maus hätte Platz finden können. Die schöne Beleuchtung, der Hof in seiner Diamantenpracht, die ungeheure Menschenmenge gewährten wirklich einen großen herrlichen Anblick. Über den bezaubernden Liebreiz der Erzherzogin ist nur eine Stimme, sie ist bei weitem schöner geworden, und sah aus wie ein Engel. [...] Der König schien ganz verjüngt durch seine Freundlichkeit, der Kronprinz in höchster Geschäftigkeit."*

Dies war übrigens einer der letzten öffentlichen Auftritte des bayerischen Königs Maximilian I. Joseph, denn danach zog er sich zunehmend auf sein Schloss Nymphenburg zurück. Nach seinem Tod nur wenige Monate später folgte ihm sein Sohn als König Ludwig I. auf den Thron. Theater- und Opernabende sowie Konzerte spielten eine wichtige Rolle im Gesellschaftsprogramm von Therese Heffner. Manche der hier gespielten Stücke waren zum damaligen Zeitpunkt gerade erst uraufgeführt worden und somit das Beste und Aktuellste, was die Kunstwelt zu bieten hatte. Die junge Frau war begeistert:

> „Vorige Woche war ich zum erstenmal im Isarthortheater, und vorgestern in der Oper Don Juan [...]. Alles was ich davon und darüber sagen könnte, würde sehr unvollkommen sein gegen die himmlische Aufführung. Unter allem Schönen, was ich noch je von Musik hörte, steht diese Kunstleistung oben an."*

Auch Museen standen auf dem Besichtigungsplan. So berichtete sie von einem Besuch der noch nicht ganz fertiggestellten Glyptothek:

> „Im Innern ist das Wenigste fertig, aber das Wenige ist vielversprechend, und nach meiner Überzeugung wird das vollendete Ganze einst ein großes Prachtwerk sein. Die unvollendeten Sääle stehen voll Kisten unausgepackter Kunstwerke, die Deckel sind aufgeschlagen, und von dem Inhalte gerade so viel sichtbar um die Sehlust auf den höchsten Grad zu steigern."*

Es liegt nahe, dass es auch die Absicht von Regierungsrat Heffner war, seine Tochter im besten heiratsfähigen Alter in der gehobenen Münchner Gesellschaft zu präsentieren. Und die Münchner Junggesellenwelt zeigte sich durchaus interessiert, wie ein Beispiel verdeutlicht:

> „A propos von kuriosen Einladungen – neulich wollte Bar[on] Closen durchaus mir seinen Bedienten schicken mit der Aufforderung seinen Logenplatz in der Oper Jean de Paris einzunehmen. Vater konnte es am Ende nur dadurch abwenden, daß er sagte, es wollte mich eine Freundin diesen Abend besuchen. – Sind das nicht tolle Leute hier? trauen sie einer Provinzialistin gar keinen Tackt zu, oder sehen sie selbst nichts unschickliches dabei? letzteres ist doch kaum zu glauben."*

Die Empörung war groß, aber nicht anhaltend, denn schon einen Monat später schrieb Therese:

> „Ich weiß nicht ob Dir mein Vater auch geschrieben hat daß wir gestern einem Diner im Museum beiwohnten, nachher mit Bar[on] Closen nach Biederstein u. dem Jagdhause fuhren und Abends in seiner liebenswürdigen Gesellschaft den Thee bei uns tranken. [...] Morgen fahren wir mit Bar[on] Closen nach Schleißheim."*

Karl von Closen war wie Thereses Vater Jurist im Staatsdienst und ebenfalls ein Mitglied des bayerischen Landtages. Er war Abgeordneter in der Fraktion der Gutsbesitzer, vertrat aber eine liberale Einstellung. Die Avancen bei der Tochter seines Amtskollegen waren zwar nicht von Erfolg gekrönt, aber wir werden Baron von Closen später unter ganz anderen Umständen erneut begegnen).

Aber was hat das alles mit Schönlein zu tun? Spielte er zu diesem Zeitpunkt überhaupt eine Rolle in Thereses Leben? Tatsächlich taucht Schönleins Name einmal in all diesen Briefen auf, und zwar gleich im ersten, kurz nach ihrer Ankunft in München. Allerdings wird er nur als beratender Arzt erwähnt, da sie in jenem Winter von einem hartnäckigen Husten geplagt wurde:

> „Mein Husten ist noch immer eigensinnig, ich kann nicht sagen daß er schlimmer geworden ist, aber besser auch nicht, Vormittags ist er immer aufgelöst und leicht, aber gegen Abend wird er wieder trocken und krampfhaft. Ich vertraue auf Schönleins Ausspruch, die hiesige Luft wird ihn verscheuchen."*

Für wechselseitige zarte Gefühle, die über die Arzt-Patienten-Beziehung hinausgegangen wären, gab es im Jahr 1825 jedoch noch keine Hinweise. Das änderte sich in der darauffolgenden Zeit grundsätzlich. Wir wissen zwar nicht, wann und wie Therese Heffner und Johann Lucas Schönlein ihre Liebe füreinander entdeckten, aber es scheint ziemlich schnell gegangen zu sein. Denn schon etwa eineinhalb Jahre nach ihrer Rückkehr aus München bezeichnete sich Therese in einem Brief an Margaretha Schönlein als die „Braut Ihres Sohnes". Sie umgarnte seine Mutter mithilfe ihrer Formulierungsgabe:

> „Ich fühle mich eben so geehrt durch die Wahl Ihres Sohnes als sich mein Herz beglückt fühlt durch seine Liebe, und wenn die innigste Erwiederung dieses Gefühls seine verehrte Mutter über die Zukunft ihres Lieblings beruhigen kann, so darf ich wagen sie Ihnen als Bürgschaft anzubieten; Sie selbst, die Ihren Sohn am besten kennen, müssen es am entschiedensten wissen, daß die Liebe zu ihm mit der Zeit nur wachsen kann."*

Leider ist nur ein Liebesbrief von Therese an ihren Bräutigam selbst erhalten. Dieser trägt das Datum „d. 2ten Juny" ohne Jahreszahl, ist aber wahrscheinlich 1827 entstanden, denn es dürfte nicht mehr lange bis zur Hochzeit gewesen sein. In dem Brief beklagte sie das Unglück, ihren Geliebten nicht sehen zu können. Schönlein war wohl erkrankt, was sie schon im Voraus geahnt hatte. Vor allem bedauerte sie, ihn nicht selbst pflegen zu können, was ihr wenig später als seine Ehefrau möglich gewesen wäre:

10 Ehrgefühl und Eheglück

„Sie haben Unrecht meine Sehergabe zu bewundern, es war nur ein liebendes u. besorgtes Herz was meine Voraussagung diktirte, wie glücklich, hätte es sich dießesmal in seinen Gefühlen getäuscht! Mein Leid Sie nicht zu sehen, weicht dem größeren Leid, Sie abermals erkrankt zu wißen, viel[l]eicht ungeduldig über die Gefangenschaft, in die Ihr feindseeliges Übel sie versetzt. Warum doch können meine Wünsche es nicht in eine spätere Zeit verlegen, wo das Glück mir vergönnt hätte, Ihnen alle die kleinen Dienste leisten zu dürfen, die mein Herz Ihnen stündlich weist u. die es mit eifersüchtigem Gefühle jetzt von fremden Händen Ihnen erzeigen sieht […] wie dürften Sie zweifeln an der Liebe Ihrer Therese?"*

Im Sommer des Jahres 1827 wurden konkrete Hochzeitsvorbereitungen getroffen. Therese stand in engem Briefwechsel mit ihrer zukünftigen Schwiegermutter, die beiden Frauen lernten sich aber vor dem großen Ereignis nicht persönlich kennen. „Immer näher kömmt der Tag der mich Ihrem lieben Sohn unauflöslich verbinden wird, mit ihm die festliche Stunde die Sie uns hieher bringt". An Mariä Himmelfahrt war es endlich soweit. Therese und Johannes Lucas Schönlein schlossen am 15. August 1827 in der Pfarrkirche St. Peter und Paul in Würzburg den Bund fürs Leben (Abb. 10.1):

Nach allem, was man weiß, führten die beiden eine sehr glückliche Ehe. Therese war seine große Liebe, und während ihrer gesamten Ehe war sie für ihn eine Freundin und Partnerin auf Augenhöhe (Abb. 10.1). Ein Schüler Schönleins, der Therese persönlich kannte, beschreibt sie als „vortreffliche Gattin, eine durch Bildung des Geistes und Vorzüge des Gemüthes gleich ausgezeichnete Dame".[2] Sie erfüllte alle gesellschaftlichen Anforderungen an die Rolle der Ehefrau und Mutter im 19. Jahr-

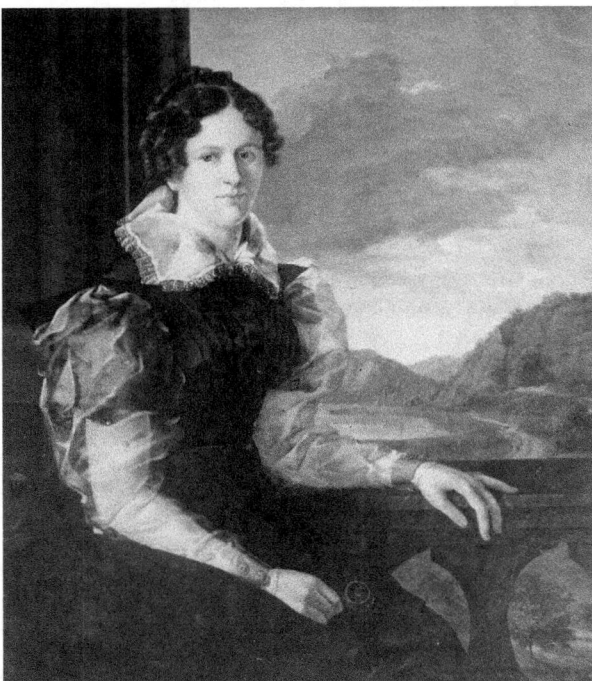

Abb. 10.1 Therese Schönlein, geb. Heffner (Staatsbibliothek Bamberg, Sign: V A 355d)

hundert, war gegenüber ihrem Gatten immer loyal und hielt ihm den Rücken frei. Ohne sie wären seine wissenschaftlichen und ärztlichen Leistungen sicher nicht in dem geschilderten Maße möglich gewesen. In ihren Briefen gab sie sich

> „als eine kluge weltgewandte Frau von echter Herzensgüte zu erkennen. Ihrem manchmal etwas schwierigen Mann brachte Sie nicht nur innige Liebe und Achtung entgegen, sie hatte auch die Genugtuung, daß er bei schwierigen persönlichen Entscheidungen gern auf ihren Rat hörte".[3]

Sie scheute sich auch nicht, ihrem Mann gelegentlich mit deutlichen Worten klarzumachen, wenn er ihre Erwartungen nicht erfüllte. In der uns vorliegenden Korrespondenz war dabei meistens seine Schreibfaulheit der Stein des Anstoßes: „Du hast [...] meine Geduld und mein Herz auf eine harte Probe gestellt. Um beide Dinge stand es in den letzten Tagen sehr schlecht, denn nicht einmal durch ein paar dürre Worte entschädigest Du mich"* und „Warum aber schreibst Du nicht? ach mit welcher Ungeduld, mit welch bangem Herzen horche ich um die Poststunde dem jetzt so seltenen Klang unsrer Hausglocke!"*

Bereits zwei Monate vor dem geplanten Hochzeitstermin hatte Schönlein eine Reisegenehmigung bei der Würzburger Universitätsleitung beantragt:

> „Ich habe den Vorsatz gefaßt, die kommenden Herbstferien zu einer wissenschaftlichen Reise nach Oberitalien zu verwenden; teils um die dortigen großen Hospitäler und ihre Einrichtungen zu sehen, teils um das neue medizinische System der Italiener am Krankenbette selbst zu studieren, vorzüglich aber um mehrere Oberitalien eigenthümliche Krankheiten durch Selbstanschauung kennen zu lernen."[4]

Der zeitliche Zusammenhang mit seiner unmittelbar bevorstehenden Hochzeit legt allerdings nahe, dass hier nicht wissenschaftlicher Eifer die Hauptmotivation war und sich eine Verknüpfung der medizinischen Exkursion mit einer Hochzeitsreise durchaus aufdrängte. Diese Vermutung wird durch die jetzt wiedergefunden Reiseaufzeichnungen von Therese Schönlein bestätigt. Auf insgesamt vierundzwanzig kleinen, eng beschriebenen Seiten hielt sie teilweise nur stichpunkt- und schlagwortartig die Erlebnisse ihrer Flitterwochen fest. Inhaltlich beschrieb Therese Schönlein hauptsächlich die kulturellen Höhepunkte der Reise, wie besichtigte Baudenkmäler und Kunstschätze, aber auch Landschaften und Städte sowie persönliche Eindrücke und kulinarische Genüsse. Bei den erhaltenen Aufzeichnungen handelt es sich um ein Fragment, das mit einer Fahrt von Verona nach Padua am 2. Oktober 1827 beginnt.

> „Rechts die unabsehbare Ebene wendet sich immer der Blick links den schönen Bergen zu, die in den wunderlichsten Formen das Auge ergötzen, das Bizarre ihrer Conturen wächst je mehr man sich Vicenza nähert, während im Vorgrund die kegelförmigen Häupter der Euganeen [norditalienische Hügelkette] sich erheben, nachdem man einige eingedämmte jetzt ziemlich wasserleere Flüsse überschritten hat, verschwinden auch diese wieder hinter einer Hügelreihe die sich allmählig im Halbkreis um uns zieht [...]. Vicenza berühmt wegen seinen Vögeln lieferte uns der Capello rosso den Beweis davon in köstlichen Wachteln. [...] Padova so wenig als Vicenza durch eine Ansicht erfreuend empfängt uns plötzlich in seinen alten Mauern, beim Eintritt über die Brenta, deren trübes Wasser eher einem Canal als

Flusse gleicht. einsame, schlechte Straßen aber allenthalben Cortile's [Innenhöfe] die gegen die Mitte der Stadt ein besseres Ansehn gewinnen. Stella d'oro, gutes Gasthaus an einem der besten Plätzen gelegen in der Nähe der alten Universität der[en] Äußeres nichts imposantes darbietet, dagegen sind alle Hallen u. Gänge im Innern mit den Wappen der Studenten geziert, die hier die Doktorwürde erhielten."*

Sowohl das „Capello rosso" als auch das „Stella d'oro" werden in einem Reiseführer aus jener Zeit als sehr gute Gasthäuser empfohlen. Möglicherweise stammt von dort auch ein Rezept, das Therese auf der folgenden Seite ihrer Aufzeichnungen festgehalten hat:

„Notiz über ein junges Huhn mit Gurken alla villa – das Huhn vorne voneinander gespalten mit Butter bestreichen inwendig etwas Mehl u. Weckmehl u. auf dem Rost gebraten. Sauce gute Fleischbrühe etwas Kräuter Schalotten u. Brodschnitten drin gekocht. über in Scheiben geschnittene eingemachte Gurken gegossen einziehen laßen u. das Huhn darauf gelegt. Trüffel gekocht mit Fleischbrühe über geröstete Brodschnitten angerichtet."*

Zwei Tage später war endlich das ultimative Ziel aller Hochzeitsreisen erreicht:

„Aufhören aller Vegetation weite Sumpfstrecken i. d. Ferne das Meer auf ihm schwimmend Venedig mit seinen stattlichen Kuppeln, [...] eine Barke fährt nach dem ersehnten Ziel. Unruhiges Meer. La Giudecca. Canal grande. Europa. Herrliche Aussicht von d. Zimmern des Gasthofs."*

Thereses Bezeichnung „Gasthof" für ihre Unterkunft in der Lagunenstadt ist eine erhebliche Untertreibung für den am Canal Grande liegenden „Palazzo Giustinian" aus dem 15. Jahrhundert. Dieser war erst kurz vor dem Besuch der Schönleins in das luxuriöse Hotel Europa umgewandelt worden, in dem später auch Giuseppe Verdi, Richard Wagner und Marcel Proust wohnten und arbeiteten. Sie beschrieb die Aussicht aus ihrem Zimmer nach Südwesten, eines der klassischen Bildmotive Venedigs (Abb. 10.2):

„Rechts schließt der prachtvolle Tempel Sta. Maria della Salute das Tableaux in dessen Mitte gerade mir gegenüber, über der Dogana del Mare die wandelbarste aller Göttinnen auf ihrer Kugel [Plastik der Göttin Fortuna auf einer Weltkugel über dem alten Zollgebäude] thront. sie zeigt mir wirklich heute das Antlitz die launenhafte, doch indem ich das Fernglas nach ihr richte, bewegt sie sich nach der Seite – meinetwegen drehe Dich immerhin, wenn sich nur ein Herz nicht wendet."*

In den folgenden zehn Tagen wurde ein umfangreiches Kultur- und Besichtigungsprogramm absolviert und in Stichpunkten festgehalten. Hier sollen nur beispielhaft einige venezianische Impressionen wiedergegeben werden:

„Ponte rialto, erstaunenswerter Bogen ganz v. Marmor, auf der Brücke zwei Reihen Gewölbe, u. rechts u. links noch zwei Wege hinter den Läden. Fischmarkt unendlich reich, [...] Basilica St. Marco. Eigenthümliche Wirkung dieses morgenländischen Gebäudes außen u. Innen alle Gemälde Mosaik. Säulen, Wände, Boden alles afrikanischer u. griechischer Marmor von höchster Schönheit, düstres Licht, mystische Kapellen. [...] Pallast der Dogen fesselt durch sein herrliches Äußere immer aufs neue den Blick. Ponte dei Sospiri [Seufzerbrücke]. unterirdische Kammern wo die Opfer erdroßelt wurden. Gefängnisse

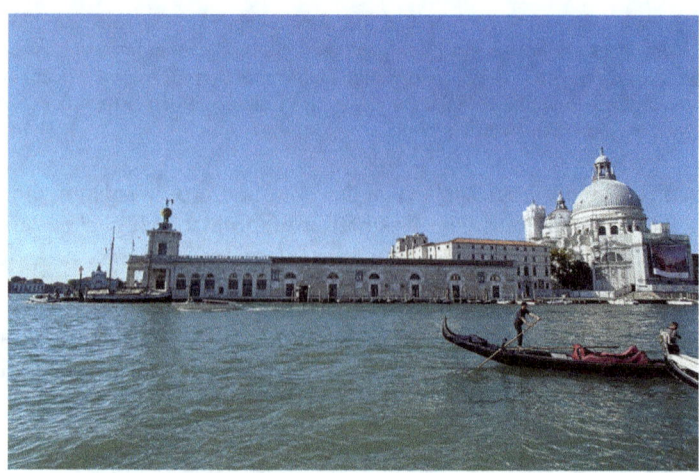

Abb. 10.2 Links die Punta della Dogana mit der goldenen Weltkugel und der Skulptur der Fortuna, rechts Santa Maria della Salute. (Foto: Monika Ronneberger)

> d[er] Inquisition unterirdisch im Pallazzo Ducale. schauderhafte Höhlen ohne alles Licht […] Winkel, wo sie erdrosselt wurden, daneben ein Loch u[m] den Körper i[n] d[en] Canal zu werfen."*

So beschreibt der Text über viele Seiten die Sehenswürdigkeiten und Kunstschätze Venedigs, aber von einem Besuch medizinischer oder wissenschaftlicher Einrichtungen, wie Schönlein in seinem Reiseantrag erklärt hatte, ist nirgends die Rede. Die Rückreise erfolgte über den Kurort Abano, durch das Tal der Brenta bis nach Trient und Bozen. Sicher von den Interessen ihres Mannes beeinflusst, notierte Therese vereinzelt Beobachtungen zu Heilquellen: „Nach Abano auf dem Weg hin viele Quellen u. Wassergräben die rauchen u. immer derselbe Geruch. […] Wasser angenehm zum Baden." Am 24. Oktober erreichten die Schönleins Meran und erlebten dort noch einen herrlichen Herbsttag:

> „Morgens noch trüb heitert sich allmählich auf u. wird der schönste Nachmittag heiß wie im Juny, Spaziergang nach Schloß Tirol mit jedem Schritte entfaltet sich die Landschaft schöner, rechts hinein das berüchtigte Passeier Thal, links in unbeschreiblicher Schöne das Etschthal auf u. abwärts mit der Mündung des Uldenthals. Dorf Tirol Galerie durch den Berg ehe man das Schloß erreicht. Ungeheurer Umfang seiner ehemaligen Größe, jetzt Ruinen bis auf den neuen Bau, den ein Schloßhauptmann u. Schloßkaplan bewohnt."*

Mit der Abreise aus Südtirol enden Thereses Aufzeichnungen ziemlich abrupt. Zwei Wochen später waren die Frischvermählten wieder zu Hause in Würzburg.

Lehrstühle und Leibärzte 11

„Ich kann mit Wahrheit sagen, daß ohne mein Zuthun, mich das Glück förmlich durch das Leben getragen hat. Alles was ich äußerlich an Würden und Ehre erreichte, wurde mir ungesucht entgegen getragen." (Johann Lucas Schönlein)
(Ebstein 1916, S. 214)

Das Leben zeigte sich für den frisch verheirateten Johann Lucas Schönlein von seiner sonnigsten Seite. Durch die Hochzeit mit Therese war er als Schwiegersohn des Regierungsrates und Landtagsabgeordneten Philipp Heffner endlich auch in der gehobenen Würzburger Gesellschaft angekommen. Die Ehe war glücklich, und schon bald konnte sich das junge Paar über Nachwuchs freuen. Die erste Tochter erblickte am 27. September 1828 das Licht der Welt und wurde zwei Tage später im St.-Kilians-Dom zu Würzburg getauft. Die Wahl des Namens fiel wohl nicht schwer. Da beide Großmütter Margaretha hießen, gab es hier sicherlich wenig Spielraum für Diskussionen; als offizielle „Taufzeugin" ist Thereses Mutter in das Buch der Dompfarrei eingetragen. Von klein auf wurde das Mädchen aber nur „Etha" genannt, und dieser Rufname blieb ihr für ihr gesamtes Leben erhalten. Nur etwa eineinhalb Jahre später, am 2. März 1830, wurde dann die zweite Tochter geboren und auf den Namen Anna getauft. Sie war ein zartes Mädchen von etwas schwächlicher Konstitution. Die kleine Familie wohnte im Zentrum Würzburgs in der Domerschulstraße 13 gleich gegenüber dem Eingang zum alten Universitätsgebäude (Abb. 11.1).

Beruflich hatte Schönlein als Lehrstuhlinhaber und Leiter der Medizinischen Klinik seine Ziele innerhalb kürzester Zeit erreicht, was sich auch in seinem Auftreten äußerte. So schilderten es zumindest verschiedene Ärzte und Wissenschaftler von anderen Universitäten, die das Juliusspital besuchten. Der namhafte Königsberger Anatom Karl Friedrich von Burdach, der noch wenige Jahre zuvor Schönleins Dissertation verrissen hatte, beschrieb seinen Kollegen:

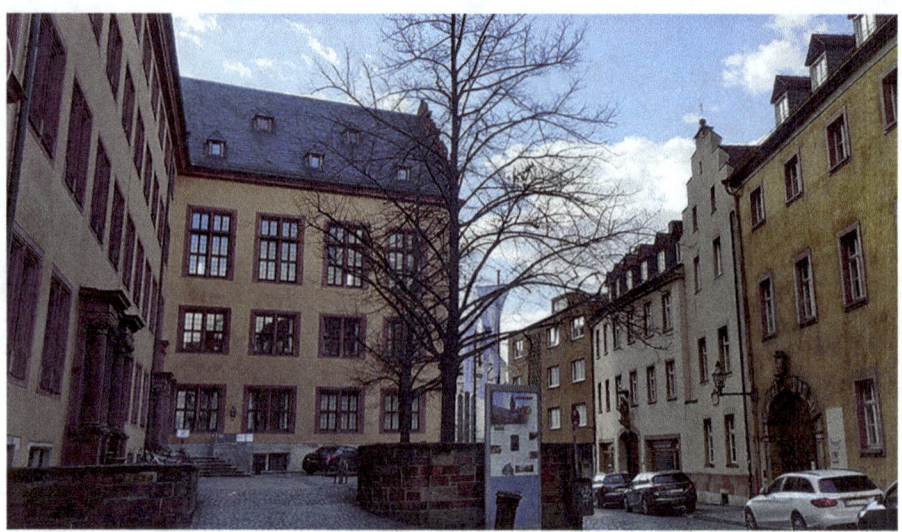

Abb. 11.1 Das Wohnhaus der Familie Schönlein in Würzburg ganz rechts im Bild mit dem großen Tor, gegenüber der mit Säulen geschmückte Eingang zum alten Universitätsgebäude. (Foto: Isabel Manger)

„Auch interessirte mich Schönlein, in dessen starken Zügen und breitem, gestrecktem Nacken Kraft und Selbstgefühl sich verkündigte, wie denn auch sein festes Auftreten im Klinikum, sein scharfes, zuweilen wie durch Inspiration gegebenes Auffassen der Krankheiten und manche kecke Behauptung damit übereinstimmte."[1]

Auch der spätere preußische Medizinalrat und Direktor der Charité, Wilhelm von Horn, stattete als junger Arzt auf einer Reise quer durch Europa der Würzburger Klinik einen Besuch ab:

„Schönlein hat mir als klinischer Lehrer außerordentlich gefallen, er scheint viel Zuversicht zu haben und in seiner Diagnose genau zu sein. […] Die Herzkrankheiten werden hier genau studirt, und Schönlein unterscheidet mit großer Bestimmtheit 5–6 verschiedene Entzündungen nach den kranken Theilen desselben; die Richtigkeit der Diagnose wird leider durch den Tod häufig bestätigt."[2]

Neben der inneren Abteilung stand auch das „Irrenhaus" unter Schönleins Leitung, jedoch schien er an psychischen Erkrankungen kein besonderes wissenschaftliches Interesse gehabt zu haben:

„Religiöser Wahnsinn kommt oft vor, und ich sah zwei Reconvalescenten davon. Eine ältere Frau, deren Mutter sich erhängte, machte oft Anstalten dazu, und da sie davon abgehalten wurde, machte sie Anstalt, den Kopf gegen die Wand zu rennen: jetzt leidet sie an den Folgen dieses Versuches. Schönlein spricht wenig davon, und scheint diesen Zweig auch nur obenhin zu verwalten, daher kann ich nicht viel mehr darüber sagen; aber in einem äußerlich guten Zustande ist das Institut doch."[3]

11 Lehrstühle und Leibärzte

Da die Qualität eines Hochschullehrers auch immer daran zu bemessen ist, wie viele seiner Studenten ihrerseits den Aufstieg in gehobene akademische Positionen schaffen, sollten an dieser Stelle – zusätzlich zu den bereits früher aufgeführten – einige weitere Schüler Schönleins aus jener Schaffensperiode erwähnt werden. Der berühmteste davon war sicherlich Theodor Schwann, der Begründer der Zelltheorie und Erstbeschreiber der Markscheiden von Nerven. Schwann studierte nur kurze Zeit in Würzburg, ging dann nach Berlin und wurde schließlich auf die Lehrstühle für Anatomie und Physiologie in Löwen und Lüttich berufen. Er entdeckte auch das Magenenzym Pepsin und prägte den Begriff „Metabolismus". Aber noch andere spätere Professoren sind aus der Schönlein'schen Schule hervorgegangen, wie die Anatomen Julius Budge in Bonn sowie Bernhard Mohr in Würzburg oder der Chirurg Johann Ferdinand Heyfelder, der in Erlangen die erste Äthernarkose Deutschlands durchführte.

Aber statt der akademischen Laufbahn bot sich für begabte und gut ausgebildete Ärzte im 19. Jahrhundert noch eine weitere Karriereoption an, die einige der Würzburger Medizinstudenten ergriffen. Da Deutschland nach wie vor in viele Einzelstaaten zersplittert war, gab es zahlreiche Königs- und Fürstenhöfe, wo die Stellung eines Leibarztes in der Regel gut dotiert und mit erheblichen Vergünstigungen ausgestattet war. So erhielt Franz Xaver von Gietl als persönlicher Arzt des Kronprinzen und späteren Königs Maximilian II. eine Anstellung am bayerischen Königshof. Als Maximilians Bruder Otto 1832 zum griechischen König ernannt wurde, nahm einen Schüler Schönleins als Leibarzt mit. Bernard Röser, der einige Jahre zuvor in Würzburg promoviert hatte, wurde „Königl. griech. Hofmedicus in Nauplia" und verabschiedete sich von seinem Lehrer: „Morgen reise ich im Gefolge der Regentschaft nach Griechenland."* Zwei weitere am Juliusspital ausgebildete Ärzte fanden Anstellung am herzoglichen Hof von Leuchtenberg im Fürstentum Eichstätt. Johann Baptist Ullersperger betreute den Herzog von Leuchtenberg und späteren Prinzgemahl von Portugal, Auguste de Beauharnais, und dessen Schwester Amélie, Herzogin von Braganza und Kaiserin von Brasilien, nahm den Schönlein-Schüler Franz Joseph Stephan als Leibarzt mit nach Lissabon. Und am Hof des Herzogs von Sachsen-Meiningen fand mit Ferdinand Jahn ein weiterer Mitarbeiter Schönleins eine dauerhafte Anstellung, nachdem einige Anläufe zu einer akademischen Laufbahn fehlgeschlagen waren.

An der Universität war Schönlein in seiner Position als Professor und Klinikchef unangefochten. In einem Falle verlangte die Universitätskuratel eine Erklärung von Schönlein, warum er seine Vorlesung über Geschlechtskrankheiten in ein „Collegium privatissimum" exklusiv für sechzehn dafür eingeschriebene Studenten umgewandelt hatte. und „welches Honorar derselbe für die Vorträge dießfallsigen Zuhörern in Anforderung gebracht habe".* Der akademische Senat kam jedoch aufgrund eines Gutachtens zu dem Ergebnis, dass diese Art von Vorlesung gegen ein angemessenes Hörergeld völlig rechtmäßig gewesen sei. Schönlein erhielt lediglich eine Rüge dafür, dass er diese Lehrveranstaltung nicht hinreichend im Voraus angekündigt hatte.

Auch über Bayern hinaus drang Schönleins Reputation als einer der namhaftesten Ärzte und akademischen Lehrer seiner Zeit. Seine Meinung stand auch bei Professoren von anderen deutschen Hochschulen hoch im Kurs. Als Ritterschlag muss er es aber wohl empfunden haben, als sich ausgerechnet „der größte Arzt unserer Zeit, der herrliche Autenrieth",[4] an ihn wandte. So hatte er selbst nämlich Johann Heinrich Ferdinand Autenrieth, den königlich-württembergischen Leibarzt und Gründer der Hochschule in Tübingen, nur sieben Jahre zuvor in seiner Antrittsvorlesung bezeichnet. Ausgerechnet dieser bat ihn nun um Hilfe bei der Behandlung einer Patientin mit

> „einem Übel, wo 10lei Ärzte 10lei Meinungen indessen hatten, eine Dame, welche in jeder Hinsicht verdiente, daß unsere arme Kunst ihr helfen könnte. [...] Aber ich bitte Sie, sehen Sie die Kranke nicht bloß als einen Gegenstand gemeinschaftlicher Consultation, sondern als einen solchen an, an dem Ihnen selbst, als wäre es Ihre nächste Verwandte, liegt."*

Von einer der traditionsreichsten medizinisch-naturwissenschaftlichen Gesellschaften Deutschlands, der „Societas physico-medica Erlangensis", wurde Schönlein Ende des Jahres 1830 zum Ehrenmitglied ernannt. Es war dies die erste von einer Vielzahl derartiger Auszeichnungen, die im Laufe seines Lebens noch nachfolgen sollten. Dass diese Anerkennung ausgerechnet „von den bigotten Erlangern"[5] kam, die sich zwölf Jahre zuvor aufgrund seiner Religionszugehörigkeit nicht hatten entscheiden können, „einen jungen Menschen ohne Namen in ihrer Mitte aufzunehmen",[6] birgt durchaus eine gewisse Ironie.

Besonders enge Kontakte pflegte Schönlein auch zu seinen Kollegen von der Universität Heidelberg. Als im Jahr 1829 die 8. Versammlung der Deutschen Naturforscher und Ärzte dort stattfand und Schönlein nicht teilnehmen konnte, wurde er von seinen Kollegen sehr vermisst. So schrieb ihm der Heidelberger Gynäkologe Franz Naegele, nach dem heute die Rechenregel zur Ermittlung des voraussichtlichen Geburtstermins benannt ist, kurz nach jener Tagung:

> „Zugleich füge ich die Versicherung bei, wie lebhaft meine Freunde und ich bedauert haben, uns vergeblich auf Ihre Anwesenheit bei der Versammlung der Naturforscher und Aerzte gefreut zu haben. Hätte Ihnen so oft das rechte Ohr geklungen, als von Ihnen in der Zeit die Rede war, sie würden gewiß, trotz Ihrer Meisterschaft in der Diagnostik, geglaubt haben, Sie wären mit einer affectio rheumatica tubae Eustachianae [Entzündung der Ohrtrompete] behaftet."*

Als höchste Anerkennung der Leistung Schönleins als Hochschullehrer ist es wohl zu werten, dass sich manche Ärzte oder Wissenschaftler direkt an ihn wandten, um ihm ihre eigenen Söhne zur klinischen Ausbildung anzuvertrauen. Dazu zählten die Chemieprofessoren in Göttingen und Erlangen und der Direktor der Berliner Universitätsklinik, Ernst Daniel August Bartels. Sogar der erste Leibarzt des bayerischen Königs Maximilian I. Joseph und Mitglied des Obermedizinalkollegiums in München, Bernhard Joseph von Hartz, erkundigte sich vertraulich bei Schönlein nach seinem Sohn Peter, da er sich um den Fortgang von dessen Medizinstudium Sorgen machte:

„Was halten Sie von Ihm, was habe ich zu erwarten? Wie sieht es mit Kopf und Herz bey Ihm aus? [...] Er scheint mir zu sehr am Sinnlichen zu hangen und ernsthafte Arbeit schmeckt ihm nicht. Da ich weiß daß er das größte Vertrauen auf Sie hat, so können Sie alles mit Ihm machen, Er wird fühlen was ein bekümmertes Vaterherz ist, und den Nachtheil einsehen, welchen ein versäumtes Vorbereitungsstudium hervorbringt."*

Wir kennen die Antwort nicht, aber die Einschätzung des Vaters traf den Nagel auf den Kopf. Der Sohn wurde nicht Arzt, sondern Rittmeister bei der bayerischen Kavallerie.

Bei solch einer Reputation Schönleins blieb es nicht aus, dass auch von anderen Universitäten Fühler ausgestreckt wurden, ob sich der noch junge, aber bereits berühmte Professor nicht vielleicht abwerben ließe. So fragte der später der als Wegbereiter der plastischen Chirurgie in Berlin berühmt gewordene Johann Friedrich Dieffenbach nach. Sie

„werden sich meiner kaum noch wohl erinnern, da mein Aufenthalt in Würzburg 1822 von zu kurzer Dauer war, als daß ich Ihnen hätte näher bekannt werden können. [...] Sie haben doch ohne Zweifel gehört, daß seit Berends[7] Tode die erledigte Stelle als klin[ischer] Lehrer der Aepfelbaum der Hesperiden geworden ist, wonach von allen Seiten gelangt wird."[8]

Dieffenbach teilte Schönlein mit, er habe auch in preußischen Regierungskreisen wiederholt versucht, ihn „als den meiner Überzeugung nach besten und genialsten klin[ischen] Lehrer in Deutschland zu nennen – ich habe die meisten andern gesehen."[9] Es ist jedoch unwahrscheinlich, dass Schönlein in jener Zeit ernsthaft in Erwägung zog, nach Berlin zu gehen. Als er von einem seiner Schüler auf diese Wechselgerüchte angesprochen wurde, antwortete er: „Wahrlich es wäre nicht blos ein Fehler – ich halte es für ein nicht zu sühnendes Vergehen, frevelnd das außen zu suchen, was das Vaterland zu bieten und zu gewähren hoffen läßt."*

Doch auch andernorts war man auf Schönlein aufmerksam geworden. Zu Beginn des Jahres 1830 sollte er an die Ludwig-Maximilians-Universität nach München berufen werden. Wahrscheinlich fiel ihm auch hierüber die Entscheidung nicht schwer, denn an seiner Einstellung zur Landeshauptstadt hatte er schon in früheren Briefen wenig Zweifel gelassen. Für ihn war München eine Stadt, „welche mir Grund und Anlaß zum Mißmut und zum Leide bot",[10] denn er hatte sich schon mehrfach über willkürliche Einmischungen der bayerischen Zentralgewalt in Angelegenheiten der fränkischen Universitäten ärgern müssen: „Aber wir Provinzialen sind schon gewohnt, von Euch ‚Römern' ausgelacht zu werden."[11] Auch ein Universitätskollege, der Juraprofessor Johann Adam Seuffert, der die Verhältnisse in München gut kannte, riet ihm dringend von dem Wechsel ab:

„Würden Sie wirklich den Ruf nach München erhalten und annehmen, ich würde Sie nicht minder bemitleiden als uns bedauern, denn in der ganzen Geschäftswelt ist die Luft schwühl und drückend, man merkt allen Leuten an, daß sie aus gepreßter Brust athmen, nirgends gegenseitiges Vertrauen, nirgends Zuversicht."[12]

Dazu kam, dass von allen Seiten nichts unversucht gelassen wurde, um den berühmten Professor in Franken zu halten. Die Studenten veranstalteten für ihren verehrten Lehrer einen Fackelzug, die Universität erhöhte seine Besoldung, und der Magistrat der Stadt entschloss sich, aus eigenen Mitteln einen finanziellen Ausgleich für das entgangene Münchener Angebot zu gewähren. Schließlich wurde Schönlein die Ehrenbürgerwürde der Stadt Würzburg vom ersten Bürgermeister Wilhelm Joseph Behr feierlich ausgehändigt. Damit war Schönlein nun auch offiziell als Würzburger Bürger anerkannt und kein „Zugereister" mehr.

Er genoss in vollen Zügen das soziale Leben in Würzburg, welches sich für die Bürger der Stadt in sogenannten Gesellschaften abspielte. Man traf sich in größeren Gruppen zu festen Zeiten in bestimmten Gastwirtschaften, aß, trank und führte angeregte Gespräche. Der primäre Zweck dieser Zusammenkünfte war die Geselligkeit, aber aufgrund von Einschränkung und Überwachung der öffentlichen Meinungsäußerung dienten diese privaten Treffen zunehmend auch zum Austausch politischer Inhalte. Die Zusammensetzung der verschiedenen Gesellschaften spiegelte die soziale Hierarchie der Universitätsstadt wider. Während sich in der „Reichsstadt" überwiegend Akademiker trafen, waren dies im „Ritter zum eisernen Helm" und im „Grünen Bund" eher Handwerker und Händler. Die Trennung war jedoch keine strikte, und manche Bürger waren durchaus Mitglieder in verschiedenen Vereinigungen. Eine besondere Rolle als Treffpunkt für die „konzentrirte Intelligenz" spielte die „Gesellschaft bey Geist in der Kuhgasse", die sich ab 1830 regelmäßig traf. Der eigenartige Name dieses Vereins bezog sich aber nicht auf den Intelligenzquotienten seiner Mitglieder oder die dort konsumierten Getränke, sondern leitete sich vom Namen des Bierwirtes Geist her, der in jener Gasse – heute Pleicherkirchgasse, ganz in der Nähe des Juliusspitals – sein Gasthaus betrieb. Die Geistgesellschaft bestand aus neun Professoren, überwiegend der Medizinischen und Juristischen Fakultäten und sechs höheren bayerischen Staatsbeamten. Neben Schönlein und seinen ärztlichen Kollegen Textor und d'Outrepont sind hier vor allem die Rechtsprofessoren Johann Adam Seuffert und Sebald Brendel zu nennen. Mit beiden Juristen verband Schönlein über die Stammtischrunden hinaus auch eine enge persönliche Freundschaft. Die politisch herausragende Person in dieser Vereinigung war jedoch ohne Zweifel der erste Bürgermeister Würzburgs, Wilhelm Joseph Behr.

Behr hatte Rechtswissenschaften studiert und war auf den Lehrstuhl für Öffentliches Recht und Privatrecht an der Julius-Maximilians-Universität berufen worden. Während seiner akademischen Laufbahn war er auch Prorektor der Universität und als Mitglied des akademischen Senats der Verfasser eines Gutachtens, das die erste Anstellung Schönleins als Privatdozent in Würzburg unterstützte. Im Jahr 1819 wurde der allseits geschätzte Jurist als Universitätsvertreter in die Abgeordnetenkammer des Bayerischen Landtages gewählt, wo er allerdings schnell durch einige zu fortschrittliche Anträge den Unmut des Königs und seiner Minister auf sich zog. Nach dem Inkrafttreten der Karlsbader Beschlüsse wurden Behrs Vorlesungen unter polizeiliche Beobachtung gestellt. Bei der Würzburger Bevölkerung aber war er aufgrund seiner freiheitlichen Gesinnung äußerst beliebt, und so wurde er 1821 zum ersten Bürgermeister der Stadt gewählt, eine Funktion, die er für zwölf Jahre bekleidete.

Aber die Auseinandersetzung mit der bayerischen Zentralregierung ging weiter: Behr musste sein Lehramt an der Universität niederlegen und erhielt, obwohl wiederholt von den fränkischen Wählern bestätigt, keinen Zugang als Abgeordneter zum Landtag in München. Diese Willkür wurde durchaus kritisch kommentiert:

> „Warum ist dieser Mann nicht Minister? Warum ist er verurtheilt, ein kleines Stadtregiment zu führen, welches jeder Magistratsrath ebenso gut [...] besorgen könnte? Warum erschallt seine Stimme nicht von der Volksbühne Bayerns zum Nutzen des Vaterlandes, und zur Belehrung Europens?"[13]

Kurzzeitig keimte Hoffnung auf, als nach dem Tod von König Maximilian I. Joseph sein Sohn Ludwig den bayerischen Thron bestieg, der einige Zeit in Würzburg gelebt hatte und mit Behr gut bekannt war. Doch auch dadurch besserte sich nichts an der politischen Situation, eher im Gegenteil:

> „Mit den liberalen Ideen seiner Kronprinzenjahre entschwandt bei Ludwig I. auch der letzte Rest der Freundschaft zu Behr, dem er, vielleicht in gewisser Beziehung nicht ganz mit unrecht, die Schuld an der immer radikaler werdenden Stimmung des fränkischen Liberalismus Schuld gab. Sie verwandelte sich nach und nach geradezu in einen fanatischen Haß."[14]

So blieb Behr ein hoch angesehener und von seinen Bürgern geschätzter Provinzpolitiker. Von München aus wurde er argwöhnisch beobachtet – die große Abrechnung stand noch bevor. Für Schönlein aber war die Integration in diesen illustren Kreis der Würzburger Gesellschaft der sichtbarste Beweis dafür, dass er endlich dort angekommen war, wo er immer hingewollt hatte. Doch gerade die Zugehörigkeit zu der „Gesellschaft bey Geist in der Kuhgasse" war es, die ausschlaggebend für den Anfang vom Ende seiner glücklichen Würzburger Jahre sein sollte.

Aber noch war es nicht so weit. Schönlein fühlte sich in Würzburg so wohl, dass er keinen Gedanken an irgendwelche Positionen an anderen Universitäten verschwendete – ganz im Gegenteil. Er versuchte seinerseits, enge Vertraute zu einem Wechsel an die Julius-Maximilians-Universität zu verhelfen. Am intensivsten setzte sich Schönlein dafür ein, seinen früheren Mentor und Gesinnungsgenossen Lorenz Oken nach Würzburg zu locken. Dieser hatte die Universität in Jena wegen seiner zu fortschrittlichen Einstellung und seines Streits mit Goethe verlassen müssen und war 1827 mit hohen Erwartungen nach München gewechselt: „Was könnte mir aber Angenehmeres begegnen, als in einem solchen Lande wirken zu können, in welchem ein so kenntnisreicher und der Wissenschaft wie der Kunst so wohlwollender König wirkt und sorgt. Große Hoffnungen habe ich auf diesen Mann gesetzt."[15] Oken war vor Ort jedoch schnell desillusioniert worden. Er fand ungünstige Arbeitsbedingungen vor, und der König kürzte seine jährlichen Bezüge um ein Drittel. Ein damaliger Kollege schrieb: „König Ludwig war den Naturwissenschaften nicht hold und noch weniger einer freiheitlichen Gesinnung."[16] Oken war somit verständlicherweise mit seiner Situation in München unzufrieden und durchaus offen für Alternativen.

So hatte sich im Frühjahr 1830 die Lage um einhundertachtzig Grad gedreht. Schönlein war nicht mehr an einer Professur in München interessiert, sondern er versuchte seinerseits, Oken von einem Wechsel nach Würzburg zu überzeugen. Dazu versorgte er den Freund mit Informationen zu den Bedingungen vor Ort:

> „Daß es zu Würzburg verhältnißmäßig wohlfeiler zu leben sei, als in München, dürfen Sie doch auch nicht außer Rechnung lassen. Nachdem dem Grundsatze ‚primum est vivere' [Zuerst kommt das Leben] genüget, lassen Sie uns auch auf die sämmtlichen Vortheile einen Blick werfen. Daß in München Nichts, auch rein Nichts für die Naturwissenschaften geschieht, werden Sie aus Herzensgrund bekennen und somit auch, daß Sie wenig verlieren, wenn Sie der Hauptstadt den Rücken kehren."[17]

Aber als die Berufung Okens durch die Würzburger Universität dem König ordnungsgemäß zugeleitet wurde, intervenierte das bayerische Innenministerium. Man befürchtete, dass sich Oken „aus dem Grunde dahinsehnt, um sich daselbst mit der ultraliberalen Partei näher zu verbinden", und befand, dass er besser in München aufgehoben sei, damit dort „seine politischen und realistischen Ansichten [...] paralysiert werden".[18] Die dunklen Wolken im Süden ballten sich immer drohender zusammen, und der Ausbruch des Gewitters schien unmittelbar bevorzustehen.

Belvedere und Blocksbergbad   12

> *„Das Wetter ist schlecht. Ich muß d. Zeit mit Begaffen, auf den belebten Straßen und in den Kaffeehäusern verbringen, in denen trefflicher Kaffee u. köstliches Gefrornes den Gaumen kitzelt aber nur royalistische Zeitungen schlecht d. Neugierde befriedigen."* (Johann Lucas Schönlein) (Alle nicht anders gekennzeichneten Zitate zur dieser Reise: Reisetagebuch Schönleins, Staatsbibliothek Berlin, NL Ebstein, Kasten 7, Nr. 126, Bl. 5)

Zu Beginn des Jahres 1830 war beruflich und privat bei den Schönleins alles in bester Ordnung. Im Wohnhaus der kleinen Familie direkt gegenüber dem Eingang zur Universität ging es sicherlich oft recht turbulent zu. Die beiden Töchter waren noch klein, Etha knapp zwei Jahre, die kleine Anna gerade einmal drei Monate alt. Schönleins Frau Therese war mit der Kinderbetreuung, der Führung des Gelehrtenhaushaltes und Pflege von Kontakten zu Verwandten und Freunden gut beschäftigt. So darf es nicht verwundern, dass es dem viel beschäftigten Professor verlockend erschien, dem häuslichen Trubel und seinen universitären Verpflichtungen für einige Wochen entfliehen zu können – die ideale Gelegenheit, wieder einmal seiner alten Reiselust zu frönen.

Er hatte in jenem Sommer eine Exkursion geplant, „welche zu wissenschaftlichen Zwecken unternommen" werden sollte.[1] Die organisatorischen Voraussetzungen waren geschaffen; die Königlichen Regierung des Untermainkreises hatte ihm „die Erlaubniß zu einer Reise nach Wien und Ungarn allergnädigst bewilliget", mit der Auflage, „während seiner Abwesenheit, ein geeignetes Provisorium zu treffen".* Was genau waren aber diese „wissenschaftlichen Zwecke", für die er eine solche, mit damaligen Transportmitteln recht mühsame und kostspielige Exkursion auf sich nahm? Im Vordergrund stand der Besuch medizinischer Institutionen in anderen Städten und Ländern, um dadurch Kenntnisse und Anregungen für die eigene Tätigkeit zu gewinnen. Außerdem hatte Schönlein ein ganz besonderes Interesse an der regionalen Verteilung bestimmter Krankheiten. Er befasste sich mit dem Zusammenhang von geografischen, geologischen und klimatischen Eigenschaften eines Landstrichs mit den dort vorkommenden Erkrankungen. Hierfür schien ihm insbesondere die Erforschung der ungarischen Tiefebene lohnend. Außerdem beschäftigte er sich seit langem mit der Balneotherapie, das heißt der spezifischen Wirkung von Heilquellen bei bestimmten Krankheiten. Darüber hinaus bot eine solche Reise natürlich auch reichlich Gelegenheiten, seinen botanischen und mineralogischen Vorlieben nachzugehen. Und kulturelle Aspekte wie Besuche von Museen, Ausstellungen oder Theatervorstellungen sollten auch nicht zu kurz kommen. Aber all dem übergeordnet war die Aufnahme und Pflege von persönlichen Kontakten zu anderen Medizinern und Wissenschaftlern. In einer Zeit, in der die gelehrte Korrespondenz das einzige Medium zum Informationsaustausch über größere Distanzen darstellte, war es von essenzieller Bedeutung, über ein gut geknüpftes Netzwerk von Briefpartnern zu verfügen.

Dass sich alle diese Aspekte seiner Reise heute detailliert nachverfolgen lassen, verdanken wir einem glücklichen Umstand (Abb. 12.1). Im Nachlass des Medizinhistorikers Erich Ebstein in der Staatsbibliothek zu Berlin (Preußischer Kulturbesitz) fand sich vor Kurzem ein Reisetagebuch mit detaillierten handschriftlichen Aufzeichnungen Schönleins. Es handelt sich hierbei um ein gebundenes Heft mit 22 nummerierten Blättern, das datierte Eintragungen aus den Jahren 1830 bis 1839 enthält und während dieser Zeit offensichtlich auf mehreren Exkursionen mitgeführt wurde.

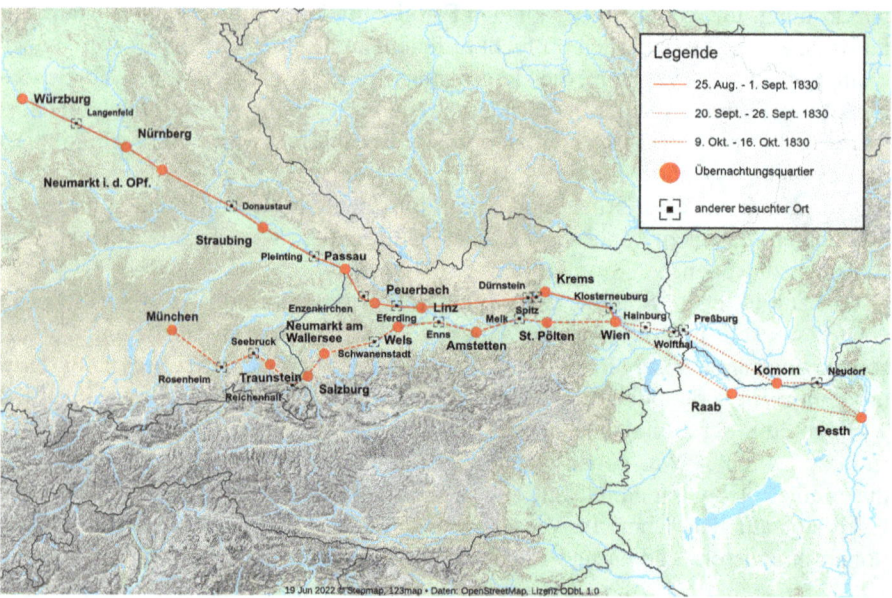

Abb. 12.1 Reiseroute Schönleins im Jahr 1830 (StepMap GmbH, OpenStreetMap und eigene Darstellung)

12 Belvedere und Blocksbergbad

Am 25. August 1830 begannen die Aufzeichnungen von der Fahrt nach Wien und Budapest mit den Worten:

„Unter Kanonendonner Abreise von Würzburg. Feiner Regen. Der Himmel klärt sich auf. In Langenfeld vertausche ich den Lohnkutscher mit schmählichen Postkaleschen und komme noch früh genug in Nürnberg an, um die Reste des Volksfestes auf der Peterheide zu genießen. Zahlreiche laubumwundene Festwagen der umliegenden Gemeinden sperrten das Thor. Zeltähnliche Buden, die manchfaltigsten Genüsse bietend, umschlossen den großen Raum, in dem genußlüstern die Menge wogte."

In Nürnberg absolvierte Schönlein am nächsten Tag ein touristisches Kulturprogramm mit Besuchen in den Kirchen St. Lorenz und St. Sebald sowie der im 2. Weltkrieg komplett zerstörten Moritzkapelle, mit Gemälden von Albrecht Dürer und Lucas Cranach. Nach einem Besuch der Stadtbibliothek ging es noch am Nachmittag mit der Kutsche weiter bis zum Juraanstieg bei Neumarkt in der Oberpfalz. Hier interessierte sich Schönlein vor allem für geografische Position und die Wasserversorgung:

„Der noch stehende Waizen und ganz grüne Hafer bezeugen die hohe Lage. Cisternenwasser in allen den zahlreichen durchaus nicht ärmlich aussehenden Dörfern. Wäre interessant etwas Näheres über die Krankheiten dieser unter ganz eigenthümlichen Einflüssen lebenden Bewohner zu erfahren."

In den folgenden Tagen geht es weiter die Donau entlang über Straubing zur Drei-Flüsse-Stadt Passau: „Felsendurchbruch zur Ilzstadt. Interessanter Punkt zur K[rank]h[eit]sgeografie wegen der ganz von Wasser umgebenen Lage." Schönlein hätte in Passau gern die beschwerliche Reisekutsche gegen eine Flussfahrt eingetauscht, musste dies aber wegen schlechten Wetters zunächst verschieben. In Linz besuchte Schönlein das Krankenhaus der Barmherzigen Brüder, bevor er dort endlich ein Donaufloß besteigen konnte, auf dem er die Landschaft gemächlich an sich vorbeiziehen ließ: „Anfangs durch Auen, im Hintergrunde d. Alpen. Seen zwischen Bergen pittoresque, aber nicht mit Rheinlandschaften zu vergleichen. Nirgends der Wunsch sich anzusiedeln. Schönste Parthien am Strudel, dessen Gefälle diesmal bey außerordentlich kleinem Wasserstande sehr bedeutend." Als er eine Woche nach seiner Abreise schließlich in Wien ankam, schilderte er seine ersten Eindrücke:

„Nach manchen Gefahren, die der niedrige Wasserstand erzeugte, landen wir endlich unter großem Getöse Klosterneuburg gegenüber, bis wohin nur die Holzflöße fahren dürfen. Im Städtchen erhalten wir mit Mühe einen schlechten Einspänner. In Nussdorf werden uns die Pässe abgenommen, an d. Linie eine flüchtige Untersuchung unseres Gepäckes vorgenommen u. ein Fiacker bringt uns in die Stadt, nicht ohne empfindliche Wahrnehmung des grösten Uebels, nehmlich des fürchterl[ichen] Staubes. Alle Gasthöfe sind mit Ungarn überfüllt und nur mit Noth ist Unterkommen in d. Leopoldstadt. Die Gasthöfe sind schlecht. Die Speisesaele nicht elegant. Die Speisen entsprechen dem hohen Rufe von Wien nicht. Die Weine theuer und mittelmäßig."

Am folgenden Tag begann Schönlein unmittelbar mit seinem wissenschaftlichen Programm, besuchte das Allgemeine Krankenhaus, damals eines der größten Hospitäler Europas, und traf mit dessen Direktor Johann Christian Schiffner zusammen:

„Ungeheure Anstalt mit 2000 Betten, und doch nicht hinlänglich für den Krankenandrang der heutigen Zeit. Schiffner Routinier." Danach stand eine Visite in der Augenklinik unter der Leitung des deutschen Ophthalmologen Friedrich Jäger von Jaxttahl auf dem Programm, über den er sich ebenfalls sehr lobend äußerte. Da dann das Wochenende bevorstand, musste sich Schönlein allerdings in Geduld üben: „Die meisten Männer, die ich suche, sind abwesend." Erst nach einigen Tagen des Herumsitzens im Kaffeehaus konnte er mit den Wiener Kollegen zusammentreffen, von denen er sich für seine wissenschaftlichen Interessen am meisten versprach: „Endlich ist Wagner, ein eben so artiger als unterrichteter Mann, vom Lande zurück und wir besehen die trocknen Knochenpraeparate." Johann Georg Wagner war der Leiter der Pathologischen Anatomie und verantwortlich für die Sammlung der pathologischen Präparate am Allgemeinen Krankenhaus. Schon damals arbeitete an Wagners Institut auch Carl Rokitansky, der wenige Jahre später Weltruhm als Mitbegründer der „Zweiten Wiener Medizinischen Schule" erlangen sollte. Rokitansky wird in den Reiseaufzeichnungen zwar nicht namentlich erwähnt, aber der Besuch des Würzburger Kollegen schien bei ihm doch einen nachhaltigen Eindruck hinterlassen zu haben. Einer von Schönleins Schülern behauptete später sogar, dass die Wiener Schule,

> „nur ein einseitig entwickelter Schössling der Würzburger oder Schönleinschen Schule ist, was wohl Niemanden klarer sein wird als dem Herrn Rokitansky selbst, denn dieser, damals noch Assistent und Prosector bei seinem verdienstvollen Amtsvorgänger Wagner, wird sich noch sehr wohl der Sensation erinnern, welche Schönlein's erste Anwesenheit in Wien hervorbrachte und des sehr bemerkbaren Aufschwunges, welchen von da ab noch unter Wagner die Sectionen gewonnen."[2]

Für eine enge Vertrautheit der beiden spricht jedenfalls die Tatsache, dass Rokitansky noch viele Jahre später wegen eigener rheumatischer und psychischer Probleme bei Schönlein ärztlichen Rat einholte.

In einem Treffen mit dem Professor für Physiologie Joseph Julius Czermak ging es um die für das folgende Jahr erstmals in Wien geplante 10. Versammlung Deutscher Naturforscher und Ärzte. Der österreichische Kaiser hatte übermitteln lassen, dass er „die Absicht, Wien als nächsten Versammlungsort zu bestimmen sehr freundlich aufgenommen und erklärt habe, daß er sich innig freuen werde, den ehrenwerten Verein in seiner Hauptstadt zu sehen".[3] Leider konnte die Tagung dann doch nicht wie geplant stattfinden. Den Grund dafür schilderte Czermak ziemlich genau ein Jahr später:

> „Tempora mutantur, et nos mutamur in illis [Die Zeiten ändern sich, und wir mit ihnen]; noch vor einigen Monaten träumten wir, den September in dem Kreise tüchtiger Naturforscher angenehm zu verleben; doch statt einem Heere von Gelehrten besuchte uns am 13ten Nachts die Cholera in optima forma [in bester Form], statt Sitzungen zu halten, sind wir mit Laufen beschäftigt."[4]

Czermak hatte also inmitten der Choleraepidemie von 1831, an der etwa ein Prozent aller Einwohner der österreichischen Hauptstadt verstarben, zumindest seinen Humor noch nicht verloren. Die Ärzteversammlung konnte dann erst mit einem Jahr Verspätung in Wien abgehalten werden.

An weiteren klinischen Einrichtungen besuchte Schönlein in Wien das Militärspital am Josephinum, das Kranken- und Impfinstitut für arme Kinder und den Narrenturm, die erste psychiatrische Klinik Zentraleuropas mit 140 Patienten auf vier Etagen. Er traf noch mit zahlreichen weiteren ärztlichen Kollegen aus den verschiedenen Fachdisziplinen in Wien zusammen und war in seinen Notizen bei deren Beurteilung durchaus nicht zimperlich. Manche beschrieb er als „falsch u. etwas gemein" oder, „von sich eingenommen, geistlos", andere dagegen als „grandios, meisterhaft, klug".

Aber auch der touristische Aspekt seiner Reise kam nicht zu kurz. Schönlein besichtigte den Stephansdom und die Kirche Maria Stiegen, besuchte die kaiserliche Hofbibliothek sowie die Gemäldegalerien in Schloss Belvedere und im Palais Esterházy. Besonders interessierte den passionierten Numismatiker auch das k. u. k. Münz- und Antiquitätenkabinett. Ebenfalls auf dem Programm standen „Schönbrunns herrliche Glashäuser. Menagerie mit schönen Behältern aber wenigen Thieren. Africanischer Elefant, Strauß, Mouflon." Mit dem Augenarzt Friedrich Jäger von Jaxtthal machte er Ausflüge nach Döbling an den Rand des Wienerwaldes, ins Helenental bei Baden und verbrachte einen „Abend in Gesellschaft Jaegers in dem magisch-beleuchteten und von lebenslustigen Wienern gefüllten Garten von Spitz in d. Leopoldstadt". Andere Abendunterhaltungen waren Theater- und Opernaufführungen sowie der Vergnügungspark Tivoli, dessen Hauptattraktion eine Rutschbahn war, von der man einen schönen Ausblick auf die Stadt genießen konnte. Schönlein hielt sich insgesamt drei Wochen in Wien und Umgebung auf, und die Tage waren gut gefüllt mit wissenschaftlichen, kulturellen und privaten Unternehmungen. Am Morgen des 20. September 1830 brach er dann Richtung Ungarn auf:

> „Liebliche Berglandschaft die plötzlich jenseits von Wolfthal endigt, wo d. östliche Ebne Ungarns sich öffnet. Links d. Schloß v. Presburg [Bratislava], von der Abendsonne vergoldet, rechts eine Burg Ruine, wahre Herculessäulen, Gränzmarken Westeuropas. Hier beginnt neues Land, neues Volk."

Neben den touristischen Eindrücken finden sich auch umfangreiche Notizen mit der Überschrift: „K[rankhei]ten Ungarns". Das Sammeln von Erkenntnissen über jene darf man daher wohl als eine wissenschaftliche Hauptmotivation für die ganze Exkursion betrachten. Schönlein notierte Fakten zum jahreszeitlichen und geografischen Auftreten von Krankheiten und zum Zusammenhang mit der Ernährung:

> „Intermittentes [Wechselfieber] in den beiden Ebenen jährlich. [...] Vorher verschwinden Intermitt[entes] nach Austrocknen einiger Sümpfe seit 16 Jahren, seit 2 Jahren kehren sie wieder. [...] Dysenterie [Durchfall]-Epidemie beginnt schon Mitte Julius mit d. Reifezeit der Wassermelonen. Rheumatis[mus] u. Gicht häufig in Folge d. Lebensart u. des schnellen Temperaturwechsels. Regelmäßiges Podagra [Gichtanfälle], häufig bey Adel u. Reichen."

Das Programm von Schönleins einwöchigem Aufenthalt in Budapest umfasste erneut Besuche klinischer und wissenschaftlicher Einrichtungen, wie dem Rochushospital, dem Naturalienkabinett im ungarischen Nationalmuseum und dem botanischen Garten. Da Schönlein schon seit langem ein besonderes Interesse für die Heilkraft von Thermalquellen hegte, gehörten die Bäder der Stadt zu seinen Hauptzielen. Er besuchte das „Kaiserbad, welches der fast einzige Rest der Turkenherrschaft", und anschließend das

> „Blocksbergbad [Gellértbad] mit heißester Felsenquelle. Wohlthaetiger Einfluß d. Wasserdampfes auf meine Brust. Ersteigen des Blocksberges in d. Dämmerung. Herrliche Ausssicht."

Ende September kehrte Schönlein nach Wien zurück, von wo aus er die Heimreise am 9. Oktober „krank und im schlechtesten Wetter, langsam aber genesend" antrat. Von der Rückfahrt gab es wenig Berichtenswertes. Bei Linz verließ er das Donautal Richtung Wels und Salzburg, wo es ihm offensichtlich schon etwas besser ging, denn er erkannte: „Die Sage ist wahr, daß die Welserinnen die Vorposten der schönen Linzerinnen sind." In Salzburg übernachtete er im selben Hotel wie bei seiner ersten Reise in diese Stadt, die er während seines Studiums von Landshut aus unternommen hatte: „Im Schiff [Hotel zum Goldnen Schiff] altes Zimmer, wie vor 18 Jahren, alte Einrichtung; aber leider nicht mehr altes Entzücken." Weiter ging die Fahrt Richtung Berchtesgaden, wo es schon sehr herbstlich wurde: „Reinster Himmel. Reif. Wasser mit Eiskruste bedeckt."

Am meisten war Schönlein auf seiner Rückreise jedoch von einer medizinischen Erkenntnis über die Schwindsucht und ihren Zusammenhang mit Salinen und salzhaltigen Mineralwässern fasziniert. So notierte er in Hallein: „Soolen u. Salinendampf höchst wohlthätig für Lungenleidende, daher auch Salinenarbeiter wenig an Phthisis [Schwindsucht] leidend." Ein bayerischer Kollege bestätigte, „daß Pneumophthisen [Lungenschwindsuchten] sehr selten", und der Salinenarzt von Rosenheim hatte beobachtet, „daß er in 20 Jahren unter 400 Salinenarbeitern 1 Phthis[is] gehabt. Phthisis höchst selten im ganzen Städtchen seit (20 Jahre) Saline hier, während sie weniger selten in den nächst gelegenen Dörfern."

Die Reiseaufzeichnungen im Tagebuch enden schließlich in München, wobei eine der letzten Eintragungen ganz banal lautet: „Mittagessen mit Ringseis." In Kenntnis der heftigen Animositäten zwischen den beiden Professoren in den darauffolgenden Jahren würde man heute gern wissen, was sie wohl bei diesem Essen miteinander besprachen.

Restauration und Repression 13

> *„Wie im Staate die Einmischung des Religiösen in die Politik zu Anarchie u. Despotismus führt, so bey Gelehrten in scientifische Erörterungen zwischen Dummheit und Absurdität." (Johann Lucas Schönlein) (Reisetagebuch Schönleins, Staatsbibliothek Berlin, NL Ebstein, Kasten 7, Nr. 126, Bl. 1)*

Im Jahr 1832 wandte sich das Glück, welches Schönlein bis dahin „förmlich durch das Leben getragen"[1] hatte, abrupt und drastisch von ihm ab, und zwar sowohl in privater als auch in beruflicher Hinsicht. Am 11. Mai traf das schlimmste vorstellbare Unheil die kleine Familie. Die jüngere seiner beiden Töchter, die kleine Anna, verstarb im Alter von zwei Jahren und zwei Monaten an Lungenversagen. Therese Schönlein schrieb an die Schwiegermutter in Bamberg:

> „Leider wird Ihnen mein heutiger Brief keine frohe Stunde bereiten! daß der fürchterliche blaue Husten bei uns eingekehrt ist sagte Ihnen mein letztes Schreiben, daß es mit Etha besser ging theilte ich Ihnen auch mit, aber leider war dieß bei Anna nicht der Fall – das zarte Kind war der Krankheit nicht gewachsen, am verflossenen Sonntag befiel sie plötzlich eine große Schwäche und – ich muß es Ihnen ja doch einmal sagen, gestern Mittag um ½ 12 hat sie der liebe Gott wieder zu sich genommen. Ihr Tod war sanft wie der Schlaf eines Engels und ihre irdische Hülle trägt ordentlich noch den Abglanz der himmlischen Seeligkeit. Ich sage Ihnen weiter nichts über unsern Schmerz, Ihren Sohn kennen sie, er erträgt den Schmerz seines Herzens mit der Standhaftigkeit u. Ergebung des Christen – ach er hatte die Kleine so unendlich geliebt!"*

Zwar war der Tod eines Kindes in der damaligen Gesellschaft ein nicht selten vorkommender Schicksalsschlag – die Kindersterblichkeit lag zu Beginn des 19. Jahrhunderts etwa um das Hundertfache höher als heute –, dennoch kann man sich die Verzweiflung und Ohnmacht des erfolgreichen Arztes vorstellen, der in der eigenen Familie die tödliche Krankheit nicht beeinflussen konnte.

Doch kommen wir zum beruflichen Desaster. Um die Ereignisse des Jahres 1832 in Würzburg besser verstehen zu können, ist es allerdings sinnvoll, etwas in der Geschichte zurückzublicken. Vor allem muss man sich intensiver mit der Persönlichkeit des Johann Nepomuk Ringseis beschäftigen, den Schönlein auf seiner Rückreise von Wien in München besuchte, wie im letzten Kapitel geschildert. Der Oberpfälzer Ringseis (Abb. 13.1) war einige Jahre älter als Schönlein und hatte daher sein Medizinstudium in Landshut schon fast abgeschlossen, als jener gerade dort eintraf. Daher ist es unwahrscheinlich, dass die beiden bereits während ihrer Ausbildung näher miteinander zu tun hatten. Ringseis stand – anders als Schönlein – schon während seines Studiums der konservativ-katholischen Fraktion der Universität nahe. Er fühlte sich verfolgt von aufklärerisch eingestellten Professoren, „die sich positiv feindselig gegen Christenthum und christlich Gesinnte verhielten", wie seinen Lebenserinnerungen zu entnehmen ist. In der Fakultät gäbe es „noch mehrere bitterböse Gesellen, die Alles haßten, was nur in entfernter Beziehung zum Katholizismus stund".[2] So war es nur konsequent, dass Ringseis sich in Landshut dem naturphilosophisch-romantisch orientierten Andreas Röschlaub anschloss, dessen Assistent und Protegé er wurde.

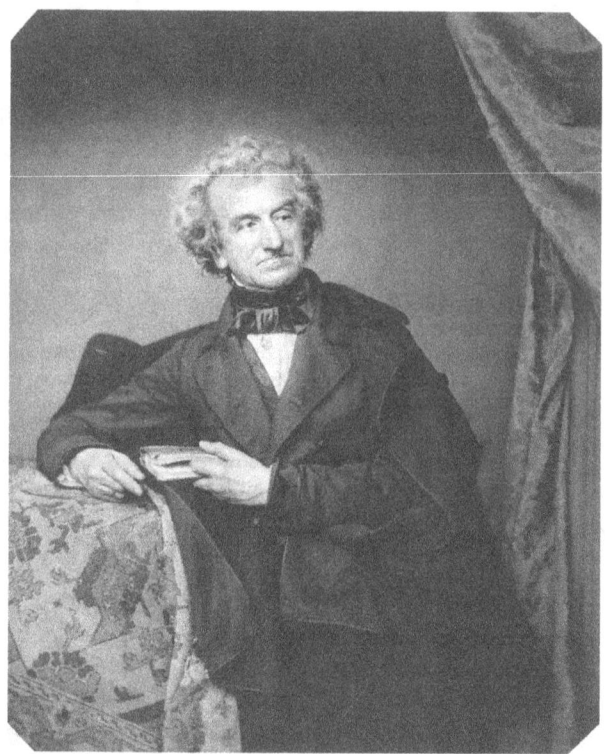

Abb. 13.1 Johann Nepomuk Ringseis. Gemalt von Franz Hanfstaengel (um 1860) (https://commons.wikimedia.org/wiki/File:Johann_Nepomuk_Ringeis.jpg, gemeinfrei)

13 Restauration und Repression

Von seinen Studienreisen zurückgekehrt, eröffnete Ringseis eine ärztliche Praxis in München, wurde aber aufgrund seiner guten Verbindungen wiederholt für universitäre Positionen ins Gespräch gebracht. So auch im Jahr 1817, als er von der Königlichen Hofkommission für eine Professur in Würzburg vorgeschlagen wurde. Ringseis erinnerte sich:

> „Schon war die Sache bekannt, obwohl noch nicht ausgeschrieben [...] schon hatte ich mein Reisegeld für Würzburg empfangen, da ließ König Max I. mich auffordern, den Kronprinzen Ludwig, auf dessen italienischen Reise zu begleiten. [...] – ‚eine Professur', dachte ich, ‚kann mir auch nach der Reise nicht fehlen', und so ging ich auf das königliche Anerbieten mit hoher Freudigkeit ein, schrieb einen Absagebrief nach Würzburg, wo man Schönlein statt meiner berief."[3]

So kam Schönlein damals an seine erste Anstellung als Privatdozent. Tatsächlich war Ringseis schon zwei Jahre später erneut in Würzburg als Bewerber für eine Professur im Gespräch. Davon wissen wir aber nur aus den Universitätsakten und einem Brief Schönleins, da „die Sache mit Friedreich auf Befehl des Ministeriums sehr geheim betrieben wurde und der Umstand, daß die Kuratel Ringseis vorschlug, ebenfalls ein Geheimnis ist".[4] Ringseis selbst erwähnte jene Verhandlungen, bei denen er zum zweiten Mal in Würzburg nicht zum Zuge kam, in seinen Memoiren nicht. Aber es ist gut vorstellbar, dass diese Situation, in der er erneut Schönlein den Vortritt lassen musste, einen tiefen Groll bei ihm hinterließ.

Ringseis' Karriere entwickelte sich in eine andere Richtung. Durch die mehrfachen gemeinsamen Italienreisen mit Kronprinz Ludwig gewann er dessen Vertrauen und wurde zu seinem Leibarzt. Als schließlich 1825 der alte König Maximilian I. Joseph verstarb und sein Sohn als Ludwig I. den bayerischen Thron bestieg, bot sich die große Chance für Ringseis. Er wurde zum Obermedizinalrat und Medizinalreferent im Innenministerium ernannt und war damit maßgeblich verantwortlich für eines der ersten großen Projekte des neuen Königs: die Umsiedelung der Ludwig-Maximilians-Universität von Landshut nach München. Und ganz uneigennützig sollte sein Einsatz für die neue Hochschule auch nicht sein, denn als er vom König, gefragt wurde, welche Stellung er sich selbst wünschte, gab er zur Antwort: „Wenn die Universität hieherkömmt, eine Professur."[5] Ringseis nutzte seinen Einfluss, die neuen Lehrstühle in München überwiegend mit konservativen, romantisch und religiös ausgerichteten Professoren besetzen zu lassen. Sogar seinen alten Landshuter Lehrer und Mentor Andreas Röschlaub holte er aus dem Ruhestand zurück. Eher als Fremdkörper unter den Professoren der neuen Universität muss wohl von Anfang an der freisinnige Lorenz Oken gewirkt haben. Bei seiner Berufung hielt ihn Ringseis „in wissenschaftlicher Beziehung von Wichtigkeit", weswegen „man wohl über die religiöse Anschauung hinweggehen" könne. Später klagte Ringseis dann aber doch bitter über „den Missbrauch, welchen gewisse Naturforscher mit ihrer Wissenschaft und den eigenen Hypothesen machen, um den Schülern falsche Schlüsse auf den Glaubensinhalt einzuimpfen".[6] Es steht wohl außer Frage, dass die Naturforschung nicht zu den Hauptinteressen von Ringseis zählte.

Am prägendsten für die allgemeine Geisteshaltung an der neuen Universität war jedoch die Berufung des katholischen Naturphilosophen Joseph Görres. Dieser war in jungen Jahren ein glühender Anhänger der Ideen der Französischen Revolution gewesen und wurde deshalb von den preußischen Behörden verfolgt. Im Exil in Straßburg rückte er von seinen liberalen Gedanken allmählich ab und wandte sich mehr und mehr einer christlichen Mystik zu. In dieser Phase gelang es Ringseis, den „in Verbannung Lebenden, für einen Lehrstuhl zu gewinnen".[7] Bald scharten sich die maßgeblichen konservativen Professoren im Münchner „Görres-Kreis" zusammen und bildeten das Zentrum des politischen Katholizismus. Es handelte sich hier um eine Denkschule, „die sich in der Theologie durch starres Festhalten am Autoritätsglauben, in der Politik durch hierarchisch-absolutistische Tendenz, in der Kunst und Philosophie durch mystische Ueberschwänglichkeit, in Allem aber durch Lobpreisen und Zurückwünschen mittelalterlicher Institutionen"[8] auszeichnete. Im weiteren Verlauf des 19. Jahrhunderts wurde für diesen romtreuen, antiliberalen Katholizismus auch der etwas abschätzige Begriff des „Ultramontanismus" geprägt. Dieser rührte daher, dass dessen Vertreter den Weisungen des Papstes aus dem „jenseits der Berge" gelegenen Vatikan unterworfen waren.

Konsequenterweise entwickelte Ringseis in diesem intellektuellen Umfeld sein katholisch geprägtes System der Medizin. Er erklärte „die Dogmen der christlichen Kirche [...] für die unverrückbaren Grundlagen aller Wissenschaften" und

„den Tod der organischen Körper für die Folge einer seit dem Sündenfalle mit dem Leben beginnenden chronischen Krankheit [...]. Vollkommene Gesundheit [...] ist nur im Paradiese gewesen; seit dem Sündenfalle ist nun noch eine relative zurückgeblieben, welche die Disposition der Krankheit in sich [...] hat."[9]

Krankheit als Folge der Erbsünde! Diese durch religiösen Fanatismus geprägte Medizin stand natürlich in krassem Gegensatz zu Schönleins Lehre von einer auf Naturbeobachtung beruhenden Heilkunde. Aus diesem Grunde gehörte dieser, und damit die gesamte Würzburger Universität, zu Ringseis' erklärten Feindbildern. Wenige Wochen bevor sich die beiden Professoren im Jahr 1830 in München zum Mittagessen trafen, hatte er noch gewettert gegen eine „den Erlöser läugnende, teils ihm satanisch trotzende, lediglich subjektiv rationalistische Philosophie, Theologie, Jurisprudenz, Natur- und Heilwissenschaft".[10] Ringseis formulierte sein Ziel klar und eindeutig: „Da der Geist des Unglaubens, indem er sich aller Theorie und Praxis bemächtigt, den Ungehorsam in unzähligen Aftergeburten erzeugt hat, so kann nur der Glaube in Lehre und Leben den Gehorsam erwecken und die Schlangenbrut des Ungehorsams zerstören."[11] Zu einer öffentlichen, schriftlichen Reaktion auf diese Angriffe ließ sich Schönlein nicht hinreißen, aber er gewährte „seiner erprobten Satyre und gelegentlich seiner ‚göttlichen' Grobheit gegen die Gegner mündlich vollen Lauf".[12] So ist von ihm folgender Ausspruch überliefert: Wenn es wirklich wahr sei, dass die Medizin nur in Verbindung mit der römisch-katholischen Kirche gedeihen könne, „so würden bald Bullen [päpstliche Verordnungen] von jenseits der Alpen kommen müssen, wie man die Syphilis kurieren sollte".[13] Nach allem, was wir wissen, war Schönlein durchaus ein gläubiger Christ. Das geht aus den vielen privaten Briefen seiner Frau hervor und zeigte sich auch in wohltätigen Handlungen

13 Restauration und Repression

und Spenden. Nur in Naturwissenschaft und Medizin hatte die Religion seiner Meinung nach überhaupt nichts zu suchen: „Die Naturforschung christianisieren zu wollen ist daher eine Sünde gegen Christus."[14]

Da er ihm auf fachlichem Gebiet offensichtlich nicht gewachsen war, „denunzierte Ringseis den zeitlebens sich als aufrichtigen Katholiken bekennenden Schönlein [...] als Atheisten, um ihn von seinem Lehrstuhl an der ‚katholischen' Universität Würzburg zu verdrängen".[15] Ganz eindeutig handelte es sich hier um mehr als einen wissenschaftlichen Disput über medizinische Sachverhalte zwischen zwei Universitätsprofessoren. Durch die Nähe von Ringseis und seinen konservativen Kollegen zum König hatte die Auseinandersetzung zwangsläufig auch eine politische Dimension, denn im Umfeld des Monarchen beobachtete man die Vorgänge in der fränkischen Provinz sehr genau. Unterfranken war erst 1814 endgültig zu einem Teil des Königreichs Bayern geworden, und die Integration fiel schwer. Bis dahin war Würzburg immer Residenzstadt und Zentrum eines unabhängigen Landes gewesen, und damit der kulturelle und politische Bezugspunkt seiner Bürger. Die neue Landeshauptstadt München war weit weg und wurde hauptsächlich als Quelle hoher Kriegsschulden und einer starken Steuerbelastung empfunden. Würzburg hatte in jener Zeit etwa zwanzigtausend Einwohner, wobei die Sozialstruktur der Stadt vorwiegend von Handwerk, Handel und Verwaltungsbeamten sowie durch die Universität mit ihren ungefähr sechshundert Studenten pro Jahr geprägt war. Sie war bis zur Münchner Neugründung die größte in Bayern gewesen und stellte für die Stadt einen wichtigen Wirtschaftsfaktor dar. All dies trug dazu bei, dass sich Würzburg im Vormärz zu einem der wichtigsten Zentren der bayerischen Opposition entwickelte.

Eine Maßnahme, um den renitenten Unterfranken den Machtanspruch des bayerischen Königshauses deutlich vor Augen zu führen, bestand darin, dass Kronprinz Ludwig, und seine Frau Therese zehn Jahre lang überwiegend in der Würzburger Residenz Hof hielten. Aufgrund dieser besonderen Beziehung zu ihrer Stadt – Ludwig, unterhielt in dieser Zeit auch gute Beziehungen zum liberalen Bürgermeister Behr – blickte das Würzburger Bürgertum nach der Thronbesteigung des Kronprinzen, im Jahr 1825 durchaus zuversichtlich in die Zukunft. Diese Hoffnungen sollten jedoch bitter enttäuscht werden. Zwar war Ludwig streng im monarchistischen Sinne erzogen worden, doch zeigte er als junger Kronprinz auch liberale Tendenzen, wie etwa bei seiner Opposition gegen die Karlsbader Beschlüsse, die daher in Bayern nur mit Einschränkungen umgesetzt wurden. Auch nach seiner Thronbesteigung leitete er zunächst eine innenpolitische Reformphase ein, die eine erneute Zulassung von Studentenverbindungen und eine Lockerung der Pressezensur beinhaltete. So konnte 1828 der bereits erwähnte Arzt, Burschenschaftler und Schüler Schönleins, Gottfried Eisenmann, die „constitutionelle Wochenschrift" *Bayer'sches Volksblatt* gründen. Zum Mitarbeiterkreis zählten enge Freunde Schönleins, wie die Juraprofessoren Johann Adam Seuffert, Sebald Brendel und Bürgermeister Behr aus seiner Stammtischrunde sowie der Landtagsabgeordnete Graf von Bentzel-Sternau. Die liberalen Herausgeber und Autoren der Zeitung bekannten sich zwar eindeutig zur konstitutionell-monarchischen Verfassung Bayerns, erklärten es jedoch zu ihrer Pflicht, alles, „was sich mit dem besseren Geiste überhaupt, und insbesondere mit unserer Verfassungs-Urkunde nicht verträgt, an's Licht zu ziehen, und durch Oeffentlichkeit zu berichten".[16] Der Konfrontationskurs mit der Regierung in München war somit vorgezeichnet.

Mit dem aufgeklärten Liberalismus von König Ludwig, war es nach der französischen Julirevolution mit dem Sturz von König Karl X. und den polnischen Aufständen gegen den russischen Zaren Nikolaus I. im Jahr 1830 bald vorbei. Ludwigs Verhalten wurde reaktionärer, das Misstrauen gegenüber allen fortschrittlichen Gedanken nahm auch unter dem Einfluss seiner konservativen Berater zu. Der Monarch verlor zunehmend den Kontakt zu seinen Untertanen. Nach Wiedereinführung der Pressezensur konnte auch Eisenmanns *Bayer'sches Volksblatt* seine Arbeit nur noch unter strengen Auflagen fortsetzen. Sebald Brendel verlor seine Professorenstelle und wurde als Gerichtsassessor nach Amberg versetzt, und auch bei seinem Kollegen Seuffert gab es bereits Gerüchte über eine bevorstehende Versetzung.

Zwar hatte Bayern im Gegensatz zu vielen anderen Staaten des Deutschen Bundes eine Verfassung, woran Ludwig, auch gar nichts ändern wollte, aber das Problem war, dass er diese zunehmend als eine von ihm persönlich dem Volk gewährte Gnade ansah. Sollten die Bürger ihre darin verbrieften Rechte dann aber tatsächlich einfordern, reagierte er beleidigt und aggressiv. So kam es nicht überraschend, dass ausgerechnet einige „Konstitutionsfeste", die für den 27. Mai 1832 angesetzt waren, um den Jahrestag der bayerischen Verfassung zu feiern, zu den entscheidenden Anstößen für die nationale Freiheitsbewegung wurden. Vor allem das Hambacher Fest in der bayerischen Rheinpfalz gilt heute als ein bedeutendes Ereignis in der Geschichte der deutschen Demokratie. Dort zogen über zwanzigtausend Teilnehmer unter Böllerschüssen, Musik und dem Schwenken schwarz-rot-goldener Fahnen zur Hambacher Schlossruine, wo in zahlreichen Reden die Forderungen nach nationaler Einheit, Freiheit und Souveränität des Volkes zum Ausdruck kamen. Aus dem Umfeld Schönleins nahmen am Hambacher Fest die Herausgeber des *Bayer'schen Volksblatts* Gottfried Eisenmann und Karl Christian Graf von Bentzel-Sternau sowie der Würzburger Medizinstudent und Burschenschaftler Gustav Bunsen teil. Letzterem wird im weiteren Verlauf der Geschichte noch eine bedeutende Rolle zukommen.

Um einiges gemütlicher ging es mit etwa 5000 Teilnehmern am selben Tag auf dem Konstitutionsfest im mainfränkischen Gaibach bei Kitzingen zu. Wie vom Würzburger Oberamtmann Andreas Bernhard Quante, einem der Organisatoren, angekündigt, sollte es ein „Volksfest" sein, und so war auch die Programmplanung angelegt. Nach Salutschüssen und einem Gottesdienst hielten Honoratioren, wie der Bamberger Oberjustizrat Franz Ludwig von Hornthal und der Würzburger Bürgermeister Behr, Reden über die gegenwärtige und zukünftige Bedeutung der bayerischen Verfassung. Auch der englische Poet Thomas Lovell Beddoes, der zu dieser Zeit bei Schönlein als Medizinstudent eingeschrieben war, hielt eine Festrede. Es folgte ein feierliches Mahl, bei dem erneut Toasts auf die Verfassung ausgebracht wurden. Schließlich wurde die Veranstaltung mit einem Feuerwerk beschlossen, und die Gäste gingen gut gelaunt nach Hause. Die Stimmung in Gaibach war friedlich und harmonisch, und die Reden hatten deutlich weniger nationale oder republikanische Tendenzen als beim zeitgleich stattfindenden Hambacher Fest. Dennoch fanden die Ereignisse in Gaibach beim König keinen positiven Anklang. Er und seine reaktionären Berater glaubten nun endgültig, Würzburg als das Zentrum für revolutionäre Umtriebe im Land erkannt zu haben. Der Mitorganisator des Gaibacher Festes, Andreas Bernhard Quante, wurde aus dem Staatsdienst entlassen, und der Engländer Beddoes kurzfristig des Landes verwiesen. Im September 1832 schließlich wurde Gottfried Eisenmann verhaftet, wegen Hochverrat und Majestätsbeleidigung schuldig gesprochen und verbrachte daraufhin insgesamt fünfzehn Jahre in Kerkerhaft bis er endlich begnadigt wurde.

Ebenfalls im September jenes Jahres reagierten die Gemeindebevollmächtigten auf den Druck aus München und setzten Wilhelm Joseph Behr als Bürgermeister ab. Der Stadtkommissar wurde beauftragt, Beweismaterial für eine mögliche Verstrickung Behrs in eine revolutionäre Verschwörung zusammenzutragen, und ließ dessen Wohnhaus überwachen. Natürlich geriet dadurch auch die Stammtischgesellschaft „bey Geist", die Behr regelmäßig besuchte, unter Generalverdacht. Eine wichtige Rolle spielte hier vor allem die politische Nähe zu Eisenmanns liberalem *Volksblatt*. Obwohl Eisenmann selbst kein Mitglied der Gesellschaft war, hatten doch Behr und einige Professoren aus dieser Runde Beiträge für seine Zeitschrift verfasst. Doch lassen wir Schönlein selbst erzählen:

> „Bekanntlich wurde der Kreis freisinniger Männer unter den Würzburger Professoren, welche seit langer Zeit allabendlich sich zu einem geselligen Verein dort in einer kleinen Weinkneipe einfanden, plötzlich von einem schwerwiegenden Interdikt betroffen. Als politisch gefährlicher Gesinnung verdächtig, waren wir dem König Ludwig, geschildert worden. Ultramontaner Einfluß rief unter andern despotisch willkürlichen Maßnahmen, auch gegen unsern harmlosen Verein ein Verbot hervor. Da sich keine gesetzliche Begründung zu dieser reaktionären Einmischung, noch weniger zu einem weiteren Vorgehen gegen die Theilnehmer des Vereins finden ließ, so suchte man in anderer Weise die letzteren aus ihrem bisherigen Wirkungskreise zu entfernen."[17]

Doch war es tatsächlich nur der regelmäßige Besuch einer Stammtischrunde, der am plötzlichen Ende von Schönleins glänzender Universitätskarriere schuld sein sollte? Hatte er wirklich selbst jede eigene politische Aktivität in der Öffentlichkeit vermieden? Für einen Mann seines Temperaments, der nicht gewohnt war, seine Meinung zurückzuhalten, und dessen Wort in Klinik, Hörsaal und der ganzen Stadt Gewicht hatte, ist das nur schwer vorstellbar. Auch war er ja für die Nähe zu seinen Studenten bekannt, die überwiegend in Burschenschaften organisiert waren und mehr oder weniger radikal nationale und republikanische Ideen verfolgten. Andererseits war Schönlein aber auch ein Vertreter des bürgerlichen „Establishments" und insbesondere als Schwiegersohn des unterfränkischen Regierungsrates und ehemaligen bayerischen Landtagsabgeordneten Philipp Heffner zu einer gewissen Diskretion verpflichtet. Tatsächlich finden sich keinerlei Hinweise auf schriftliche politische Meinungsäußerungen Schönleins, und auch an Eisenmanns *Volksblatt* war er nie aktiv beteiligt. Aber aufgrund von mündlichen Äußerungen bestand wohl kein Zweifel an seiner politischen Einstellung. Virchow formulierte es so: „Schönlein selbst war nie aus seiner Zurückgezogenheit hervorgetreten, aber er hatte auch nicht den Umgang mit jenen Männern abgebrochen, ja er machte aus seinen freisinnigen Neigungen keinen Hehl."[18] Und er hielt auch den Kontakt zu seinem

Freund, dem abgesetzten Bürgermeister, gegen den das Stadtkommissariat fleißig Belastungsmaterial zusammentrug und in den Akten festhielt: „Dr. Behr wird fast ausschließlich vom (Professor) Dr. Schönlein besucht."[19]

Tatsächlich ließen dann auch die nächsten Repressalien der Staatsregierung in München für die widerspenstigen Hochschullehrer der Würzburger Universität nicht mehr lange auf sich warten. Zuerst waren die Juristen an der Reihe. Nachdem im Frühjahr schon Sebald Brendel versetzt worden war, traf es jetzt Johann Adam Seuffert und Konrad Cucumus, beide Professorenkollegen Schönleins und Mitglieder der „Gesellschaft bey Geist in der Kuhgasse". Zwar gab es „ueber die Mediciner noch immer keine Entscheidung, die sogar vielleicht für diesen Winter ausbleiben könnte. Doch Galgenfrist!"[20] Aber Schönlein ahnte schon, dass es auch ihn treffen würde, denn er informierte zeitgleich seinen Berliner Kollegen Johann Friedrich Dieffenbach:

„Sie werden vielleicht schon erfahren haben, daß man mich von der Lehrstelle der medizinischen Klinik an der hiesigen Universität entfernen will. Daß dieser Maasregel keine politischen Motive zum Grunde liegen, wie einige öffentliche Blätter böslich zu behaupten suchen, das kann ich [...] nachweisen. Die wahren Gründe sind der Neid der Münchner Hochschule und Ringseis' religiöser Fanatismus."[21]

Als Schönlein diesen Brief abschickte, war die Entscheidung in München bereits gefallen.

Entlassung und Entscheidung 14

„So verstieß die undankbare Heimath einen ihrer besten Söhne, und still und unbeachtet liess die Hochschule den Mann in ein fremdes Land wandern, der lange Zeit ihre grösste Zierde war." (Christoph Ernst Bach) (Bach 1864, S. 16.)

Am 17. November 1832 erhielt Schönlein, wie auch vier weitere seiner Kollegen aus der Medizinischen Fakultät, sein Versetzungsschreiben (Abb. 14.1):

„Seine Majestaet der Koenig haben mittels allerhöchst eigenhändig unterzeichneten Reskripts dat[iert] München vom 28ten Oktober d[ieses] J[ahre]s beschloßen, den bisherigen Professor der Medizin an der Hochschule zu Würzburg Med. Dr. Schoenlein mit Belassung seines bisherigen ständigen Geld- und Natural-Gehaltes und seines bereits erworbenen Standesgehaltes als Kreismedizinalrath der Regierung des Unterdonaukreises zu berufen. Indem man denselben von dieser allerhöchsten Entschließung hiedurch in Kenntniß setzt, erhält derselbe den Auftrag, sich unverzüglich zum Antritt dieser Dienststelle nach Passau zu begeben."*

Ausgerechnet nach Passau sollte es ihn verschlagen! Nicht nur, dass ihm dies von Würzburg aus wohl als die entlegenste Ecke Bayerns erscheinen musste, Passau hatte ihm auch bei seinem Besuch zwei Jahre zuvor nicht besonders gefallen, wie seinem Reisetagebuch zu entnehmen ist: „Eckelhaft italinirte Stadt und ebenso verstümmelter herrlicher gothischer Dom."[1] Aber es war nicht nur das Ziel, was diese Versetzung für ihn inakzeptabel erscheinen ließ, sondern vor allem die Tätigkeit, die ihn dort erwartete. Zwar war damit finanziell und im Hinblick auf seinen Beamtenstatus keine Verschlechterung verbunden, aber die Leitung einer Behörde kam für Schönlein nicht infrage. Zwei Aspekte seines Berufs waren für ihn unverzichtbar: die Betreuung von Patienten und die Arbeit mit den Studenten. Zu Beginn seiner Tätigkeit stand für ihn noch das ärztliche Handeln ganz im Vordergrund:

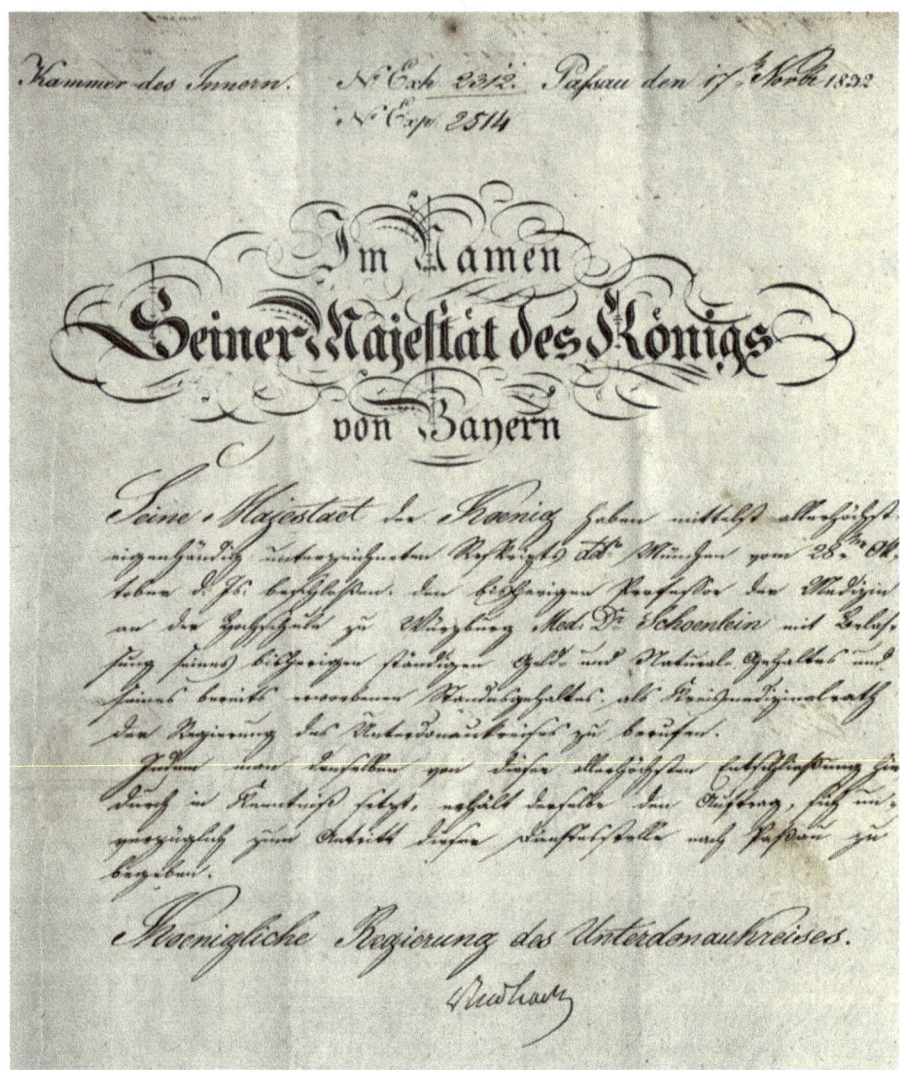

Abb. 14.1 Versetzung Schönleins als Kreismedizinalrat nach Passau (ER 32111701)

„Wenn ich nicht Professor der praktischen Medicin an der hiesigen Universität bleiben kann, so verzichte ich gern auf jede Professur und wende mich immer nur dahin, wo mir im Hospital Beobachtung von Kranken, wenn auch nicht als Professor, gewährt ist."[2]

Doch nach zwölfjähriger Tätigkeit als Hochschullehrer waren ihm seine Schüler mindestens genauso wichtig geworden wie die Berufung zum Arzt: „Da ich nun aber einmal im Lehramte den Beruf meines Lebens erkannt habe, so werde ich mit Freuden jede Gelegenheit ergreifen, welche mir das fortdauernde Wirken auf diesem Amte sichert."[3] Stattdessen „bot man ihm Actenstaub und Büreauverdruss."[4]

14 Entlassung und Entscheidung

Oder wie es einer seiner Schülern treffend formulierte: „Hier wäre seine Hauptbeschäftigung eine rein administrative gewesen und der geniale Professor hätte sich die Zeit mit der Revision von Impftabellen und Berichten über Viehseuchen vertreiben können."[5]

Natürlich kam die Versetzung für Schönlein nicht völlig überraschend. Seit dem Gaibacher Fest war für ihn absehbar gewesen, dass sich in der Landeshauptstadt Unheil zusammenbraute. Deshalb hatte er schon vor der endgültigen Entscheidung erneut Kontakt zu Johann Friedrich Dieffenbach aufgenommen und sich nach einer möglichen Position in Berlin erkundigt. Er wäre zufrieden damit, „wenn mir eine Abtheilung an der Charité mit der Erlaubnis eine medizinische Klinik eröffnen zu dürfen, übertragen würde".[6] Aber auch eine Niederlassung als Arzt in Frankfurt am Main zog Schönlein nach eigener Schilderung in Betracht.

In dieser Situation erhielt er Anfang November 1832, einige Tage vor dem königlichen Versetzungsschreiben, einen Brief des Schweizer Philologen Johann Caspar Orelli. Dieser war ein liberaler Schulreformer und enthusiastischer Vorkämpfer für eine pluralistische Form der Volksbildung und -erziehung. Als oberstes Ziel hatte er sich die Errichtung einer Hochschule in Zürich gesetzt, die der Schweiz Geltung im deutschen Sprachraum verschaffen sollte. Auf dem Weg dorthin hatte er schon viele Hindernisse überwinden können, und die Gründung einer Universität im Kanton Zürich war für das kommende Jahr geplant. Orellis Aufgabe war es nun, geeignete Köpfe für die verschiedenen Lehrstühle zu finden, die der neuen Hochschule auch überregionalen Glanz und Anziehungskraft verleihen sollten. In seinem Brief schilderte er die Struktur der geplanten Medizinischen Fakultät, die Ausstattung von Instituten und Bibliothek, Lehrverpflichtungen und die dafür vorgesehene Vergütung für die neuen Professoren. Besonders betonte Orelli

> „die unbedingte wissenschaftliche und politische Freiheit, deren Stütze und Norm zugleich das Gesetz bildet. Kein Professor kann ohne Urtheil und Recht – also nur in Folge eines eigentlichen constatirten Vergehens entsetzt werden. Der Erziehungsrath kann nur wählen, aber nicht versetzen, entsetzen, oder auch nur ‚in Gnaden' entlassen. – Die Lage ist reizend, das Klima gesund."*

Sollte der hochverehrteste Herr Professor „sich geneigt fühlen auf eine Stelle an der medicinischen Facultät zu aspirieren"* wurde um ein Schreiben an den Erziehungsrat gebeten. Und ob sich Schönlein geneigt fühlte! Er hatte selbst schon die ernste Absicht gehabt, sich in der Schweiz zu bewerben, wie von ihm selbst erzählt:

> „Meine Eingabe an den Erziehungsrath in Zürich lag bereits fertig zur Absendung auf meinem Schreibtisch, als ich unerwartet, und ich kann wohl sagen zu meiner freudigen Überraschung von derselben Behörde das Anerbieten […] zu dieser Stelle erhielt, welche so ganz meinen Wünschen entsprach. Die Bewerbung blieb mir dadurch erspart."[7]

Offensichtlich war Schönlein der Wunschkandidat der Züricher und von zentraler Bedeutung für die Besetzung der Medizinischen Fakultät an der neuen Hochschule. Alle wollten ihn dazu bewegen, in die Schweiz zu kommen, nur der „Archiater" (der leitende Arzt) des alten Hospitals hatte im Erziehungsrat seinen Unmut über die Berufung eines auswärtigen Professors geäußert. Dafür entschuldigte sich aber umgehend dessen Sohn:

> „Seit 17 Jahren leitete mein L[ieber] Vater das Hospital als erster Cantonsarzt und früher schon häufig als Stellvertreter seines Vorgängers; er widmete dieser Stelle viele Zeit und Anstrengung, und erfüllte seine Pflichten mit Treue und Liebe. Daß es ihm nun nicht ganz gleichgültig ist, zurückzutreten, wer wollte ihm das verargen?"*

Der Sohn schilderte und erklärte auch in aller Ausführlichkeit die Infrastruktur und personelle Ausstattung des Krankenhauses. Die größte Einschränkung für Schönlein, der die Dimensionen des Würzburger Juliusspitals gewohnt war, waren allerdings die lediglich 24 Krankenbetten, die im alten Hospitalgebäude zur Verfügung standen. Dazu kamen noch einmal etwa 20 Betten für Patienten mit ansteckenden Erkrankungen im „Absonderungshaus" an der Spannweide. Insgesamt war das Schweizer Angebot jedoch so gut, dass Schönlein großes Interesse bekundete, und er nannte als für ihn wichtigstes Kriterium „den ungeschmälerten Genuß der politischen Freyheit, wie ihn Zürich bietet".[8]

In den folgenden Wochen wurde Schönlein von den Schweizern auch ganz detailliert zu seiner Meinung über zwanzig weitere Bewerber für verschiedene Professoren- und Privatdozentenstellen befragt. Von der Anatomie, Physiologie, Pathologie bis hin zur Chirurgie diskutierten die drei in einem intensiven Briefwechsel die Vor- und Nachteile der einzelnen Kandidaten. So konnte er schon in der Planungsphase großen Einfluss auf die personelle Zusammensetzung der Fakultät nehmen. Hierbei urteilte er zum größten Teil objektiv und sachbezogen, nur eine Personalie lag ihm besonders am Herzen. Er wollte unbedingt seinem ehemaligen Schüler Hermann Askan Demme eine Anstellung an der Züricher Universität verschaffen und lobte ihn in den höchsten Tönen: „gründliche, klassische Bildung, klarer schöner Vortrag, ausgezeichnete Anlagen mit unermüdlichem Fleiße gepaart, die umfassendsten Kenntnisse in der Anatomie und Chirurgie, ein durch häufige Uebung ausgebildetes eminentes operatives Geschick".[9] Demmes Werdegang war in der Tat bemerkenswert. Auch er war wie Eisenmann wegen Mitgliedschaft im revolutionär-demokratischen Jünglingsbund schon 1824 verhaftet worden und hatte vier Jahre Festungshaft abgesessen, bevor er sein Medizinstudium in Würzburg abschließen konnte und kurzzeitig Schönleins Assistent war. Danach arbeitete er als Militärarzt in Warschau und lebte, gerade erst von einer USA-Reise zurückgekehrt, in Paris, als die Berufung nach Zürich anstand. Die Anstrengungen Schönleins trugen letzten Endes Früchte: Demme erhielt in Zürich eine Anstellung in der ungewöhnlichen Kombination als außerordentlicher Professor der Anatomie und gleichzeitig Assistenzarzt der Chirurgie. Es sollte dies an der neuen Universität nicht die einzige Besetzung einer Position durch einen Akademiker mit „politischem Hintergrund" bleiben.

Auch um die Besetzungen von Professuren außerhalb der Medizinischen Fakultät ging es im Briefwechsel mit den Zürichern. Ein für Schönlein sicher sehr gewichtiges Argument war, dass die Schweizer zur selben Zeit auch mit seinem langjährigen Freund und Mentor Lorenz Oken verhandelten, der sich ja in München, wie allgemein bekannt, nicht besonders wohlfühlte. Sie wollten den damals bereits

53-jährigen renommierten Professor für den Lehrstuhl für Naturgeschichte und sogar als ersten Rektor der zukünftigen Hochschule gewinnen, was ihnen schließlich auch gelang. Und schließlich setzte sich er sich auch dafür ein, seinem Freund Johann Adam Seuffert, der ja ebenfalls seine Professorenstelle in Würzburg verloren hatte, eine Anstellung in der Juristischen Fakultät in Zürich zu verschaffen. Dieses Vorhaben misslang jedoch, da Seuffert bei der entscheidenden Abstimmung im Erziehungsrat einem Mitbewerber aus Basel knapp unterlag.

Während die Verhandlungen mit Zürich in vollem Gange waren, spielte Schönlein in Würzburg auf Zeit. Er hatte nochmals eine Eingabe gemacht, zumindest seine Stelle als leitender Arzt am Juliusspital behalten zu dürfen. Aber im Dezember 1832 wurde er auch aus dieser Funktion entfernt, wobei die personelle Entscheidung über seinen Nachfolger eine ganz besonders pikante Note hatte. Der Lehrstuhl an der Universität und die Position am Juliusspital wurden ausgerechnet dem Mann übertragen, dem Schönlein schon als Schüler in Bamberg Nachhilfeunterricht erteilt hatte und der später sein Student und Assistent in Würzburg gewesen war, Carl Friedrich Marcus. In einem früheren Kapitel wurde geschildert, wie Marcus wegen seiner Mitgliedschaft im studentischen „Jünglingsbund" über ein Jahr in Haft verbringen musste. Nach seiner Entlassung aber setzte er seine medizinische Ausbildung in München fort und geriet dort ausgerechnet unter den Einfluss von Ringseis, wurde dessen Lieblingsschüler und widmete ihm eine Arbeit mit den Worten „meinem unvergesslichen Lehrer aus Dankbarkeit und Hochachtung".[10] So viel Dankbarkeit zahlte sich dann auch prompt aus, als Schönleins Stelle in Würzburg zu besetzen war.

Wie diese Personalentscheidung von den Beteiligten selbst wahrgenommen wurde, darüber gibt es verschiedene Darstellungen. Virchow konstatierte, dass Marcus ihm „gegenüber stets mit dem Ausdrucke der grössten Anerkennung und Hochachtung von Schönlein sprach".[11] Ganz anders stellte sich die Angelegenheit in Briefen und Schriften von Schönleins Freunden dar, die den Auftritt des Nachfolgers argwöhnisch verfolgten. Pfeufer stellte fest: „Von Marcus Treiben werden Sie unterrichtet sein, im Ganzen ist daran nichts zu verwundern, denn eine gemeine Sinnesart scheint er doch zu allen Zeiten gehabt zu haben."* Und Siebert bezeichnete Marcus als „falschen Jünger in Schönlein's Klinik zu Würzburg"[12] oder „Dachfahne, welche den Münchner Wind immer richtig anzeigt".* In den Vorlesungen erwähnte Marcus „seinen verehrten Lehrer und Vorgänger öfters, nicht aber als Auktorität, sondern um sich als Gegner seiner Ansicht zu erklären"[13] und „entblödete sich nicht schon oft zu sagen unter [Schönleins] Leitung hätten die Studenten gar keine wahre Medizin gelernt".* Was Schönlein selbst von seinem Nachfolger hielt, ist nicht in den Quellen überliefert. Wie so oft hüllte sich der Meister auch hier in vornehmes Schweigen.

Bis zu den Weihnachtstagen jenes schicksalsträchtigen Jahres hatte Schönlein noch keine Entscheidung getroffen. Er liebäugelte zwar stark mit Zürich, denn eine universitäre Position erschien ihm doch am erstrebenswertesten: „Wenn ich mir einen Namen in der gelehrten Welt erworben habe, so geschah dies einzig durch mein Wirken an einem Hospitale und auf dem Lehrstuhle. Nach diesen für meine Bildung nothwendigen Elementen mußte ich mich also zunächst umsehen." Aber daneben gab es durchaus noch andere bedenkenswerte Angebote: „Unterdeßen sind auch aus einigen andern deutschen Staaten konfidentielle Anerbietungen an mich gelangt. Noch sind die Unterhandlungen nach verschiedenen Seiten hin schwebend und ich habe durchaus noch keinen Ort gewählt."[14]

Im ersten Monat des neuen Jahres 1833 überschlugen sich dann die Ereignisse. Zuerst erfuhr Schönlein durch Orelli von der Entscheidung in Zürich und bald konnte er auch die offizielle Berufungsurkunde der neuen Hochschule in Händen halten. Was Schönlein wohl besonders gefreut haben dürfte, ist, dass der Erziehungsrat in gleicher Sitzung auch seinem alten Freund Lorenz Oken einen Ruf erteilte. Dieser schickte dann auch umgehend einen Brief nach Würzburg, um Schönlein in seiner Entscheidung für die Schweiz zu bestärken: „Es wäre mir sehr unlieb, wenn Sie nicht nach Z[ürich] kämen, diese Aussicht mit Ihnen dort wirken zu können, ist ein Hauptgrund, daß ich hingehe."*

Falls Schönlein zu dem Zeitpunkt tatsächlich noch gezögert haben sollte, ein Paukenschlag in Würzburg vom 24. Januar 1833 änderte alles. Da meinte der Stadtkommissar nämlich, endlich genug Belastungsmaterial gegen den ehemaligen Bürgermeister Wilhelm Joseph Behr gesammelt zu haben, und ließ ihn in dessen Wohnung durch einen Gerichtsassessor verhaften. Als dieser aus Respekt vor dem Beschuldigten anbot, den Abtransport diskret zu regeln, lehnte Behr ab: „Seine Bürger sollten sehen, wie man ihrem Bürgermeister mitspielt!"[15] Daraufhin wurde er in Ketten durch die Stadt und über die Mainbrücke geführt, und das Volk lief in Scharen zusammen, um das unwürdige Spektakel zu verfolgen. Man kann sich vielleicht vorstellen, was das in Schönlein auslöste. Zwei seiner engsten Vertrauten – Eisenmann und Behr – saßen nun schon in Haft. Und auch er hatte das Gefühl, aus dem seiner Wohnung gegenüberliegenden Universitätsgebäude beobachtet zu werden. Würde er der Nächste sein?

Als ihn die Königliche Regierung des Unterdonaukreises erneut aufforderte, sich „nunmehr unverzüglich zum Antritt seiner Dienststelle in Passau"* zu begeben, reagierte er schnell. Am Tag nach Behrs Verhaftung bat er „allerunterthänigsttreugehorsamst"[16] seinen König um die Entlassung aus dem Staatsdienst und schickte eine offizielle Zusage an den Erziehungsrat in Zürich. Schönleins Mutter und Onkel in Bamberg machten sich große Sorgen und drängten ihn, so schnell wie möglich Würzburg zu verlassen:

> „Ihre Mutter ist äußerst ängstig, Sie möchten als Zeuge gegen B[ehr] beigezogen, od[er] sonst in Unannehmlichkeiten gebracht werden, und wünscht deswegen sehnlichst wie ich, daß Sie – obschon in kl[einen] Tagreisen wegen der Ihnen schädlichen Kälte – ehestens sich für die Zukunft entschließen u. entfernen."*

Als dieser Brief in Würzburg eintraf, war der gehorsame Sohn allerdings bereits über alle Berge.

Rebellen und Revolutionäre 15

„Wenn in unserer Zeit etwas helfen soll, so ist es Gewalt. Wir wissen, was wir von unseren Fürsten zu erwarten haben. Alles, was sie bewilligten, wurde ihnen durch die Nothwendigkeit abgezwungen. Und selbst das Bewilligte wurde uns hingeworfen, wie eine erbettelte Gnade und ein elendes Kinderspielzeug, um dem ewigen Maulaffen Volk seine zu eng geschnürte Wickelschnur vergessen zu machen."
(Georg Büchner) (Büchner 1972, S. 394.)

Wie das Wartburgfest und das Hambacher Fest gehört auch der „Frankfurter Wachensturm" zu den wichtigen Momenten der deutschen Demokratiegeschichte. In diesem Kapitel soll geschildert werden, warum Würzburger Medizinstudenten und ihr gerade frisch entlassener Professor Johann Lucas Schönlein bei diesem Ereignis eine nicht unwesentliche Rolle spielten.

Doch blicken wir zunächst auf die Auswirkungen, die die Vertreibung so vieler angesehener Hochschullehrer aus der Julius-Maximilians-Universität und aus der Stadt Würzburg hatte. In der am härtesten betroffenen Medizinischen Fakultät ging die Zahl der Studenten innerhalb eines Jahres um über ein Drittel zurück. Während zum Höchststand im Sommersemester 1832 noch 262 Medizinstudenten immatrikuliert waren, betrug ihre Zahl ein Jahr später nur noch 174 und einige Jahre später nur noch ganze 72. Schönlein selbst kommentierte diese Entwicklung so:

„Unterdessen laufen die Candidaten der Medicin in Massen davon […], während die verduzten Bürger auf den Straßen sich den dadurch zugehenden Verlust herrechnen […]. Auf jeden Fall ist die medizinische Fakultät, welche während der letzten beiden Semester die frequenteste unter allen deutschen Universitäten war, für längere Zeit ruiniert."[1]

Wie er klar erkannt hatte, wurde nicht nur die Universität durch die Maßnahmen der bayerischen Regierung hart getroffen. Auch für die ganze Stadt hatte dies gravierende wirtschaftliche Auswirkungen, was als Strafmaßnahme für die oppositionelle Bürgerschaft wohl auch nicht ganz unbeabsichtigt war. In jedem Falle wurde in Würzburg der ohnehin schon beträchtliche Unmut über die hohe Steuer- und Schuldenlast durch die Münchner Entscheidungen sicherlich nicht geringer.

Aber die staatlichen Reaktionen nach dem Hambacher Fest waren nicht auf Bayern beschränkt. Die in Frankfurt am Main tagende Bundesversammlung, bestehend aus Repräsentanten aller 39 Einzelstaaten des Deutschen Bundes, fasste im Sommer 1832 neue Beschlüsse, die zur Aufrechterhaltung der Ruhe und Ordnung alle politischen Vereine, Volksversammlungen, Aufrufe und das öffentliche Tragen von Bändern oder Kokarden unter Strafe stellte. Das führte vor allem dazu, dass alle Hoffnungen, durch Reformen auf dem Boden der Verfassung gesellschaftliche und politische Veränderungen erreichen zu können, einen herben Rückschlag erlitten. Dies bewirkte eine Radikalisierung all derer, die sich nicht mit dem politischen Status quo abfinden wollten. Auch bei den Burschenschaften tat sich eine Spaltung auf zwischen den gemäßigten Vertretern der „Arminia" und der Minderheit der „Germania", die einen aggressiven und gewaltsamen Kurs zur deutschen Einheit und Freiheit verfolgte. Einer der Wortführer der Fraktion der „Germanen" in Würzburg war der Thüringer Medizinstudent und Burschenschaftler Friedrich Adolph Wislizenus. Er war 1831 an der „Göttinger Revolution" beteiligt gewesen, bei der Hunderte von bewaffneten Studenten und Bürgern, unter dem Kommando des gerade zum Privatdozenten ernannten Juristen Hermann von Rauschenplat, Rathaus und Universität für einige Tage besetzt gehalten hatten. Die Episode blieb ohne größere Folgen, denn beim Anrücken des Hannoverschen Militärs hatten die meisten der Aufständischen rechtzeitig fliehen können. Wislizenus verschlug es nach Würzburg, wo er sich für ein Medizinstudium einschrieb. Er war der Anführer der Würzburger Delegation beim Hambacher Fest, und als die Studenten von dort in ihre Universitätsstadt zurückkehrten, waren alle überzeugt, gerade am wichtigsten Ereignis ihres Lebens teilgenommen zu haben. Sie brannten auf Agitation, Propaganda und Verschwörung mit dem Ziel eines geeinten, demokratischen Deutschlands. Wislizenus war unter anderem auch klar geworden, dass durch studentische Aktivitäten allein keine gesellschaftlichen Veränderungen zu erzielen waren. Von entscheidender Bedeutung war es für ihn daher, die Bevölkerung und vor allem die bis dahin weitgehend apolitische Arbeiterschaft für den revolutionären Kampf zu gewinnen. Er selbst sagte, es brauche Leute, „auf die man sich verlassen könne, wenn es einmal ans Losschlagen [gehe], d. h. wenn es einmahl Revolution gebe".[2] Und in manchen politischen Stammtischgesellschaften Würzburgs wurde diese Auffassung durchaus geteilt: „Wenn Alles fest zusammenhält, nämlich von Seite der Bürger und Studenten, kann mit wenig Blutvergießen Freiheit und Einheit von ganz Teutschland erkämpft werden."[3]

Auf dem Stuttgarter Burschenschaftstag wurde Ende des Jahres 1832 der Entschluss gefasst, revolutionäre Gewalt als Mittel zum Zweck zur Erreichung der deutschen Einheit zu akzeptieren. Ganz entscheidend für die Durchsetzung dieser Entscheidung waren auch hier die Würzburger Studenten unter der Führung von

Wislizenus. In der Folge intensivierten die Burschenschaften ihre Kontakte zu liberalen und republikanischen Kreisen in Frankfurt am Main. Frankfurt war eine von vier Freien Städten und eines der bedeutendsten wirtschaftlichen Zentren innerhalb des Deutschen Bundes; Zensurbestimmungen und Strafverfolgung politischer Vergehen wurden hier weniger streng gehandhabt als in vielen anderen Regionen. In Frankfurt gab es zudem eine starke liberale Fraktion aus Juristen und Journalisten, die sich die Befreiung und Vereinigung Deutschlands zum Ziel gesetzt hatte. Außerdem war Frankfurt der Sitz der ständigen Bundesversammlung von Gesandten der deutschen Einzelstaaten und kam somit am ehesten der Funktion einer „Hauptstadt" des Deutschen Bundes nahe. Da man die Bundesversammlung als die Quelle vieler unliebsamer, restriktiver Verordnungen wahrnahm, wurde ihr Tagungsort, das Palais Thurn und Taxis in Frankfurt, zu einem nahe liegenden Zielobjekt für potenzielle Revolutionäre. Warum sollte das, was in Paris mit dem Sturm auf die Bastille gelungen war, nicht auch in Deutschland möglich sein – ein Volksaufstand, ausgelöst durch eine kleine Gruppe mutiger Vorkämpfer?

Die Vorbereitungen und Ereignisse des Frankfurter Wachensturms sind in zahlreichen historischen Darstellungen ausführlich analysiert worden. Die folgenden Ausführungen sollen daher nur einen kurzen Überblick geben, wobei das Hauptaugenmerk auf der Rolle der Würzburger Medizinstudenten liegt. Ein organisatorisches Zentrum des geplanten Aufstandes lag in dem von Georg Bunsen in Frankfurt gegründeten Erziehungsinstitut, in dem er die damals völlig neuen, ganzheitlichen Ansätze des Schweizers Pestalozzi praktisch zur Anwendung brachte. In seinem Institut unterrichteten zahlreiche Lehrer, die zur revolutionären Bewegung zählten. Darunter befanden sich auch zwei ehemalige Medizinstudenten und Burschenschaftler aus Würzburg, Georg Adolph Berchelmann und Georgs Bruder Gustav Bunsen. Gustav Bunsen war Vorstandsmitglied im „Preß- und Vaterlandsverein", dessen erklärtes Ziel die Wiedergeburt Deutschlands in einem freiheitlichen Europa war. Er nahm am Hambacher Fest sowie am Stuttgarter Burschenschaftstag teil und begann gemeinsam mit dem Juristen Gustav Körner ein revolutionäres Netzwerk in und um Frankfurt zu spinnen, woraus sich der Plan für einen bewaffneten Aufstand in der Mainstadt entwickelte. In seiner Wohnung im Münzhof – sein Vater war Münzmeister der Stadt Frankfurt gewesen – legte Bunsen ein Waffendepot für den geplanten Aufstand an. Die vornehmliche Aufgabe von Bunsen und Körner in der Vorbereitungsphase war es aber, sich um die Unterstützung von Burschenschaften der verschiedenen Universitäten zu bemühen und radikale, gewaltbereite Studenten als Freiheitskämpfer zu rekrutieren. Am erfolgreichsten waren sie hierbei in Heidelberg, wo Körner kurz zuvor promoviert worden war, und in Würzburg, wo Bunsens alte Kontakte – insbesondere zu Wislizenus – noch gut funktionierten. Die zum Aufstand entschlossenen Burschenschaftler erhielten von Körner und Bunsen ihre vorläufigen Instruktionen, ohne dass ihnen vorerst Näheres über den Plan der Verschwörer verraten wurde.

In den späteren Gerichtsakten fanden sich unter den Aufrührern neben den ehemaligen Burschenschaftlern Bunsen und Berchelmann noch acht weitere Würzburger Medizinstudenten, die aktiv für das Vorhaben angeworben worden waren. Johann Baptist Dörflinger aus Brückenau, Johann Freund aus Pirmasens, Friedrich

Gampert aus Regensburg, Carl Sigmund Pfretzschner aus Kronach, Carl Julius Rubner aus Wunsiedel, Eduard von Welz aus Kehlheim, Adolph Wislizenus aus Königsee und Wilhelm Zehler aus Nürnberg.[4] Als Zeitpunkt für den Aufstand wurde die erste Woche im April 1833 festgelegt. Aufgrund der Osterferien hatten die Studenten dann reichlich Zeit und Muße für außeruniversitäre Abenteuer. Die zur Revolution entschlossenen Burschenschafter sollten nach Frankfurt reisen und sich unter falschen Namen in den dortigen Gasthäusern einquartieren. Außerdem begann um Ostern die große Frühjahrsmesse, und Frankfurt war voller Menschen. Unter den zahlreichen Händlern und Besuchern würden die auswärtigen Studenten kaum auffallen. Nähere Instruktionen sollten sie dann vor Ort erhalten. So setzten sich zur festgelegten Zeit kleine Gruppen von Burschenschaftern aus verschiedenen Universitätsstädten in Bewegung, wobei Würzburg das größte Kontingent stellte. Nachdem noch drei Erlanger Burschenschafter dazu gestoßen waren, trafen die Studenten am 2. April zum ersten Mal in einem Gasthof in Bockenheim vor den Toren Frankfurts mit den Verschwörern zusammen. Dort wurde ihnen der Plan für den Aufstand unterbreitet.

Da Bunsen und Körner befürchteten, ihre Absichten könnten bei so vielen Mitwissern vorzeitig verraten werden, sollte das Vorhaben bereits am Abend des folgenden Tages, des Mittwochs vor Ostern, in die Tat umgesetzt werden. Die Studenten erfuhren, dass zur selben Zeit die Hauptwache und die nur etwa 500 m entfernte Konstablerwache gestürmt und dort einsitzende politische Gefangene befreit werden sollten. Die stärker bewachte Hauptwache – ganz nahe beim Tagungsort der Bundesversammlung gelegen und daher von strategischer Bedeutung – war als Ziel für den Angriff der auswärtigen Studenten ausgewählt worden, während ein Trupp der Frankfurter Aufständischen die Konstablerwache einnehmen sollte. Zum militärischen Anführer war Hermann von Rauschenplat bestimmt worden, der schon den Aufstand in Göttingen organisiert und in der Revolution seine Berufung gefunden hatte. Zu diesem Zweck hatte man ihn aus seinem Exil in Frankreich in die Stadt geschmuggelt. Mit einer Gruppe aufständischer Bauern aus dem Umland und mit zum Putsch bereiten Soldaten aus einer nahe liegenden württembergischen Kaserne hatte man abgestimmt, dass diese auf vereinbarte Signale hin in die Stadt eindringen und die Aufständischen unterstützen sollten. Durch diese Aktionen versprach man sich eine Initialzündung, die zur Erhebung des ganzen Volkes führen sollte. Als fernere Ziele hatten sich die Verschwörer vorgenommen, Gesandte der Bundesversammlung in ihre Gewalt zu bringen und schließlich eine vorläufige republikanische Regierung für Deutschland zu etablieren. Als mögliche Mitglieder dieser Revolutionsregierung waren unter anderem Graf Bentzel-Sternau, Mitarbeiter bei Eisenmanns *Volksblatt*, und der ehemalige bayerische Landtagsabgeordnete Karl von Closen vorgesehen, der Therese Schönlein einige Jahre zuvor in seine Loge in der Münchner Oper eingeladen hatte.

All diese Pläne kamen manchen der Studenten dann doch etwas utopisch vor. „Die Sache war so pfiffig eingerichtet und so schnell betrieben", dass sie sich nicht „gehörig über Anlage und Ausführung des Unternehmens besprechen konnten". Es entstand der Eindruck, dass „Dr. Bunsen die Studenten als blinde Werkzeuge gebraucht habe".[5] Trotz erheblicher Zweifel über die Erfolgsaussichten des ganzen

15 Rebellen und Revolutionäre

Unterfangens scherte jedoch keiner aus dem Vorhaben aus. Ihr Ehrenkodex verbot den jungen Männern, einen Rückzieher zu machen, denn Feigheit oder gar Treulosigkeit gegenüber den Kameraden wollte sich keiner von ihnen vorwerfen lassen. So wurde vereinbart, sich am kommenden Tag bei Bunsen wieder zu treffen, wo die Waffen ausgegeben werden sollten. Ein Teil der Studenten zog sich daraufhin nachdenklich in die jeweiligen Unterkünfte zurück, andere betranken sich noch einmal hemmungslos in den Frankfurter Bier- und Apfelweinkneipen. Am Abend des folgenden Tages, des 3. April 1833, wurden dann im Münzhof Gewehre mit aufgepflanzten Bajonetten, Degen und Pistolen an die Studenten verteilt. Außerdem erhielt jeder als Erkennungszeichen eine schwarz-rot-goldene Schärpe ausgehändigt. Die Aktion sollte um halb zehn Uhr abends beginnen.

Zur festgesetzten Zeit war es bereits stockdunkel, eine Gasbeleuchtung hatte Frankfurt zu jener Zeit noch nicht. Und es regnete in Strömen. Es waren kaum Passanten auf der Straße, als sich ein Trupp von 31 Männern, bestehend überwiegend aus auswärtigen Studenten, der Hauptwache näherte. Die Mannschaft an der Hauptwache bestand aus Soldaten des sogenannten Linien-Bataillons, einer in Frankfurt stationierten Truppe von Berufssoldaten. Da die Behörden einen anonymen Hinweis erhalten hatten, war diese um zehn Mann verstärkt worden und bestand aus insgesamt einundfünfzig Soldaten, die sich jedoch fast alle wegen des schlechten Wetters in das Innere des Gebäudes begeben und ihre Waffen abgelegt hatten. So war der Überraschungscoup anfangs erfolgreich. Ein einzelner Posten wurde niedergestochen, und die Angreifer schossen in das Innere des Gebäudes. Daraufhin ergaben sich die Soldaten, und die Aufrührer konnten einige politische Gefangene aus den Arrestzellen im ersten Stock der Hauptwache befreien. Aber der Versuch, die Soldaten dazu zu bewegen, sich dem Aufstand anzuschließen, war erfolglos. Auch die wenigen Bürger Frankfurts, die sich, durch den Tumult angelockt, um die Hauptwache versammelt hatten, machten keine Anstalten, die von den Studenten angebotenen Waffen anzunehmen und sich an einer nationalen Erhebung zu beteiligen. Das „Volk" hatte zu einer Revolution an jenem Abend einfach keine Lust, und dies schon gar nicht bei einem solchen Wetter.

Schließlich wurden die gefangenen Soldaten unter Bewachung einiger weniger Studenten zurückgelassen, und der Rest eilte zur Konstablerwache, um die anderen Aufständischen, die zeitgleich angegriffen hatten, zu unterstützen. Die Kämpfe verliefen blutiger, aber schließlich gelang es auch hier, die Wachmannschaft zu überwältigen. Allerdings schafften es die Revolutionäre nicht, das dort untergebrachte Waffendepot aufzubrechen und die darin befindlichen Kanonen in ihren Besitz zu bringen. Auch das Läuten der großen Kirchturmglocke, das als Zeichen für die vor den Stadttoren wartende aufständische Landbevölkerung gedacht war, misslang. Die Bauern kehrten einfach um und gingen wieder nach Hause. Auch die erhoffte Unterstützung durch putschende Soldaten in umliegenden Kasernen blieb aus. So verlief die Revolte letztendlich im Sand. Als das mittlerweile alarmierte Linien-Bataillon aufmarschierte, flohen die meisten der Aufständischen im Schutze der Nacht und des strömenden Regens.

Insgesamt kamen bei dem Aufstand zwei der Angreifer, sechs Soldaten und ein ziviler Passant zu Tode. Beim Linien-Bataillon waren es vierzehn Verletzte, bei den

Aufständischen ist die Zahl unbekannt. Unter den Würzburgern gab es keine Todesopfer. Der Student Carl Julius Rubner, der zu lange in der Hauptwache ausgeharrt hatte, wurde noch am selben Abend dort verhaftet, vier weitere in den folgenden Tagen, alle anderen konnten entkommen und setzten sich ins Ausland ab. Die Polizei- und Justizbehörden versuchten in den folgenden Jahren mit großem Aufwand, die Verantwortlichen dingfest zu machen. So wurden insgesamt über zweitausend Menschen in Zusammenhang mit den Ereignissen des Frankfurter Wachensturms gerichtlich belangt.

Nur etwa einen Steinwurf von den Ereignissen an der Hauptwache entfernt fand im ausverkauften Nationaltheater eine Vorstellung der Oper „Robert der Teufel" von Giacomo Meyerbeer statt. Das erst kurz zuvor in Paris uraufgeführte Stück war der Renner der Saison, und viele waren vor allem für einen Opernbesuch nach Frankfurt angereist. Als um halb zehn Uhr der Sturm begann, wurde dies von den Gästen im feierlich erleuchteten Theater überhaupt nicht bemerkt, und die Aufführung lief ungestört weiter. Zwei Herren mittleren Alters allerdings, die in festlicher Abendgarderobe im Zuschauerraum saßen, hatten wahrscheinlich einige Schwierigkeiten, sich auf die Bühnenhandlung zu konzentrieren. Sie waren nämlich darüber informiert, was die Aufständischen für diesen Abend geplant hatten, und sie kannten einige der beteiligten Studenten nur allzu gut. Der eine der beiden Herren war Johann Adam Seuffert, ehemaliger Professor der Rechtswissenschaften in Würzburg, der andere sein Freund Johann Lucas Schönlein.

Was sich genau in den zwei Monaten seit dem Verschwinden Schönleins aus Würzburg Ende Januar bis zu seinem Auftauchen in Frankfurt Anfang April 1833, dem Zeitpunkt des Wachensturms, zutrug, war bislang unklar und ist oft verwirrend dargestellt worden. Durch die in den letzten Jahren wiederentdeckten Korrespondenznachlässe ist es heute möglich, die Spur Schönleins in den ersten drei Monaten des Jahres 1833 genau nachzuvollziehen. Vor allem der Briefwechsel mit seinem Freund und Kollegen Johann Adam Seuffert (Abb. 15.1) und die Schreiben von seiner Frau Therese ermöglichen eine nahezu lückenlose Verfolgung seiner Reisetätigkeit. Ihr Mann muss wohl unmittelbar nach der Absendung seines Entlassungsgesuchs und der Verhaftung von Bürgermeister Behr Würzburg verlassen haben und ohne Umwege in die Schweiz gereist sein, denn bereits am 29. Januar fragte Therese nach: „Umweht Dich wohl in diesem Augenblick schon die Luft unserer neuen Heimath? nach unserer Berechnung kannst Du nicht mehr weit vom Ziele sein."* Ihre Vermutung wurde bestätigt, denn kurz darauf schrieb sie erleichtert: „Ich erhielt mit Deinem Briefe die frohe Gewißheit daß kein Hinderniß sich unsern Wünschen entgegenstellte u. Deine Füße jetzt schon 3 Tag auf dem Boden wandeln […]."* Doch wie war der Professor so überstürzt in die Schweiz gelangt? Ein Würzburger Freund hatte ihm seine Kutsche zur Verfügung gestellt und eine heimliche Notiz hinterlassen:

> „Uber den Chaisenraub seyn Sie ganz beruhigt; lassen Sie dieselbe dort stehen bis wir sie verlangen. Mich verlangt zu hören daß Sie vollends glücklich am Ort Ihrer Bestimmung gebracht sind. […] Der Wagen hat wenigstens gute Achsen, Büchsen, Reifen und Federn. – […]. Glück auf. Ihr Freund B."*

15 Rebellen und Revolutionäre

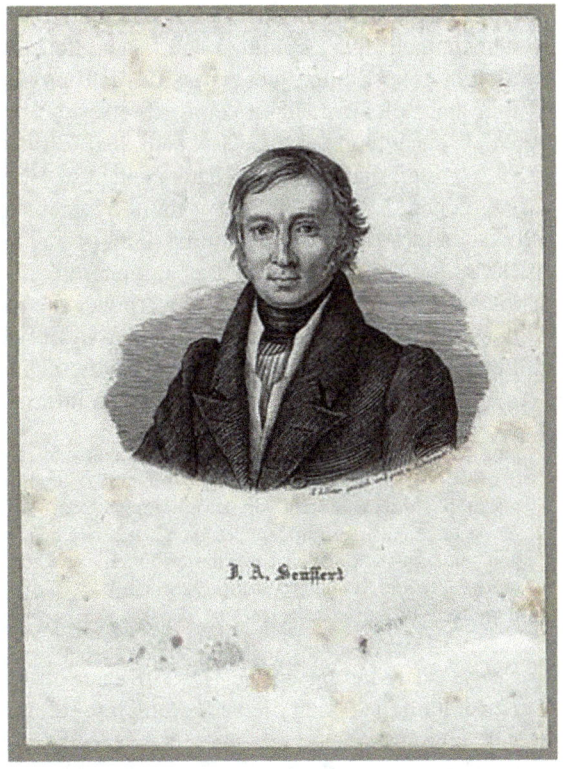

Abb. 15.1 Johann Adam Seuffert (um 1831). Stahlstich von Carl August Helmsauer (um 1844) (https://upload.wikimedia.org/wikipedia/commons/5/50/Johann_Adam_von_Seuffert_-_Jurist.jpg, gemeinfrei)

Schönlein war also mit der kurzfristig geborgten Kutsche auf schnellstem Weg nach Zürich gefahren, aber die Abreise wurde geheim gehalten. Öffentlich verbreitete Therese, Schönlein sei zu Patientenbesuchen nach Frankfurt aufgebrochen. Diese Version wurde auch den engsten Freunden und sogar seiner Mutter in Bamberg gegenüber aufrechterhalten: „Ich schrieb ihr umgehend daß Du nach Frankfurt seiest mit allen möglichen beruhigenden Redensarten ausgeschmückt." Diese Vorsichtsmaßnahme war vor allem aus Rücksicht auf Thereses Vater, Philipp Ignaz Heffner, getroffen worden, der als Regierungsrat ein hoher Beamter des bayerischen Staatsapparates war. Er wurde zwar nach einigen Tagen von seiner Tochter eingeweiht, aber mit der Abreise seines Schwiegersohns war er ganz und gar nicht einverstanden. Therese sollte ihren Mann zur raschen Rückkehr bewegen, doch sie war anderer Meinung: „Mein Vater meint immer Du sollest wiederkommen, ich soll dir's schreiben, ich sage ja – aber Gottlob daß du dort bist."* Die Bamberger Verwandten dagegen freuten sich über Schönleins heimliche Abreise, wie Schönleins Onkel, der Bibliothekar Jaeck, vermeldete:

„Durch die Klugheit Ihrer Familie war das Gerücht, Sie seien zu einem Patienten nach F[rank]f[ur]t gerufen worden allgemein herrschend bis zur Ankunft Ihres Briefes. [...] Die Dorfzeit[un]g sagte, der Koenig v[on] B[ayern] habe seine schönste Perle durch Sie aus s[einer] Krone verloren, was Ihre Mutter unendlich freute."*

Auch Regierungsrat Heffner sah schließlich ein, dass sein Schwiegersohn nicht so schnell nach Hause kommen würde, und ließ ausrichten, er solle „wenigstens öffentlich in einer Zeitung gegen das Gerücht protestiren u. die Gründe angeben die es ihm zur Pflicht machten seine Abreise noch so schnell u. unversehens anzutreten".* Zusammenfassend lässt sich also festhalten: Schönlein war Ende Januar 1833 zwar heimlich, aber durchaus geplant und geordnet zu der Reise nach Zürich aufgebrochen. Als eine Flucht vor unmittelbarer Strafverfolgung lässt sich sein Verschwinden aus Würzburg jedenfalls nicht bezeichnen. Selbst der bayerische König spielte später die Angelegenheit später eher herunter: „Schoenlein hätte auch nicht gebraucht, so ohne Weiteres aus Bayern wegzulaufen."[6]

In Zürich wurde er mit offenen Armen in Zürich aufgenommen. Seine Frau berichtete, sie hätte gehört, „800 Fackeln hätten Dir zum Willkommen geleuchtet".* Seinen zukünftigen Kollegen Lorenz Oken informierte er umgehend:

> „Ich habe aus verschiedenen Gründen, worunter auch die Neugierde war, mich plötzlich auf den Weg nach Zürich, den künftigen Schauplatz unseres gemeinschaftlichen Wirkens, gemacht. [...]. Ich will nicht von der mir gewordenen Aufnahme sprechen (sie hat alle meine Erwartungen übertroffen), sondern von den Menschen, mit denen wir es zu thun haben, und von den Dingen an denen wir schaffen sollen, sprechen. Für die Universität sind Alle, von jeder Farbe und Meinung günstig gestimmt. [...] Jedermann freut sich auf Sie und wünscht Ihren Beirath."[7]

Neben der Klärung einiger Detailfragen im Hinblick auf seine Anstellung an Universität und Hospital diente Schönleins Aufenthalt in Zürich hauptsächlich dem Zweck, eine geeignete und angemessene Wohnung für die Familie zu finden. Dies alles nahm nicht viel Zeit in Anspruch, und am liebsten hätte er wohl Frau und Tochter Etha unmittelbar nachkommen lassen, doch Therese machte ihm klar, dass das nicht so schnell ginge: „Du sprichst von Anfang März, das ist nicht möglich – ich denke 4 Wochen später – [...] ich möchte nichts übereilen."* Er musste sich die Zeit anders vertreiben. Bereits zwei Wochen nach seiner Abreise hatte Therese schon Nachricht, dass sich ihr Mann, seiner alten Leidenschaft folgend, zu einer Badekur nach Baden im Aargau begeben hatte, „was ich mit großem Vergnügen hörte, hoffend daß dir die warmen Quellen recht gut bekommen werden".* Aus Baden berichtete Schönlein seinem Onkel in Bamberg:

> „Das Leben in Z[ürich] gefiel mir mit jedem Tage mehr und nur mit Mühe konnte ich mich losreißen, um die gegebene Muße zu einer Badekur dahier zu verwenden. [...] Die Beweiße von Achtung und Vertrauen, die mir Leute von allen Farben geben, sind höchst aufmunternd und bilden einen recht schreienden Gegensatz mit der Brutalität, womit man mich in Bayern behandelte."[8]

Eine Rückkehr nach Bayern oder einen anderen der deutschen Bundesstaaten schien für ihn nicht mehr in Frage zu kommen: „Ich soll wieder zurückkehren? nein! Das hieße die Götter versuchen."[9] Doch wenige Tage später hatte er seine Meinung komplett geändert und saß in der Postkutsche auf dem Weg nach Frankfurt. Was war der Grund für diesen Sinneswandel? Offensichtlich hatte sich bei Schönlein, als er unbeschwert im warmen Wasser trieb, das Gefühl der unmittelbaren Bedrohung verringert. Er hatte den folgenschweren Entschluss gefasst, doch noch einmal das sichere Terrain der Schweiz zu verlassen, um in Frankfurt die Veröffentlichung eines von ihm geplanten Buches vorzubereiten. Davon unterrichtete er auch seinen Freund Johann Adam Seuffert. Dessen Bewerbung auf einen juristischen Lehrstuhl in Zürich war ja zunächst abgelehnt worden, aber er liebäugelte immer noch damit, dort vorübergehend eine unbezahlte Professur anzunehmen. Zu diesem Zweck schlug ihm Schönlein vor, sich in Frankfurt zu treffen, um dann gemeinsam in die Schweiz zurückzufahren. Unterwegs wurde Schönlein immer mutiger. Aus Karlsruhe teilte er seinem Freund mit, er überlege, sogar noch einmal nach Würzburg zu kommen, um, „wenn es möglich ist, meine Frau zu geleiten, die in allen ihren Briefen Furcht und Besorgniß über das Allein-Reisen durch blicken läßt".[10] Aber so ganz konnte er sich dann doch noch nicht entschließen, bayerischen Boden zu betreten, und quartierte sich zunächst auf einige Zeit im „Hotel zum Schwanen" in Frankfurt ein.

Therese ließ er zunächst völlig im Unklaren. Regelmäßig tadelte sie ihn wegen seiner Schreibfaulheit, nannte ihn gar „du böser saumseeliger Mann".* „Ich werde nicht unterlaßen jeden meiner Briefe mit Klagen anzufangen bis Du Lieber /wozu ich aber wenig Hoffnung habe/ Dich endlich beßerst u. mich nicht mehr 5–6 Tage lang die Qualen der Erwartung und Sehnsucht tragen läßt."* Nur spärlich mit Informationen versorgt, hatte sie Schwierigkeiten, die Reiseroute ihres Mannes nachzuvollziehen.

> „Liebster Du bist ja unstet wie ein Irrlicht! kaum richten sich meine Gedanken, meine Sehnsucht nach dem Flecke wo Du weilest, so entschwebst Du schon wieder an einen zweiten, dritten, so überraschend schnell, daß ich Dir kaum zu folgen vermag u. mir das höchst unangenehme Gefühl bleibt: nicht bestimmt zu wißen wo Dich meine Sehnsucht zu suchen hat."*

Nach seiner Ankunft in Frankfurt war Therese völlig überrascht von der unerwarteten Nähe ihres Gatten. Einerseits hoffte sie, er würde auch das letzte Stück des Weges noch zurücklegen, um sie abzuholen, aber sie realisierte auch das damit verbundene Risiko:

> „Aber sag' mir nur einmal was machst Du für lose Sprünge? Ich will Dir nicht bergen, daß wie freudig auch mein Herz schlägt bei dem Gedanken nahen Wiedersehens bei dem noch reizenderen in Deiner Begleitung der neuen Heimath zu zu reisen – auf der andern Seite wieder bange Besorgniß es möge etwas Unangenehmes daraus hervorgehen, diese frohen Bilder umschleiert. Aber freilich hättest Du dann auch nicht nach Fr[ank]f[ur]t gehen sollen u. dürfen."*

Also blieb Schönlein erst einmal in Frankfurt, war aber dort keineswegs untätig. Während seines Aufenthaltes erhielt er viel Besuch und behandelte zahlreiche Patienten:

> „In Frankfurt sollen – wie Meßleute dahier erzählten – vor seinem Gasthauße schon früh 8 Uhr die Wagen angefahren sein, als wohne ein grosser Fürst da, und wenn er zu Fuße ausgegangen, so sei er, wie ehemals Hohenlohe dahier, mit einer Menge Menschen umgeben geweßen."[11]

Auf einem Krankenbesuch wagte Schönlein sich dann sogar über die bayerische Landesgrenze nach Aschaffenburg. Von dort aus schickte er einen Brief an seinen Freund Seuffert mit einem neuen Vorschlag. Er hätte mit dem Hausjuristen der Familie Rothschild, gesprochen, der gute Aussichten für eine Anstellung Seufferts in Frankfurt sehe. Aus diesem Grunde wäre ein baldiges Treffen sinnvoll, wofür dieser in die Mainstadt kommen sollte. Für Therese stand es Ende März aber immer noch nicht fest, wo ihr Mann die Osterfeiertage verbringen würde, und als Seuffert dann tatsächlich nach Frankfurt aufbrach, klang sie wirklich beleidigt:

> „Ich wollte Seuffert keinen Brief an Dich mitgeben, überhaupt daß Du seine mündliche Unterhaltung meiner schriftlichen vorziehst, welche Betrachtung für meine Eigenliebe allzu abschreckend war. Nun habt ihr euch hoffentlich ein bischen ausgesprochen u. Du hast eher eine Minute für mich."*

Am 1. April besuchte Seuffert in Frankfurt Verwandte seiner Frau, die Familie der Schriftstellerin Maria Belli-Gontard. Diese lud ihn und seinen Freund Schönlein für den übernächsten Tag zum Essen ein – ein Aprilscherz des Schicksals. Die Ereignisse jenes turbulenten 3. April 1833, des Mittwochs vor Ostern, sollen hier so wiedergegeben werden, wie sie sich aus Zeugenaussagen in den Gerichtsakten des Bayerischen Innenministeriums rekonstruieren ließen. Interessanterweise hielt sich außer Schönlein und Seuffert noch ein weiterer prominenter Würzburger Liberaler zur selben Zeit in Frankfurt auf – der Mitorganisator des Gaibacher Festes, Andreas Bernhard Quante. Dieser hatte nach seiner Entlassung aus dem Staatsdienst eine Anstellung als Rechtsberater des Freiherrn Carl von Frankenstein gefunden, welcher geschäftlich in der Stadt zu tun hatte. Als Quante an jenem Morgen sein Quartier verließ, steckte ihm ein unbekannter junger Mann einen anonymen Brief zu, in dem genauer Zeitpunkt und geplanter Ablauf der für jenen Abend geplanten Revolte angegeben wurden. Wahrscheinlich sollte Quante als Unterstützer für das Vorhaben gewonnen werden. Da er dem Ganzen zunächst nicht viel Bedeutung zumaß, vernichtete er den Brief, wurde aber nachdenklich, als er beim Weitergehen in der Menge den berüchtigten Unruhestifter von Rauschenplat erkannte. Um sich über die ganze Angelegenheit auszutauschen, suchte er Seuffert auf, der sich an diesem Vormittag im Haus des Frankfurter Kaufmanns Carl Alexander de Giorgi aufhielt. Kurz darauf traf auch Schönlein im Hause de Giorgi ein und berichtete, dass ihm seinerseits die Anwesenheit mehrerer Würzburger Burschenschaftler in der Stadt aufgefallen wäre.

Man kann sich gut vorstellen, dass diese Situation die drei Männer in eine erhebliche Zwickmühle brachte. Sie hegten zwar durchaus Sympathien für die freiheitliche Bewegung in Deutschland, hatten jedoch nie Gewaltanwendung zur Durchsetzung politischer Ziele befürwortet. Dennoch mussten sie befürchten, dass sie schon allein aufgrund ihrer politischen Anschauung und ihrer zufälligen Anwesenheit in der Stadt unter den dringenden Verdacht geraten würden, am geplanten Umsturzversuch beteiligt gewesen zu sein. Die Behörden über den geplanten Aufstand zu informieren, würde andererseits eine Abkehr von ihren liberalen Idealen bedeuten. Auch die Gefahr, später als „Verräter" dem Anschlag eines fanatischen Attentäters

15 Rebellen und Revolutionäre

zum Opfer zu fallen, war durchaus nicht unrealistisch. Nach reiflicher Abwägung aller Optionen entschieden sich Quante, Seuffert und Schönlein schließlich dafür, den Frankfurter Bürgermeister über den Inhalt des anonymen Briefs zu informieren. Da jedoch der fragliche Brief nicht präsentiert werden konnte, zweifelte von dieser am Wahrheitsgehalt der Geschichte und ordnete als Vorsichtsmaßnahme nur eine geringe Verstärkung der Mannschaft in der Hauptwache um zehn Soldaten an. Anschließend begaben sich Schönlein und Seuffert zu ihrer Einladung bei der Schriftstellerin Maria Belli-Gontard, was diese in ihren Lebenserinnerungen so beschrieb:

> „Schönlein war ein sehr liebenswürdiger Gesellschafter, ein Witzwort jagte das andere, auch satyrisch konnte er sein, aber stets mit Grenzen. Eine gute Mahlzeit mit eben so gutem Wein liebte er. Auffallend still war Professor Seuffert [...]. Plötzlich frug mich Schönlein: ‚Besitzen Sie wohl Muth, Frau Belli?' Meine Antwort war: ‚Ich glaube wohl.' ‚Nun', frug Schönlein weiter, ‚würde eine ausbrechende Revolution Sie erschrecken?' ‚Ich kann dies nicht wissen, es kömmt auf die Art der Revolution an.' Schönlein kam nicht wieder darauf zurück, er bat mich mit in's Theater zu gehen."[12]

Frau Belli-Gontard hatte die Oper „Robert der Teufel" aber schon gesehen und lehnte die Einladung ab. Die Herren empfahlen sich und verbrachten den Abend ohne weibliche Begleitung im Theater. Als sich noch in derselben Nacht die Nachricht vom gescheiterten Aufstand in der Stadt verbreitete, war Schönlein wahrscheinlich klar, dass er unter diesen Umständen nicht nach Würzburg zurückkehren konnte. Bayerischen Boden sollte er erst viele Jahre später wieder betreten.

Die anderen beiden Würzburger gerieten in den folgenden Monaten in die Mühlen der bayerischen Justiz. Seuffert wurde wiederholt zu Zeugenaussagen – zunächst ohne, später mit Vereidigung – vorgeladen. Die obige den Gerichtsakten entnommene Schilderung der Ereignisse stimmt inhaltlich mit seinen Aussagen in privaten Briefen an Schönlein überein. Andreas Bernhard Quante wurde vom langen Arm des Gesetzes noch unerbittlicher verfolgt. Er verbrachte eineinhalb Jahre in Untersuchungshaft, wurde zunächst zu weiterer Festungsverwahrung verurteilt und erst nach einem Berufungsverfahren in allen Punkten freigesprochen. Im Briefnachlass Schönleins fand sich jetzt ein undatiertes und nicht unterschriebenes Schriftstück, das wohl aus Quantes Feder stammt. Darin beschreibt der Verfasser den Inhalt seiner Zeugenaussage:

> „Wegen der bekannten Geschichte bin ich schon 2-mal vernommen worden; Sie werden sich erinnern, daß ich S[euffert] u. Ihnen bei de Gi[orgi] eröffnete, ohne jedoch damals zu sagen, auf welche Art ich die Mittheilung an jenem Morgen erhalten habe, daß an jenem Abende die dann erfolgten Ereignße vorgehen sollten, wie wohl ich glaube, Ihnen später eröffnet zu haben, daß mir die Nachricht in einem anonymen Brief zukam – daß dies von mir deshalb geschah, um zu besprechen was zu thun sey; daß es sich von einer Anzeige handelte; daß wir, durch Ankommende gestört, uns in den Schwan bestellten, wo mir als letztankommenden S[euffert] an der Treppe Ihre Verabred[un]g eröffnete; und ich dann bei Ihnen verweilte, wo wir auch für gut fanden, die Sache an F[reiherr] v[on] F[rankenstein] zu eröffnen; u. daß endlich S[euffert], meiner Zuladung gemäß, gegen 3 Uhr zu mir kam, u[m] mir das Resultat zu melden. Nach Inhalt der gestellten Fragen scheint man bezweifeln zu wollen, daß mir die Eröffnung in einem Brief wurde, u. daß die Anzeige an die Behörde

mit meinem Wißen u Willen geschah; ja es scheint sogar, als ob man meiner Mittheilung an S[euffert] u. Sie einen andren Zweck als den, um uns zu besprechen unterlegen wollte. Ich zweifle nicht, daß im Falle Sie sich einer Vernehmung unterziehen sollten, Ihre Aussage die obwaltenden Zweifel schwinden machen werden."*

Natürlich ist die übereinstimmende Schilderung der Ereignisse vom 3. April 1833 durch die verschiedenen Beteiligten allein noch kein Beweis für die Richtigkeit der Angaben. Dennoch lässt sich aufgrund der vorliegenden Quellen mit einiger Sicherheit feststellen, dass sich Schönlein, Seuffert und Quante an jenem Tag wohl tatsächlich zufällig und aus unterschiedlichen Gründen in Frankfurt aufhielten. Offensichtlich erfuhren sie erst kurzfristig von den Plänen der Verschwörer. Für eine aktive Beteiligung an der Vorbereitung des Aufstandes gibt es in allen existierenden Schriftwechseln keinerlei Hinweise. Alle drei gehörten zur Fraktion der gemäßigten Liberalen, die im Gegensatz zu den radikalen Burschenschaftlern eine gewaltsame Vorgehensweise eindeutig ablehnten. Für ihren Entschluss, die Behörden zu informieren, war vielleicht die berechtigte Furcht, selbst unter Verdacht zu geraten, der hauptsächliche Beweggrund. Es musste ihnen aber auch klar gewesen sein, dass sie durch die Meldung an die Stadtverwaltung die jungen Aufständischen – darunter ihre eigenen Studenten – erbarmungslos der Staatsmacht auslieferten. Vielleicht wollten die beiden Würzburger Professoren aber gerade dadurch eine ihnen aussichtslos scheinende Revolte im Keim verhindern und damit schwerwiegendere Konsequenzen von ihren Studenten abwenden. Die Nachricht, dass ein Verrat stattgefunden hatte, sprach sich bald unter den Aufständischen herum. Welche Folgen die Frankfurter Ereignisse für Schönlein selbst haben sollten, war zu jenem Zeitpunkt noch nicht abzusehen.

Dissidenten und Dissertationen 16

> *„Auf der Welt ist kein Bestand,*
> *Wir müssen alle sterben,*
> *Das ist uns wohlbekannt!" (Georg Büchner)*
> *(Aus: Woyzeck. Büchner 1972, S. 157)*

Wegen der Wirren in jenen Wochen und der Sorge um ihren Mann saß Therese Schönlein nicht nur auf heißen Kohlen, sondern auch auf noch ungepackten Koffern. Aus ihren Briefen lässt sich ein guter Eindruck von den vielfältigen Aufgaben einer Professorengattin im 19. Jahrhundert gewinnen, die einen ganzen Umzug allein organisieren musste. Sie erklärte ihrem Mann, warum sie ihm nicht unmittelbar in die Schweiz folgen konnte:

> „Sieh ich muß noch nach Bamberg deiner Mutter Lebewohl sagen, dann Versteigerung halten, Abschied nehmen […] Bis Ende der Woche hoffe ich einen Wagen befrachten zu können, er wird 11 Kisten mit Präparaten u. Deine Bücher, Deinen Schreibtisch mit allen Papieren [transportieren]."*

Vor allem Schönleins anatomische Sammlung hatte es in sich: „Deine Präparate taxirten die Lastträger, die es herschafften, zu 15 Zent[ner]."* Aber Gewicht stellte nicht die einzige Schwierigkeit dar; noch problematischer war die Zerbrechlichkeit der Schaugläser mit den in Alkohol konservierten Organen:

> „Die Präparate […] werden kaum ohne Unfall hinein kommen. Ich ließ am letzten Tage eine Kiste die naßte aufmachen u. da lag schon eine kostbare Leber, od[er] was es sonst war, trocken. Es wurde also für 2 f Weingeist nachgefüllt u. wieder frisch gepackt. Wenn sie nur beim Aufladen die Kisten gehörig wagerecht gehalten haben."*

Zu den medizinischen Objekten kamen außerdem die sicherlich auch nicht ganz leichte Sammlung mit den Pflanzenversteinerungen und die Tierpräparate von Schönleins ehemaligen Schülern aus Ost- und Westindien. Ein Kollege bemerkte, „es wäre noch ein Affenbalg da, was er damit machen solle, u. wie Du über das Schlangenskelett verfügen wolltest".[5] Und das Schicksal des chemischen Laboratoriums musste auch noch geklärt werden: „Willst Du dein Reagentien-Kabinet verkaufen? wie theuer?".*

Nachdem die beruflichen Wertgegenstände und Unterlagen auf den Weg gebracht waren, wurde der Hausrat verpackt. Therese listete den Inhalt der einzelnen Kisten sorgfältig auf:

> „In der Kiste N^{ro} 15 befindet sich ebenfalls eine Matraze, einige Stücke Betten, 1 Fußkißen, 7 p[aar] Schuhe, 1 p[aar] Tappen [Hausschuhe] u. 4 p[aar] Stiefel v[on] Dir. In der kleineren Kiste mit Naturalien sind da sie nicht voll wurde noch verschiedene Gegenstände verpackt. also 1 Mörser, 1 Bügeleisen, 1 Lockeisen."*

Und auch für die leiblichen Genüsse wurde gesorgt: „Ich dächte wir verkauften den Champagner alle, u. ich nähme nur den Burgunder u. von den Landesweinen mit nebst Arrack u. Strohwein, auch d[en] Portwein od[er] deponire ich ihn?"* Als alles verpackt war, betrug das Gewicht der sechsundzwanzig Kisten insgesamt dreieinhalb Tonnen, und Therese überlegte sogar, zusätzlich Wasser aus der Kissinger Ragozi-Heilquelle mitzunehmen, da der vereinbarte Frachtumfang noch nicht ausgeschöpft war. Ein Teil der Laborausrüstung wurde an das Anatomische Institut verkauft, zahlreiche Kisten mit Büchern gingen an Bibliothekar Jaeck in Bamberg und für alle Gegenstände des Hausstandes, die nicht mitgenommen wurden, hielt sie eine Versteigerung ab.

Und dann war da noch das Problem mit dem Personal. Die Köchin der Familie wäre gern in die Schweiz mitgekommen, aber Therese hatte andere Pläne: „Sie will uns begleiten, wenn ich sie mitnehmen will, was ich übrigens nicht im Sinne habe."* Hingegen hätte sie ihre Magd gern weiter beschäftigt, aber die hatte vor allem Angst davor, in einem neuen Haushalt nicht zurechtzukommen. „Ich bot es unsrer Bärbel an ob sie mit wolle, sie solle sich besinnen. Nach mehreren Tagen erhielt ich eine ausweichende Antwort: sie wolle gern, wenn sie nur wüßte ob sie gewöhnen könnte, sich mit der künftigen Köchin vertragen."* Auch für diese Situation fand Therese eine geniale Lösung, die allen Interessen gerecht wurde, sie musste nur noch ihren Mann schonend davon überzeugen: „Du schreibst mir, gute Köchinnen seien selten u. theuer, ich werde mir daher in jedem Falle eine abrichten u. habe dazu unsre Bärbel bestimmt. Zitter nur nicht für Deinen Magen es wird schon gut gehen."* Über die Personalkosten hinaus gab es noch viele weitere Fragen, die die Professorengattin im Hinblick auf ihr neues Leben in der Schweiz beschäftigten:

> „Hast Du einige Erkundigungen eingezogen: wie viel dort eine Magd jährlich bekommt? wegen Mobilien? Was kostet Zucker u. Cafe? Wie findest Du die Moden? Sind die Züricherinnen vor od[er] zurück in Betreff ihrer. Du mußt doch wenigstens Damen auf den Straßen sehen, so schreibe doch, wie sie dir gefallen."*

16 Dissidenten und Dissertationen

Aber noch ein weiteres Herzensanliegen war vor der Abreise zu erfüllen. Der Tod ihrer zweiten Tochter Anna lag gerade erst ein Dreivierteljahr zurück, und Therese wollte einen Grabstein mit Inschrift setzen lassen: „Noch etwas! ich fühle es als eine heilige Pflicht ehe ich W[ürzburg] verlaße einem theuren Grabe noch den Namen des Wesens hinzuzufügen, dessen Verlust mein Herz mit immer neuem ich möchte sagen wachsendem Grame erfüllt."* Mit der Organisation all dieser Dinge war Therese gut beschäftigt, während sie wochenlang auf die Entscheidung ihres Gatten wartete, ob und wann dieser sie in Würzburg abholen und nach Zürich begleiten würde. Doch als sie am Ostersonntag von einem kurzen Besuch in Bamberg zurückkehrte, wo sie sich von der Schwiegermutter verabschiedet hatte, erwartete sie eine Überraschung in Form eines Briefes: Ihr Mann war überhaupt nicht mehr in Frankfurt …! Die Details erfahren wir aus einem Brief seines Schwiegervaters: Zum einen war Schönlein anonym vor einem Zugriff der bayerischen Polizei gewarnt worden, zum anderen sollte er zu einer ärztlichen Konsultation nach Mannheim kommen.

„Es that uns allen leid, daß Schönlein nicht hieher [nach Würzburg] kommen konnte. Die nämlichen Pferde, die nur auf sein Einsteigen warteten, um ihn hieher zu führen, brachten ihn nach Manheim in Folge zweier Schreiben, die er im Augenblick seiner Abreise erhalten hatte. Das Eine von dem H. Fürsten v. Wittgenstein enthielt die dringendste Bitte, seine kranke Gemahlin in Manheim zu besuchen, und einige Tage dort zu verweilen."[1]

Eine Einladung zur ärztlichen Konsultation in das Haus des konservativen Politikers Wilhelm zu Sayn-Wittgenstein-Hohenstein war natürlich ein willkommener Anlass, um unbehelligt von irgendwelchen Straßenkontrollen Frankfurt verlassen zu können. Nach der Erfüllung seiner ärztlichen Pflichten reiste Schönlein weiter nach Heilbronn und wollte dort auf seine Frau warten, um dann gemeinsam weiterzufahren. Doch da hatte er die Rechnung ohne Therese gemacht. Sie konnte einfach noch nicht innerhalb von zwei Tagen reisefertig sein. „Du verlangst das Unmögliche, ich kann am Dienstag nicht abreisen, zu vielerlei hält mich davon ab"* und vor allem die „Unzuverläßigkeit deiner Pläne"* könnte leicht dazu führen, dass sie dann „rathlos in Heilbronn sitzen würde"*. Sie entschloss sich daher, ihren Mann schon einmal vorauszuschicken, um in Ruhe die noch erforderlichen Angelegenheiten regeln zu können: „Ich bitte Dich daher uns voran nach der neuen Heimath zu eilen."* Diesem Wunsch kam er umgehend nach und fuhr wohl auf dem direktesten Weg über Stuttgart und Schaffhausen zurück nach Zürich. Spätestens ab Mitte April befand sich Schönlein also wieder auf Schweizer Boden in Sicherheit. Ganz aufgegeben hatte die bayerische Justiz allerdings noch nicht. Im Juni wurde er aufgefordert, eine schriftliche und mündliche Aussage vor dem Verhöramt des Kantons Zürich zu den Vorgängen in Frankfurt zu machen.

Am 30. April 1833 hatte Therese schließlich alles erledigt und konnte mit Tochter Etha und der zur Köchin beförderten Magd Bärbel die Schönlein'sche Reisekutsche für die Fahrt in die Schweiz besteigen. Bei der Ankunft in Zürich dürfte den Damen angesichts der von Schönlein angemieteten Unterkunft die Luft weggeblieben sein; und dies sowohl in Anbetracht des Objekts als auch der Kosten. Die jährliche Miete überstieg sogar das fixe Jahreseinkommen eines Schweizer Universitätsprofessors. Es handelte sich um eine auf einer Anhöhe vor den Toren der Stadt gelegene Villa, die sechzig Jahre vorher von dem Züricher Seidenhändler Frey errichtet worden war (Abb. 16.1). Schönlein selbst schrieb, es wäre dies „der herrlichste Punkt in der ganzen Umgegend, geräumig genug um 2 Familien […] zu befriedigen".[2] Während die Außenansicht bereits klassizistische Züge aufwies, gab es im Inneren Nussbaumtäfelungen, bemalte Kachelöfen und einen Festsaal mit französischen Wandteppichen im Stil des späten Rokoko. Das Beste am ganzen Grundstück war jedoch die Gartenanlage, die damals zu den größten in der ganzen Umgebung zählte. Nach dem Erbauer wurde das Anwesen auch als „Freigut" oder nach dem alten Flurnamen als „Brandschenke" bezeichnet. Therese nannte es „Feenschlösschen" oder „Seckendorff'sches Schlösschen", denn der damalige Besitzer war der aus einem fränkischen Adelsgeschlecht stammende Diplomat Albrecht von Seckendorff. Den Kontakt zu Schönlein hatte dessen Schwiegersohn, der Schriftsteller Graf Bentzel-Sternau, hergestellt, der ihn aus den liberalen Zirkeln in Frankfurt und Würzburg gut kannte.

Noch kurz vor der Ankunft von Frau und Tochter war die neue Universität feierlich eröffnet worden. Am 29. April 1833 fand eine „Feierlichkeit, wie Zürich sie selten gesehen", statt. Unter „Kanonendonner und Glockenschall" schritten Vertreter von Stadt- und Kantonalbehörden, der gesamte Lehrkörper und die Studierenden „zwischen aufgestellten Truppenspalieren" zum Festakt vom Rathaus in die Großmünsterkirche. Die erste Rede hielt der Bürgermeister und Vorsitzende des Er-

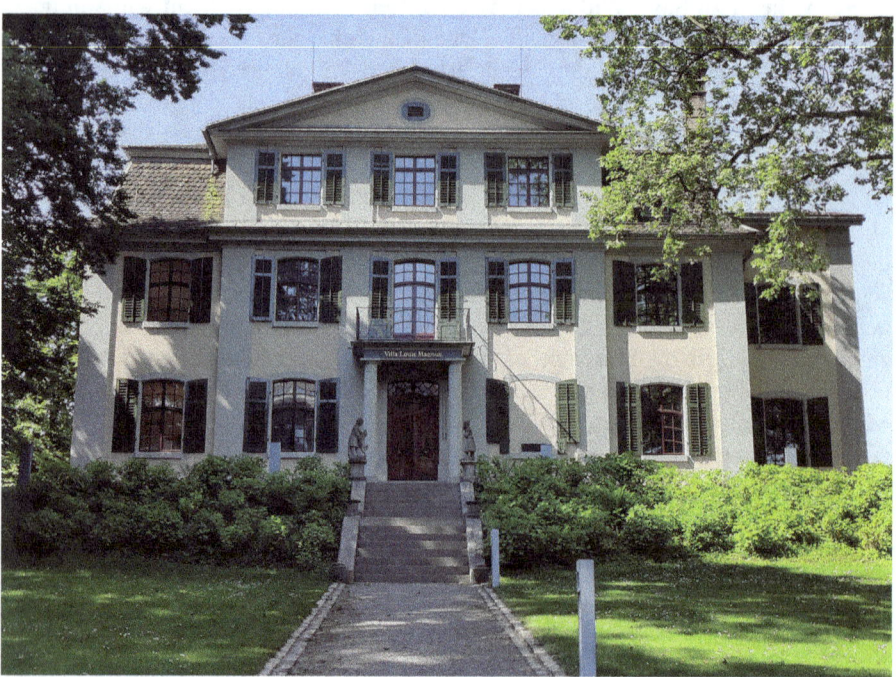

Abb. 16.1 Das „Seckendorff'sche Feenschlösschen". (Foto: Isabel Manger)

ziehungsrates, Conrad Melchior Hirzel, die zweite der Rektor der neuen Hochschule, Lorenz Oken. Beim anschließenden „republikanischen Mahl, welches im Kasino des Rathauses mit 500 Teilnehmern gefeiert wurde, hielt Schönlein die Tischrede. Die Züricher Zeitung schrieb: ‚Er gewann sich durch seine geistvollen und witzigen Worte die Herzen aller Anwesenden.'"3

In den folgenden Tagen begann der Vorlesungsbetrieb an der neuen Universität. Es waren 161 Studenten offiziell immatrikuliert, dazu kamen noch einige Gasthörer. Die größte – mit 98 Studierenden – war die Medizinische Fakultät, der Schönlein als Dekan vorstand. Und es wären sicher noch viel mehr gewesen, wenn nicht einige deutsche Staaten, wie Bayern, Preußen und Württemberg, ihren Untertanen den Besuch der Züricher Hochschule untersagt hätten. Aus zahlreichen anderen deutschen Universitätsstädten und von ehemaligen Schülern erhielt Schönlein Glückwünsche: „Möge Ihr neuer Wirkungskreis Ihnen ganz nach Wunsch gedeihen, möge es Ihnen in Zürich wie in Würzburg gelingen, den wissenschaftlichen Sinn für die Heilkunde zu beleben, der in der Welt überall so selten geworden ist!" In seinen Briefen in die alte Heimat schwärmte Schönlein vom „Gedeihen und Wachsen der neuen Institution" und über die „freye Alpenluft". Wie für ihn typisch, schickte er gleich noch einen spöttischen Seitenhieb auf die bayerische Regierung hinterher:

> „Um die Wonne meines hiesigen Aufenthaltes so recht zu genießen, halte ich mir die treffliche bayerische Landbötin [*Der bayerische Landbote*, eine regierungstreue, ultramontane Münchner Zeitung] um so immer in Kenntniß von den weisen Einrichtungen, den gerechten Urtheilsprüchen, den väterlichen Maasregeln überhaupt von Glück und der Herrlichkeit meines früheren Vaterlandes zu bleiben."4

In Würzburg dauerte es eine Weile, bis man sich daran gewöhnt hatte, dass Schönlein nicht mehr da war. Sogar die Gerichte forderten nach seiner Versetzung weiterhin ärztliche Gutachten bei ihm an. Während sich die Administration des Juliusspitals gegenüber ihrem ehemaligen leitenden Arzt sehr anständig verhielt – ihm wurde für ein halbes Jahr sein volles Gehalt und anschließend eine jährliche Rente ausbezahlt –, kann man dies von Universität und Stadtverwaltung nicht behaupten. Als ein lithografiertes Erinnerungsblatt zu Ehren Schönleins in Umlauf kam, distanzierte sich die Universitätsleitung davon und empfahl dem Stadtkommissar, den Druckstein zu vernichten und die Verantwortlichen ausfindig zu machen. Der Stadtrat von Würzburg forderte sogar die erst drei Jahre vorher verliehene Ehrenbürgerurkunde zurück, was Schönlein zu einer erneuten Kostprobe seines berüchtigten, sarkastischen Humors veranlasste. Das angeforderte Dokument schickte er postwendend aus Zürich zurück – auf dem Umschlag hatte der ehemalige Ehrenbürger nur zwei Worte vermerkt: „Werthlose Papiere".5

Die klinische Tätigkeit in Zürich packte Schönlein vom ersten Moment an mit Freude und Enthusiasmus an. Eine seiner ersten Veränderungen betraf die Verbesserung der Krankenhauskost. Er führte ein, dass die Patienten ein an ihre Erkrankung angepasstes Essen bekommen sollten. Diät bedeutete fortan nicht einfach weniger, sondern besser abgestimmte Ernährung. Obwohl ihm nur 24 Krankenbetten in zwei Sälen zur Verfügung standen, „fand er bald eine so grosse Anzahl seltener und interessanter Fälle, dass er sich zu der Äußerung veranlasst sah: die Schweiz sei das Land auch der pathologischen Wunder".[6] Der unmittelbare Anlass zu dieser Feststellung war einer seiner ersten Patienten in Zürich, der an einer komplizierten Hautentzündung litt. Im Rahmen dieser Erkrankung hatten sich bei dem Mann Fisteln (Gänge zwischen einem Hohlorgan und der Körperoberfläche) an Oberschenkel und Hodensack gebildet, aus denen sich eine milchige Flüssigkeit entleerte. Natürlich folgte Schönlein auch in diesem Fall seiner üblichen wissenschaftlichen Vorgehensweise und ließ die Flüssigkeit mikroskopisch und chemisch analysieren. Die Untersuchungsergebnisse zeigten zur allgemeinen Überraschung tatsächlich Ähnlichkeiten in Struktur und Zusammensetzung mit Kuh- und Ziegenmilch. Als im Nachbarbett zur selben Zeit ein anderer Patient mit Zuckerkrankheit behandelt wurde, war dies für Schönlein Anlass für eine Kostprobe seines oft recht derben Humors: „Sie sehen hier einen Kranken der Zucker, und dort einen der Milch giebt, nun fehlt uns nur noch einer der Kaffe giebt, dann können wir in der Klinik ein Kaffehaus aufthun."[7] Die Ergebnisse der Analysen dieser eigenartigen, milchigen Flüssigkeit wurden schließlich zum Gegenstand der allerersten an der neuen Universität angefertigten Doktorarbeit: „De lactis e scroto secretione anomala" („Über die ungewöhnliche Sekretion von Milch aus dem Hodensack").[8] Autor dieser Dissertation war der aus München stammende Student Franz Koller. Da Bayern ja seinen Landeskindern den Besuch der Züricher Hochschule untersagt hatte, hielt sich Koller offensichtlich illegal in der Schweiz auf. Und da war er bei Weitem nicht der Einzige.

Über zwanzig Prozent der im ersten Jahr in Zürich eingeschriebenen Studenten kamen aus dem Ausland, die meisten aus Staaten des Deutschen Bundes. Die hauptsächliche Motivation für viele dieser „im Exil" studierenden jungen Männer lässt sich in einigen Briefen erkennen, die Schönlein zu Beginn seiner Tätigkeit in der Schweiz von besorgten Eltern erhielt. So erkundigte sich etwa die Witwe des württembergischen Leibarztes:

> „Mein Sohn Wilhelm Jäger hat sich seit einigen Tagen von Tübingen, wo er Medicin studirte entfernt, um Untersuchungen politischer Art zu entgehen, allen Vermuthungen nach ist er in die Schweiz, wahrscheinlich nach Zürich gegangen; da er das vorige Semester in Würzburg studirte, ist er [Ihnen] vielleicht nicht unbekannt."*

Die Mutter hatte recht, ihr Sohn war tatsächlich in Zürich gelandet, wo er unter Schönleins Anleitung sein Studium mit einer Doktorarbeit beenden konnte. Hier war das Studium in der Schweiz wohl eine Vorsichtsmaßnahme, um drohenden polizeilichen Überprüfungen zu entgehen. Dagegen war die Situation bei einigen anderen Studierenden deutlich ernster, denn nach ihnen wurde aktiv gefahndet. So schrieb im Mai 1833 ein Regensburger Kirchenrat an Schönlein:

> „Hochzuverehrender Herr Professor, mein jüngerer Medizin studierender Sohn, Friedrich Gampert, hält sich gegenwärtig in Zürich auf. Vorzüglich der Ruhm Ihres Namens und die Verehrung, die er stets für Sie im Herzen trug und oft schon laut aussprach, hat ihn in diese erneuerte Musenstadt geführt. Das Kreis- und Stadtgericht des Untermainkreises bezichtigt ihn der thätigen Theilnahme an den blutigen Meutereien, die sich ein kleiner Haufe unbesonnener, überspannter Jünglinge am 3ten April d. J. in Frankfurt a/M. erlaubte. […] Kann er, der thätigen Theilnahme daran Verdächtigte, auf der Universität Zürich bleiben, ohne dass ihn aufsuchenden teutschen Gerichten ausgeliefert zu werden […]?"*

Wie bereits geschildert, war der ehemalige Würzburger Medizinstudent und Burschenschaftler Friedrich Gampert am Sturm auf die Frankfurter Hauptwache beteiligt, anschließend geflüchtet und wahrscheinlich etwa zur gleichen Zeit in Zürich eingetroffen wie sein Professor. Gamperts Name stand in einem „Verzeichniß der deutschen politischen Flüchtlinge", veröffentlicht von der Deutschen Bundesversammlung.[9] Es handelte sich um eine Fahndungsliste mit insgesamt 187 Namen und steckbrieflicher Beschreibung der Gesuchten. In zwanzig Fällen wurde den Geflüchteten die Theilnahme am Frankfurter Wachensturm vorgeworfen, in vierzehn die Mitgliedschaft in der Würzburger Burschenschaft. Drei Medizinstudenten auf dieser Liste hatten beide Vergehen begangen: der Regensburger Friedrich Gampert, der Kelheimer Eduard von Welz und noch ein alter Bekannter, Friedrich Adolph Wislizenus, Anführer der Würzburger Revolutionäre. Alle drei waren im Schutze des Regens und der Nacht an jenem Abend aus Frankfurt entkommen und hatten danach Zuflucht an der Klinik ihres ehemaligen Lehrers in Zürich gefunden. Aus dem Steckbrief ist zu erfahren, dass Wislizenus eine etwas breitgedrückte Nase, einen gebeugten Gang und eine lispelnde Aussprache hatte. Auch Wislizenus konnte sein Studium in der Schweiz ungestört beenden und war nach dem „Milchforscher" Koller der zweite Doktorand überhaupt, der seine Dissertationsschrift in Zürich einreichte. Diese befasste sich mit dem Obduktionsbefund einer Patientin mit epileptischen Anfällen und beschrieb eigenartige Deformierungen an den Schädelknochen (Abb. 16.2).[10] Nach Abschluss seiner Studien blieb Wislizenus nicht mehr lange in der Schweiz. Er wanderte 1835 in die USA aus, betrieb eine Arztpraxis in St. Louis und erwarb sich einen Namen als Botaniker bei der Erforschung der Flora in den Rocky Mountains und in Nord-Mexiko.

Vergleicht man die offizielle Fahndungsliste mit dem Verzeichnis der an der neuen Hochschule entstandenen Doktorarbeiten, so wird klar, dass es sich bei den geschilderten Beispielen nicht um Einzelfälle handelte. Während der ersten vier Jahre ihres Bestehens wurde mehr als ein Drittel aller Dissertationen mit medizinisch-naturwissenschaftlichem Inhalt von politisch verfolgten deutschen Studenten verfasst. Von all jenen stand der gebürtige Schweinfurter Christoph Ernst Bach seinem

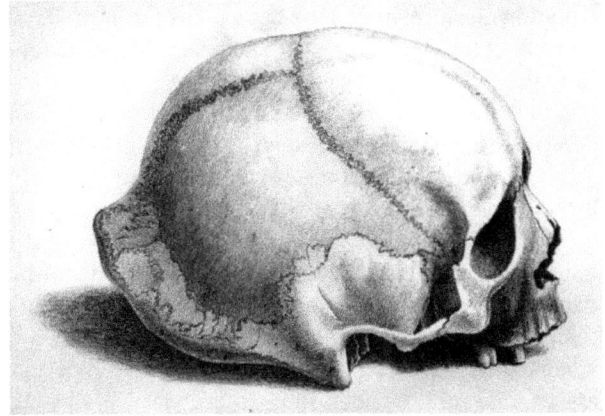

Abb. 16.2 Aus der Doktorarbeit von Adolph Wislizenus: Knochenwulst am Hinterhaupt des Schädels einer Patientin mit Epilepsie (Wislizenus 1833, nach S. 16, Universitätsbibliothek Eichstätt-Ingolstadt, Sign: 18/YH 6300 W814, urn:nbn:de:bvb:824-dtl-0000052473 (CC BY-SA 4.0))

Professor wohl am nächsten. Bach hatte in Würzburg und Heidelberg Medizin studiert und ebenfalls nach der Flucht in die Schweiz dort seine Doktorarbeit vollendet. Er nahm die Schweizer Staatsbürgerschaft an und arbeitete nach dem Examen mit Schönlein am Züricher Spital, wo er später die „Irrenabteilung" leitete. Im Auftrag Schönleins führte er auch weiter entfernte Krankenbesuche durch, und nach dessen Weggang übernahm er einige seiner Privatpatienten.

Schönlein protegierte in seiner neuen Position aber nicht nur ehemalige Würzburger Studenten, die zum Zeitpunkt seines Weggangs ihr Studium noch nicht abgeschlossen hatten. Auch zwei früheren Schülern, die bereits examinierte Ärzte waren, half er, nach ihrer Emigration an der neuen Universität Fuß zu fassen. Beide hatten schon vor ihrem Medizinstudium wegen der Mitgliedschaft in studentischen Vereinigungen lange Haftstrafen verbüßen müssen. Bereits erwähnt wurde Hermann Askan Demme, dem Schönlein in Zürich eine Anstellung als außerordentlicher Professor der Anatomie verschafft hatte. Da Demme bereits umfangreiche Erfahrungen als Militärchirurg gesammelt hatte, war er vielseitig einsetzbar. Er unterrichtete Spezielle und Pathologische Anatomie und hielt Sezierkurse ab. Aber auch chirurgische Übungen wie die Blutstillung und Techniken zu Eingriffen am Knochen standen auf seinem Stundenplan.

Der andere war Martin Hodes aus Fulda, der bereits 1830 auf Empfehlung Okens nach Würzburg gekommen war und dort sein Examen abgelegt hatte. Als die Berufung nach Zürich feststand, war es wiederum Lorenz Oken, der seinem Freund Schönlein riet: „Wenn Sie können, so nehmen Sie den braven Hodes als Assistenten mit. Wir erleben gewiß Freude an ihm."* Hodes wurde zum Prosektor der Anatomie ernannt und unterrichtete Gerichtsmedizin sowie Knochenlehre.

Die Züricher Universität und insbesondere die Medizinische Fakultät unter Schönleins Leitung wurde zum Zufluchtsort für zahlreiche Studenten und Mitarbeiter, die politisch motiviert aus Deutschland geflohen waren. Die Kantonsbehörden unterstützten dies auf ganzer Linie und gewährten ihnen Asyl. So wurde etwa ein Antrag des Kreis- und Stadtgerichtes München auf Überstellung der Studenten Bach, Gampert und von Welz abgelehnt, „da die Auslieferung der Betreffenden wegen Theilnahme an politischen Vergehen verlangt wird".[11] Unter diesen Bedingungen war es nicht weiter verwunderlich, dass in jenen Jahren so viele freiheitlich-republikanisch gesinnte Dissidenten aus Deutschland flüchteten und in der Schweiz im Exil lebten. Von einigen, wie etwa dem Schriftsteller Georg Herwegh sind enge Kontakte zu Schönlein belegt.

Der berühmteste Name aber, der sich sowohl auf der steckbrieflichen Fahndungsliste des Deutschen Bundes als auch im Verzeichnis der Züricher Hochschulschriften findet, ist der des großen Schriftstellers und Dramatikers Georg Büchner. Der zu jenem Zeitpunkt erst 20-jährige Student der Philosophie und Medizin hatte im *Hessischen Landboten* eine Flugschrift mit dem Aufruf „Friede den Hütten! Krieg den Palästen!"[12] veröffentlicht und war daraufhin vernommen worden. Einer erneuten Vorladung kam er 1835 durch eine Flucht nach Straßburg zuvor. Dort schrieb er unter anderem sein Drama „Dantons Tod" und übersetzte Bühnenstücke von Victor Hugo. Er blieb jedoch auch weiterhin an der Naturwissenschaft interessiert, und im folgenden Jahr legte er der Universität Zürich eine Schrift über das

Nervensystem der Meerbarbe vor, die von Lorenz Oken begutachtet wurde und Anerkennung als Doktorarbeit fand. Im Herbst 1836 zog Büchner nach Zürich, da ihm die Hochschule für das folgende Wintersemester eine Lehrerlaubnis als Privatdozent für das Fach Naturgeschichte erteilt hatte. Büchners Vorlesungen kamen gut an. Oken lobte diese sehr und hielt so große Stücke auf ihn, dass er öffentlich deren Besuch empfahl. Ein Student, der ihn damals vortragen hörte, erinnerte sich:

> „Ich habe während meines achtjährigen (juristischen u. medizinischen) Studiums manches Collegium gehört, aber ich wüßte keines, von dem mir eine so lebendige Erinnerung geblieben wäre als von diesem Torso von B[üchner]'s Vorlesungen über vergleichende Anatomie der Fische und Amphibien."[13]

Der junge Privatdozent kam aber leider nur bis zu den Batrachiern (Froschlurchen), danach konnte er seine Vortragsreihe nicht fortsetzen, denn noch während des Semesters entwickelte er eine fieberhafte Erkrankung und musste das Bett hüten. Büchner hatte sich keinen guten Zeitpunkt ausgesucht, um nach Zürich zu ziehen. Schon seit zwei Jahren hatte in Zürich eine Typhusepidemie geherrscht, die in jenem Winter allerdings allmählich am Abklingen war. Schönlein referierte in seinen Vorlesungen über „Die Krankheitsfamilie der Typhen" – in Anlehnung an die zoologische und botanische Nomenklatur Linnés. Als die beiden Hauptformen der Erkrankung stellte er den mit Hauterscheinungen einhergehenden Petechial- oder Flecktyphus und den gefährlicheren Abdominaltyphus, gegenüber. In manchen Arbeiten wurden schwere Verläufe des Typhus auch als „fauliges Fieber" bezeichnet.

Georg Büchner wohnte in jener Zeit zusammen mit dem Schriftsteller Wilhelm Schulz und dessen Frau Caroline in Zürich, Spiegelgasse 12. Caroline war eine gewissenhafte Tagebuchschreiberin, und so wissen wir über die Ereignisse dieser ersten Wochen des Jahres 1837 genau Bescheid. Im Januar schrieb Büchner noch an seine Verlobte in Straßburg: „Ich habe mich verkältet und im Bett gelegen. Aber jetzt ists besser." Und als sie ihre Sorgen um ihn äußerte, beschwichtigte er: „Ich habe keine Lust zum Sterben und bin gesund wie je."[14] Aber die Symptome nahmen zu. Laut den Aufzeichnungen von Caroline Schulz erklärte Büchner am 12. Februar endlich, „daß er Schönlein zu sprechen wünsche; dieser war aber verreist".[15] Der Professor schickte daher zunächst einen Assistenten, kam aber zwei Tage später selbst zum Patientenbesuch. Noch während Schönleins Anwesenheit trat erneut ein starker Fieberschub auf, und bereits am nächsten Tag kam es zu einer nochmaligen Verschlechterung:

> „Schon als Schönlein eintrat, sagte er: ‚Welch ein Geruch!', ließ sich den Stuhlgang zeigen, der ganz schwarz war und aus dickem Blut bestand, betrachtete den Kranken und sagte zu mir: ‚Alles passt zusammen, es ist das Faulfieber, und die Gefahr ist sehr groß.'"[16]

Der erfahrene Kliniker hatte an der pechschwarzen Farbe des Stuhls und dem unverwechselbaren, üblen Geruch sofort die Symptome einer Magen-Darm-Blutung und darin eine Komplikation des gefürchteten *Typhus abdominalis* erkannt. Die Diagnose war richtig, eine wirksame Therapie konnte aber auch der berühmte Professor nicht anbieten, denn bis zur Entdeckung der Antibiotika sollten noch etwa einhundert Jahre vergehen.

Georg Büchner wurde in diesen Tagen von heftigen Fieberfantasien und Wahnvorstellungen geplagt. Caroline Schulz pflegte den Schwerkranken und beschrieb regelmäßige Krankenbesuche durch Schönlein: „Er kam täglich zweimal und nahm den größten Anteil, so wie alle, die Büchner auch nur entfernt kannten." Einer der Besucher war auch der Schriftsteller Georg Herwegh, der die Delirien Büchners in seinen „Phantasien eines kranken Dichters" literarisch verewigte. Die Situation des Kranken verschlechterte sich rapide. Am 17. Februar notierte Caroline: „Schönlein wunderte sich, ihn am Morgen noch lebend zu finden."[17] Nur weitere zwei Tage später verstarb Büchner in den Armen seiner Verlobten, die inzwischen in Zürich eingetroffen war. Viele, die Büchner in seinen letzten Tagen sahen, hatten den Eindruck, dass er sich anstrengte, seinen Lieben noch etwas Wichtiges mitzuteilen – ein letztes Geheimnis, eine poetische Offenbarung. Aber dieses Ringen des großen Dichters blieb vergeblich. Herwegh hielt es in Versform fest:

> „Ich will euch an ein Dichterlager bringen.
> Seht mit dem Tod ihn um die Zukunft ringen,
> Seht seines Auges letzten Fieberstrahl,
> Seht wie es trunken in die Leere schaut
> Und drein noch sterbend Paradiese baut!
> Die Hand zuckt nach der Stirne noch einmal, […]
> Er darf die Zukunft nicht zur Blüte treiben,
> Und seine Träume müssen Träume bleiben;
> Ein unvollendet Lied sinkt er in's Grab,
> Der Verse schönsten nimmt er mit hinab."[18]

So blieb nicht nur Büchners wohl berühmtestes Drama „Woyzeck" ein Fragment, sondern auch seine Vorlesungsreihe über die Anatomie der Fische und Amphibien.

Plagiat und Purpura 17

> *„Die Beendigung meines Werkes über spezielle Pathologie u. Therapie [...]. Ein Werk, dessen endliches Erscheinen für mich aber jetzt wahrer Ehrenpunkt geworden ist; nachdem einige meiner Zuhörer die Unverschämtheit hatten, einen Abdruck in 4 Bänden nach einem nicht bloß fehlerhaften, sondern wahrhaft unsinnigen Kollegienhefte zu veranstalten." (Johann Lucas Schönlein) (Teichfischer und Brinkschulte 2014, S. 65–67)*

Mancher Leser war vielleicht von Schönleins Motiv überrascht, das ihn dazu bewogen hatte, seine Badekur in der Schweiz abzubrechen und in das für ihn unsichere Deutschland zurückzukehren. Als Grund für seine kurzfristige Rückkehr gab er nämlich an, „einen Abstecher nach Frankf[ur]t [zu] machen, um dort vorzüglich wegen des Drucks meines Werkes Vorkehrungen zu treffen".[1] Aber hatten wir ihn nicht als einen der „schreibfaulsten großen Ärzte der Geschichte"[2] kennengelernt? Nun wollte er gleich ein ganzes Werk drucken lassen – und das ausgerechnet in seiner ungewissen beruflichen Situation. Um dies verstehen zu können, müssen wir noch einmal kurz zurück nach Würzburg blicken. Seit langem schon war Schönlein von vielen Seiten bedrängt worden, seine am Krankenbett gesammelten Beobachtungen und Erkenntnisse einem größeren Publikum zugänglich zu machen. Man muss sich die damalige Situation vor Augen führen: Die ganze Heilkunde bestand aus einem Wirrwarr verschiedener philosophisch begründeter Auffassungen zur Krankheitsentstehung. Es gab noch keine medizinischen Lehrbücher mit systematischen Darstellungen verschiedener Erkrankungen, wie dies in der heutigen Medizin selbstverständlich ist. Diese mussten erst noch geschaffen werden. Schönlein und seine Mitarbeiter, die Protagonisten der „Naturhistorischen Schule", hatten es sich zur Aufgabe gemacht, eine solche systematische Krankheitslehre – eine Nosologie – zu erarbeiten. Und hier war man auf einem sehr erfolgreichen Weg, wie der Zustrom von Studenten und bereits fertig ausgebildeten Ärzten an die Würzburger

Universität bewies. Es gab nur zwei Haken an der Geschichte. Zum einen war Schönleins Nosologie noch nicht fertig, sondern wurde Tag für Tag aufgrund neuer Beobachtungen aus der Klinik geändert, angepasst und ergänzt: „Das System [...] kam nie zum Stehen; jedes Jahr brachte neue Wechsel. Denn er selbst beobachtete immerfort, und er konnte sich nicht zu einer Veröffentlichung entschließen, bevor die Beobachtungen Stetigkeit erlangt hätten."[3] Daraus folgte das zweite Problem: Die neuen Erkenntnisse der Schönlein'schen Schule konnte man nicht nachlesen, es gab sie nur in mündlicher Form und vor Ort in Würzburg.

Die für Studenten naheliegendste Methode, um sich den notwendigen Stoff anzueignen, war es bereits damals, in den Vorlesungen fleißig mitzuschreiben und daraus für ihre Prüfungen zu lernen. Diese „Kollegienhefte" waren daher für Außenstehende die einzige, wenn auch oft fehlerhafte Quelle, um an innovative Informationen aus dem Munde eines Universitätsprofessors zu gelangen. So äußerte etwa ein Landarzt den herzlichen Wunsch, sich mit Schönleins

> „genialen und gründlichen Ansichten vertraut machen zu können. Alle Jünglinge, die ich als Ihre Schüler kenne, haben wie manche Schriftsteller Ihrem Scharfblicke in der Diagnose gehuldigt, manche haben mir Ihre Collegienhefte versprochen, ohne daß einer Wort gehalten hätte. Sie selbst scheinen das Schriftenstellen nicht zu lieben, und so werden wir vielleicht vergebens harren, da uns die Jünger doch nicht was der Meister – Wein und Brod – geben können."*

Aus der gesamten Würzburger Zeit sind insgesamt sieben handschriftliche Kollegienhefte von Vorträgen Schönleins erhalten. Solange die Studenten ihre Aufzeichnungen nur für den Eigenbedarf nutzten, hatte hier auch niemand etwas einzuwenden. Aber das änderte sich, als einige begannen, mit dem Abdruck und der Verteilung von Vorlesungsaufzeichnungen Geld zu verdienen. Ein solches Exemplar von „L. Schönleins Dr. Md. Prof. Arztes am k[öniglich] b[ayerischen] Julius Hospitale zu Würzburg allgemeine und specielle Pathologie und Nosologie"[4] blieb in der Staats- und Stadtbibliothek Augsburg erhalten (Abb. 17.1).

Die Drucke verkauften sich offensichtlich sehr gut und waren schnell vergriffen. Sein früherer Schüler Eisenmann machte Schönlein darauf aufmerksam, dass die Studenten dafür hohe Preise verlangen würden

> „und schlug ihm vor er wolle sich der Redaction der Hefte unterziehen und sie nachdem Schönlein sie revidirt, unter seinem Namen veröffentlichen, so jedoch, dass das Honorar Schönlein zufalle. Allein dieser erklärte entschieden, er könne darauf nicht eingehen, ‚da seine bisherigen Leistungen noch zu ungenügend seien, um sie dem grossen ärztlichen Publikum vorzulegen'."[5]

Doch es dauerte nicht lange, bis ein anderer das große Geschäft witterte. Der Würzburger Buchhändler Carl Christian Etlinger brachte noch im selben Jahr eine „Zweite verbesserte Auflage"[6] in vier Bänden mit über 1700 Seiten, Lederrücken, Goldprägung und Lesebändchen heraus (Abb. 17.2). Das brachte das Fass zum Überlaufen. Nicht nur die Tatsache, dass sich andere durch den Diebstahl seines geistigen Eigentums bereicherten, ärgerte Schönlein – nein, das Machwerk war auch noch so schlecht geraten, dass er fürchten musste, seine Reputation als Hoch-

Abb. 17.1 Unautorisierte, erste Auflage der gedruckten Mitschriften von Schönleins Vorlesungen. Titelseite und Vermerk auf dem Umschlagblatt (Staats- u. Stadtbibliothek Augsburg, Med 4045-1)

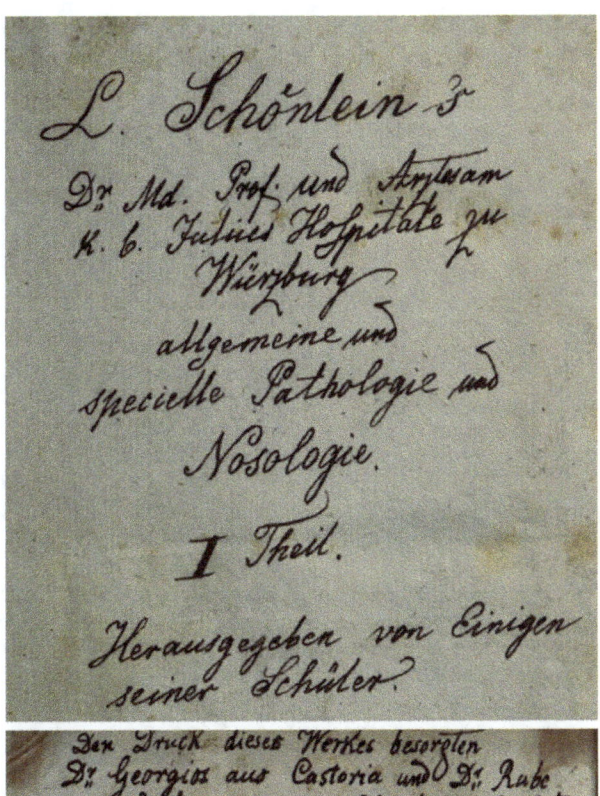

schullehrer könnte darunter leiden. Diese zweite Auflage „wimmelt von Verhörungen, Verschreibungen, Verwechslungen, Unsinnigkeiten".[7] „‚Hypokrates' wird z. B. stets in dieser merkwürdigen Orthographie zitiert. Auch scheint dem Skribifax [Schreiberling] der Unterschied zwischen ‚physisch' und ‚psychisch' nicht klar geworden zu sein."[8] Und das waren nur einige der gravierendsten und offensichtlichsten Fehler.

So sah sich Schönlein in jenem Schicksalsjahr 1832 nicht nur einer ungewissen beruflichen Zukunft gegenüber, er musste auch noch etwas gegen diese ärgerlichen Nachdrucke unternehmen. Er entschloss sich zu einer mehrstufigen Strategie. Zunächst versuchte er, die weitere Verbreitung und den Nachdruck der zweiten Auflage seiner „Pathologie und Therapie" zu verhindern:

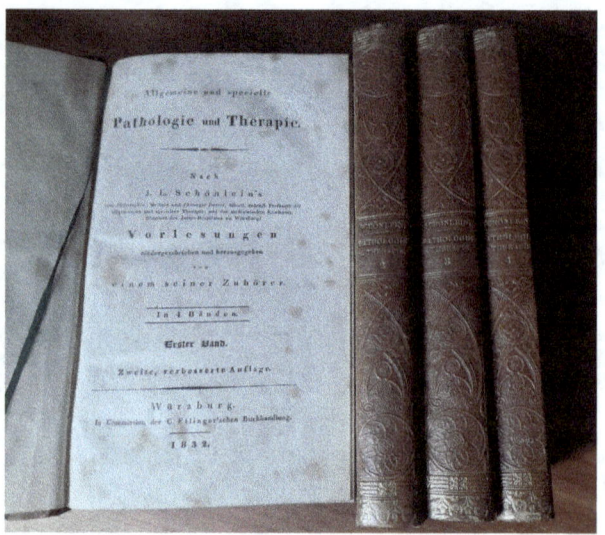

Abb. 17.2 Unautorisierte, zweite Auflage der „Allgemeinen und speciellen Pathologie und Therapie" in vier Bänden, gedruckt 1832 bei Etlinger, Würzburg. (Foto: Bernhard Manger)

> „Etlingers schändliches Unternehmen wird ohne Zweifel zu seinem Schaden ausschlagen. Die Polizey hat die vorräthigen Exemplare mit Beschlag belegt, ich habe auf Grund d. Paragraphen 397 [Plagiarismus] des Strafgesetzbuches gegen den sauberen Herrn gerichtliche Klage erhoben."[9]

Es erging am ein Urteil in Schönleins Sinne durch das Stadtgericht Würzburg, das dem Buchhändler Verkauf und Nachdruck verbot und bei Zuwiderhandlung eine Strafe von 50 Golddukaten festsetzte. Bereits während seines ersten Aufenthaltes in Zürich verfasste Schönlein dann eine öffentliche Erklärung und ließ diese in mehreren Fachblättern und Tageszeitungen abdrucken:

> „Die Etlinger'sche Buchhandlung in Würzburg bietet unter dem Titel: ‚Allgemeine und specielle Pathologie und Therapie nach J. L. Schönleins Vorlesungen' ein Werk zum Verkaufe aus, das meine früheren Vorträge so unvollständig, so höchst fehlerhaft und häufig zu solchem Unsinne entstellt wiedergibt, daß ich mich genöthigt sehe, öffentlich gegen diese Mißhandlung zu protestiren, und zugleich das ärztliche Publikum aufmerksam zu machen, gegen diesen literarischen Betrug auf der Hut zu seyn."[10]

Vor allem aber bewirkten die Plagiate beim Schreibabstinenzler Schönlein ein Umdenken. Er erkannte die Notwendigkeit, die Verbreitung seiner Lehrmeinung in gedruckter Form selbst in die Hand nehmen zu müssen, und fasste den Entschluss, ein Lehrbuch herauszugeben. In dieser Absicht wurde er von allen Seiten bestärkt. Sein Schüler Ullersperger, der Verfasser eines der allerersten Kollegienhefte, ermutigte ihn aus München:

> „Würden Sie doch in diesem neuen Leben Zeit finden, Ihre Arbeiten […] zum Druck zu fördern – und so jenen Menschen das Handwerk legen, die zu offenbaren Dieben an Ihnen geworden. Wie sehne ich mich nach dem Augenblick, wo ich ausführlicher und geläuterter lesen kann, was ich einst so gierig aus Ihrem Munde vernommen!"*

Und ein anderer schrieb aus Berlin: „Auch hier war alles über den elenden Nachdruck Ihres Heftes empört. Vernichten Sie jenen doch bald durch das Original."* Doch das war leichter gesagt als getan. Anfangs wollte Schönlein sein Werk in eigener Regie herausgeben, doch sein Onkel, Bibliothekar Jaeck, war anderer Meinung:

> „In Betreff des Selbstverlags muß ich Ihnen nach meiner vieljährigen Erfahrung abraten. Die Buchhändler sind in solchen Fällen erprobt, daß sie eher ihren Vortheil des Absatzes aufgeben, als daß sie jenen des Authors begünstigen [...]. Dann haben Sie noch keinen Begriff von der großen Beschwerde, sich in das kleinliche Oekonomische zu mischen – für uns ist ein solches Geschäft ekelhaft."*

Er empfahl seinem Neffen, den Kontakt zu einem der renommierten Verlagshäuser im deutschsprachigen Raum aufzunehmen. Dies war dann wohl auch der hauptsächliche Beweggrund für Schönlein, im März 1833 die sichere Schweiz noch einmal zu verlassen und nach Frankfurt am Main aufzubrechen. Er verhandelte dort mit verschiedenen Verlagen und sogar auf seiner überstürzten Rückreise in die Schweiz nach dem Frankfurter Wachensturm fand der Professor Zeit für Gespräche mit einem Verleger in Heilbronn. Eine Einigung wurde aber erst im August 1833 schließlich mit einer Buchhandlung in Leipzig erzielt, die von Karl August Reimer geleitet wurde. Das Gesamtwerk sollte laut Vertrag sechs Bände umfassen. Als Erscheinungsdatum für den ersten war Ostern 1834, für den letzten das Jahr 1836 vorgesehen. Auch wurde die Veröffentlichung bereits im *Repertorium der gesammten deutschen Literatur* angekündigt. Doch bei der Umsetzung dieses Vorhabens ging es einfach nicht richtig voran. Über zwei Jahre nach Vertragsabschluss erhielt Schönlein einen bösen Brief von Reimer aus Leipzig, bei dem von allen Seiten Bestellungen für das angekündigte Werk eingegangen waren:

> „Diese wiederholten Anfragen werden fast lästig, wo wir so wenig zu erwiedern wissen [...]. Ich würde mich auf den Contract berufen, und sagen, daß wir durch Ihre Nichterfüllung desselben statt der Ehre, die ein solcher Vertrag bringt, und statt des sicheren Gewinnes bisher nur unangenehme Mühe davon gehabt haben."*

Die Frage, was der wahre Grund für Schönleins erneute Schreibunlust war, ist nicht eindeutig zu beantworten. Sicherlich war er in seiner neuen Position in Zürich ein vielbeschäftigter Mann, aber der anhaltende Ärger um die illegalen Nachdrucke spielte bestimmt auch eine wichtige Rolle. In Würzburg war das Urteil gegen Etlinger noch nicht rechtskräftig. Dieser verramschte die Bestände seiner zweiten Auflage zum Schleuderpreis und plante sogar einen Nachdruck. Parallel dazu kopierten auch andere Verlage das erfolgreiche Geschäftsmodell. In der Schweiz erschienen fünf weitere gegenüber der Etlinger-Ausgabe nur geringfügig veränderte Auflagen und sogar französische, englische und russische Übersetzungen kamen heraus, „aber sie taugen alle nichts"[11] und erschienen alle ohne Schönleins Einverständnis. Kein Wunder, dass ihm allmählich die Lust an eigener schriftstellerischer Tätigkeit verging.

Aber was war nun eigentlich so sensationell Neues an Schönleins Lehre, was erhoffte sich die medizinische Welt von diesen Publikationen? Vor allem sehnte man sich nach Klarheit, nach einer rationalen Krankheitslehre, die Ordnung in das Chaos der Lehrmeinungen brachte und aus der sich auch klare therapeutische Handlungsanweisungen ableiten ließen. Schönlein selbst hat seinen Anspruch in der für ihn typischen, kräftigen, farbenreichen Ausdrucksweise so beschrieben:

> „Hier liegt der diagnostische Hund begraben, es gehört nicht viel dazu, die Symptome einer Krankheit aufzufinden, das kann nach einiger Uebung jeder Krankenwärter, jeder bornirte Kopf; aber die aufgefundenen Symptome zu verwerthen, zusammenzustellen und die einzelnen Gruppen zu einander zu ordnen, da beginnt der Prozess der Synthese und dazu gehört ein combinatorisches Vermögen, das wohl ausgebildet werden kann, aber sich nicht eintrichtern lässt."[12]

Doch werfen wir einfach einen Blick in das von Etlinger herausgegebene „Ur-Plagiat", von dem sich alle späteren Auflagen nicht wesentlich unterschieden. Im Vorwort formulierte der anonyme Herausgeber, dass er es als seine Pflicht sehe, „die Welt mit den gediegenen Ansichten unsers genialen Schönlein's vertraut zu machen".[13] In einem kurzen allgemeinen Teil wurden die allgemeine Pathologie und die Grundideen seiner Krankheitslehre erläutert. Eine von Schönleins wesentlichen Erkenntnissen war, dass eine Erkrankung kein fixer Zustand ist, sondern im Verlauf charakteristische Veränderungen erfährt: „Aus der Aneinanderreihung der Erscheinungen, welche nicht blos zeitlich aufeinander folgten, sondern auch ursächlich aus einander hervorgingen ergab sich die Kenntniss von dem Krankheitsprocess."[14] Für uns ist „Krankheitsprozess" ein natürlicher und selbstverständlicher Begriff, aber tatsächlich hatte dieser in der damaligen Fachliteratur zuvor noch nicht existiert.

Der hauptsächliche Bedeutung des Werkes besteht in Schönleins Nosologie, seiner Lehre von den Krankheiten: Ähnlich wie Linné die Pflanzen und Tiere, so ordnete er die Krankheiten aufgrund von Ähnlichkeiten in einem logischen System an:

> „Neu war in der Betrachtung des Lehrers vor Allem aber das, dass ihm die Heilkunde nur als ein Theil der Naturwissenschaften galt, dass er demgemäß ihren wichtigsten Theil, die Nosologie, wie alle übrigen, unter eine natürliche Methode zu ordnen trachtete. Wie in der Botanik, in der Zoologie u. s. f. gruppirte er in Klassen, Familien, Gattungen, Arten das Zusammengehörige und construirte so vollständig ein natürliches System, welches dem Schüler einen sichern Anhalt für seine Studien bot."[15]

Die primäre Zuordnung der Erkrankungen ergab sich daraus, welches Grundgewebe betroffen war: Tierstoff, Blut oder Mark – heute würde man sagen: Bindegewebe, Gefäß- oder Nervensystem. Daraus ergaben sich die drei hauptsächlichen Klassen: die Morphen, die Haematosen und die Neurosen. Diese bestanden ihrerseits aus sieben, achtzehn bzw. vier Familien, teils in Gruppen zusammengefasst, die sich wiederum in zahlreiche Gattungen und Arten (oder Formen) aufteilten. Am besten lässt sich das ganze System an einem Beispiel verdeutlichen. Eine der im 19. Jahrhundert am meisten gefürchteten chronischen Erkrankungen war die Schwindsucht oder Phthisis als unheilbares Endstadium der Tuberkulose. Da der Erreger dieser Erkrankung erst fünfzig Jahre später durch Robert Koch entdeckt wurde, bestand 1832 noch eine sehr große Unsicherheit im Hinblick auf die Erkennung von Frühstadien und die Abschätzung des individuellen Risikos eines Patienten. Dies wird auch aus einem Brief deutlich, in dem ein Schweizer Kollege Schönlein bat, einen jungen Mann, der in die Familie einheiraten wollte, „mit dem Stethoskop zu untersuchen und ausmitteln, ob er an Tuberceln" leide, ferner ihm seine Meinung „über eine allfällige Heirath mitzutheilen, welchen Einfluß sie auf seine Gesundheit u. die der Frau haben kann [...] ob Ansteckung zu befürchten od. nicht" und ob ein „Uebergang in Phthisis zu befürchten"* sei.

Die „Allgemeine und specielle Pathologie und Therapie" listete die Tuberkulose innerhalb der II. Klasse der Haematosen als XII. Familie auf. Bemerkenswert ist hier zunächst, dass Schönlein wohl tatsächlich erstmals diesen Namen für die Erkrankung einführte und verwendete. Die Bezeichnung „Tuberkeln" für die kleinen Knötchen im Gewebe befallener Organe war zwar seit Jahrhunderten üblich, aber die Wortschöpfung „Tuberculose" geht eindeutig auf ihn zurück. Auch war Schönlein, ohne den Erreger zu kennen, die klinische Verwandtschaft zwischen den verschiedenen Erscheinungsformen dieser Erkrankung geläufig. Dies kommt dadurch zum Ausdruck, dass die Tuberkulose zwischen der „XI. Familie Scropheln" (Lymphknotenvergrößerungen) und der „XIII. Familie Phthisen" eingeordnet wurde. Zwar gibt es nach seiner Meinung auch noch andere Ursachen von Schwindsucht, aber die „Phthisis tuberculosa" war eindeutig die häufigste. Auch war ihm die typische Lokalisation der Erkrankung durchaus bekannt: „In der Lunge findet sich im unteren Lappen Entzündung, im oberen dagegen Tuberculose [...]. Der tuberculöse Krankheitsproceß hat nun seine Sphären. In der Lunge ist es immer [...] die Spitze des oberen Lappens."[16] Aus dieser Lokalisation leiteten sich dann auch seine Lehrsätze zur Untersuchung des Patienten ab: Die Perkussion (Beklopfen) des Brustkorbs ergibt unterhalb des Schlüsselbeins „einen dumpfen Ton", und mit dem Stethoskop hört man „an dieser Stelle ein undeutliches Respirations-Geräusch, zuweilen Schleim-Rasseln in den Bronchien".[17] Das waren die besten Hilfsmittel zur Diagnosestellung, denn bis zur Entdeckung der Röntgenstrahlen sollten noch über sechzig Jahre vergehen. Zur Therapie der Tuberkulose empfahl Schönlein unter anderem salzhaltige Luft, „wie sie an Salinen und an der See herrscht",[18] da er auf seinen Reisen beobachtet hatte, dass die Erkrankung in der Umgebung von Salzbergwerken selten auftrat.

Nach Virchows Auffassung hatte Schönleins Krankheitssystem vor allem den Wert,

„verwandte Processe einander zu nähern und der wissenschaftlichen Uebersicht Anhaltspunkte zu gewähren. Für uns ist sein Verdienst grösser in Beziehung auf das, was er aus dem System hinaus gebracht hat, als auf das, was er darin belassen hat. Hinausgebracht aber hat er für alle Zeit die Fieber."[19]

Vor Schönlein wimmelte es in der deutschen medizinischen Literatur von den verschiedensten Fieberformen: Nerven- und Hämorrhoidalfieber, katarrhalische und gastrische Fieber, Faulfieber, *Febris lenta* oder *acutissima* (langsames oder hochakutes Fieber) und viele andere, die alle als eigenständige Krankheitsbilder galten. Mithilfe der Pathologischen Anatomie und verbesserter klinischer Untersuchungsmethoden gelang es nun, Fieber nur als Reaktionsweise des Körpers, als allgemeines Symptom lokaler Krankheitsprozesse zu erkennen. Bemerkenswert ist dabei, dass zu jener Zeit das Vorliegen von Fieber wie schon bei Hippokrates nur durch Handauflegen und eine Beschleunigung der Pulsfrequenz festgestellt werden konnte. Die systematische Messung der Körpertemperatur mit Thermometern oder gar das Anlegen einer Fieberkurve wurde erst etwa zwanzig Jahre später in deutschen Kliniken eingeführt.

Noch ein Beispiel soll dazu beitragen, das wissenschaftliche Vorgehen Schönleins zu beleuchten. Und was würde sich hierfür besser eignen als „seine" Erkrankung. Johann Lucas Schönlein ist heute in jedem Lehrbuch der Inneren Medizin oder Kinderheilkunde verewigt als Teil eines Eponyms, d. h. der Benennung einer Krankheit mit dem Namen des Erstbeschreibers. Bei der *Purpura Schönlein-Henoch* kommt es bei Kindern oder jungen Erwachsenen zu einer Entzündung von kleinen Blutgefäßen in der Haut und verschiedenen anderen Organen. In der Datenbank der amerikanischen „National Library of Medicine" finden sich unter dem Stichwort „Henoch-Schonlein Purpura" mehr als 5000 Artikel über diese Erkrankung. Durch Kollegienhefte lässt sich beweisen, dass Schönlein dieses Krankheitsbild bereits 1821 in seinen Vorlesungen behandelte. Die Hauptsymptome sind Gelenkschmerzen und eine „Purpura", worunter man kleinfleckige Hautblutungen versteht (Abb. 17.3). Schönleins Beschreibung des Krankheitsbildes war in seinen Vorlesungen so exakt und detailliert, dass auch zweihundert Jahre später jeder Arzt danach eine korrekte Diagnose stellen könnte:

> „Die Kranken haben entweder früher schon an Rheumatismus gelitten, oder es treten gleichzeitig rheumatische Erscheinungen auf, leise periodisch stechende Schmerzen in den Gelenken (in den Knöcheln und im Knie, selten im Hand- und Achselgelenke), die ödematös angeschwollen, und bei Berührung schmerzhaft sind, die eigenthümlichen Flecken der Krankheit erscheinen in der Mehrzahl der Fälle zuerst an den Extremitäten und zwar vorzüglich an den unteren, (selten oben) und hier nur bis an die Knie. Die Flecken sind klein von der Größe einer Linse, eines Hirsekorns, hellroth, nicht über die Haut erhaben, beim Drucke des Fingers verschwindend, sie werden allmählig schmutzig-braun, gelblich, die Haut über dieselben schilfert sich etwas kleienförmig ab […]. Die Krankheit tritt meistens

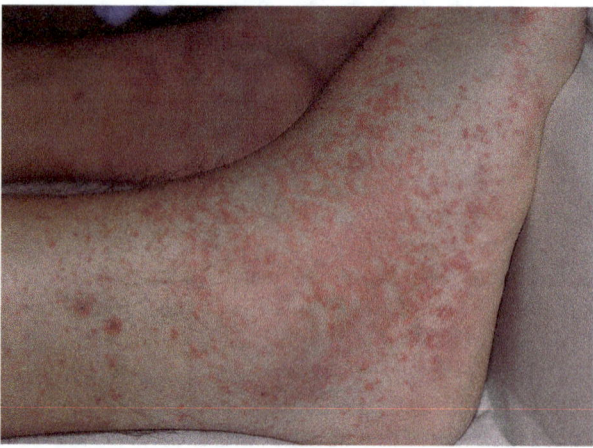

Abb. 17.3 Hauterscheinungen bei einem Patienten mit *Purpura Schönlein-Henoch*. (Foto: Bernhard Manger)

mit Fieber auf; das Fieber hat den remittirenden Typus. Gegen Abend sind die Erscheinungen am heftigsten; am Morgen folgt Nachlaß der Erscheinungen. Nicht selten Ausscheidungen im Harne."[20]

Der letzte Satz macht deutlich, dass es Schönlein bereits bekannt war, dass neben Haut und Gelenken auch die Nieren bei dieser Erkrankung beteiligt sein können.

Aber wer war nun eigentlich Herr Henoch? Eduard Heinrich Henoch studierte viele Jahre später bei Schönlein in Berlin und promovierte dort 1843. Auf einer Sitzung der Berliner Medizinischen Gesellschaft stellte er den Fall eines 15-Jährigen mit den typischen Haut- und Gelenksymptomen vor: „Sie wissen, dass Schönlein einen solchen Anlass für seine Peliosis rheumatica statuirte, und wenn man diesen Fall hier genau erwägt, so stimmt er in vielen Fällen damit überein."[21] Das Besondere bei diesem Jungen war aber, dass dieser zusätzlich unter heftigen Bauchschmerzen litt und Blutbeimengungen im Stuhlgang hatte. Neben der Niere konnte also offensichtlich auch der Magen-Darm-Trakt bei dieser Krankheit mitbetroffen sein. In der Rückschau ist es bemerkenswert, dass Schönlein schon vor zweihundert Jahren – mit den späteren Henoch'schen Ergänzungen – nur durch exakte klinische Beobachtung und ohne weitere Hilfsmittel eine Konstellation von Symptomen beschrieb, die ein Krankheitsbild definierten. Selbst unter Anwendung modernster immunologischer und molekularpathologischer Methoden hat die *Purpura Schönlein-Henoch* ihre Position als eigenständige Erkrankung auch in aktuellen Klassifikationssystemen behalten.

Gotthard und Grobheit

18

„Schönlein hielt sich zuviel an die Radikalen, bald aber zog er sich von ihnen zurück und schloß sich in gesellschaftlicher Hinsicht mehr an die große Handelswelt an, deren Sitten und Gold ihm besser zusagten." (Johann Caspar Bluntschli)
(Bluntschli und Oechsli 1915, S. 77)

Schönlein war schnell der ungekrönte König der Medizin in Zürich. Die neue Universität hatte erfolgreich ihren Betrieb aufgenommen, und zu Beginn des Sommersemesters 1833 war er noch der einzige Ordinarius an der Medizinischen Fakultät. Von seinen Schülern waren Demme zum außerordentlichen Professor und Hodes zum Prosektor der Anatomie ernannt worden. Die übrigen klinischen Fächer wurden von Schweizer Extraordinarien vertreten, wie etwa die Pharmakologie, Augenheilkunde und ambulante Klinik von Hans Locher-Balber. Dieser schrieb rückblickend auf diese Anfangsjahre:

> „Aber durch eine nie zu hoffende Gunst der Verhältnisse war es möglich geworden, einen Mann zu gewinnen, an den das erst aufkeimende Zürich mit seinen beschränkten Kräften nie zu denken hätte wagen dürfen, dessen Ruhm zum Emporblühen der neuen Pflanze wesentlich beitrug, Schönlein."[1]

Der Professor und Dekan der Medizinischen Fakultät der neuen Universität nutzte auch gleich seine ersten Semesterferien, um sich auf die ihm liebste Methode mit Land und Leuten anzufreunden – er ging auf Reisen. Schönlein hatte sich vorgenommen, die Alpen zu überqueren, und tat dies auf Karren und Lastpferden, im Boot oder auch zu Fuß. Und er führte wieder dasselbe Tagebuch mit, in das er schon die Erlebnisse seiner Ungarnexkursion eingetragen hatte (Abb. 18.1).

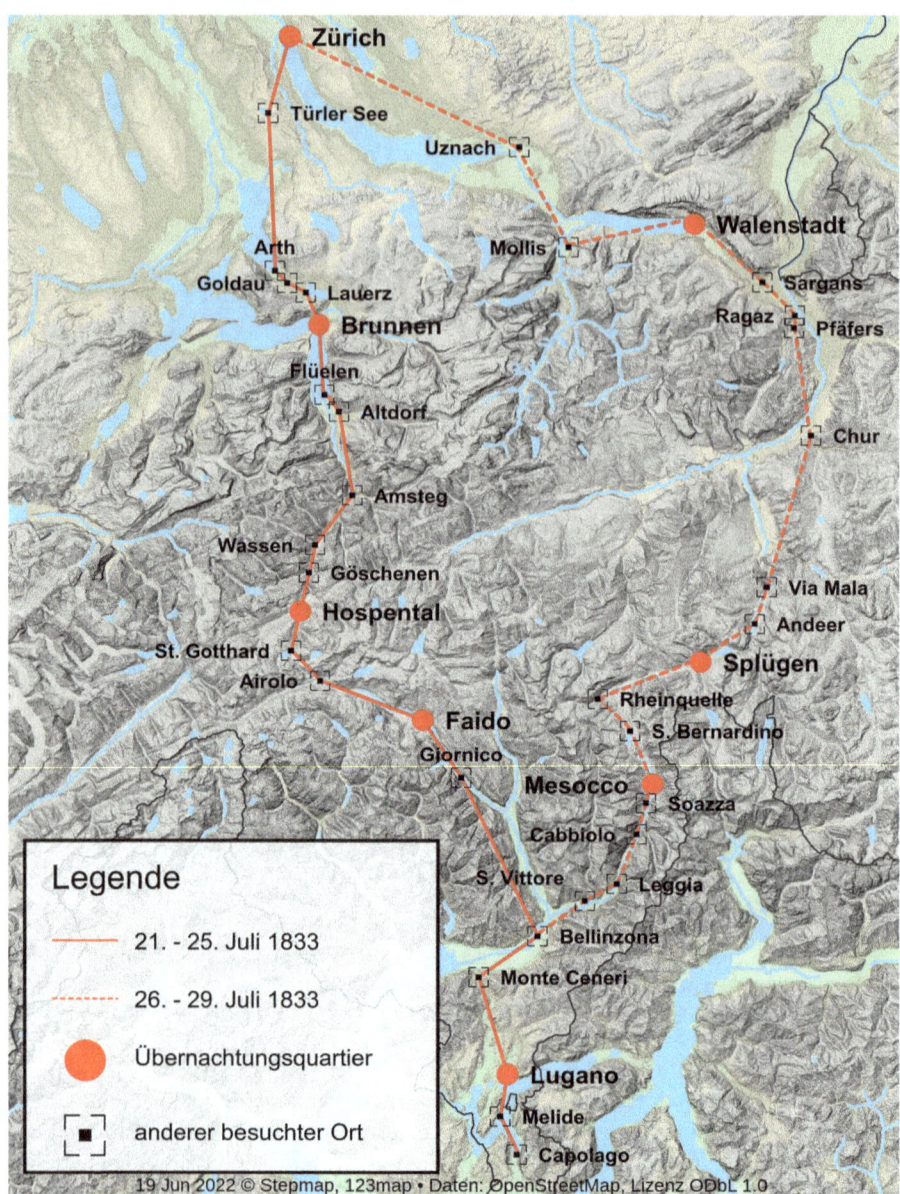

Abb. 18.1 Route Schönleins bei seiner Alpenüberquerung im Jahr 1833 (StepMap GmbH, OpenStreetMap und eigene Darstellung)

18 Gotthard und Grobheit

Die Aufzeichnungen begannen am 21. Juli 1833: „Wetter kalt u. naß. Durchs Sihlthal auf d. Oberalbis, wo Johannisbeeren erst [zu] reifen beginnen, in d. Laubfolge Samb. Racemosa [Roter Holunder] häufig mit seinen rothen Trauben."[2] Bereits diese erste Eintragung im Reisetagebuch weist auf sein botanisches Interesse hin. Daneben notierte er aber auch, wie schon auf früheren Reisen, Beobachtungen zu Geografie, Geologie und deren Einfluss auf die lokale Verteilung von Erkrankungen. Besonders beeindruckt war er von den Überresten einer Naturkatastrophe, die sich einige Jahre vorher ereignet hatte, des „Bergsturz[es] von Goldau, der jetzt noch das Fürchterliche erkennen läßt. Blöcke von 40' Cubus [ca. ein Kubikmeter] sind bis an d. Fuß des Rigi dem Damme des Steinstromes geschleudert." Aber auch touristische Aspekte kamen nicht zu kurz. Schönlein besuchte die „Wiege der Schweiz", die Rütliwiese am Vierwaldstätter See und die Tellskapelle:

> „Jährlich gegen Johanni wallfahrtet das ganze Uri hieher u. hört man v[on] Schiffen aus die Meße, die im offnen Kapellchen gehalten wird. Im vorigen Jahre waren gegen 5000 Menschen aus d. 3 Urkantonen hier zur Erneuerung des alten Bundes bey kirchlicher Feyer versammelt."

In Altdorf, am südlichen Ende des Vierwaldstätter Sees, wo die Reuss hineinmündet, machte Schönlein die Bekanntschaft des „recht kenntnißreiche[n]" Arztes und Lokalpolitikers Franz Karl Lusser. Mit diesem diskutierte er seine Beobachtung, dass bis zum 19. Jahrhundert Fälle von Malaria zwar im Überschwemmungsgebiet der Reuss, aber nicht in den höheren Berglagen aufgetreten waren: „Intermittentes [Wechselfieber] von Fluelen bis Amsteg, bis wohin auch sumpfige Wiesen, steigen nicht zu den Alpen auf." Ausgerüstet mit Lussers bebilderter Reisebeschreibung[3] über die neu errichtete Straße zum Gotthardpass, machte er sich an den Anstieg.

Auf seinem Weg überquerte er in der Schöllenenschlucht die gerade neu fertiggestellte Teufelsbrücke und gelangte durch das Urnerloch, den ersten von Menschenhand gesprengten Verkehrstunnel, in das dahinterliegende karge Hochtal. In Hospental, der letzten Gemeinde vor dem Anstieg zur Passhöhe, bewunderte Schönlein die „herrliche Sammlung d. Gotthardt-Fossilien" des dortigen Pfarrers, und er machte sich auch Notizen zu Aussehen, Lebensgewohnheiten und Erkrankungen der Menschen:

> „Lebendiges Roth des Gesichtes, blaue Augen u. blonde Haare. D. 1300 Bewohner nähren sich blos von Viehzucht u. Transport. Kein Feldbau, nicht einmal Gemüse. Selbst d. Kartoffel erfriert oft, blos Kohlsorten, vorzüglich Blumenkohl gedeiht. In 7 Jahren keine Phthisis, auch keine Scropheln. Lungenk[rank]h[ei]ten sehr häufig, besonders Entzündungen."

Wie recht er mit diesem letzten Satz hatte, zeigte sich schon wenige Wochen später. Nach Zürich zurückgekehrt, erhielt er im folgenden Herbst nämlich Hilferufe vom regierenden Talammann und dem dort praktizierenden Arzt. Es war im Tal eine sehr aggressive

„Lungen-Entzündung ausgebrochen, so daß nun in kurzer Zeit 13–14 Personen von dieser Krankheit dahingerafft wurden. Diese, zu der kleinen Volks-Zahl, große Sterblichkeit macht in unserem Thale äußerst großes Aufsehen, und verursacht ungeheuren Schrecken unter den Thal-Bewohnern: So daß nun die hiesige Regierung für das Wohl seiner Mitbürger für gut und nothwendig erachtet hat, einen gelehrten Erfahrenen, practischen Arzte herbeizurufen, um diese bösartige Seuche zu beschwichtigen."*

Den weiteren Anstieg zum Gotthard beschrieb er als „öde, kahl und höchst langweilig, nur Trost u. Freude d[urch] Blick auf den großartigen südlichen Himmel, der dunkelblau herüber schaute" (Abb. 18.2). Bei dieser Überquerung erinnerte er sich an seine sechs Jahre zurückliegende Hochzeitsreise und verglich die beiden ihm bekannten Schweizer Alpenpässe: Der „Uebergang über d. Gotthard nach Italien scheint mir bey weitem nicht so schön als jener über d. Splügen; schon wegen des langsameren Uebergangs zur italischen Natur, in die man dort rasch durch die lange Strecke nach Chiavenna versetzt wird". Nach Übernachtung in einer „Spelunce – Hospiz genannt" setzte er am nächsten Tag seine Reise auf der Alpensüdseite fort: „Schlechter Karren führt mich im schönsten Morgen d. Tessin entlang, durch die herrlichen Felsengen, in denen der Tessin braust." Schönlein bewunderte die Wasserfälle, hielt sich kurz in Bellinzona auf und gelangte schließlich nach Überquerung des Monte Ceneri an sein Ziel, das „freundliche Lugano mit seinem herrlichen See", wo er sich „köstliche Sorbetti in den Kaffeehäusern des Platzes" schmecken ließ.

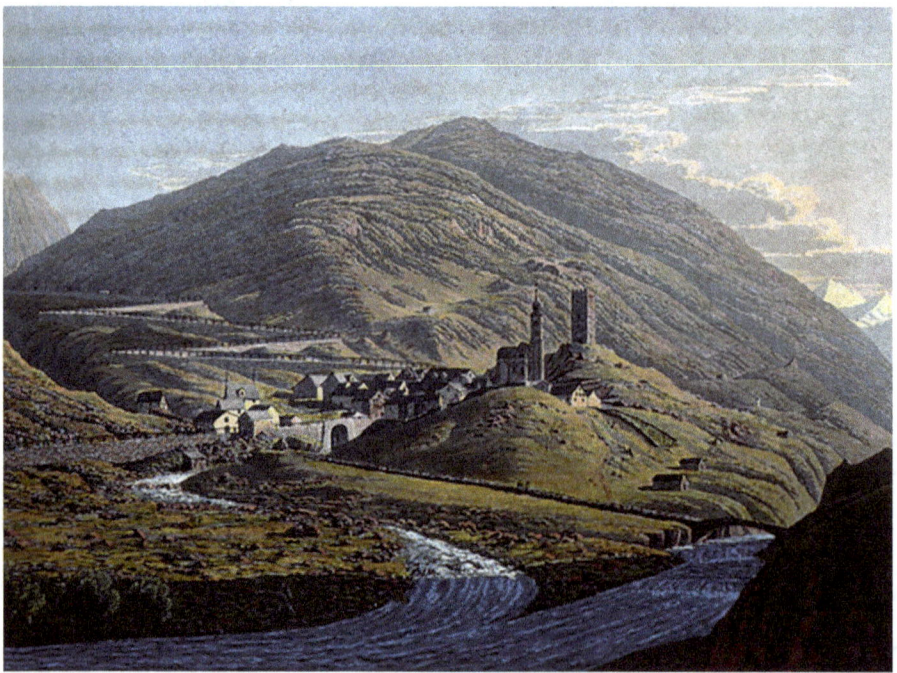

Abb. 18.2 Hospental im Urserntal. (Kälin/Lusser 1830, nach S. 68; mit freundlicher Genehmigung Orell & Füssli Verlag, Zürich)

18 Gotthard und Grobheit

Von dort aus unternahm er Ausflüge zu verschiedenen Orten am Seeufer, aber die Krönung seiner Reise war wohl die Besteigung des Hausbergs Luganos, des Monte San Salvatore. Bei der Beschreibung der Aussicht von dort wird der sonst so nüchterne, wissenschaftliche Ton des Tagebuchs fast poetisch:

> „Am Fuße d. Salvatore steige ich ans Ufer und erglimme in der glühensten Mittagshitze über d. bogenförmig gekrümmten Dolomitschichten, [...] zur Spitze empor. Hier stärke ich [mich] noch in d. kühlen Halle des Eremiten [Einsiedelei von San Bernardo] deren Wände mitunter sehr profane Gemählde zieren, an herrlichem Landwein, dem eisiges Wasser aus der Cisterne eine labende Kühle verleiht. Dann auf die Zinne, die die schlichte Kirche krönt. Welch herrliche Aussicht! In d. Tiefe der indig[o]blaue See mit den üppigen Ufern, dort d. lombardische Ebene mit d[em] Dome von Mailand, d. Appenin als Unterschied am südlichsten Horizont. Im Norden d. ganze Alpenkette mit dem riesigen Monte rosa, schneebedeckt und zu ihren Füßen die grünen, freundlichen Kirchen u. Häuser belebten Thäler."

Für den Rückweg wählte Schönlein eine andere Route. Diese führte über die Passhöhe des San Bernadino und dann ins Hinterrheintal, wobei die Reise nicht ganz reibungslos verlief: „Einen Sturz vom Saumpferde zahle ich blos mit blauen Malen." Er suchte erneut die Rheinquelle auf, wie schon bei seiner Hochzeitsreise im Jahr 1827.

> „Diesmal erst gelange ich unter der Leitung eines alten Marmottenjägers [Murmeltierjäger] bis zur Quelle, die sehr nahe zugängig. Hier braust der Fluß, schon ziemlich mächtig, aus glänzendem Krystallgewölbe. Im körnigen Firn wird die Weinflasche im Schatten gekühlt, d. Gletscher bestiegen und die smaragdgrünen Spalten gekapert. Abend im Spluegenhaus am freundlichen Kamine."

Überall auf seiner Exkursion machte der Professor Bekanntschaften mit naturwissenschaftlich oder medizinisch interessierten Menschen, mit denen er auch später noch korrespondierte. So auch auf der Weiterreise durch das Rheintal, wo er einen „Abstecher zu Pferde" nach Pfäfers machte. Nachdem er in der dortigen Thermalquelle „die wunden Glieder gebadet" hatte, ging es am Walensee entlang und durch den Kanton Glarus. Kurz bevor er nach Hause zurückkehrte, konnte der Professor dann noch einmal seiner alten Leidenschaft frönen, dem Sammeln versteinerter Pflanzen. Er besuchte die neu eröffnete Kohlegrube in Uznach am Zürichsee und entdeckte dort im Sedimentgestein „riesenartige Blätter einer der Chamerops [Zwergpalme] verwandten Palmenart".

Ende Juli 1833 war er schließlich wohlbehalten zurück im Schoße seiner noch kleinen Familie, die jedoch bald Zuwachs erhalten sollte. Bereits etwa sechs Monate später, am 9. Februar 1834 kam endlich der lang ersehnte Stammhalter zur Welt. In einem Brief an seinen Freund Seuffert in Würzburg berichtet Schönlein von der Geburt seines Sohnes, der nach Thereses geliebtem Vater auf den Namen Philipp getauft wurde:

> „Schöne Grüße von meiner Frau, die so wohl ist als man sich nur immer 36 Stunden nach einer leichten und schnellen Entbindung befinden kann. Den jungen Sprößling haben wir heute bey Luft und Sonnenschein etwas näher betrachten und schon folgende Vorzüge an ihm entdeckt. Nase genau von Brendel [...], die Ohren von d'Outrepont, die meiner Frau so äußerst hässlich immer vorkamen!"[4]

Abb. 18.3 Das gemietete Wohnhaus der Schönleins in der Enge, Bleicherweg 44. (Escher 1911, S. 18; mit freundlicher Genehmigung Orell & Füssli Verlag, Zürich)

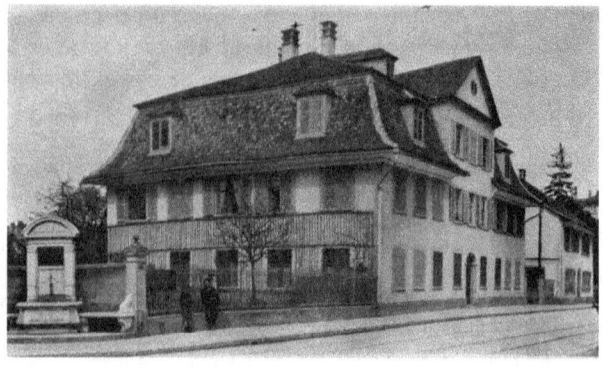

Zum Anfang des Jahres 1834 verließ die Familie anfangs das „Seckendorff'sche Feenschlößchen" und zog in ein großen Bürgerhaus, erbaut im typischen Stil des mittleren 18. Jahrhunderts. Dieses sogenannte Römerhaus im Bleicherweg 44 lag, nicht im eigentlichen Stadtgebiet von Zürich, sondern in einer Vorortgemeinde, der „Enge", einer Streusiedlung ohne echten Dorfkern mit etwa 1400 Einwohnern (Abb. 18.3). Am nordwestlichen Ende des Zürichsees gelegen, grenzte sie direkt an den Schanzengraben, die Grenze zur Altstadt. Der Name der Gemeinde ging auf einen alten Flurnamen zurück, der wohl auf die Engstelle hinweist, die an dieser Stelle durch das Flüsschen Sihl im Westen und das Seeufer im Osten gebildet wurde. Das neue Wohnhaus der Schönleins war nicht weit vom alten entfernt, lag aber näher zu Universität und Hospital.

Eine vom Enkel des damaligen Vermieters überlieferte Anekdote gibt aufschlussreiche Aspekte über Schönleins Persönlichkeit. In einem Rückblick auf „Die Vergangenheit Zürichs" konnte man lesen: „Derselbe galt als trefflicher Lehrer und Arzt und war ein Mann von sehr ausgesprochenem Charakter; er machte mit den Patienten nicht viele Umstände und begegnete auch hochstehenden Personen nicht immer sehr respektvoll." Der Verfasser war befreundet mit dem Sohne Philipp und

„erinnert sich noch sehr gut an Schönlein, der ihm als kleinem Knaben immer freundlich begegnete. Im Gedächtnis ist ihm folgende Anekdote geblieben, welche zu jener Zeit viel zu reden gab und das Wesen des Professors kennzeichnet. Einige Häuser weiter gegen die Stadt hinein, aber auch auf der linken Seite des Bleicherweges, wohnte der Regierungsrat (Eduard?) Sulzer aus Winterthur, ein tüchtiger Verwaltungsmann und in hohem Ansehen stehend. Sulzer hatte eines Tages beim Nachtessen den kleinen Knochen eines Huhns verschluckt und brachte denselben nun weder herauf noch hinunter. In seiner Not und Angst sandte er den Diener zu Schönlein, der sich schon zur Ruhe gelegt hatte. Als der Diener klingelte, begab sich der Professor ans Fenster und vernahm von dem Diener, daß Sulzer ihn zu sich bitte, um ihm in seiner Not zu helfen. Schönlein wurde unwillig, hatte keine Lust, sich wegen dieser Bagatelle zu dem Patienten zu begeben, rief dem Diener hinunter, ‚der Regierungsrat soll Brot fressen', der Knochen werde dann schon hinuntergehen, und schlug das Fenster zu. Das angeratene Mittel wollte aber nicht helfen, und die Angst des Herrn Regierungsrats wurde immer größer. Er sandte in der Nacht den Diener noch einmal zum Professor und ließ denselben zum zweitenmal bitten, zu ihm zu kommen. Dieser aber wurde noch unwilliger und gab dem Diener wieder eine ähnliche Antwort: ‚er soll noch mehr Brot fressen!' Dieses Mal scheint dann das Mittel wirklich geholfen und den Herrn Regierungsrat gerettet zu haben."[5]

Solche Begebenheiten sind wohl der Grund dafür, wie er seinen Schweizer Mitbürgern in Erinnerung geblieben ist. Die Redensart „Grob wie Schönlein" hielt sich in Zürich noch Jahrzehnte nach seinem Abschied.[6] Ein Universitätskollege, beschrieb seinen Kollegen mit den Worten: „Schönlein ist ein fein gewandter Weltmann, der zugleich liebt, über Alles sich zu moquiren. Die sichere Gabe, die Natur der Krankheit zu erkennen, gibt ihm auch sonst das Gefühl persönlicher Überlegenheit."[7]

Aber trotz solch gelegentlicher Grobheiten kam die joviale, leutselige Art Schönleins bei den Schweizern im Allgemeinen sehr gut an. Er wurde schnell für viele Honoratioren in Zürich und Umgebung zum Arzt ihres Vertrauens. Politiker, Geistliche, Kaufleute aus der ganzen Eidgenossenschaft und ihre Angehörigen – alle wandten sich mit ihren medizinischen Fragen an den deutschen Professor. Und sogar bei teilweise sehr intimen Problemen wurde er von den Damen der gehobenen Gesellschaft zurate gezogen, obgleich die „Frauenzimmer-Krankheiten" eigentlich nicht sein Spezialgebiet waren:

„Verheyrathet, gerieth ich schon, wenn er sich dem Bette nahte, ausser mich, & die Aufregung war ungeheuer, jene Feuchtigkeit, die vordringen soll? war zwar da, trat aber nur selten bis zu äußerst vor – Ungeduld war dann die erste, Schmerz die zweyte Empfindung, dem ich mich um so schonungsloser hingab, als ich bis dort genöthigt meine Gefühle gleichsam zu unterdrücken, sie ganz auf Gatten & Mutterliebe concentrirte."*

Was auch immer Schönlein darauf antwortete, er schien die eigentliche Ursache der Beschwerden erkannt und den richtigen Ton getroffen zu haben, denn im nächsten Brief bedankte sich die Patientin überschwänglich für „das Fingergefühl, das Sie bewegte, als Ihr Meisterblick sogleich, ohne große Anstrengung auf die Grundursache des hartnäckigen Übels vordrang".* Darüber hinaus erhielt er schriftliche Anfragen bei so unterschiedlichen Symptomen wie Husten, Wirbelsäulenverkrümmungen, rheumatischen Beschwerden, Hodenschmerzen, Depressionen oder Bauchkrämpfen, bei denen vielleicht „etwas Onanie (jedenfalls nicht bedeutend) das Leiden mitbegründet haben" könnte.* So muss man sich nicht wundern, warum es während seines Aufenthalts in Zürich allgemein hieß, „dass in der Schweiz Niemand von Distinction sterben könne, ohne dass Schönlein noch berufen werde".[8]

Exilanten und Exekution 19

> *„O liberté, que de crimes on commet en ton nom!"*
> *(Manon Roland) (Roberts 1922, S. 439)*

Während im privaten Umfeld der Professorenfamilie alles in bester Ordnung war, ging es im politischen Leben Zürichs in jenen Jahren nicht immer so gemütlich zu, wie man sich das aus heutiger Sicht vielleicht vorstellt. Auch in der Schweiz hinterließ der revolutionäre Geist Europas zu Beginn der 1830er-Jahre seine Spuren. Im Kanton Zürich hatten sich am 22. November 1830 auf einem Hügel bei Uster über 10.000 Bürger versammelt und sich auf wesentliche Forderungen geeinigt, die in eine neue Verfassung einfließen sollten: die Gleichstellung von Stadt- und Landbevölkerung, die Aufhebung von Adelsprivilegien und eine Verbesserung des Schulwesens, um nur einige zu nennen. Der „Ustertag", der als entscheidender Wendepunkt hin zum modernen Zürich gilt, lag also bei Gründung der Universität noch keine drei Jahre zurück. So ist es nicht verwunderlich, dass in der Schweizer Gesellschaft immer noch ein erhebliches Konfliktpotenzial zwischen Radikalen, Liberalen und Konservativen, zwischen Stadt und Land sowie zwischen Protestanten und Katholiken bestand. Und die gerade gegründete Züricher Hochschule, das Renommierprojekt der fortschrittlichen Kräfte, war natürlich ein Brennpunkt in diesem Spannungsfeld. Schönlein wiegelte in einem Brief an seinen Onkel ab:

„Wenn Sie die Zeitungen lesen, so werden Sie glauben, daß an der hiesigen Universität Alles in Gährung und Aufruhr sey und die Anstalt Gefahr laufe, zusammenzustürzen. Nehmen Sie das Gegenteil von Allem dem und Sie haben die Wahrheit. Gerade das Gedeihen und sichtbare Wachsen der neuen Institution erzeugt all dieses Treiben und Lärmen der Gegner."[1]

Aber die Schweiz hatte noch ein weiteres Problem. Als Konsequenz aus der Niederschlagung von verschiedenen liberalen Revolutionen und Aufständen in den umliegenden Staaten lebten zahlreiche politische Exilanten in der Eidgenossenschaft, da diese ein großzügiges Asylrecht kannte: „Die Schweiz war der Sammelplatz fast des ganzen europäischen Radikalismus, und zwar ebenso wegen ihrer freien republikanischen Einrichtungen, als wegen ihrer geographischen Lage."[2] Bis Anfang 1835 hielten sich dort mehrere hundert Flüchtlinge aus verschiedensten Ländern auf, darunter waren über siebzig der sogenannten Demagogenverfolgung in Ländern des Deutschen Bundes entkommen. Die radikalen Kräfte organisierten sich in Bewegungen wie „Junges Deutschland", „Junges Italien" oder „Junges Polen", deren Kräfte schließlich vom genuesischen Freiheitskämpfer Giuseppe Mazzini im „Jungen Europa" gebündelt wurden. Wie bereits in einem früheren Kapitel geschildert, hatten sich auch an Schönleins Fakultät in den ersten Semestern allein zwanzig Medizinstudenten eingeschrieben, die aus ihren deutschen Heimatländern geflüchtet waren. Die meisten darunter besuchten fleißig die Vorlesungen und schlossen ihre Ausbildung erfolgreich ab. Einige ließen sich dort danach auch dauerhaft als praktizierende Ärzte nieder und erwarben das Schweizer Bürgerrecht. Das Problem waren aber diejenigen, bei denen die politische Agitation im Zentrum ihrer Bestrebungen stand. Ein besonderes Ärgernis aus der Sicht der Schweizer war es, dass in den radikalen Zirkeln der Studenten in zunehmendem Maße auch deutsche Handwerker politisiert wurden, die als Arbeitskräfte in Zürich durchaus gefragt waren.

Blicken wir nun auf zwei Studenten, deren sehr unterschiedliche Schicksale uns die Brisanz der damaligen politischen Lage vor Augen führen. Es handelt sich um Ludwig Lessing aus Freienwalde bei Berlin und Hermann Lebert, geboren als Hermann Lewy in Breslau. Sie waren schon Jugendfreunde im Gymnasium und hatten ab 1831 zwei Jahre lang in Berlin Medizin studiert. Danach entschieden sie sich, ihre Universität zu verlassen und gemeinsam nach Zürich zu gehen. Was der Hintergrund für den Wechsel von der etablierten preußischen auf die neugegründete und noch unvollkommene Schweizer Hochschule war, ist nicht bekannt. Beide Neuankömmlinge überbrachten Schönlein schriftliche Empfehlungen von befreundeten Kollegen aus Berlin. Sie schrieben sich im Sommersemester 1833 zur Fortsetzung ihres Studiums in Zürich ein und gehörten damit zu seinen allerersten Hörern an der neuen Universität. Das Semester verlief ohne besondere Ereignisse, und schon im darauffolgenden Herbst ging Lessing zurück nach Berlin – auch dafür bleibt das Motiv im Dunkeln. Sein Freund Lebert studierte weiter in der Schweiz und entwickelte sich zu einem Musterschüler in der Schönlein'schen Klinik. Aber daneben verfolgte er noch einen anderen wichtigen Plan – den einer internationalen Revolution.

Tatsächlich gab es unter den Radikalen konkrete Vorbereitungen, von der Schweiz aus republikanische Aufstände in den Nachbarländern anzuzetteln:

> „Es konnte nicht fehlen, daß bei dem Zusammensein so vieler Flüchtlinge der Gedanke entstand, die vereinigten Kräfte zu benutzen, um einen neuen Schlag auszuführen. Zuerst dachte man an Deutschland. Da dieser Plan unausführbar erschien, so ging man in einen andern ein, nämlich Italien, und zwar zunächst Savoyen, zu revolutionieren. Die Seele dieser Unternehmung war Joseph Mazzini."[3]

19 Exilanten und Exekution

Der aus reichem Hause stammende Genueser hatte am 1. Februar 1834 italienische, deutsche, französische und polnische Revolutionäre zum sogenannten Savoyerzug in Genf versammelt. Die Absicht dieser Unternehmung war es, in der Region Savoyen südlich des Genfer Sees einen Aufstand gegen die Unterdrückung durch das Königreich Sardinien vom Zaun zu brechen. Dreiunddreißig deutsche Freiheitskämpfer, darunter Hermann Lebert und andere Züricher Medizinstudenten, befanden sich in einem über 300 Mann starken Trupp, der von einem alten Bekannten angeführt wurde – von dem bereits in Göttingen und Frankfurt gescheiterten Berufsrevolutionär Hermann von Rauschenplat. So überrascht auch der Ausgang der Unternehmung nicht sonderlich. Die Aufrührer wurden durch die Genfer Kantonsbehörden bereits an der Überquerung des Sees gehindert und waren nicht einmal in der Lage, das Schweizer Staatsgebiet zu verlassen. Nach nur einem Tag war der Savoyerzug beendet.

Für die einzelnen Beteiligten aber hatte das gescheiterte Unternehmen durchaus Konsequenzen. Hermann Lebert wurde von der Hochschule in Zürich verwiesen und verließ die Schweiz Richtung Paris. Allerdings hatte er das Glück, dass sein Studium bereits weit fortgeschritten war. So konnte er es durch die Hilfe seines Mentors Schönlein mit einer erfolgreichen Dissertation abschließen. In der Bamberger Staatsbibliothek findet sich heute das Originalexemplar seiner Arbeit über den Gebirgsenzian mit einer handschriftlichen Widmung Leberts für seinen Lehrer: „Als Zeichen ausgezeichneter Hochachtung und Dankbarkeit dargebracht vom Verfasser."[4] Aber die Mithilfe bei Leberts Karriere war nicht nur „der so sehr humanen Gesinnung"* Schönleins geschuldet, der Professor hatte auch noch andere Pläne mit seinem Musterschüler, aber davon später.

Während Lebert aber noch in Paris weilte, tauchte plötzlich sein Freund Ludwig Lessing nach einem Jahr Abwesenheit Ende 1834 wieder in Zürich auf. Nur hatte dieser scheinbar kein Interesse mehr an der Medizin, sondern hörte nun juristische Vorlesungen. Außerdem besuchte er die geheimen Mitgliedersitzungen des „Jungen Deutschland" in Zürich, verhielt sich aber ansonsten völlig unauffällig. Er hatte ein gutes Verhältnis zu seinen Vermietern, pflegte gesellige Kontakte zu seinen Kommilitonen und schien fleißig zu studieren. Auch bestand in dieser Zeit wohl eine Liebesbeziehung zu einer Schweizerin, und möglicherweise war sogar schon ein Kind unterwegs, denn sein Freund Lebert schrieb im Mai 1835 aus Paris: „Daß Du die Züricher Race zu veredeln Dir vorgenommen, macht mich herzlich lachen; ich lade mich hiermit zum Hochzeitsgast, oder, wenn Du allzu hitzig bist und nicht mehr warten kannst bis zum Januar 1836, zum Pathen ein."[5] Doch dazu sollte es nicht mehr kommen.

An Lessings Geburtstag, dem 3. November 1835, überreichten ihm zwei Kommilitonen als Geschenk einen Strohkranz und eine Tonpfeife, und den Nachmittag verbrachte er damit, dem neu angekommenen Studenten Hermann Trapp bei der Quartiersuche zu helfen. Am Abend seines Geburtstags ging Lessing allein aus und erzählte seiner Vermieterin, „er habe etwas verabredet. Dabei sei Lessing, welcher sich in dieser Hinsicht nicht habe verstellen können, ganz munter gewesen."[6] Am nächsten Morgen um sieben Uhr machte der Milchträger auf seinem üblichen Weg am Flüsschen Sihl entlang eine schockierende Entdeckung. Im „Spitalhölzli", einem Wäldchen am Rande der Gemeinde Enge, sah er einen leblosen, in einen Mantel eingehüllten Mann liegen. Der Gemeindevorsteher wurde verständigt und gab später zu Protokoll, der Mantel wäre zwar mit Reif bedeckt gewesen, aber er hätte darunter am Rücken des Mannes „noch Wärme gefühlt".[7] Der hinzugerufene Bezirksarzt erkannte aber, dass es sich um einen Toten handelte, bei dem bereits die Leichenstarre eingetreten war. Als man den Körper umdrehte, war zu erkennen, „es habe in dem Mantel vieles Blut gehabt, und die Kleider auf der Brust seien so mit Blut angefüllt gewesen, daß man so zu sagen, mit Händen es habe herausschöpfen können".[8] Die Identität des Leichnams war bald geklärt: Es handelte sich um Ludwig Lessing. Dass es Mord war, schien offensichtlich, aber was Täter, Tathergang und Motiv anging, tappte man völlig im Dunkeln. Das Verbrechen erregte großes öffentliches Aufsehen, keiner konnte sich erinnern, dass es so etwas im beschaulichen Zürich schon einmal gegeben hätte. Die folgenden gerichtlichen Untersuchungen lassen sich auch heute noch gut rekonstruieren, da mehrere hundert Seiten von sehr detaillierten Protokollen über Zeugenaussagen und Beweismaterial erhalten sind. Hier folgt eine stark gekürzte und vereinfachte Fassung:

Die gerichtsmedizinische Autopsie führte Schönleins Schüler Martin Hodes, Prosektor der Anatomie, in Lessings Wohnräumen durch. Hodes stellte eine Quetschwunde „auf dem höchsten Punkte des Kopfes, wo nicht so leicht eine Verletzung durch Hinstürzen entsteht", fest und vermutete, „daß dem Entseelten zuerst ein Schlag auf den Kopf versetzt worden sein möge".[9] Weiter notierte er insgesamt 49 Stichwunden an der Vorderseite der Brust und an den Armen, wobei die rechte Herzkammer, der Herzbeutel und die Lungen verletzt wurden. Er folgerte, „daß der Tod dadurch, theils in Folge der Verblutung theils wegen des gehemmten Athemholens, schnell eintreten mußte".[10] Außerdem seien alle Verletzungen wohl mit derselben Stichwaffe und in derselben Richtung verursacht worden, was für einen Einzeltäter sprach. Aufgrund der Spuren war davon auszugehen, dass Tatort und Fundort der Leiche identisch waren. Die Umstände sprachen gegen einen Raubmord, obwohl Uhr und Geldbörse des Opfers verschwunden blieben. Wegen der Brutalität der Ausführung gingen die Behörden von Anfang an von Rache, Hass oder Eifersucht als Tatmotiv aus. Auch ein plötzlich entstandener Streit schien möglich: „Lessing hatte einen „sehr heftigen und aufbrausenden Charakter".[11] Was ihn aber an jenem Abend bewogen hatte, das Wäldchen an der Sihl aufzusuchen, war unklar. Zuletzt war er am Abend um Viertel vor sieben von einer Zeugin lebend gesehen worden, und zwar im Bleicherweg, direkt an der Weggabelung vor Schönleins Wohnhaus. Allerdings sei er von da nicht in Richtung des etwa eineinhalb Kilometer entfernten Tatorts gelaufen, sondern auf die Stadt zu. Da man annahm, „daß der Mord höchst wahrscheinlich am späten Abend des 3. Novembers, und zwar eher später als früher in demselben verübt worden sei",[12] stellte sich die Frage, wo sich Lessing in jener frostigen Nacht noch aufgehalten hatte. Es war bekannt, dass er „dem gemeinnützigen Theile des weiblichen Geschlechts ziemlich zugethan" war und dass „in der Gemeinde Enge und deren Umgebung sich einige Häuser mit Freudenmädchen"[13] befanden. Aber alle Ermittlungen in diese Richtung blieben erfolglos. Niemand wollte den Ermordeten später noch gesehen haben.

19 Exilanten und Exekution

Aufregend und verwirrend wurde die Geschichte, als die Ermittler anfingen, die Korrespondenz Lessings unter die Lupe zu nehmen. Seinen Briefen zufolge hatte er nämlich nach der Rückkehr vom ersten Semester in der Schweiz im Winter 1833/34 in Berlin im Gefängnis gesessen – nicht in dem für politische Häftlinge, sondern in dem für ganz normale Straftäter. Weshalb und wie lange blieb unklar, denn allen diesbezüglichen Anfragen bei der preußischen Regierung wurde von höchster Stelle ausgewichen. Man zeigte dort ein sehr verdächtiges Desinteresse an jeglicher Kooperation. Die nächste Überraschung war, dass sich Lessing bereits seit dem Frühjahr 1834 wieder in der Schweiz aufgehalten hatte, aber im Kanton Bern. Dorthin war er mit gültigem Ministerialpass der preußischen Regierung und einem Einreisevisum für Frankreich und die Schweiz gereist. Die Haftstrafe war darin nicht vermerkt, was sehr ungewöhnlich für diesen in polizeilichen Dingen sehr peniblen Staatsapparat war. In Bern war Lessing durch sehr lautstarke politische Auftritte in den Kreisen der radikalen deutschen Flüchtlinge und Handwerker aufgefallen. Ihm stand auch auffällig viel Geld zur Verfügung, mit dem er einige der Radikalen unterstützte. Zudem war er dort in handgreifliche Auseinandersetzungen mit einem Wirt verwickelt gewesen, mit dessen Frau Lessing wohl ein Verhältnis gehabt hatte. Nach seiner Ausweisung aus Bern im November jenes Jahres war er wieder in Zürich aufgetaucht, wo er sich dann deutlich zurückhaltender benahm.

Teilweise aufgeklärt wurde später sein seltsames Verhalten und das der preußischen Behörden durch einige Briefe Lessings, die er an einen mysteriösen „Oheim" in Berlin adressiert hatte. Aus diesen geht klar hervor, dass er als Spitzel der preußischen Regierung dafür bezahlt worden war, sich in die revolutionären Kreise der Schweizer Exilanten einzuschleichen. Kein Wunder, dass Berlin so zurückhaltend mit Auskünften war. Detailgenau berichtete Lessing in seinen Briefen von Sitzungen des „Jungen Deutschland" und anderen konspirativen Treffen sowie den Plänen verschiedener Schlüsselpersonen. Unter anderem schrieb er nach Berlin, „fast alle Professoren an der Universität",[14] darunter auch Schönlein, würden die Bewegung durch großzügige Geldspenden unterstützen. Während er in Bern eher die Rolle des „Agent provocateur" ausfüllte und widerrechtliche Handlungen befeuerte, gab Lessing in Zürich den stillen Beobachter und Informanten. Die Briefe ließen in ihrer Deutlichkeit keine andere Interpretation zu: Er war ein Spion – und damit war auch die Richtung der weiteren Ermittlungen eindeutig festgelegt. Es musste sich um einen politischen Mord handeln. Plötzlich gab es ein plausibles Motiv, durch das natürlich alle republikanisch gesinnten Exilanten Zürichs unter Generalverdacht gerieten. Und man brauchte ja nur in den Statuten des „Jungen Deutschland" nachzulesen: „§.52. Jeder Verrath eines Verbindungsmitgliedes wird als todeswürdig angesehen. Die Erkennung hierüber steht dem respectiven Klubb zu [...]. Zur Exekution des Urtheils ist jedes Mitglied verpflichtet, welches vom Ausschusse damit beauftragt wird."[15]

Es wurde gegen zahlreiche Personen ermittelt, die Hauptverdächtigen waren jedoch drei Medizinstudenten aus Schönleins Klinik, die in einem Brief Lessings als die führenden revolutionären Köpfe in „der neuen Einrichtung des Komite"[16] in Zürich bezeichnet wurden: Julius Thankmar Alban aus Thüringen, August Lüning aus Westfalen und Carl Cratz aus dem Rheingau. Auch in einem in Lausanne aufgegebenen, anonymen Brief wurden Alban und Cratz beschuldigt, wobei der Verfasser eine erstaunliche Detailkenntnis des Falles verriet. Alle drei Studenten hatten jedoch ein solides Alibi und mussten bald wieder aus der Untersuchungshaft entlassen werden. Daneben geriet ein weiterer Exilant in den Fokus der Ermittler, ein Optiker aus Württemberg, der sich unter falschen Namen in Zürich aufhielt. Im Laufe des Verfahrens wurde auch dieser als Spion enttarnt, er stand in österreichischen Diensten. Aber eine Beteiligung am Mord konnte ihm ebenfalls nicht nachgewiesen werden, er wurde nur wegen Urkundenfälschung verurteilt. In den polizeilichen Unterlagen wimmelte es von Spitzeln, falschen Anschuldigungen, anonymen Schreiben und Mutmaßungen. Alle Versuche, gerichtlich verwertbare Informationen aus den Kreisen der radikalen deutschen Flüchtlinge zu erhalten, stießen auf eine undurchdringliche Mauer von Schweigen und Falschaussagen.

Eine ganz wesentliche Konsequenz resultierte allerdings aus dem großen Aufsehen, das der Mordprozess auslöste. Das eidgenössische Asylrecht wurde unter dem Druck der öffentlichen Meinung und der ausländischen Mächte durch das „Fremdenconclusum" im Sommer 1836 entscheidend verschärft. Viele der politisch aktiven Exilanten aus Lessings Umfeld wurden ausgewiesen, darunter auch der Student Carl Cratz. Die beiden anderen Hauptverdächtigen, Alban und Lüning, konnten eine Bestätigung von Hochschulrektor Oken und Professor Schönlein vorlegen, dass „Fleiss und Betragen" der beiden „unbedingtes Lob"[17] verdienten. Daraufhin wurde ihnen zunächst vorläufig gestattet, ihr Studium in Zürich fortzusetzen. Nach dessen Beendigung ließen sich beide in der Schweiz nieder und wurden schließlich eingebürgert.

Weiterhin darf man annehmen, dass vonseiten der Züricher Regierung versucht wurde, auf die Ermittlungen Einfluss zu nehmen. Bürgermeister Johann Jakob Hess, Gerichtspräsident Friedrich Ludwig Keller und Regierungsrat Ulrich Zehnder waren für ihre liberale Einstellung und ihre Unterstützung der deutschen Flüchtlinge bekannt. Zeugenaussagen und schriftliche Beweise hätten also möglicherweise jederzeit auch fragwürdige Verbindungen zu höchsten Regierungskreisen aufdecken können. Was aber erstaunlicherweise in der ganzen Untersuchung sehr stiefmütterlich behandelt wurde, war das private Umfeld des Opfers. Lessing war ein attraktiver Mann, der Obduktionsbericht beschrieb ihn als „5 ½ Fuß lang, wohl gewachsen, muskulös, mit schwarzem krausen Kopfhaar, braunen Augen, länglichem Gesicht, dünn bewachsenem, schwarzem Schnurrbart, vollständigen Zähnen".[18] Er kannte seine Wirkung auf Frauen durchaus und genoss diese. Aus einem Brief seines Freundes Lebert war ja zu erfahren gewesen, dass Lessing im Frühsommer ein intimes Verhältnis zu einer Schweizerin unterhielt und möglicherweise bereits ein Kind unterwegs war. Er selbst behauptete in einem Brief nach Berlin, dass er auch ein intimes Verhältnis mit der Frau von Regierungsrat Zehnder gehabt habe. All diesen Spuren, die möglicherweise zu einem anderen als politischen Mordmotiv hätten führen können, wurde nicht nachgegangen – vielleicht auf Anordnung von ganz oben? Der Mordfall Lessing wurde nie gelöst.

Die Sihl fließt heute begradigt und einbetoniert unter einer der wichtigsten Ausfallstraßen Zürichs. An der Stelle des früheren Fußwegs verläuft jetzt die „Lessingstraße". Ursprünglich vom Namen des Mordopfers abgeleitet, wurde die Straßenbezeichnung im 20. Jahrhundert geändert, ohne dass die Schilder ausgewechselt werden mussten. Die Straße ist heute dem Dichter Gotthold Ephraim Lessing gewidmet – eine schweizerisch-pragmatische Lösung!

Doch zurück zu Schönlein. Welchen Einfluss hatte der Mordfall auf sein privates und universitäres Leben? Immerhin wurde das Verbrechen ja fast direkt vor seiner Haustüre verübt (Abb. 19.1). Einer seiner Studenten war das Opfer, weitere standen unter dringendem Tatverdacht. Aber es existieren keine schriftlichen Dokumente darüber, weder von Schönlein selbst noch von anderen. Auch in den Gerichtsakten taucht sein Name nur beiläufig auf. Vielleicht befand er sich aber sogar selbst in Gefahr in dem explosiven Gemenge aus politischen Hitzköpfen, Intriganten und Spitzeln, mit denen er täglich in seiner Klinik verkehren musste. Und dann war da ja auch noch seine Rolle während des Frankfurter Wachensturms. Der damalige „Verrat" der Revolte war schließlich kein Geheimnis geblieben, und vor allem seine unmittelbar am Aufstand beteiligten Studenten hatten die gravierenden Konsequenzen hautnah erlebt. Dem Ruf des Professors scheint sein Verhalten in Frankfurt nicht geschadet zu haben. Sogar einige der dort anfangs inhaftierten Revolutionäre, die Jahre später noch aus dem Gefängnis flohen, suchten Zuflucht an der Züricher Hochschule und Klinik. Keiner seiner zahlreichen Schüler hat jemals in irgendeiner

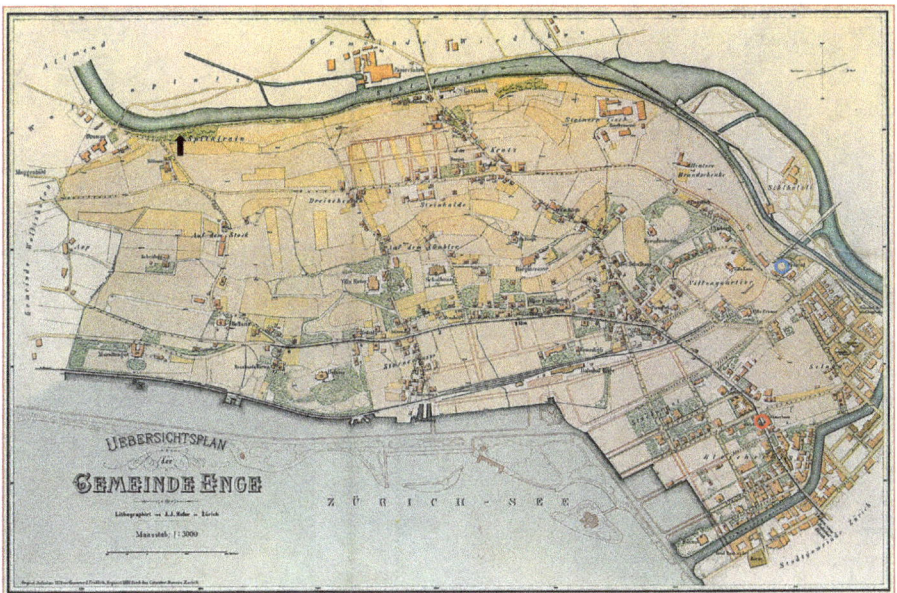

Abb. 19.1 Fröhlich, Jakob: Uebersichtsplan der Gemeinde Enge. Zürich: J. J. Hofer, 1880 (ETH-Bibliothek Zürich, Rar KS 520, https://doi.org/10.3931/e-rara-23459 https://doi.org/10.3931/e-rara-27650/Public Domain Mark. Blauer Kreis: Freigut in der Brandschenke, Wohnhaus Schönleins 1833, roter Kreis: Wohnhaus Schönleins ab 1834, schwarzer Pfeil: Schauplatz des Mordes am 3./4. November 1835)

Form Kritik an dem verehrten Lehrer geübt oder Vorwürfe erhoben – mit einer Ausnahme.

Einen gab es, der Schönlein sein damaliges Verhalten verübelte, und dies war vielleicht der Gefährlichste. Es war der des Mordes verdächtigte Anführer des „Jungen Deutschland" und Medizinstudent Julius Thankmar Alban. Das Instrument seiner Rache war jedoch in diesem Fall nicht das Messer, sondern die Schreibfeder. Alban war am Frankfurter Wachensturm beteiligt gewesen und dort verhaftet worden. Allerdings hatte er ein Jahr später aus dem Gefängnis entkommen und nach Zürich fliehen können. Der mit ihm inhaftierte Würzburger Burschenschaftler Carl Julius Rubner war bei diesem Ausbruchsversuch durch einen Sturz ums Leben gekommen. Nach Beendigung seines Studiums betätigte sich der Arzt und Revolutionär Alban auch noch als Dichter. Er verarbeitete seine Erlebnisse zu einem Drama in drei Akten mit dem Titel „Julius Rubner". In diesem Schauspiel verübte er seinen literarischen Racheakt, indem er den Würzburger „Professor Wüstlein" in einem Kurzauftritt einen geplanten Aufstand verraten ließ und ihm folgende Worte in den Mund legte:

> „Ich gehe selbst nach Frankfurt, zeige dort
> Das Ganze den Behörden an. Man wird
> Maaßregeln treffen, die geeignet sind,
> Vom tollen Unternehmen abzuschrecken;
> Und so verdien ich mir noch vielen Dank
> Von manchen Eltern mancher tollen Söhne."[19]

Seegurke und Seeschwein 20

So hoffe ich, daß im Laufe des künftigen Jahres aus allen Weltgegenden Naturalien zuströmen werden, von denen Manches Interessante den Weg zu Ihnen finden wird." (Johann Lucas Schönlein) (Teichfischer und Brinkschulte 2014, S. 110 f.)

Neben den vielfältigen Lehrverpflichtungen an der Universität und der Patientenversorgung blieb Schönlein in Zürich aber auch noch genug Muße, um seiner anderen großen Leidenschaft nachzugehen – dem Sammeln von Naturalien aus weit entfernten tropischen Ländern. Wie bereits geschildert hatte er ab 1831 immer wieder Sendungen mit ausgestopften oder konservierten Tieren von seinen Schülern im holländischen Kolonialdienst aus Ostindien erhalten. Der fleißigste Lieferant in dieser Anfangsphase war zweifellos Ludwig Rudolph Besel, der aus Java Säugetiere, Reptilien und Amphibien schickte und sich nach seiner Versetzung auf die Insel Sulawesi auf Vögel und Meerestiere konzentrierte: „4 füßige Thiere gibt es hier wenig […] – ich werde daher meine Hauptandacht auf die See richten, aus der ich schon einiges recht interessantes erhalten habe."*

Als die ersten von Besel gesammelten Naturalien eintrafen, war Schönlein noch in Würzburg tätig, und die naturkundliche Sammlung der Julius-Maximilians-Universität die hauptsächliche Nutznießerin der Sendungen. Bald wurden diese jedoch so umfangreich, dass neue Abnehmer gefunden werden mussten. Aber das stellte kein echtes Problem dar. Neben den Universitäten hatten auch die naturkundlichen Museen und Kabinette an vielen Königs- und Fürstenhöfen einen großen Bedarf an Naturalien, denn die Staaten des Deutschen Bundes hatten keine überseeischen Kolonien. Als Erstes wandte sich Schönlein an seinen Freund Georg Friedrich Jäger, mit dem er wegen ihres gemeinsamen Interesses für Pflanzenversteinerungen in Kontakt stand. Jäger war auch Direktor des „Königlich Württembergischen Naturalienkabinetts" in Stuttgart und in dieser Eigenschaft für die Akquisition neuer Ausstellungsstücke verantwortlich. Die Antwort kam prompt:

> „Ich bin Ihnen für die gute Gelegenheit, welche Sie mir für die Bereicherung unseres Cabinets verschafft haben sehr verpflichtet. Da Sie bemerkten, daß die Gegenstände zum Verkauf ausgesetzt seyen, so wäre mir nun freylich erwünscht die Preiße derselben zu kennen, namentlich von Hylobates Lar [Weißhandgibbon] Moschus pygmaeus [Zwerghirsch], Manis brachyura [Kurzschwanz-Schuppentier], Sciurus palmarum [Palmhörnchen], Python. Mit letzterer ist wohl Python tigris [Tigerpython] gemeynt. Neben der guten Erhaltung der Felle müßte ich freylich voraussetzen, daß wenn auch nicht der ganze Schedel wenigstens die Zähne und bei der Python der Maxillarapparat [Oberkiefer] vorhanden sey."*

Ein anderer Interessent war der Anatom Friedrich Meckel aus Halle (Saale). Bei Medizinern ist er bekannt als Namensgeber einer angeborenen Aussackung des Dünndarms, des Meckel'schen Divertikels, die zu Entzündungen und Blutungen führen kann. Die Anatomie an deutschen Universitäten war damals überwiegend eine „vergleichende", das heißt, man beschäftigte sich intensiv mit Gemeinsamkeiten und Unterschieden im Aufbau tierischer und menschlicher Organe. Aus diesem Grund bestand in Anatomischen Instituten ein fortwährender Bedarf an Kadavern von verschiedensten Tierarten, um durch deren Sektion Erkenntnisse über die Funktionsweise von Organsystemen zu gewinnen. Meckel ließ es sich nicht nehmen, zur Auswahl geeigneter Forschungsobjekte selbst nach Würzburg zu kommen. Besonders angetan hatte es ihm ein Pfeilschwanzkrebs, den er gleich nach Halle mitnehmen wollte. Die bis zu 85 cm lang werdenden Pfeilschwanz- oder Molukkenkrebse sind die einzige noch heute existierende Familie einer Ordnung von Tieren, die ansonsten bereits vor über 50 Mio. Jahren im Erdmittelalter ausgestorben ist, und werden daher auch als „lebende Fossilien" bezeichnet. Auf der Rückfahrt drohte dann der kostbaren Fracht Gefahr:

> „Der berühmte Moluckenkrebs nämlich, der in seinem geräumigen Behälter auf der Kalesche dem Anschein nach ganz sicher befestigt war, stürzte herab, glücklicherweise aber gerade beim Einfahren in ein Städtchen und am hellen Tag so daß die Begebenheit sogleich entdeckt und angezeigt ward. Er war unversehrt und [...] ist glücklich angelangt."*

In den folgenden beiden Jahren bis zur Übersiedlung in die Schweiz ließen die turbulenten Zustände in Würzburg Schönlein kaum Zeit, um sich um die überseeischen Naturalien zu kümmern. Deren Sichtung und Verteilung widmete er sich mit ganzem Elan erst wieder nach seinem Neubeginn in Zürich. Und für die wissenschaftliche Auswertung und Verteilung ergaben sich in seinem neuen beruflichen Umfeld ganz neue Kontakte und Möglichkeiten. Da für Schönlein die exakte Klassifizierung aller erhaltenen Naturalien die vorrangige wissenschaftliche Aufgabe darstellte, waren für ihn der Wirbeltier-Spezialist Heinrich Rudolf Schinz und der Schnecken- und Muschelforscher Albert Mousson in Zürich sowie der Ichthyologe (Fischkundler) Louis Agassiz in Neuchâtel die wichtigsten Ansprechpartner.

Mit allen dreien stand Schönlein im engen Austausch. So klassifizierte Schinz eine Lieferung von Schlangen aus asiatischen Gewässern:

"Der große Python ist Python Schneideri [Netzpython], die schwarz und weißblaue Wasserschlange ist Hydrophis nigrocinctus [halbgebänderter Plattschwanz] oder die Kerril patteeh Russel [Östliche Kettenviper]. Die andere Wasserschlange hat viel Ähnlichkeit mit Hydrophis cyanocinctus [Streifenruderschlange] ist sie aber nicht und scheint neu zu sein."*

Moussons Aufgabenbereich umfasste die Weichtiere und er entschuldigte sich in einem Brief vielmals, „daß die eine der Muscheln, die mir unbekannte Pinna [Steckmuschel – Anm. d. Verf.], gebrochen ist; ob beim Transport oder durch eine Unvorsichtigkeit kann ich nicht entscheiden".* Der Ichthyologe Louis Agassiz dagegen kümmerte sich nicht nur um die wissenschaftliche Klassifikation der Fische, durch ihn kam Schönlein auch zu einer ganz besonderen Ehrung: „Sie werden erfahren haben daß ich Ihrem Wunsche dem so vielversprechenden leider aber so früh verstorbenen Herrn Dr. Besel, einen Fisch zu Ehren zu benennen vorangekommen bin. Zugleich machte ich mir das Vergnügen einer anderen Art Ihren verehrten Namen zu geben."* Während die lateinische Bezeichnung *Scarus beselii* für eine besondere Art von Papageienfischen heute nicht mehr gebräuchlich ist, wird der Schwarzpunkt-Lippfisch auch in der aktuellen biologischen Nomenklatur als *Choerodon schoenleinii* bezeichnet.

Aber die wissenschaftliche Beschäftigung mit den Naturalien beschränkte sich nicht nur auf die Klassifikation und Beschreibung neuer Arten. Schönlein ließ seine Studenten in Zürich auch anatomische Studien an einigen Präparaten betreiben. Und dafür suchte er sich durchaus ungewöhnliche Lebewesen aus. Ludwig Besel, lebte zu jener Zeit in Makassar, der Hauptstadt der Insel Sulawesi, und die wichtigste Einkommensquelle für die dort lebenden Menschen war seit Langem der Fang und Handel mit Tripang gewesen. Dies sind verschiedene Arten von großen Seegurken oder Holothurien, deren proteinreiches Muskelfleisch in getrockneter und gekochter Form in China sehr begehrt war. Schönlein bezeichnete Tripang als einen „der kostbarsten Handelsartikel der mollukkischen Inseln nach China, wo die besten Sorten mit Silber aufgewogen werden, weil die Chinesen diese Thiere, und die eßbaren Schwalbennester für die kräftigsten Aphrodisiaca halten".[1] Als Nahrungsmittel wurden die „in Dreck gewälzten und dann in den Kamin geworfenen Würste"[2] in Europa nicht geschätzt, aber als Forschungsobjekte konnte Besel ohne Probleme eine große Auswahl von unterschiedlichen Exemplaren bereitstellen. So beauftragte Schönlein einen seiner besten und treuesten Studenten, den Stuttgarter Wilhelm Jäger, mit der Aufgabe, die Anatomie der Seegurken genauer zu untersuchen. Dieser hatte bereits in Würzburg bei ihm studiert und war seinem Lehrer in die Schweiz nachgefolgt, auch um politischer Verfolgung zu entgehen. Außerdem war er der Neffe des oben bereits erwähnten Paläontologen Georg Friedrich Jäger, Leiters des Württembergischen Naturalienkabinetts. Bereits ein halbes Jahr nach Gründung der Hochschule Zürich konnte Wilhelm Jäger eine der ersten dort entstandenen Dissertationsarbeiten vorlegen: „De Holothuriis"[3] (Über die Seegurken) (Abb. 20.1).

Als ein weiterer Bestseller aus den Meeren Ostindiens sollte sich der Dugong oder das „Seeschwein" erweisen. Hierbei handelt es sich um den einzigen Vertreter der Familie der Gabelschwanzseekühe, der zusammen mit den Manatis, den

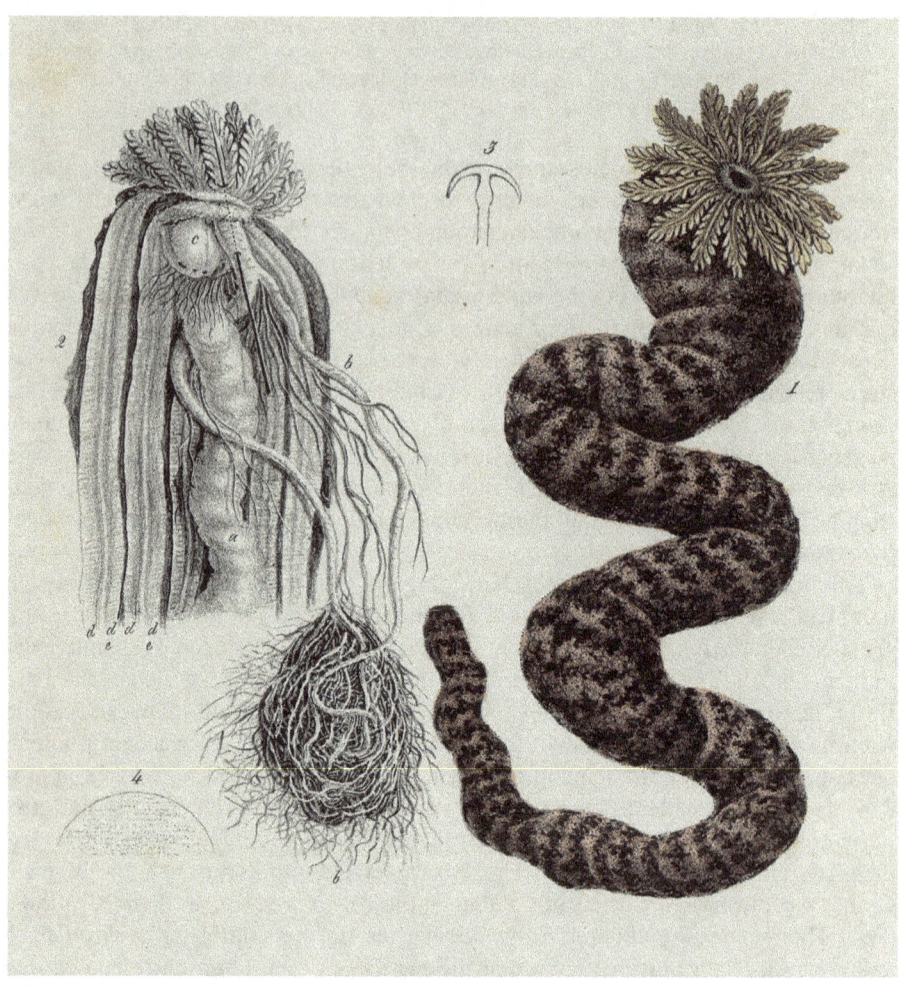

Abb. 20.1 *Synapta beselii Jaeger* (heute: *Synapta maculata*, gefleckte Wurmseegurke; Länge ca. 200 cm). Gesamtaspekt und anatomische Details aus Jäger 1833, Tafel I (Staatsbibliothek Bamberg, Sign: 22/U.q.Zü.1833.1)

Rundschwanzseekühen, zur Ordnung der Sirenen gezählt wird. Anders als die Manatis leben die Seeschweine fast ausschließlich im Salzwasser und dies überwiegend in den seichten Küstengewässern um Südostasien und Australien. Ausgewachsen werden sie bis zu 3 m lang und 400 kg schwer. Besonderes Interesse an einem Jungtier zeigte der Anatom Adolph Wilhelm Otto aus Breslau, und er kündigte an, dass er „trotz dem daß der Dugong sehr klein ist, doch gut bezahlen würde".* Ein weiterer Interessent war der Tübinger Wilhelm Rapp, ein Experte für Wale und andere Meeressäugetiere. Er schrieb: „Wenn ich den Dugong zergliedern könnte so wäre mir dieses sehr erwünscht",* und er bestellte ein Exemplar zum Preis von 90 Gulden.

20 Seegurke und Seeschwein

Weitergegeben wurden die Naturalien in der Regel erst nach exakter wissenschaftlicher Untersuchung und Klassifizierung. Das wusste man auch in Würzburg zu schätzen:

> „Erfreulich war es mir zu vernehmen, daß Sie die bewußten intereßanten ostindischen Naturalien noch nicht abgegeben haben u. Sie uns dieselben überlaßen wollen und um so erfreulicher, daß Sie zuvor die Fische durch Agassiz noch wollen bestimmen laßen; denn alsdann haben dieselben erst für uns Werth, da es uns zur genauen Bestimmung derselben an hinlänglichen literärischen Hülfsmitteln fehlt. Wollen Sie nur auch die Güte haben, an die bestimmten Exemplare eine Nro. auf Pergamentstreifchen mit gewöhnlicher Dinte geschrieben befestigen zu laßen, da diese Schrift in Weingeist sich nicht verwischt."[*]

Außer den bereits beschriebenen gab es noch weitere Briefwechsel mit zahlreichen anderen Universitäten, Museen und Sammlern im In- und Ausland. Ein ständig wiederkehrendes Thema in diesen Briefen war die finanzielle Knappheit der öffentlichen Institutionen. Jeder der angeschriebenen Wissenschaftler hätte von Schönleins Angeboten gern mehr Gebrauch gemacht, aber allzu oft überstieg dies einfach die verfügbaren Mittel:

> „Ihr Brief wirkt so auf mich, als wenn man Jemanden in das Paradies hineinschauen ließe, aber am Zopfe festhielte. Hätte ich Geld, so nähme ich die ganze Sammlung, allein mein Geld zum Ankauf ist für dies Jahr schon absorbirt."[*]

Die einzige Ausnahme, was die Bezahlung anging, machte Schönlein bei seiner Heimatstadt. Das nach der Säkularisation 1803 in Bamberg gegründete Naturalienkabinett hatte unter der Leitung des ehemaligen Benediktinermönchs Dionysius Linder einen steilen Aufschwung genommen, der durch umfangreiche Zuwendungen aus Zürich ganz entscheidend unterstützt wurde. Schönlein kündigte in Briefen seine Sendungen meist im Voraus an: kleine Säugetiere wie Fledermäuse und Beutelratten, zahlreiche Vögel, dabei ein komplettes Kolibrinest, Leguane, Gift- und Würgeschlangen, Riesenkröten, viele Fische, darunter ein Zitteraal, Krebse, Seesterne und die unvermeidlichen Seegurken. Im Gegensatz zu allen anderen Abnehmern musste Linder für die ganzen Ausstellungsstücke nichts bezahlen, es handelte sich ausnahmslos um Schenkungen. Zwei Bedingungen stellte Schönlein allerdings: Zum einen verbot er die Erwähnung seiner Schenkungen „in Zeitungen und Wochenblättern", um den Anschein „marktschreyerischer Absichten"[4] zu vermeiden. Zum anderen wollte er verhindern, dass seine Naturalien in die falschen Hände gelangten:

> „Ich habe nur eine Besorgniß, daß es einmal der Regierung gefallen könnte, die Sammlung als Staatsgut auszuplündern und was ihr gefällig nach München zu schleppen. Dafür möchte ich nun meine Geschenke gesichert wissen."[5]

Ein Teil des damaligen Kabinetts – der berühmte Vogelsaal – ist in unveränderter Form erhalten geblieben und bildet das Herzstück des heutigen Naturkundemuseums. Einige der Schenkungen Schönleins werden dort immer noch in den ursprünglichen, vornehmen Glasvitrinen ausgestellt (Abb. 20.2).

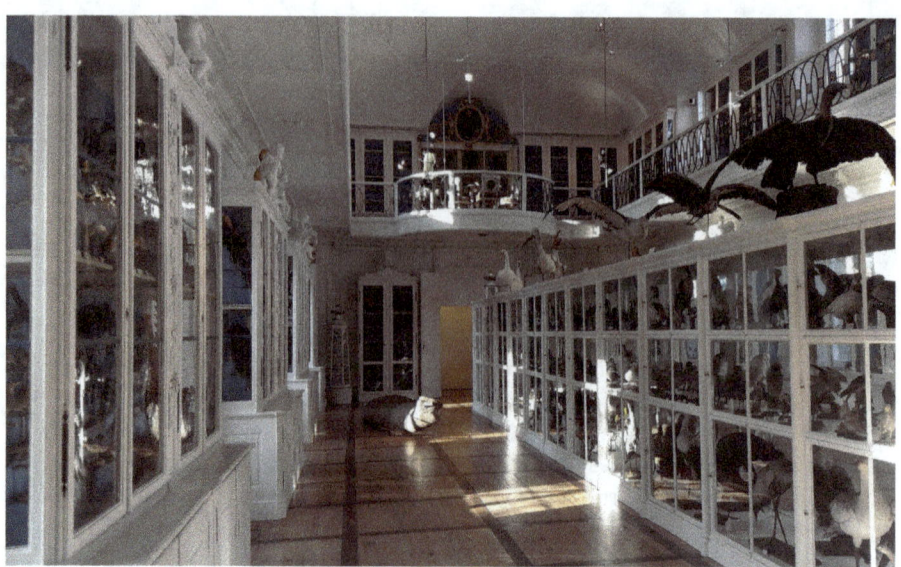

Abb. 20.2 Der Vogelsaal des Bamberger Naturkundemuseums. (Foto: Bernhard Manger)

Es sollen aber auch die dunklen Seiten der Naturforschung im frühen 19. Jahrhundert nicht verschwiegen werden. Sicherlich ist aus heutiger Sicht das Jagen von Wildtieren zum gewinnbringenden Handel mit Trophäen kritikwürdig, auch wenn dies damals im Interesse der Wissenschaft und Lehre geschah und von niemandem infrage gestellt wurde. Aber eine weitere, ethisch noch heiklere Thematik kam in vielen der zitierten Briefe häufig zur Sprache. Vor allem die Anatomen fragten immer wieder nach Schädelknochen von den Ureinwohnern Ostindiens. Ein Grund dafür lag in einer Veröffentlichung des Göttinger Anthropologen Johann Friedrich Blumenbach. Dieser war als Wissenschaftler ein strikter Gegner jeglichen Rassismus und hatte in seiner Arbeit auf Latein von „generis humani varietates" („Varianten des Menschengeschlechts") gesprochen, die deutsche Übersetzung „Rasse" entstand erst später. Nach der Entdeckung Australiens und Ozeaniens durch James Cook hatte Blumenbach den vier bis dahin bekannten „varietates" – Kaukasier, Mongolen, Äthiopier und Amerikaner – als fünfte die Malaien hinzugeordnet. Daher lastete auf den Leitern der Anatomischen Institute in dieser Zeit wohl ein gewisser Druck, hier ihre Sammlungen zu Anschauungs- und Unterrichtszwecken zu komplettieren. Diese Erklärung soll aber nur den historischen Hintergrund verdeutlichen und nicht als Rechtfertigung für den Handel mit Menschenknochen aufgefasst werden. Dieser stellt ohne Zweifel einen aus heutiger Sicht schwer zu begreifenden und abstoßenden Auswuchs des damaligen Kolonialismus dar.

Während also Schönleins Schüler unter widrigsten und lebensgefährlichen Bedingungen tropische Länder und Meere durchstreiften, konnte ihr Lehrer im bequemen Sessel in der Schweiz alle Naturaliensammlungen entgegennehmen, die wissenschaftliche Erfassung und Untersuchung lenken und durch die Weiterverteilung auch noch gutes Geld verdienen. Ein ganz wesentliches Problem stellte sich ihm dabei allerdings. Da anfangs Schönleins Zulieferer ausschließlich Mediziner in den Diensten der niederländischen Marine und Kolonialverwaltung waren, beschränkte sich die Herkunft der Lieferungen auf das heutige Indonesien und die holländischen Besitzungen im Norden Südamerikas. Und auch dies war nicht ganz einfach, denn die dortigen Behörden überwachten alle Ausfuhren streng. Schönlein beklagte denn auch die „Eifersucht der Holländer, die mit den Naturalien ihrer ostindischen Besitzungen fast ebenso ein Monopol betreiben, wie mit ihren Handelsprodukten".[6] Andere Kolonialmächte wie Großbritannien, Frankreich oder Spanien erteilten ausländischen Naturforschern in der Regel überhaupt keine Reisegenehmigungen für Expeditionen in ihre überseeischen Gebiete.

Durch einen Zufall ergab sich jedoch plötzlich eine Möglichkeit, auch noch an Tier- und Pflanzenpräparate aus einem anderen Kolonialreich zu kommen. Johann Baptist Ullersperger, der bei Schönlein in Würzburg sein Studium abgeschlossen hatte, war anschließend als Leibarzt in die Dienste des Adelshauses de Beauharnais eingetreten. Eugène de Beauharnais, ein Stief- und Adoptivsohn Napoleons I. Bonaparte, hatte die älteste Tochter des bayerischen Königs Maximilian I. Joseph geheiratet und den Titel eines Herzogs von Leuchtenberg verliehen bekommen. Die Familie de Beauharnais teilte das Schicksal all derer, die zu nahe mit Napoleon in Beziehung gestanden hatten, und lebte vorübergehend relativ zurückgezogen auf ihrem Fürstensitz in Eichstätt. Doch nach dem Tod Eugènes war es an seinen Kindern, das Haus Leuchtenberg wieder in die Kreise des europäischen Hochadels zurückzuführen. Die Tochter Amélie wurde als Siebzehnjährige mit Dom Pedro I., dem vormaligen König von Portugal und aktuellen Kaiser von Brasilien, vermählt. Ihrem Bruder Auguste de Beauharnais, dem zweiten Herzog von Leuchtenberg, war die Hochzeit mit Maria da Gloria versprochen, einer Tochter aus Dom Pedros erster Ehe und Anwärterin auf den Königsthron von Portugal. Das war die Chance, auf die Schönlein gewartet hatte. Durch seinen Schüler Ullersperger überließ er der herzoglichen Privatsammlung wiederholt einige Prachtexemplare wie „wunderschön befußte Paradisvögel"[7] gab dabei allerdings zu, dass diese Schenkungen nicht ganz uneigennützig erfolgt waren:

> „Ich will Ihnen nur offen gestehen, daß ich bei dieser Sendung noch eine Nebenabsicht habe [...]. Zu meinen Lieblingsplänen gehörte immer die Sendung einiger tüchtiger Leute in die portugiesischen Besitzungen auf der Ostküste Afrikas. Dazu haben sich nun 2 tüchtige Männer gefunden, ganz geeignet, diese terra incognita in geographischer und naturhistorischer Hinsicht zu erforschen."[8]

Hierfür bat er um die „Unterstützung des Herzogs. Weiter nichts als Empfehlungen an seinen Schwager nach Lissabon".[9] Da in dem Brief explizit die Ostküste Afrikas erwähnt wurde, war wohl das heutige Mozambique als Ziel vorgesehen, denn alle anderen portugiesischen Besitzungen lagen an der Westküste. Auch die Namen der beiden ausgewählten Forscher nannte Schönlein: „Der eine Dr. Horner, Neffe des bekannten Physikers und Weltumseglers [...], der andere Dr. Lebert",[10] den wir bereits als Revolutionär und Schulfreund des späteren Mordopfers Ludwig Lessing kennengelernt haben. Der Herzog ließ prompt ausrichten, dass er sich „ein Vergnügen daraus mache, den beyden Reisenden alle möglichen Empfehlungen nach Lißabon zu geben".* So schien zur Erschließung neuer Quellen für den Naturalienerwerb alles gut vorbereitet und abgesichert. Aber das Schicksal meinte es anders.

Als nämlich Hermann Leber aufgrund seiner Beteiligung am revolutionären Savoyerzug aus der Schweiz ausgewiesen wurde und ins Exil nach Frankreich gehen musste, trat auch sein Reisegenosse Wilhelm Horner von dem Vorhaben zurück. Zwar glaubte Schönlein immer noch an die Verwirklichung der Forschungsreise und kündigte seinem Schüler Frédéric Jules Sichel in Paris die „Person des Dr. Lebert aus Berlin als einköpfige „Exekutionsmannschaft" an und bat: Den Ueberbringer [...] empfehle ich dringend Ihrer gütigen Unterstützung für Ausführung seiner Pläne."[11] Doch als Einzelkämpfer hatte nun auch Lebert leine Lust mehr, die gefahrvolle und entbehrungsreich Expedition anzutreten:

> „Ich habe nämlich beschlossen, diesen Plan vor der Hand noch aufzuschieben, da ich als Einzelner bei genauer Prüfung meiner Fähigkeiten, Kenntnisse und Mittel durchaus nicht in mir die Kraft fühle, für jetzt eine solche Reise mit dem Nutzen zu machen, den die Wissenschaft zu fordern ein Recht hat."*

Er erläuterte seinen Entschluss, „keineswegs den Plan zu einer Reise in die Tropenländer aufzugeben, aber mich vielleicht 4–6 Jahre noch gründlich darauf vorzubereiten, und diese Zeit theils mit Studium, theils später mit ärztlicher Praxis auszufüllen"*. Diese Entscheidung bedeutete für Schönlein einen erneuten herben Rückschlag, für die medizinische Wissenschaft war sie jedoch ein Glücksfall. Lebert setzte seine medizinischen Studien in Paris fort und kombinierte dabei die Erkenntnisse der Schönlein'schen mit denen der Pariser Schule. Seine Arbeiten zur mikroskopischen Gewebs- und Tumorforschung erregten großes Aufsehen und machten ihn zum Mitbegründer der modernen Histopathologie. (Abb. 20.3).

Doch Schönlein hatte noch einen weiteren Kandidaten für die große Reise ins Auge gefasst, nämlich seinen Musterschüler Wilhelm Jäger, der gerade seine Dissertation über die Seegurken beendet hatte. Auch ihm sollte Frédéric Sichel in der französischen Hauptstadt als erste Anlaufstelle dienen. Doch während er sich dort bereits auf die Expedition vorbereitete, erkrankte Jäger: „Ich leide seit 2 Monathen am Husten, und hüte seit 4 Wochen das Zimmer."* Unter Sichels Fürsorge sei zwar der

> „Husten sehr vermindert, aber eine große Reitzbarkeit der Lunge, u. wie es scheint starke Auflockerungen der Schleimhaut zurückgeblieben. Eine Reise nach Lissabon könnte ich sehr wohl damit wagen, dagegen möchte ich noch nicht für die weitere Unternehmung ausrücken, ehe ich die Gewißheit meiner vollkommenen Herstellung habe."*

Nach diesem Brief muss sich jedoch der Gesundheitszustand Jägers rapide verschlechtert haben, denn nur zwei Monate später schrieb Sichel: „Unser armer wackrer Dr. W. Jäger ist leider! rasch phthisisch geworden und gestorben, und es ist mir das traurige, undankbare Geschäft zugefallen, ihn zu behandeln."* Diese Entscheidung bedeutete für Schönlein einen erneuten herben Rückschlag, für die medizinische Wissenschaft war sie jedoch ein Glücksfall. Lebert setzte seine medizinischen Studien in Paris fort und kombinierte dabei die Erkenntnisse der Schön-

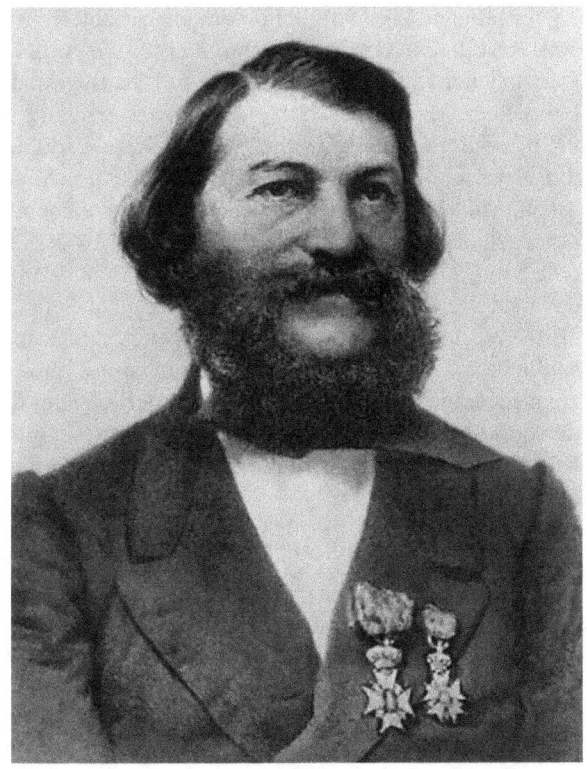

Abb. 20.3 Hermann Lebert. Von unbekannt (um 1845) (https://commons.wikimedia.org/wiki/File:Hermann_Lebert.jpg, gemeinfrei)

lein'schen mit denen der Pariser Schule. Seine Arbeiten zur mikroskopischen Gewebs- und Tumorforschung erregten großes Aufsehen und machten ihn zum Mitbegründer der modernen Histopathologie. (Abb. 20.3).

Als weiteren Kandidaten für eine von ihm finanzierte „naturhistorische Reise" nach Afrika wählte Schönlein seinen Schüler Hermann Trapp aus, der gerade das Medizinstudium beendet hatte und ebenfalls der Züricher Exilantenszene angehörte. Trapp war ein Jugendfreund Georg Büchners gewesen, hatte sich mit diesem aber später überworfen. In Zürich trafen die beiden wieder aufeinander und wohnten vorübergehend sogar im selben Haus. Die Ironie des Schicksals wollte es, dass Trapp ebenfalls ein Opfer der Typhusepidemie wurde und nur wenige Tage nach Büchner an dieser Erkrankung verstarb.

Viele hätten spätestens an diesem Punkt das Afrikaprojekt aufgegeben, aber Schönlein dachte überhaupt nicht daran. Im Gegenteil, er intensivierte seine Bemühungen. Viele seiner Kollegen an anderen Universitäten machten ihn auf junge Männer aufmerksam, die ihnen als geeignet für eine Forschungsreise erschienen. Doch leider waren alle diese Kandidaten bei näherer Überprüfung den Anforderungen nicht gewachsen oder sie traten aus unterschiedlichen Gründen von dem Vorhaben zurück.

Nur eine einzige von Schönlein ausgerichtete Reise erbrachte tatsächlich zählbare Resultate in Form von Naturalien für die europäischen Kabinette und Museen. Der Italiener Luigi Filiberti machte sich zu Beginn des Jahres 1838, auf eine große Fahrt über Marseille nach Angola. Zwar erreichte auch er sein endgültiges Ziel nicht, sondern schaffte es nur bis zum Kap Verde im heutigen Senegal, dort allerdings war er für seinen Auftraggeber äußerst erfolgreich. Neben Vogelbälgen, Fischen, Muscheln und Schnecken schickte er Samen von Palmen, Baobabs und einheimischen Früchten. Die Krönung seiner Erwerbungen war für Filiberti jedoch eine Sammlung mit über fünfhundert Käfern aus dem sagenhaften Goldland Golem, das man dreihundert Meilen landeinwärts am Senegal-Fluss vermutete. Er meinte, etwas Vergleichbares würde man nirgends in Europa finden.* Filiberti unternahm schließlich sogar eine zweite Forschungsreise an die afrikanische Westküste, was auch für seine persönliche Karriere förderlich war, denn in der Folge wurde er von der portugiesischen Königin Maria da Gloria zum leitenden Arzt für die Provinz Kap Verde ernannt, zu der das heutige Guinea-Bissau und die Kapverdischen Inseln gehörten.

Im Frühjahr 1841 begab sich zum letzten Mal ein von Schönlein unterstützter Biologe auf große Fahrt. Der Insektenforscher Eduard Großbendtner befand sich an Bord eines Schiffs einer kleinen Handelsflotte des portugiesischen Generalkonsuls, die den Hamburger Hafen Richtung Afrika verließ. Der Verlauf dieser Mission wurde detailliert vom damaligen Schiffsarzt Georg Tams festgehalten. Als im Oktober jenes Jahres die angolanische Küstenstadt Benguela erreicht wurde, hatte gerade die Regenzeit begonnen. Großbendtner blieb mit einigen anderen Besatzungsmitgliedern dort länger an Land und sammelte innerhalb kurzer Zeit über zweitausend Exemplare von Käfern und Schmetterlingen. Tams berichtete später, dass auf dieser Reise alle Europäer, die sich weiter ins Landesinnere vorgewagt hätten, entweder an Typhus oder an Wechselfieber (Malaria) erkrankt und viele daran verstorben wären. Auch als Großbendtner wieder an Bord genommen wurde, war er schwer krank. Tams schilderte ein Fieber mit Anschwellung des Bauches, bei dem die

> „vergrößerte Milz gewöhnlich die ganze vordere Bauchfläche anfüllt und in der Gegend des Coecum [Blinddarm] noch deutlich gefühlt wird. Ob und wie weit einzelne Genüsse, z. B. des immer schlechten Trinkwassers darauf Einfluß haben mag, wage ich noch nicht zu entscheiden."*

Auf der Rückfahrt verstarb der Insektenforscher und fand im Golf von Guinea sein Seemannsgrab. Dieses traurige Ende markierte den Abschluss der von Schönlein initiierten und ausgerüsteten Expeditionen in die portugiesischen Kolonien. Aber die Reihe der afrikanischen Tragödien in seinem Leben war damit noch nicht beendet, der allerschlimmste Schicksalsschlag stand ihm erst noch bevor.

Bern und Brüssel 21

> *„Außerdem ist Zürich zugleich das wahre Golkonda des Arztes. Täglich durch Fremde aller Nationen und hohe Reisende fürstlichen Ranges in meinen Sprechstunden oder im Hotel zum ‚Falken' consultirt, ruft es stets das Erstaunen meiner Frau hervor, wenn ich vor ihren Augen den Goldinhalt meiner Taschen nach meiner Heimkehr entleere." (Johann Lucas Schönlein) (Ebstein 1920a, S. 948. Golkonda – für die dortigen Diamantenfunde berühmte indische Ruinenstadt)*

Innerhalb kürzester Zeit stieg Schönlein zu einem angesehenen Mitglied der bürgerlichen Gesellschaft Zürichs auf. Der wegen seiner zu progressiven politischen Einstellungen aus Bayern vertriebene Professor war nicht nur als ärztlicher Ratgeber bei den Honoratioren der Stadt gefragt, er unterhielt auch freundschaftliche Beziehungen zu zahlreichen politischen Entscheidungsträgern. So dauerte es dann auch nicht lange, bis Schönlein selbst zum Mitglied des kantonalen Gesundheitsrates gewählt wurde. Doch er war gerade einmal ein gutes Jahr in der Stadt tätig, da trafen schon neue Angebote ein, um ihn von dort wegzulocken. In Stadt und Kanton Bern wollten die Verantwortlichen nicht länger hinter Zürich zurückstehen und waren dabei, ihre eigene Hochschule zu gründen. Und was könnte zur Steigerung der eigenen Attraktivität mehr beitragen, als gleich zu Beginn einige hochkarätige Wissenschaftler von der großen eidgenössischen Konkurrentin abzuwerben?

Ende Juli 1834 erreichte Schönlein eine „confidentielle Einfrage" vom Berner Erziehungsdepartement, ob er eine „hierseits an Sie ergehende Berufung an eine ordentliche Profeßur der Medicin annehmen"* würde. Ein für den Kliniker hierbei wichtiger Aspekt war sicherlich, dass die „Spitalverhältnisse in Bern damals weit günstiger waren, als in Zürich".[1] Außerdem wurde ihm allein für die universitäre Position eine Besoldung von 3000 Schweizer Franken angeboten, was seinem Gehalt „in Zürich als Professor und Direktor des Cantonsspitals zusammen"* entsprach. Nur einen Monat später erhielt er den offiziellen Ruf an die Universität Bern. Die Züricher wollten ihren beliebten Professor Schönlein jedoch auf keinen Fall weggehen lassen. Der Erziehungsrat reagierte schnell und bot eine Gehaltszulage an, um bei dem Berner Angebot mitzuhalten. Darüber hinaus wurde in Aussicht gestellt, dass die Universität seine Sammlung von anatomischen Präparaten für Lehrzwecke ankaufen würde. Aber das wohl wichtigste Argument war, dass sich die Züricher Behörden schließlich überzeugen ließen, den dringend nötigen Neubau des Universitätsspitals in Angriff zu nehmen. Schönlein traf seine Entscheidung für Zürich und gegen Bern schnell, und einer seiner Schüler brachte es auf den Punkt:

> „Das rege wissenschaftliche und politische Leben, das gute Verhältnis zu den Collegen und Behörden, der freundschaftliche und gesellige Verkehr, in welchen er bald mit den vorzüglichsten Männern Zürichs trat, das Vertrauen endlich und die Anerkennung, der er nach allen Seiten hin begegnete, machten ihm den Aufenthalt in Zürich rasch viel zu lieb, als dass er schon wieder Lust gehabt hätte weiterzuziehen."²

In finanzieller Hinsicht konnte er sich die Ablehnung des Berner Angebotes leisten, denn sein ärztlicher Rat stand hoch im Kurs:

> „Er ist ein so subtiler Diagnost, daß es einem andern, der nicht Schönlein ist, ganz unmöglich ist, sich zu der Stufe emporzuheben. Er ist Genie im eigentlichen Sinne des Wortes. […] Schönlein hat hier eine so große Privatpraxis wie nicht leicht ein Arzt. Doch geht er nur zu Consultationen. Den Ruf nach Bern, der ihm 2000 Franken mehr eintragen konnte, hat er ausgeschlagen."³

Da konnte es nicht ausbleiben, dass sich sein Ruf auch weit über Zürich und die Schweiz hinaus verbreitete. So kam der nächste Abwerbungsversuch nur wenige Monate später aus einer ganz anderen Richtung und völlig unerwartet. Ende 1834 erhielt Schönlein einen ominösen Brief von einem Anwalt aus München, der sich erkundigte,

> „ob Sie die Stelle eines Leibarztes bey einem königlichen Hause anzunehmen geneigt wären […]. Der König ist kein deutscher Regent, hingegen wird er als freysinnig gerühmt und ist auch in dieser Beziehung bekannt; die Bedingungen würden glänzend seyn und nichts zu wünschen übrig lassen […]. Französisch werden Sie wohl sprechen?"⁴

Schönlein glaubte zunächst an einen schlechten Scherz von einem seiner alten Widersacher aus der bayerischen Landeshauptstadt, reagierte argwöhnisch und lehnte das Angebot „in einem hohen fast wegwerfenden Tone" ab. Es „mußte das Sonderbare, daß die Anfrage von einem bayrischen Anwalte kam und von München ausgieng, von einer Stadt, aus der mir niemals etwas Angenehmes und Erfreuliches zukam, bey mir nicht ungegründeten Verdacht erregen",⁵ erklärte er. Erst ein weiterer Brief aus Belgien brachte mehr Licht in die Angelegenheit:

> „Der König hat nun auf Sie sein Augenmerk gerichtet, und auch mir in einer so eben geendigten Privataudienz seinen Wunsch Sie zu besitzen, lebhaft ausgedrückt. Er beauftragt mich, Sie in seinem Nahmen zu fragen: ob Sie Lust hätten Ihre gegenwärtige Stellung mit der seines Leibarztes zu vertauschen."⁶

21 Bern und Brüssel

Bei dem Monarchen handelte es sich um Leopold I., den belgischen König. Das änderte die Lage. Schönlein bekundete nun Interesse an dem „mir gemachten ehrenvollen und schmeichelhaften Antrag", wies aber zugleich darauf hin, „daß ich der französischen Sprache nicht in dem Grade mächtig bin, daß ich mich in diesem Idiome mit Gewandtheit oder gar mit Eleganz auszudrücken im Stande wäre". Auch wäre eine klinisch-universitäre Tätigkeit für ihn eine unabdingbare Voraussetzung, denn der wissenschaftliche Fortschritt könne „nur durch den Umgang mit jugendlichen für die Wissenschaften begeisterten Gemüthern rege erhalten werden".* Aber in Brüssel gab es keine medizinische Hochschule.

Belgien war ein noch junger Staat und erst kurz zuvor von den Niederlanden unabhängig geworden. Nach der Revolution von 1830 war eine parlamentarische Monarchie errichtet und Leopold von Sachsen-Coburg als Leopold I. zum König ernannt worden. Seine erste Gemahlin, die englische Prinzessin Charlotte, war nach einer Totgeburt im Kindsbett verstorben. In zweiter Ehe heiratete er die französische Prinzessin Louise von Orléans. Auch der erste Thronfolger aus dieser Verbindung war im Alter von nur einem Jahr einer Darmerkrankung erlegen. Aber jetzt war Louise wieder schwanger, und der voraussichtliche Geburtstermin lag schon im Mai 1835. Kein Wunder also, dass nach diesen Erlebnissen Leopold I. dringend den Beistand eines erfahrenen Arztes für die bevorstehende Entbindung seiner Frau suchte. Es gab zwar Ärzte am belgischen Hof, aber in dieser heiklen Situation sollte der beste verpflichtet werden, den es in Europa gab.

Mit dieser Aufgabe wurde Leopolds rechte Hand, der Coburger Freiherr Christian Friedrich von Stockmar, beauftragt. Dieser hatte einige Jahre vor Schönlein in Würzburg Medizin studiert, übte aber seinen Beruf nicht aus, sondern organisierte als Hofmarschall den Haushalt in der belgischen Königsresidenz. Im Auftrag seiner Majestät reiste Stockmar umgehend nach Zürich und versuchte Schönlein zu überzeugen. Die beiden etwa gleichaltrigen und nicht weit voneinander entfernt aufgewachsenen Männer waren sich wohl auf Anhieb sympathisch und einigten sich rasch auf einen Kompromiss. Schönlein versprach zwar seine Hilfe bei der bevorstehenden Geburt des belgischen Thronfolgers, wollte sich aber nicht festlegen lassen, was seine zukünftige Position am königlichen Hof anging. So geht es jedenfalls aus einem Vertragsentwurf des „Cabinet du Roi" hervor, der kurze Zeit später in Zürich eintraf. Schönlein verpflichtete sich darin, im März 1835 nach Brüssel zu reisen und sich vierzehn Tage nach seiner Ankunft „hinsichtlich der Annahme der Stelle als Leibarzt"* zu erklären. Falls er sich dagegen entscheiden sollte, hätte er „verbindlich so lange in Brüssel zu bleiben, bis S[eine] M[ajestät] einen anderen Leibarzt gefunden haben wird, selbst wenn dieses 6 Monate erfordern sollte". Dafür wurde ihm eine Erstattung von „Reisekosten, Zeitversäumniß und Verlust an Praxis" in Aussicht gestellt.* Die angebotene Stelle des Leibarztes war ausgezeichnet dotiert. Außerdem enthielt der Vertrag für den Sterbefall eine großzügige Hinterbliebenenrente für Ehefrau und Kinder. Und was ebenfalls in Anbetracht der damals ungewissen Zukunft des noch jungen Staates Belgien wichtig war: Die Zahlungen waren durch ein Depot beim Frankfurter Bankhaus Rothschild vollständig abgesichert.

Vor seiner Abreise holte Schönlein noch detaillierte Informationen zur Situation in Belgien ein, wobei ihm erneut sein weitgespanntes Netzwerk von ehemaligen Studenten zugutekam. Vor allem der seinem verehrten Lehrer treu ergebene Carl Friedrich Canstatt war hellauf von der Aussicht begeistert, diesen wieder einmal persönlich begrüßen zu dürfen (Abb. 21.1). Er hatte während der Choleraepidemie in der Nähe von Brüssel ein Hospital geleitet und sich danach in der Stadt als praktischer Arzt niedergelassen. So war er in der Lage, alle Fragen zu Politik, Gesundheitswesen und Wissenschaft sowie zum täglichen Leben in der belgischen Hauptstadt ausführlich zu beantworten. Auch zur Persönlichkeit des Königs hatte Canstatt wertvolle Informationen:

> „Wankelmüthig – unschlüssig – Hypochonder muß er nach Allem seyn, was ich von ihm gehört habe. Von allen den Aerzten, die er bis jetzt um sich hatte, konnte ihm keiner genügen; denn keiner hat ihm zu imponiren gewußt u. nur ein solcher vermag demjenigen, dem Beherrschung nothwendig ist, Vertrauen einzuflößen."*

Da war er freilich bei Schönlein genau an den Richtigen geraten!

Somit war der in Brüssel so dringend erwartete Professor schließlich mit allen wichtigen Informationen ausgestattet und konnte zu seiner Konsultationsreise aufbrechen. Begleitet wurde er vom englischen Arzt und Schriftsteller Thomas Lovell Beddoes, der schon in Würzburg Vorlesungen bei Schönlein besucht hatte und wegen der Verbreitung revolutionärer Gedanken beim Gaibacher Fest des Landes

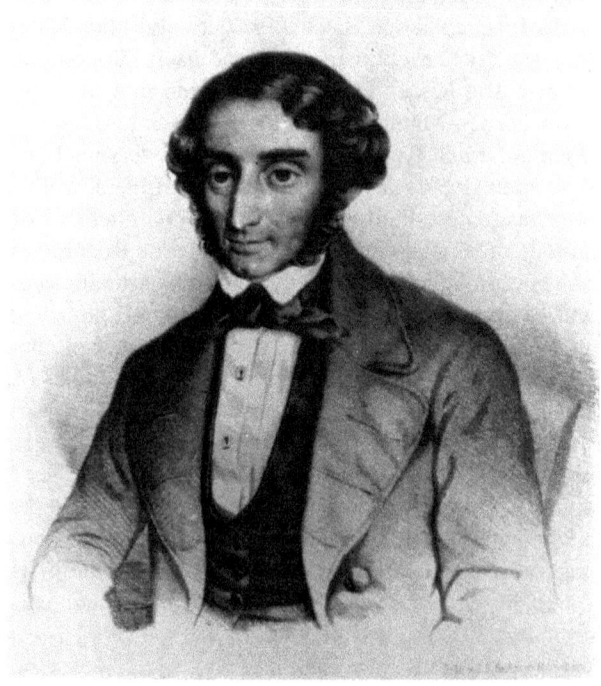

Abb. 21.1 Carl Friedrich Canstatt (National Library of Medicine, NIH Washington, USA. Digital Collections. Public domain. http://resource.nlm.nih.gov/101411556)

verwiesen worden war. Daher vermieden es die beiden auch, bayerischen Boden zu betreten, und machten zunächst Station in Frankfurt am Main. Dort trafen sie mit Schönleins Mutter und Schwiegervater zusammen, die die Gelegenheit nutzten, den berühmten (Schwieger-)Sohn bei seiner Durchreise in die Arme zu schließen. Danach ging die Reise weiter über Aachen nach Brüssel, wo sich Beddoes verabschiedete und nach London weiterfuhr.

Die ersten Tage in der belgischen Hauptstadt verlebte Schönlein bei seinem Freund und Schüler Canstatt und dessen Familie, da er sonst aufgrund seiner mangelnden Französischkenntnisse wohl etwas einsam gewesen wäre. Die Einladung, im Brüsseler Schloss zu wohnen, schlug er zunächst aus, um nicht in seiner Bewegungsfreiheit eingeschränkt zu sein. Doch je näher der erwartete Geburtstermin rückte, umso mehr drang der König mit seiner „so überaus rücksichtsvolle[n] Liebenswürdigkeit" darauf, den berühmten Arzt in unmittelbarer Nähe zu haben. Schließlich ging Schönlein auf den Wunsch des Monarchen ein und bezog sein Quartier im Königspalast. Zu dieser Entscheidung trug vielleicht auch die „exquisite Naturalverpflegung im Schlosse"[4] bei. Die Neigung des Professors „zu üppigem Genusse der Freuden der Tafel und des Lebens, die geistreichen Menschen so oft eigen ist,"[5] war allgemein bekannt. In seiner unkomplizierten, leutseligen Art verkehrte er mit dem Königspaar auf Augenhöhe und erwarb sich bald dessen Vertrauen. Schönlein war

> „ein geistvoller und höchst angenehmer Gesellschafter. Durch äußerliche Unabhängigkeit begünstigt, machte ihn seine geistige Überlegenheit in allen Lebenslagen zum unumschränkten Herrn derselben, und oftmals fühlte er sich dadurch berechtigt, sich von kleinlichen Formen der Rücksicht zu dispensieren, welche seinem Genie, unbewußt vielleicht, Fürsten und Könige erwiesen."[6]

Zur Bewährungsprobe kam es, als die ersten Geburtswehen bei Königin Louise schon einige Wochen vor dem errechneten Termin einsetzten. Eigentlich waren alle Vorbereitungen für die Entbindung im etwas außerhalb Brüssels gelegenen Lustschloss Laeken getroffen worden, aber der ganze Hof befand sich Anfang April noch im Stadtpalast. Alle notwendigen Utensilien mussten daher in aller Eile von reitenden Boten herbeigeschafft werden, aber was das Schlimmste war: Der berühmte Geburtshelfer war nicht aufzufinden. Der besorgte Monarch bedrängte die anderen anwesenden Ärzte mit seinem angelesenen medizinischen Halbwissen. Er verlangte durch einen Aderlass die vermeintliche Frühgeburt zu stoppen, aber keiner wollte in Abwesenheit Schönleins aktiv werden. Nachdem dieser endlich gefunden war, betrat er ganz entspannt die Szene und überraschte alle mit der Erklärung, dass der Zustand der Königin völlig normal wäre und einer regulären Entbindung nichts im Wege stünde. So brachte Louise kurz darauf einen gesunden und kräftigen Thronfolger zur Welt, den künftigen Leopold II. Zu einem späteren Zeitpunkt bemerkte der König selbstkritisch: „,Welches Glück war es doch, daß Sie noch rechtzeitig kamen, wir würden sonst, wie ich glaube, eine große Dummheit begangen haben,' Worauf Schönlein mit aller Seelenruhe dem König erwiderte: ,Majestät, ich wage nicht zu widersprechen.'"[7]

Aber mit der geglückten Geburt waren die Sorgen des Monarchen noch nicht vorüber. Da seine erste Gemahlin nach ihrer Entbindung an einer Nachblutung verstorben war, bestand er darauf, dass Schönlein für einige Tage sein Bett im Schlafgemach der Königin hinter einer spanischen Wand aufschlagen musste. Man kann sich gut vorstellen, dass hieraus einige Verstöße gegen das höfische Protokoll und entsprechend verstörtes Kammerpersonal resultierten, wenn etwa Schönlein mit seinen Pantoffeln durch die königlichen Gemächer schlurfte. Auch seine mangelhaften Sprachkenntnisse waren Anlass zu unfreiwillig komischen Situationen. Da er sich strikt weigerte, französisch zu sprechen, mussten alle Angehörigen des belgischen Königshofes mit ihm auf Deutsch kommunizieren. Davon war auch die Großmutter des Thronfolgers, die französische Königin Maria Amalia, nicht ausgenommen, die zur Taufe ihres Enkels nach Brüssel gekommen war. Da der erste Sohn ihrer Tochter Louise an Verdauungsproblemen verstorben war, hatte sie sich die entscheidenden Vokabeln aus einem Wörterbuch angelesen und erheiterte den deutschen Professor bei jeder Morgenvisite mit immer derselben Frage: „Hat Monseigneur schon geschissen?".[8]

Der Gesundheitszustand von Königin Louise entwickelte sich so gut, dass nach zwei Wochen die tägliche Anwesenheit des deutschen Professors nicht mehr erforderlich war. Doch über die dauerhafte Anstellung eines königlichen Leibarztes war noch keine Entscheidung gefallen. Leopold I. empfand inzwischen so viel Vertrauen und Zuneigung zu Schönlein, dass er ihn unbedingt am Hof halten wollte. Er schmeichelte und machte Versprechungen. Sogar die Errichtung einer medizinischen Hochschule und die alleinige Leitung eines Brüsseler Krankenhauses bot er ihm an. Schönlein war hin- und hergerissen. Sein Onkel Jaeck und Freunde in Bamberg rieten ihm zu. Frau und Tochter flehten ihn an, in die Schweiz und „zu den höchsten Alpen zurück zu kehren deren reine Luft Dir stets wohlthätig war, u. die in einer Schönheit prangen die alle die Tausend Kerzen in den Sälen des königlichen Palastes verdunkelt".* Vielleicht war genau diese Passage in einem von Thereses Briefen ausschlaggebend, denn schließlich rief der König verzweifelt aus:

> „‚Nun Schönlein, ich weiß nicht mehr, was ich Ihnen bieten soll, um Sie zum Hierbleiben zu veranlassen. Verlangen und sagen Sie es selbst, was Sie noch hier wünschen.' ‚Den Züricher See!' sprach Schönlein ohne Besinnen. ‚Nach dieser Antwort' entgegnete der König ‚sehe ich allerdings, daß Ihr unumstößlicher Wille meinem Wunsche entgegen steht, auf dessen Erfüllung ich daher zu meinem innigen Bedauern verzichten muß.'"[9]

Der König war über die Entscheidung Schönleins enttäuscht, aber nicht beleidigt. Die beiden Männer gingen in gutem Einvernehmen auseinander. Der deutsche Professor wurde „in Huld u. Freundlichkeit entlaßen"* und erhielt eine großzügige Entlohnung für seine Dienste. Von Königin Louise erhielt er als Zeichen der persönlichen Wertschätzung einen prachtvollen Ring, der mit Brillanten besetzt war, die den Namenszug der Monarchin formten. Dieses prachtvolle Geschenk ließ er sofort an seine Frau Therese nach Zürich übersenden, die sich vor allem über die immaterielle Bedeutung freute: „Der größte, unschäzbare Werth den er für mich hat ist daß er ein sichtbares Andenken Deines Rufes u. der ihm gegebenen Anerkennung ist, u. als solches möge er in unveränderter Gestalt einst in die Hände Deiner Kinder

21 Bern und Brüssel

übergehen." Außerdem sandte er Wechsel im Wert von 6000 Gulden nach Hause und beauftragte Therese, diese in Wertpapieren anzulegen.

Schmuck und Geld schickte er voraus, aber Schönlein selbst wollte nach seiner Rund-um-die-Uhr-Bereitschaft am Königshof noch nicht so schnell nach Hause zurückkehren: „Endlich ist mein Schiffchen wieder flott geworden und ich habe die Gewißheit, bald aus der Langenweile des Hoflebens erlöst zu werden."[10] Um seine wiedererlangte Freiheit noch etwas genießen zu können, verlängerte er seinen Urlaub in Zürich um zwei Monate. Er wollte auf dieser Reise noch etwas mehr von Europa sehen, überquerte den Ärmelkanal und traf in London wieder mit seinem Begleiter Thomas L. Beddoes zusammen. Dieser kommentierte die Ereignisse am belgischen Hof mit dem typischen trockenen Humor eines Briten: „Schönlein wird nimmermehr in Brüssel bleiben, denn er ist wohl der Mann, der sich einen Leibkönig halten, nie aber der Leibarzt eines Königs werden kann."[11] In den folgenden Tagen begleitete der Engländer seinen Lehrer als Fremdenführer durch die damals größte Stadt der Welt. Der Professor wohnte in der Albion Street am Hyde Park und besuchte das Dreigestirn der britischen Medizin Richard Bright, Thomas Addison und Thomas Hodgkin, die alle zu jener Zeit am Guy's Hospital tätig waren. Aufgrund ihrer grundlegenden Arbeiten auf verschiedenen Gebieten der Inneren Medizin gelten diese drei heute als die Väter der Disziplinen Nephrologie, Endokrinologie und Hämatologie.

Danach ging es schon wieder, gemeinsam mit Beddoes, zurück auf den Kontinent. Das Ziel der beiden Männer war nun die zweitgrößte Stadt der Welt – Paris. Zuallererst suchten sie Schönleins ehemaligen Studenten Frédéric Jules Sichel auf, der in der französischen Metropole seine große Praxis für Augenleiden betrieb. Es ist anzunehmen, dass die drei einstigen Würzburger Gefährten ihr Wiedersehen ausgiebig feierten, aber leider wissen wir auch hier keine Details über die Zeit in „diesem modernen Sodom", in „der Stadt des Leichtsinns, dem großen Tempel der Modethorheit",* wie Paris von einer leicht beunruhigten Therese bezeichnet wurde. Die Rückreise verlief ohne weitere Verzögerungen, und pünktlich zum Ablauf des von der Universitätsverwaltung gewährten Urlaubs war der berühmte Professor am 1. Juli 1835 wieder zu Hause in Zürich.

Mikroskop und Mykose 22

> *„Er hat [¹] gezeigt, daß er auch schreiben konnte! Jeder Aufsatz ist nur zwei Seiten lang, aber mit diesen zwei Seiten ist beide Male ein neuer Wissenszweig begründet!"*
> (Wilhelm Griesinger) (Griesinger 1864, S. 450)

Als Johann Lucas Schönlein nach seiner langen Reise endlich wieder zu Hause eintraf, fand er das Wohnhaus der Familie leer vor. Seine Frau Therese hatte seine Abwesenheit zu einem Besuch bei ihrer Familie in Franken genutzt. Sie war mit beiden Kindern und einer Magd bereits einen Monat vor seiner Rückkunft aufgebrochen und hatte die Hausschlüssel bei einer Nachbarin deponiert. In Würzburg war die Freude groß; Thereses Vater, Regierungsrat Philipp Ignaz Heffner, war Tochter und Enkeln eine ganze Tagesreise Richtung Heidelberg entgegengefahren. Alle waren natürlich insbesondere gespannt darauf, den jüngsten Spross der Familie, den gerade fünfzehn Monate alten Philipp, in Augenschein nehmen zu können. Stolz berichtete Therese ihrem Mann von den Fortschritten des Sohnes: „Die Kinder sind gesund u. Philipp läuft jetzt durch alle Zimmer u. Gartenwege. Auch im Sprechen hat er einige Fortschritte gemacht u. ruft Deinen Namen allerliebst."*

Und es gab noch einen weiteren wichtigen Grund für Thereses Reise. Schönleins Mutter hatte im Alter von über siebzig Jahren endlich die elterliche Seilerwerkstatt verkauft, und der Sohn wollte die rüstige Seniorin zu sich in die Schweiz holen. Margaretha Schönlein selbst war noch nicht vollständig überzeugt. Vor allem war sie als katholische Bambergerin besorgt, dass ihr Seelenheil im reformierten Zürich Schaden nehmen könnte. Therese versuchte sie zu überreden: „Denn daß Sie mit hinein [in die Schweiz] kommen unterliegt doch wohl keinem Zweifel? ich habe bereits ein Zimmer für Sie eingerichtet u. zu diesem Zweck einige Möbels machen lassen. Ich hoffe Sie lassen mich's nicht umsonst gethan haben."* Nach einigem Zaudern gab Margaretha schließlich nach und trat gemeinsam mit Schwiegertochter und Enkeln die Reise nach Zürich an.

Am 31. August 1835, dem Tag, an dem sie die Kutsche bestiegen, erschien in überregionalen Blättern die Nachricht, dass laut einem Schreiben aus Zürich der berühmte Arzt und Professor Dr. Schönlein vor einigen Tagen an einem Schlaganfall verstorben sei. Innerhalb weniger Tage griffen auch andere Tageszeitungen diese Meldung auf, darunter das *Tagblatt der Stadt Bamberg* unter der doppeldeutig-makabren Überschrift „Verschiedenes". Schönlein nahm die Falschmeldung mit Humor: „So eben erfahre ich durch die allgemeine Zeitung, daß ich gestorben bin."[1] Ob seine Liebsten auf ihrer Fahrt in die Schweiz von der verstörenden Nachricht erreicht wurden, ist nicht bekannt. Aber viele andere enge Vertraute waren zunächst schockiert, wie etwa sein Onkel in Bamberg, Bibliothekar Jaeck:

„Ihre Todes Nachricht hat mich innigst erschüttert, wie die übrigen Freunde, ich fand sie höchst auffallend, doch nicht unnatürlich, weil ich annahm, daß die vielen Feste der Schweizer bei zu feuerigen französ[ischen] Weinen diesen Nachtheil Ihnen hätten bringen können, welcher an der Seite Ihrer lieben Therese nicht möglich gewesen wäre. Die ganze Stadt nahm sehr wesentlichen Antheil und deßwegen lieferte auch die Zeitung und das Tagblatt eilig die Widerlegung."*

Viele Bekannte, Kollegen und Schüler berichteten über ihren anfänglichen Schrecken und die anschließende Erleichterung, als sie die Wahrheit erfuhren. Ein ehemaliger Schüler Schönleins veröffentlichte einen Nachruf in einer Berliner Zeitung: „Keine Schriften hinterlässt Schönlein, aber sein Wort wird unsterblich bleiben; keine Ehrenzeichen und Titel verherrlichen ihn, und doch wird man noch lange von der unbegrenzten Liebe, von dem Enthusiasmus sprechen, mit dem ihm seine Schüler anhingen."[2] Kurz darauf entschuldigte er sich dafür, „so leicht an die Sterblichkeit Schönleins geglaubt zu haben".* Johann Adam Seuffert, der langjährige Freund und Leidensgenosse während der Wirren des Frankfurter Wachensturms, wertete die Episode als gutes Omen: „Ich gratuliere zu der sichern Aussicht auf ein langes Leben. [...] Nur wenige Stunden hatte uns die Zeitungslüge geängstigt."[3] Von wem und aus welchem Motiv heraus die Zeitungsente lanciert worden war, konnte nie aufgeklärt werden, und für Schönlein war die ganze Angelegenheit ohnehin eher amüsant als ärgerlich.

Besonders belustigte ihn eine Ehrung, die aus einer ganz unerwarteten Richtung kam. Nachdem es die falsche Todesmeldung mit einiger Verzögerung auch über den Atlantik in die deutschsprachige *Allgemeine Zeitung* in New York geschafft hatte, veranstaltete eine Gesellschaft homöopathischer Ärzte in Northampton, Massachusetts, eine große Gedächtnisfeier. Allen voran war dabei Schönleins ehemaliger Schüler Constantin Hering aktiv, der über Surinam in die USA ausgewandert war. In einem Nachruf würdigte er seinen Lehrer Schönlein als Mitkämpfer für die Modernisierung der alten Krankheitslehren, auch wenn dieser nie viel vom homöopathischen Ansatz gehalten hatte. Auch wurde zu diesem Anlass eine Ode an den vermeintlich Verstorbenen vorgetragen:

22 Mikroskop und Mykose

„Warum senktest du schon, himmlischer Genius,
Deine Fackel so früh? Welkt auch das Große hin?
Birgst du in die Urne,
Was sich dem Staube der Zeit entwand?"[4]

Es folgten noch weitere acht ebenso schwülstige Strophen, und anschließend beschloss die Gesellschaft, eine Büste von Schönlein gleich neben der Samuel Hahnemanns in der Aula ihrer Akademie aufstellen zu lassen. Der quicklebendige Geehrte amüsierte sich in Zürich köstlich über die „Beschreibung meiner Todtenfeier mit einer pompösen Leichen Ode [...]. Das Piquante am ganzen Spaß ist aber sicher, daß diese Beyleids Bezeigung von einer homöpathischen Aßociation ausging."[5]

Ab September 1835 war also Schönlein wieder glücklich vereint mit Frau und Kindern im großen Haus am Zürichsee. Und seine geliebte Mutter sollte nun auch ihren wohlverdienten Ruhestand dort im Schoße der Familie genießen können. Aber die alte Dame hatte ihre eigenen Vorstellungen und beschloss nach etwa einem Jahr, wieder in die Heimat zurückzukehren. Ihre Entscheidung, nicht dauerhaft in Zürich leben zu wollen, begründete sie „jedesmal bestimmt mit dem Mangel an Kirche u. Gottesdienst dem sie sich dort unterziehen müßte".* Wahrscheinlich handelte es sich hier aber nur um ein vorgeschobenes Argument. Dies geht aus einem Brief Jaecks hervor, der seinem Neffen vertraulich mitteilte, dass seine Mutter „nicht allein wegen der Kirche, sondern wegen Ihrer Frau nicht lebenslänglich bei Ihnen seyn könne. Denn so verträglich sie mit einander brieflich seyen, so könne sie doch im Umgange täglich nicht immer mit ihr harmoniren."* Die beiden starken Frauen in einem Haushalt – das konnte langfristig wohl einfach nicht gut gehen. Der fürsorgliche Sohn war nun damit beschäftigt, mithilfe seiner Freunde in Bamberg ein passendes Haus mit Garten als Altersruhesitz für die Mutter zu erwerben.

Überhaupt pflegte Schönlein stets intensive Kontakte in seine Heimat. Seine wichtigsten Korrespondenzpartner in Bamberg waren in jener Zeit der Bibliothekar Jaeck und der Arzt Michael Funk. Der erste informierte ihn über die kulturellen und politischen, der zweite über die medizinischen Vorfälle in der Domstadt. Auch mit seinen anderen Schulfreunden stand er in ständigem Austausch. Als ein Züricher Lithograf ein Porträt von ihm angefertigt hatte (Abb. 22.1), schickte er gleich einen ganzen Stapel von Drucken nach Bamberg und ließ sie unter seinen Freunden verteilen: „Mit der Post erhalten Sie einen Pack, den ich leider nicht ganz frankiren konnte! Ein neuer Versuch mich zu konterfeyen und wie man mir glauben machen will, der gelungenste unter den bisherigen."*

Besonders interessierte sich Schönlein auch für den rasch fortschreitenden Ausbau der Eisenbahn. Er hatte nämlich kräftig in Eisenbahnaktien investiert und konnte so das Familienvermögen in kurzer Zeit beträchtlich vermehren. Zu einem Besuch in der alten Heimat konnte er sich während der ganzen Zeit in Züricher Zeit nicht aufraffen. In einem Brief an Jaeck schrieb er zwar, dass „die projektirten Eisenbahnen bald so nahe rücken werden, daß Sie sich nicht wundern dürfen, wenn ich einmal bey Ihnen zum Mittageßen erscheinen sollte".[6] Doch das Betreten von bayerischem Hoheitsgebiet erschien ihm wohl immer noch politisch zu heikel.

Abb. 22.1 „Dr. L. Schönlein; Professor an der Universität in Zürich". Litografie von Georg Balder (um 1835–1840) (Wien Museum Inv.-Nr. W 5868, CC0 https://sammlung.wienmuseum.at/objekt/491643)

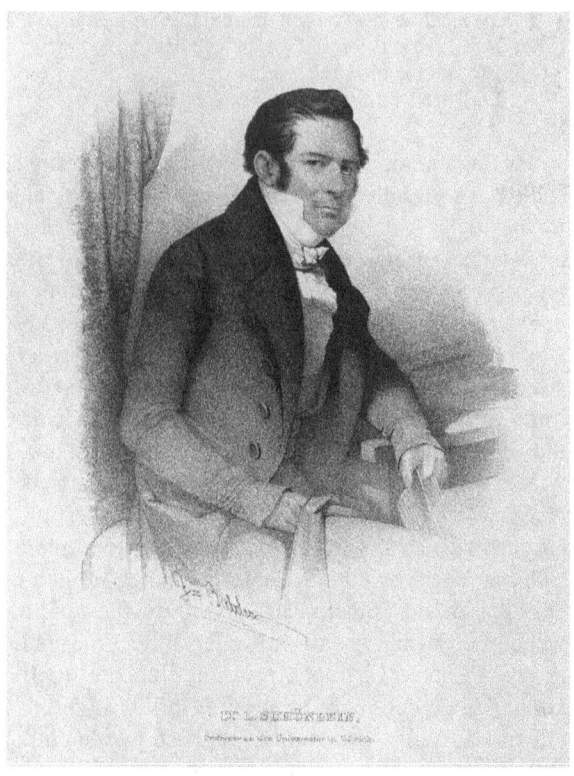

Dagegen brach seine Frau Therese im Mai 1838 nochmals zu einem Verwandtenbesuch nach Würzburg auf. Der Grund hierfür war wohl in erster Linie eine Erkrankung ihrer Mutter, Margaretha Heffner. Da die Bahnstrecken auf dieser Route bislang nur „projektirt" waren, musste blieb ihr trotz einer erneuten Schwangerschaft nur die anstrengende Fahrt in der Kutsche, die sich durch „ununterbrochen strömenden Regen"* kämpfen musste: „Der Weg von Nördlingen hieher ging beinahe zwischen u. selbst durch lauter Seen, so ist das flache Land überschwemmt."* Eigentlich wollten Therese und die Kinder nur einige Wochen bei den Großeltern bleiben, doch durch eine Verkettung von Umständen zog sich der Aufenthalt in Würzburg immer mehr in die Länge. Schließlich war wohl auch die Berechnung des voraussichtlichen Entbindungstermins falsch gewesen. Als sich dann die bevorstehende Geburt bereits deutlich bemerkbar machte, war an eine Rückreise nicht mehr zu denken. So kam am 10. September 1838 die jüngste Tochter der Familie Schönlein in Würzburg zur Welt und wurde auf den Namen Cäcilie getauft. Die Geburt verlief problemlos – Mutter und Kind erholten sich rasch. Aber die große Freude über das glückliche Ereignis wurde bald getrübt vom Tod Margaretha Heffners, die nur vier Wochen später einer chronischen Herzschwäche erlag. Auch das vereinte Bemühen zweier Würzburger Ärzte – natürlich ehemalige Schüler Schönleins – hatte seine Schwiegermutter nicht retten können. So traf Therese erst nach halbjähriger Abwesenheit, einem Wechselbad der Gefühle und unter großen Reisestrapazen wieder in Zürich ein, nun mit drei Kindern, darunter ein gerade sechs Wochen alter Säugling. Und womit hatte sich ihr Mann in der Zwischenzeit beschäftigt? Ihm war sicherlich nicht langweilig geworden, denn spätestens seit der Brüsseler Episode war Schönlein zu einem der gefragtesten Modeärzte seiner Zeit aufgestiegen. Nun war es nicht mehr nur die gehobene Bürgerschaft Zürichs, die von ihm betreut werden wollte. Aus ganz Europa kamen hochgestellte Persönlichkeiten entweder persönlich als Patienten zu ihm oder sie beauftragten ihre Leibärzte, medizinischen Rat einzuholen. Bereits im Jahr 1835 hatte Prinz Napoleon Louis Bonaparte Zürich besucht und Schönlein zur Konsultation in das Luxushotel „Zum Schwert" bestellt. Der Prinz war der Sohn von Hortense de Beauharnais, der ehemaligen Königin von Holland, diese wiederum Stieftochter des großen Napoleon. Nach dessen Verbannung auf St. Helena hatte die Familie Exil in Schloss Arenenberg am Schweizer Ufer des Bodensees gefunden. Als Hortense später schwer erkrankte, nahm ihr Sohn erneut Kontakt zu Schönlein auf und bat ihn dringend zu einem Besuch ans Krankenbett. Aber trotz wiederholter Besuche in Arenenberg konnte auch der berühmte Professor die an Krebs erkrankte Königin nicht retten. Schönlein selbst erinnerte sich: „Als ich noch ein Knabe, den gewaltigen Kaiser durch Bamberg nach Preußen ziehen sah, damals ahnte ich freilich nicht, daß ich mit seiner Familie in so nahe Beziehung kommen und einmal berufen würde, Seiner geliebten Tochter im Todeskampfe beizustehen."[7] Elf Jahre später wurde Napoleon Louis Bonaparte nach der französischen Februarrevolution von 1848 zum Präsidenten gewählt. Wenig später initiierte er ein Plebiszit zur Wiederherstellung der Monarchie und ließ sich als Napoleon III. zum Kaiser der Franzosen ausrufen.

Ein anderer Patient aus der europäischen Aristokratie war der österreichische Graf Ludwig Philipp von Bombelles, ein enger Vertrauter Metternichs, der als österreichischer Gesandter die Interessen seines Landes in Bern vertrat. Trotz der unterschiedlichen politischen Positionen entwickelte sich zwischen dem erzkonservativen Diplomaten und dem liberal-republikanischen Professor eine enge Freundschaft. Und auch in Russland wurde Schönleins ärztlicher Rat sehr geschätzt. Unter seinen Patienten fanden sich vor allem die Ehefrauen russischer Fürsten, Grafen und Generäle. Sogar die Gemahlin des russischen Zaren Nikolaus I., Alexandra Fjodorowna, geboren als preußische Prinzessin Charlotte, bat Schönlein um eine Konsultation, während sie sich zu einem Kuraufenthalt am Tegernsee aufhielt. Damit verbunden war auch das Angebot einer Anstellung am russischen Hof. Darüber war Therese zwar einerseits stolz: „Diesen Abend hat man mir erzählt Schoenlein habe einen Ruf als Leibarzt der rußischen Kaiserin nach Petersburg erhalten. Das wäre was für ihn! Petersburg u. er, das paßt wie eine Faust aufs Auge."* Andererseits ließ sie jedoch in den Briefen an ihren Mann keinen Zweifel, was sie von solchen Offerten hielt: „Lebe wohl mein liebster, bester Leibarzt, der aber hoffentlich in Zürich bleibt."* Und sie schrieb: „Unser Haus am See wiegt alle kaiserl[ichen] u. königl[ichen] Paläste auf."* Auf das Verlangen der Zarin ging Schönlein nicht ein, dazu fühlte er sich in Zürich einfach viel zu wohl.

Wissenschaftlich war Schönlein weiterhin mit dem Zusammentragen von Fakten und Literatur über die verschiedensten Erkrankungen beschäftigt, die das Grundgerüst für eine umfassende Krankheitslehre bilden sollten. Als Zeugnisse dieser Sammeltätigkeit finden sich in seinem Nachlass über fünfzig handschriftliche Einzelnotizen, davon vier mehrseitige Entwürfe als mögliche Vorlagen für geplante Buchkapitel. Aber nicht nur der große Wurf für ein umfassendes Lehrbuch blieb aus, auch zu kürzeren Veröffentlichungen seiner wissenschaftlichen Erkenntnisse konnte sich Schönlein nicht wirklich durchringen. Nur zwei kleine gedruckte Schriften von ihm erschienen während der Zeit in Zürich und ermöglichen Einblicke in seine damalige Arbeits- und Denkweise. Doch selbst diese beiden entstanden eher zufällig und unbeabsichtigt.

Wie bereits geschildert, wurde Zürich ab 1835 von einer fast drei Jahre anhaltenden Typhusepidemie heimgesucht. Die Erkennung dieser lebensbedrohlichen Erkrankung und ihre Unterscheidung von anderen, harmloseren Durchfallepisoden war Schönlein daher ein wichtiges Anliegen. Natürlich bediente er sich dabei „seiner" naturhistorischen Methode und trug eifrig verschiedenste Beobachtungen zum Wesen der Erkrankung zusammen. Dabei setzte er auch ein Instrument ein, das ihm schon seit seiner Doktorarbeit vertraut war: das Mikroskop. Was aus heutiger Sicht banal klingt, bedeutete damals einen wichtigen, innovativen Schritt. Die mikroskopische Untersuchung von Strukturen gesunder Gewebe in Anatomie und Biologie war zwar seit Längerem üblich, nach krankhaften Veränderungen hatte man jedoch bislang noch nicht systematisch gesucht. Und genau das tat Schönlein, „wozu eine kleine Herbstepidemie ziemlich reichlichen Stoff bot".[8] Er hielt fest: „In den Stuhlausleerungen der Typhuskranken finden sich nämlich eine grosse Zahl von microscopischen Crystallen."[9]

Diese eigenartigen Kristalle fand er hingegen nicht bei Gesunden, nicht „bei verschiedenen Arten von Diarrhoen [Durchfallerkrankungen] [...] bei mehr als hundert" Patienten und auch nicht bei „Reconvaleszenten vom Typhus". Er war daher der Ansicht, „daß man sie [die Kristalle] füglich als ein sehr wichtiges Merkmal benutzen konnte, um diese Krankheitsform [den Typhus] von den sehr verwandten und oft täuschend ähnlichen"[10] anderen fieberhaften Durchfallerkrankungen zu unterscheiden. Diese Entdeckung erschien Schönlein so wichtig, dass er sie dringend anderen Wissenschaftlern mitteilen und deren Meinung dazu erfragen wollte. In dieser Absicht schrieb er einen ausführlichen Brief an den in Berlin tätigen Physiologen Johannes Müller. Müller war sozusagen ein Gesinnungsgenosse, denn auch ihm war bei seinem Studium in Bonn – ebenso wie zuvor Schönlein in Landshut – von Philipp Franz von Walther die herausragende Bedeutung der Naturwissenschaften für die Medizin nahegebracht worden. Schönlein bat Müller nun, an seinem „grossen Berliner Krankenhause, wo wohl immer Exemplare der Krankheit sich vorfinden werden, Untersuchungen zu veranlassen, wodurch das Factum constatirt oder noch erweitert werden möchte".[11] Außerdem fragte er an, ob man nicht „einen Ihrer ausgezeichneten berliner Chemiker zu einer genauen Analyse der Typhuscrystalle veranlassen könnte".[12]

Der Berliner Professor unternahm nun aber etwas Unerwartetes, was von seinem Züricher Kollegen wahrscheinlich nicht so beabsichtigt gewesen war. Müller war seit Kurzem der Herausgeber der Zeitschrift *Archiv für Anatomie, Physiologie und wissenschaftliche Medizin* und aus diesem Grunde immer auf der Suche nach qualitativ hochwertigen Beiträgen. Als einen solchen schätzte er den ursprünglich privaten Brief Schönleins offensichtlich ein, denn er druckte ihn unverändert in seinem Journal ab. Zu den drei Textseiten wurde auch noch eine Tafel mit zwölf eigenhändigen Zeichnungen Schönleins mit verschiedenen Kristallformen veröffentlicht (Abb. 22.2). Inwieweit dieser sein Einverständnis zum Abdruck des Briefes gegeben hatte, ist nicht bekannt. Ein wenig Spott von befreundeten Kollegen musste sich der notorisch schreibfaule Professor dann aber schon anhören, als sie unerwartet auf seine Publikation stießen: „Wir reden oft von Ihnen, welcher selbst das Gemeinste zu veredeln und im Scheißdreck leuchtende Crystalle zu finden vermag."*

Später wurden diese Kristalle chemisch als Ammoniummagnesiumphosphat identifiziert, wegen ihrer charakteristischen Form heißen sie auch Sargdeckelkristalle. In seinen Züricher Vorlesungen trug Schönlein noch vor, die „anomalen Crystalle in den typhösen Ausleerungen"[13] könnten ein Merkmal zur Unterscheidung des Typhus von anderen Durchfallerkrankungen sein, aber diese Hoffnung

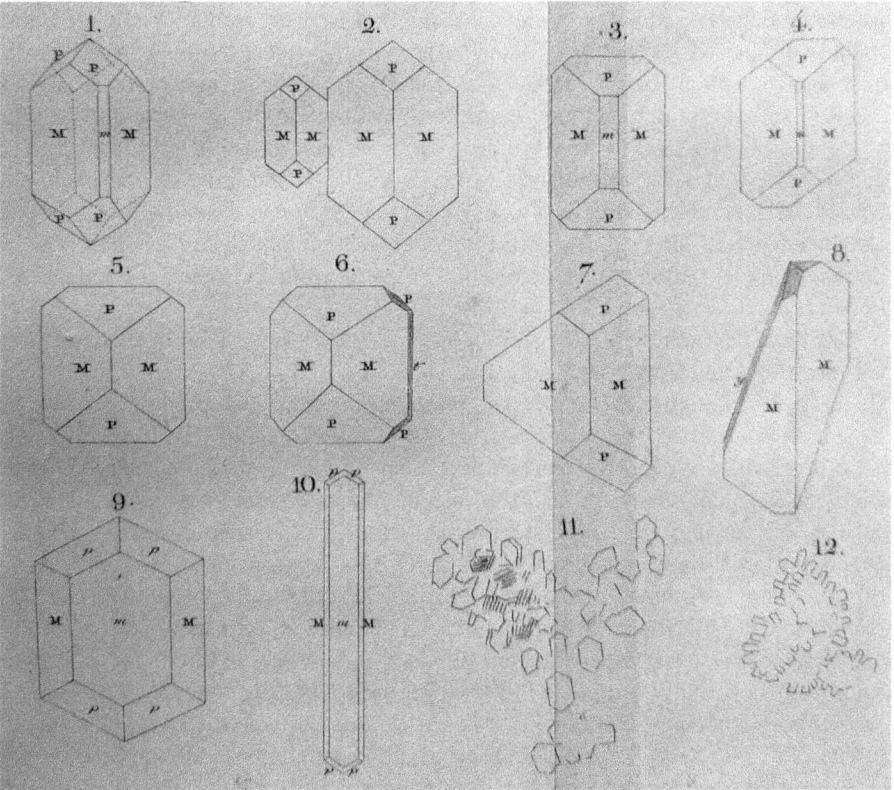

Abb. 22.2 Sargdeckelkristalle im Stuhl von Typhuspatienten (Schönlein 1836, Tafel XI, Universitätsbibliothek Erlangen. Sign: H00/N.MED-I 1077[1836])

bestätigte sich nicht. Später konnte gezeigt werden, dass dieses Phänomen generell bei schweren Erkrankungen als Folge des Zerfalls von Geweben auftritt. Auch wenn er kein spezifisches Merkmal des Typhus entdeckte, darf man Schönlein dennoch aufgrund dieser Arbeit als einen der Väter der klinisch-mikroskopischen Diagnostik bezeichnen. Er gehörte zu den ersten, die das Mikroskop nutzten, um in den Ausscheidungen von Patienten nach krankheitstypischen Veränderungen zu suchen.

Die zweite Veröffentlichung Schönleins aus seiner Zeit in Zürich erschien drei Jahre später. Dazu gab es aber eine längere Vorgeschichte. Schon in Würzburg hatte er sich für eine besondere Art von Hautkrankheiten, die Impetigines (Singular: Impetigo), interessiert. Damit bezeichnete man bestimmte Formen ansteckender Ausschläge mit einer charakteristischen Bildung von eitrigen Krusten im Gesicht und auf der Kopfhaut. Schon „beim Auf und Abgehen auf der Promenade vor dem Juliusspitale" hatte er sich mit seinem Schulfreund Michael Funk über die Entstehung von diesen Hautausschlägen ausgetauscht und dabei bereits damals die Vermutung angestellt, „sie seyen gleichbedeutend mit den an den Ulmen der Promenade haftenden Lichenen [Flechten] und Moosen, also epizotische [auf anderen Tieren oder Pflanzen siedelnde] Pflanzen".* Diese Überlegungen waren bei Schönlein dann wohl zunächst in Vergessenheit geraten. Denn erst Jahre später wurde er wieder auf das Thema aufmerksam. Sehr viel Aufsehen erregte damals die Entdeckung der Ursache der „Muscardine", einer ansteckenden Krankheit der Raupen des Seidenspinners, denn diese gefährdete die gesamte europäische Seidenproduktion. Es konnte nämlich gezeigt werden, dass hier die Übertragung durch Pilzsporen verursacht wurde, wobei es sich nicht nur um eine oberflächliche Besiedelung, sondern einen Befall des gesamten Organismus handelte. Schönleins Gedanken hierzu sind auf einem seiner vielen Notizblätter festgehalten. Dieses Zettelchen belegt, dass er sich dadurch in seiner Vermutung über die Pilznatur der Impetigines bestätigt sah.

Um diese Hypothese weiter zu untermauern, studierte er eine besondere Form von Impetigo, den Erb- oder Kopfgrind, auf Lateinisch auch als *Favus* bezeichnet. Diese heute in Industrieländern sehr selten gewordene Hauterkrankung war im 19. Jahrhundert durchaus verbreitet. Sie betraf überwiegend Kinder und kam gehäuft innerhalb von Familien und unter schlechten hygienischen Verhältnissen vor. Die schorfartigen Hauterscheinungen mit gelblichen Krusten traten vor allem am behaarten Kopf und am Körperstamm auf (Abb. 22.3). Und genau diese Krusten waren es, die er einer genaueren Betrachtung unterzog – natürlich wieder mit seinem Lieblingsinstrument, dem Mikroskop: „Da ich gerade glücklicher Weise einige Exemplare [...] im Hospitale hatte, so machte ich mich an die nähere Untersuchung, und gleich die ersten Versuche liessen keinen Zweifel über die Pilz-Natur der so genannten Pusteln. Anliegend eine mikroskopische Abbildung eines Pustelstückes."[14] So beschrieb er seine Ergebnisse in einem Brief, den er erneut zu seinem Kollegen Johannes Müller nach Berlin schickte. Und dieser reagierte in ähnlicher Weise wie schon drei Jahre zuvor und veröffentlichte wieder Schönleins Bericht – diesmal auszugsweise – in seinem Journal. Die gesamte Publikation umfasste gerade einmal eine halbe Druckseite und eine Abbildung (Abb. 22.4).

22 Mikroskop und Mykose

Abb. 22.3 Favus oder Erbgrind (Hebra/Elfinger 1858, Tafel 1, Universitätsbibliothek Erlangen. Sign: H00/1 N. MED-VIII 509[2])

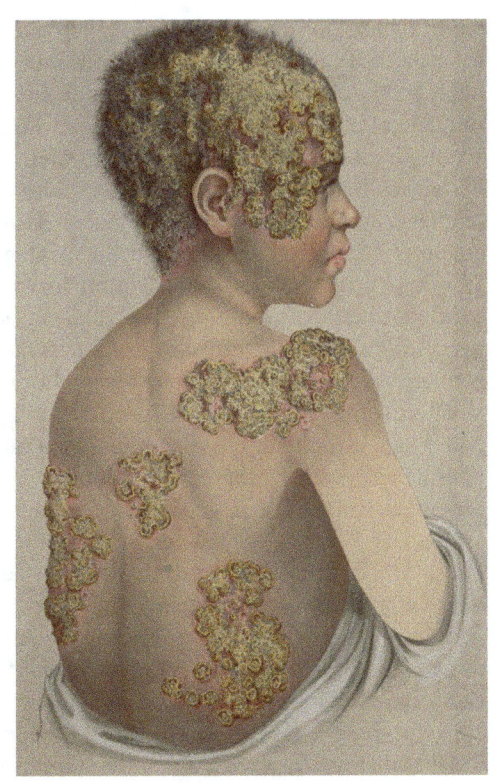

Abb. 22.4 Geflecht aus Pilzfäden von einem Favus-Schorf *(Trichophyton schoenleinii)* (Schönlein 1839, Tafel III, Fig. 5, Universitätsbibliothek Erlangen. Sign: H00/N. MED-I 1077[1839])

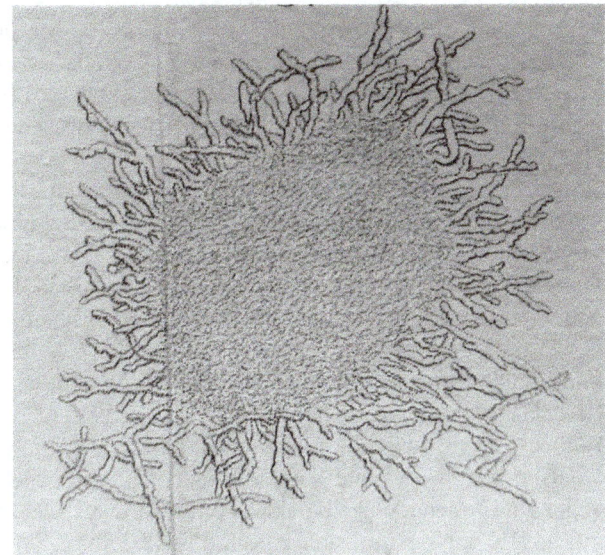

So unauffällig diese wenigen Zeilen damals gewesen sein mögen, ihre wissenschaftliche Bedeutung und ihre Konsequenzen sind aus heutiger Sicht gar nicht hoch genug einzuschätzen. Es handelte sich um eine der ersten Abbildungen eines mit dem bloßen Auge unsichtbaren Lebewesens, welches in der Lage ist, beim Menschen Krankheitssymptome hervorzurufen. Schönlein war somit der Erstbeschreiber einer Pilzinfektion oder Mykose. Während man Pilze damals noch ins Pflanzenreich einordnete, bilden sie heute neben Tieren und Pflanzen das dritte große Reich eukaryotischer (d. h. aus Zellen mit echten Zellkernen bestehender) Lebewesen. Durch seine damaligen Beobachtungen wurde Schönlein zum Mitbegründer der medizinischen Mikrobiologie. Aufbauend auf diesen Erkenntnissen nahm in den darauffolgenden Jahrzehnten die Lehre von den Infektionskrankheiten und insbesondere die Bakteriologie einen beispiellosen Aufschwung. Zu einem der wichtigsten Keimzentren für diese weltweite Entwicklung wurde die Berliner Universität, und dies war sicherlich kein Zufall. Denn nur kurze Zeit nach der Veröffentlichung über den Favus-Pilz übernahm Schönlein eine Professur an der dortigen Medizinischen Fakultät und brachte seine Ideen an die neue Wirkungsstätte mit.

Bei der Wahl des Favus als Studienobjekt bewies er allerdings ein sehr glückliches Händchen. Nur für die relativ großen Pilzgeflechte konnte ein Nachweis durch mikroskopische Untersuchung ohne eine vorherige Anfärbung so leicht gelingen. Bei vielen anderen Formen von Impetigo wäre dies mit den verfügbaren Mitteln nicht möglich gewesen, denn dort sind Bakterien die Ursache. Aber um Bakterien zuverlässig nachweisen zu können, war die Mikroskopie in den 30er-Jahren des 19. Jahrhunderts einfach noch nicht weit genug entwickelt. In der Folge wurde viel darüber diskutiert, ob Schönlein die Krone der Erstbeschreibung wirklich rechtmäßig zusteht, denn auch andere Forscher beschäftigten sich in jenen Jahren mit diesem Thema. Schwierig zu beurteilen war insbesondere die Situation bei dem Berliner Studenten Robert Remak. Dieser hatte nämlich bereits zwei Jahre vor Schönlein die Substanz der Krusten beim Favus mikroskopisch untersucht und beschrieb sie als „aus glatten, rundlichen, miteinander verbundenen Körperchen, in der Form verzweigter Fäden bestehend". Allerdings berichtete er über seine Beobachtung nicht selbst, sondern überließ diese einem Freund für dessen Dissertationsarbeit. Wer war also nun der Erstbeschreiber?

Diese Frage sollte bald geklärt werden, da sich die Wege der beiden Wissenschaftler kurze Zeit später in Berlin kreuzten, wo Schönlein im Jahr 1840 seine neue Stelle antrat – davon mehr in einem späteren Kapitel. Doch noch vor dessen Eintreffen in der preußischen Hauptstadt stellte Remak klar, dass er zwar die „verzweigten Fäden aus länglichen Zellen" im Mikroskop gesehen, aber diese nicht richtig gedeutet hätte: „Schönlein hat das Verdienst, [...] veranlasst durch frühere Vermuthungen über die pflanzliche Natur mancher Impetigines, die Elemente der Krusten [...] als Pilze gedeutet zu haben."[15] Remak bestätigte, dass er nicht „die Priorität der Entdeckung in Anspruch genommen" hätte, da er „nicht die pflanzliche Natur der Favusborken"[16] erkannte. Drei Jahre später führte das Schicksal die beiden noch enger zusammen, denn Remak trat eine Stelle als Laborassistent in Schönleins Klinik an. Es entwickelte sich eine intensive Lehrer-Schüler-Beziehung, die für die Pilzforschung ein Glücksfall war. Durch ihre fruchtbare Zusammenarbeit ließ sich die infektiöse Natur des Favus schließlich hieb- und stichfest beweisen. Zu diesem Zweck kultivierte Remak „in der Klinik des Dr. Schönlein auf dessen Veranlassung" nicht nur die Pilzsporen auf einem Apfelstück, er bewies auch die Ansteckung im Selbstversuch. Nach der Befestigung von Borkenstückchen eines Patienten mittels Heftpflasters auf seinem eigenen Unterarm erschien die Haut an dieser Stelle nach zwei Wochen „verdickt und verhärtet. In der Mitte zeigte sich bald eine kleine Pustel, deren nachbleibende Borke häufig von frisch angesammeltem Eiter durchbrochen wurde."[17] In diesem Material ließen sich dann im Mikroskop wieder Pilzstrukturen nachweisen. Somit hatte Remak den wissenschaftlichen Dreisatz „Isolieren – Kultivieren – Verimpfen" vollzogen, mehr als dreißig Jahre bevor dieses Vorgehen von Robert Koch in der medizinischen Literatur gefordert wurde. Bis heute gelten die sogenannten Koch'schen Postulate als Voraussetzung, um einen Mikroorganismus als Verursacher einer Infektionskrankheit anzuerkennen. Nach den Regeln des internationalen Kodex der botanischen Nomenklatur stand damit Remak nun auch das Recht zu, dem neuen Krankheitserreger einen Namen zu geben. Um die Bedeutung seines verehrten Lehrers bei der Entdeckung hervorzuheben, bezeichnete Remak den Erreger des Favus als *Achorion schoenleini*. Der aktuelle wissenschaftliche Name dieses Fadenpilzes lautet *Trichophyton schoenleinii*.

Aber wir wollen der Geschichte nicht zu weit vorauseilen, denn noch war Johann Lucas Schönlein schließlich als angesehener Professor und Klinikleiter in Zürich tätig, und es gab überhaupt keinen Grund, warum sich daran etwas ändern sollte – oder vielleicht doch?

Protestanten und Putschisten 23

"Also zu liberal für Bayern, zu katholisch für Zürich, schien er nun wie geschaffen für Berlin!" (Wilhelm Löffler)
(Löffler 1951, S. 39)

Schönleins eigenen Worten zufolge war rückblickend „die Zeit, die ich in Zürich zubrachte, die glücklichste meines Lebens".[1] In krassem Gegensatz hierzu steht jedoch eine Aussage aus Virchows Nachruf, der feststellte: „Er hat sich in Zürich nie ganz heimisch gefühlt. War er doch den Zürichern selbst als Deutscher ein Fremder."[2] „In sein Wesen kam etwas Zurückgezogenes, ich möchte sagen Zugeknöpftes, […] niemals ist er wieder einem grösseren Kreise ganz nahe getreten."[3] Was davon war nun richtig?

Was zunächst wie ein Widerspruch klingt, löst sich auf, wenn man sich die Veränderungen des politischen und gesellschaftlichen Lebens in der Schweiz während der 30er-Jahre des 19. Jahrhunderts vor Augen führt. Zur Zeit der Berufung Schönleins waren in Stadt und Kanton Zürich die leitenden Positionen ganz überwiegend mit liberalen und fortschrittlich denkenden Politikern besetzt. Im Kreise dieser Männer fühlte er sich wohl, und sie blieben auch in den folgenden Jahren seine Vertrauten und Ansprechpartner. Als Leiter der Baukommission für das neue Kantons- und Universitätsspital arbeitete er sehr eng und erfolgreich mit Bürgermeister Conrad Melchior Hirzel und Regierungsrat Johannes Hegetschweiler zusammen. Nachdem er schon 1834 die Stadtoberen von der Notwendigkeit eines Neubaus überzeugt hatte, wurde dieser drei Jahre später endlich in Angriff genommen. Therese berichtete ihrer Schwiegermutter: „Das neue Spital dahier ist jetzt ausgesteckt, es soll ein ganzer Wald voller Stangen sein."* Das neue Krankenhaus sollte 250 Betten haben und das modernste Europas werden, mit Wasserspülung in den Toiletten und Warmwasserheizung im ganzen Haus, mit „,Kommoditäten', um einen Ausdruck der Zeit zu gebrauchen, die es bis dahin nur in Schweizer Banken gab".[4]

Doch das liberale Klima in Zürich trübte sich allmählich ein, und eine reaktionäre Gegenbewegung nahm Fahrt auf. Vor allem auf dem Lande regte sich Widerstand. Die fromme und konservative Landbevölkerung war durch die schnelle Modernisierung aller Lebensbereiche und vor allem durch die Säkularisierung der Schulbildung zutiefst verunsichert. Es machte sich eine zunehmend reaktionäre, fortschritts- und wissenschaftsfeindliche Grundstimmung breit, die von Populisten leicht ausgenutzt werden konnte. Religiöse Zirkel aus vielen Bezirken und Kirchengemeinden schlossen sich zu einem zentralen „Glaubenskomitee" zusammen und bildeten eine Art Gegenregierung zu den städtischen Institutionen.

Ein Spiegelbild dieser politischen Gemengelage ist auch im Hickhack um die Verleihung der Bürgerrechte an Schönlein zu sehen. Schon frühzeitig hatten seine liberalen Freunde versucht, ihn in Zürich einbürgern zu lassen, aber dies war am Widerstand konservativer protestantischer Kreise gegen den zugereisten Katholiken gescheitert. Da sprang nun die Landgemeinde Stäfa – etwas weiter südlich am Zürichsee gelegen – in die Bresche. Vermutlich auf Betreiben des aus Stäfa stammenden Arztes und Politikers Hegetschweiler richtete der dortige Gemeinderat ein Schreiben an Schönlein, um „die ergebenste Anzeige zu machen, daß Sie und Ihre werthe Familie in den hießigen Bürgerrechtsverband auf und angenommen sind".* Später sollte ihm auch das Bürgerrecht von Zürich für seine Verdienste verliehen werden. Diesen Antrag brachten zumindest Schönleins Freunde im Stadtrat ein, nachdem er trotz der verlockenden Angebote aus Bern und Brüssel weiterhin Universität und Stadt die Treue gehalten hatte. Doch in der Gemeindeversammlung „erhob sich innerhalb der Bürgerschaft das confessionelle Bedenken".[5] Der Antrag wurde mit 205 gegen 191 Stimmen abgelehnt und Schönlein wurde mitgeteilt, „ein Katholik müsse 1800 Gulden für das Bürgerrecht zahlen und man könne bei ihm keine Ausnahme machen!".[6] Diese Kränkung saß tief, und als im darauffolgenden Jahr die Gemeinde Stäfa zur Deckung der Kosten für den Kirchturmbau eine außerordentliche Abgabe von 63 Franken erhob, reagierte er mir beißender Ironie. Zwar entrichtete er den geforderten Betrag, bat aber gleichzeitig, ihn aus der Bürgerliste zu streichen, da der „wünschenswerte und glänzende Titel" für ihn „ein zu kostspieliger Luxusartikel werde".[7] Nachdem die Gemeindeverwaltung daraufhin die Bürgerrechtsurkunde zurückforderte, meldete er sie als verloren: „Wahrscheinlich ist diese werthvolle Schrift durch einen bedauernswerthen Zufall unter werthloses Papier geraten und damit unwiederbringlich zu Verlust gegangen."[8] Für Schönlein muss dies ein intensives Déjà-vue-Erlebnis gewesen sein; mit nahezu denselben Worten hatte er einige Jahre zuvor seinen Ehrenbürgerbrief nach Würzburg zurückgeschickt. Durch diese Auseinandersetzungen war ihm deutlich vor Augen geführt worden: Trotz all seiner Verdienste würde er als Ausländer nie wirklich zur Züricher Gesellschaft dazugehören.

Gerade in dieser Phase erinnerte man sich andernorts an den deutschen Professor. In Berlin war Ernst Daniel August Bartels verstorben, der die Leitung der Medizinischen Klinik der Friedrich-Wilhelms-Universität innegehabt hatte. Bartels war ein Ordinarius der alten Schule gewesen. Er dozierte „in lateinischer Sprache und in dem alten dogmatischen Styl; ja er war so sehr in diese Weise eingelebt, dass, wie er selbst erzählt hat, er sogar ‚lateinisch träumte'".[9] Seine Klinik wurde auch

23 Protestanten und Putschisten

über Bartels hinaus noch lange als „die lateinische" bezeichnet. Nach seinem Tod im Juni 1838 gab es heftige Grabenkämpfe um die Wiederbesetzung der vakanten Position. Während sich manche von der Berufung eines renommierten Arztes und Wissenschaftlers eine Stärkung der Universität in der aufstrebenden preußischen Hauptstadt erhofften, hatten andere Angst, dadurch an Macht und Einkommen einzubüßen. Nach Auffassung einer Gruppe jüngerer Professoren kam für diesen Lehrstuhl nur der namhafteste deutsche Kliniker infrage – Johann Lucas Schönlein.

Als deren Unterhändler fungierte Johann Friedrich Dieffenbach, der sich in Berlin einen hervorragenden Ruf als chirurgischer Pionier auf so unterschiedlichen Gebieten wie Sehneneingriffen, Hauttransplantationen, Nasenrekonstruktionen und Schieloperationen erworben hatte. Seit seiner Promotion in Würzburg war er mit Schönlein in Kontakt geblieben. Als Dieffenbach vorsichtig anfragte, ob sich dieser eine Tätigkeit in Berlin vorstellen könne, antwortete dieser eher zurückhaltend. Er freute sich zwar über den „dankenswerthen Wunsch des jungen Berlins", stellte aber fest, dass zum jetzigen Zeitpunkt „eine in weiter Ferne stehende Eventualität" für ihn kein Grund sein könne, sich gegen die „Neigungen, die mich an die Gelände meines schönen Alpenhauses fesseln",[10] zu entscheiden. Der zweite, noch einflussreichere Fürsprecher in Berlin war der Physiologe Johannes Müller, mit dem sich Schönlein schon über die Entdeckung der Typhuskristalle und die Pilznatur des Favus ausgetauscht hatte. Auch Müller schilderte seinem Kollegen ausführlich die Situation an der Hochschule und den Kliniken in Berlin und versuchte, ihm einen Wechsel an die Spree schmackhaft zu machen. In Deutschland verdichteten sich allmählich die Gerüchte, dass man in Universitäts- und Regierungskreisen Preußens über eine Berufung Schönleins nachdachte. Therese war über die Aussicht auf einen erneut bevorstehenden Umzug nicht gerade erfreut:

> „Das ewige Geschwäz daß sich mir von allen Seiten entgegen drängt, fängt doch an mich zu beunruhigen. Du solltest, Du müßtest nach Berlin!!! im Anfange lachte ich recht herzlich dazu, ich lache zwar noch immer vor den Leuten, aber es geht mir nimmer recht von Herzen."*

Sie und die Kinder hatten sich in Zürich gut eingelebt und waren dort sehr glücklich: „Es geht mir wie Philipp, der ohnlängst sagte, gelt du gehst dann auch nie mehr v. Zürich fort." Aber sie versicherte ihrem Mann gleichzeitig: „Es giebt nur eine Heimath in der Welt, die ist wo du bist."*

In Zürich musste ihr Sohn miterleben, wie die protestantisch-konservativen Kräfte an Einfluss gewannen. Und auch die junge Hochschule geriet zunehmend unter politischen Druck. Für religiöse Eiferer galt sie als ein Hort des Unglaubens, und der Funken des Volkszorns entzündete sich schließlich an der Neuvergabe des Lehrstuhls für „Dogmatik und Kirchengeschichte". Dieser sollte mit David Friedrich Strauß aus Tübingen besetzt werden. Der aufgeklärte Theologe war jedoch heftig umstritten wegen eines Buches, in dem er die Wunder Jesu Christi als mythische Erzählungen interpretiert hatte. Der Widerstand der konservativen Priesterschaft und des Glaubenskomitees wurde so stark, dass der Große Rat des Kantons Zürich gezwungen war, den bereits rechtmäßig berufenen Strauß in den Ruhestand zu versetzen, noch bevor dieser sein Amt überhaupt hatte antreten können. Doch die Reaktion der liberalen Regierung kam zu spät, der „Straussenhandel" hatte zur Festigung der reaktionären Opposition geführt, die nun auf eine politische Zeitenwende hinarbeitete. Selbst der Fortbestand der Züricher Universität stand auf der Kippe. In derselben Ratssitzung im März 1839, in der über die Besetzung des theologischen Lehrstuhls entschieden wurde, brachte eine konservative Minderheit der Ratsmitglieder den Antrag ein, „zu untersuchen: 1) ob die Leistungen der Hochschule den Bedürfnissen und dem Aufwand, den sie erfordere, entsprechen, 2) ob sie je nach dem Ergebnisse dieser Untersuchung [...] aufzuheben sei".[11] Es wurde eine Kommission gegründet, die sich zur Beantwortung dieser Fragen drei Monate Zeit ließ.

In dieser Periode der Ungewissheit wurde natürlich auch Schönlein offener für die Lockrufe aus dem Norden. Er schrieb:

> „Die Epidemie der religiösen Wirren hat nun auch das Schweizer Athen, wie der Zürcher so bescheiden seine Stadt zu nennen beliebt, ergriffen und auch hier die kaum noch so freundlichen Verhältnisse auf eine höchst unangenehme Weise verändert. [...] Die demoralisirende Einwirkung dieses Ereignisses auf Lehrer, wie auf die Studirenden macht sich jetzt schon fühlbar. Unter diesen Umständen halte ich es für eine wahre Pflicht, mich nach einer Stellung umzuthun, die meinem Lehrberufe eine sichere Zukunft verbürgt, und meinen Wirkungskreis der wechselnden Laune des Volks-Souverains entzieht. Nirgends wäre dies nun wohl mit größerer Sicherheit und gewisserer Hoffnung auf Erfolg zu erreichen als auf dem klinischen Lehrstuhle der ersten Universität Deutschlands".[12]

Aber die Entscheidung über die Wiederbesetzung des Berliner Lehrstuhls vonseiten der preußischen Regierung ließ auf sich warten. Der zuständige Leiter des „Ministeriums der geistlichen, Universitäts- und Medizinalangelegenheiten", Carl Freiherr vom Stein zum Altenstein, war krank und schob die Entscheidung fast ein Jahr vor sich her. Erst durch die Zunahme des öffentlichen Drucks erkannte er,

> „wir werden nun doch zur Besetzung der erledigten klinischen Lehrstelle schreiten müssen; wenn ich zu meinem Gärtner komme, so ruft er Schönlein, und wenn ich in die Stadt fahren will, so tritt mir der Kutscher mit dem Rufe: Schönlein entgegen [...] vox populi vox Dei!"[13]

Doch da sich Altenstein nicht sicher war, welche Einstellung der preußische König Friedrich Wilhelm III. zu dieser Berufung hatte, ließ er dessen Leibarzt die Lage sondieren. Die Diskussion war preußisch kurz, der Monarch wollte über Schönlein nur wissen, „wo gewesen, wo jetzt sein?" Auf die Antwort „in Bamberg, in Würzburg und jetzt in Zürich" beendete der König das Gespräch mit den Worten „unangenehme Orte sein, mich gar nichts angehen, Altenstein's Sache sein".[14]

Damit war geklärt, dass vonseiten des Hofes nichts im Wege stand, und der Minister konnte das offizielle Berufungsschreiben nach Zürich schicken. Altenstein teilte mit, dass für die ordentliche Professur für Pathologie und Therapie zusammen mit der „Stelle des Direktors der inneren medicinischen Klink" eine Besoldung von 2000 preußischen Talern im Jahr vorgesehen wäre. Außerdem ginge die Position auch mit dem Titel eines „Königl. Geheimen Medizinal Rathes"[15] einher. Dazu kämen Einnahmen aus Patientenhonoraren und Vergütungen für Staatsprüfungen und Hörergelder. Dies stellte nach den Berechnungen Schönleins zwar keine Verbesserung seines Einkommens gegenüber Zürich dar, aber dies war für ihn nicht ausschlaggebend: „Des evangelischen Spruches: ‚Der Mensch lebet nicht vom Brode allein' gedenkend, erkenne ich nur zu gerne an, daß durch die Übersiedlung zu Ihnen, Vortheile einer viel höheren Ordnung sich darbieten, gegen welche die kleinlichen Geldinteressen unbedingt zurücktreten müssen."[16]

Aber zwei grundsätzliche Dinge waren aus seiner Sicht noch zu klären, wie er dem Minister und seinen ärztlichen Kollegen erläuterte. Zum einen war es für ihn unverzichtbar, zu Unterrichtszwecken Zugriff auf die Belegung von Betten im großen Charité-Krankenhaus zu haben. Denn die Leitung und die Ärzte der Charité unterstanden damals nicht der universitären, sondern der Militärverwaltung. Der andere Punkt, der ihm besonders am Herzen lag, betraf die künftige Unterrichtssprache seiner Vorlesungen. Er wollte auf jeden Fall in Deutsch vortragen dürfen und argumentierte, „daß die Aufgabe die Lehren der Arzneykunde in lateinischer Sprache vorzutragen, bei dem gegenwärtigen Stande dieser Wissenschaft und bei ihrer unter dem Einflusse der übrigen Naturwissenschaften rasch fortschreitenden Entwicklung nicht nur eine höchst schwierige, sondern nahezu eine unlößbare sei".[17] Und außerdem verdanke er den Erfolg seiner klinischen Lehrtätigkeit wohl „dem Umstande, daß das lebendige Wort der Muttersprache zum Herzen meiner Zuhörer drang, während der Laut eines toten Idioms wohl kaum so leicht den gleichen Weg finden möchte".[18] Altenstein war erleichtert, dass es bei Schönleins Wünschen um nichts Finanzielles ging und er „nicht egoistische Bedingungen gemacht"* hatte. Der Minister antwortete innerhalb weniger Tage und konnte alle Bedenken aus dem Weg räumen. Der Annahme des Rufes stand also aus Sicht der Berliner nichts mehr im Wege. Aber dann hörte man für einige Wochen aus Zürich nichts.

Dort hatte sich mittlerweile auch herumgesprochen, dass sich der berühmteste Professor der Züricher Hochschule mit Abwanderungsgedanken trug. Der Bürgermeister schrieb, man hätte „mit tiefstem Schmerz vernommen [...], daß Unterhandlungen gepflogen werden, welche unsern Anstalten einen unersetzlichen Verlust verursachen könnten".* Die Studentenschaft veranstaltete einen Fackelzug, und alle versuchten Schönlein zum Bleiben zu bewegen: „Könnten Sie so viele Ihnen wahrhaft ergebene Herzen verlassen? unsern schönen Bergen den Rücken kehren, um Ihr Leben bey den kalten Berlinern zuzubringen?"* Die Stadtväter überreichten eine „Adresse an Herrn Professor Dr. Lucas Schönlein" in großem Format mit Goldschnitt gebunden. Dieses Dokument war verfasst mit der Absicht,

„den Wunsch laut werden zu lassen, Sie möchten sich nicht von uns wegwenden und unsere Hochschule, deren Zierde Sie sind, das neu einzurichtende Krankenhaus, das Ihrer Pflege bedarf, unsere Ärzte, die gerne in Ihnen ihr Vorbild anerkennen, unsere Leidenden und Ihre Freunde nicht verlassen"*

Es war unterzeichnet von insgesamt 148 Züricher Honoratioren aus Politik, Wirtschaft, Wissenschaft und Militär. Doch all dies war nicht der Grund für Schönleins Zögern. Er hatte seine Entscheidung bereits getroffen, war aber der Bitte des Präsidenten des Erziehungsrates gefolgt, „die officielle Erklärung solange zurückzuhalten, bis die vor dem großen Rathe schwebende Frage über den Fortbestand der hiesigen Hochschule entschieden sey".[19] Erst nachdem die Zukunft der Züricher Universität gesichert schien, erhielt schließlich auch Minister Altenstein in Berlin die definitive Zusage seines neuen Professors und Klinikdirektors zusammen mit einer Aufstellung über die von ihm für das kommende Wintersemester geplanten Vorlesungen.

Nur wenige Tage später konnte Schönlein dann die vom preußischen König unterzeichnete „Bestallungsurkunde" in Händen halten (Abb. 23.1). Die Würfel waren gefallen, das erkannte nun auch Therese:

> „Es ist entschieden wir müßen nach Berlin! – ich wollte daher noch warten bis Ihr Sohn das letzte Wort gesprochen u. abgeschickt hätte, allein ein Tag um den andern entweicht u. er findet weder Lust noch Zeit es zu thun; ach Gott, es fällt ihm eben sehr schwer!! u. mir, u. den Kindern!"*

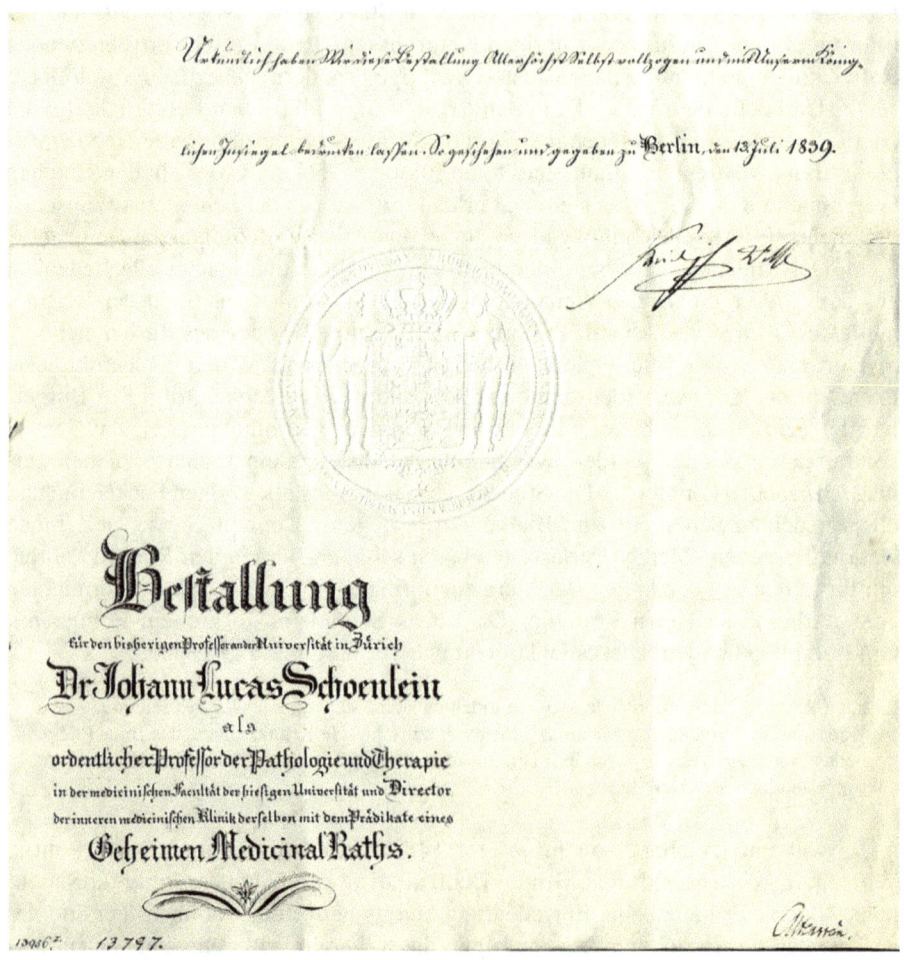

Abb. 23.1 Ausschnitt aus der Bestallungsurkunde von Johann Lucas Schönlein mit den Unterschriften von Friedrich Wilhelm III. und Minister Carl Freiherr vom Stein zum Altenstein (ER 39071301)

Auch wenn Schönlein anfangs gezögert hatte – was sich kurz darauf in Zürich ereignete, beseitigte alle Zweifel an der Richtigkeit seiner Entscheidung. Die politischen Spannungen hatten weiter zugenommen und entluden sich am Freitag, den 6. September 1839. Das religiöse Zentralkomitee hatte einige Monate Zeit gehabt, um gegen die liberale Kantonsregierung zu hetzen und den Umsturz vorzubereiten. Es gärte in den Landgemeinden, und eine Falschmeldung brachte den Kessel zum Überkochen. Auf das Gerücht hin, der Kanton Bern wolle bewaffnete Einheiten zum Schutz der Züricher Regierung entsenden, sammelte sich eine Meute von 2000 Mann zum „heiligen Krieg". Angeführt von einem Pfarrer aus Pfäffikon und Kirchenlieder singend setzte sich der Landsturm in Bewegung. Nur wenige hatten Gewehre, die meisten schwangen Dreschflegel, Mistgabeln und Knüppel. In der Stadt angekommen strömten sie über die Münsterbrücke ins Zentrum und trafen dort auf militärische Einheiten. Die Infanterie eröffnete das Feuer, und Dragoner drängten die Menge auseinander (Abb. 23.2). Innerhalb kurzer Zeit lagen vierzehn Aufständische tot auf dem Pflaster des Münsterplatzes. Aus dem Postgebäude, wo die Stadtoberen Zuflucht gesucht hatten, kam Regierungsrat Hegetschweiler, um den Truppen den Befehl zur Einstellung der Kampfhandlungen zu überbringen. Er übergab das entsprechende Schreiben an einen der Offiziere mit dem Ausruf: „Ein Befehl von der Regierung!" Als er sich danach umwandte, wurde er von einer Kugel in den Kopf getroffen.[20] Ob das tödliche Geschoss aus einer Dragonerpistole oder einer Landsturmbüchse abgefeuert worden war, ließ sich später nicht mehr klären.

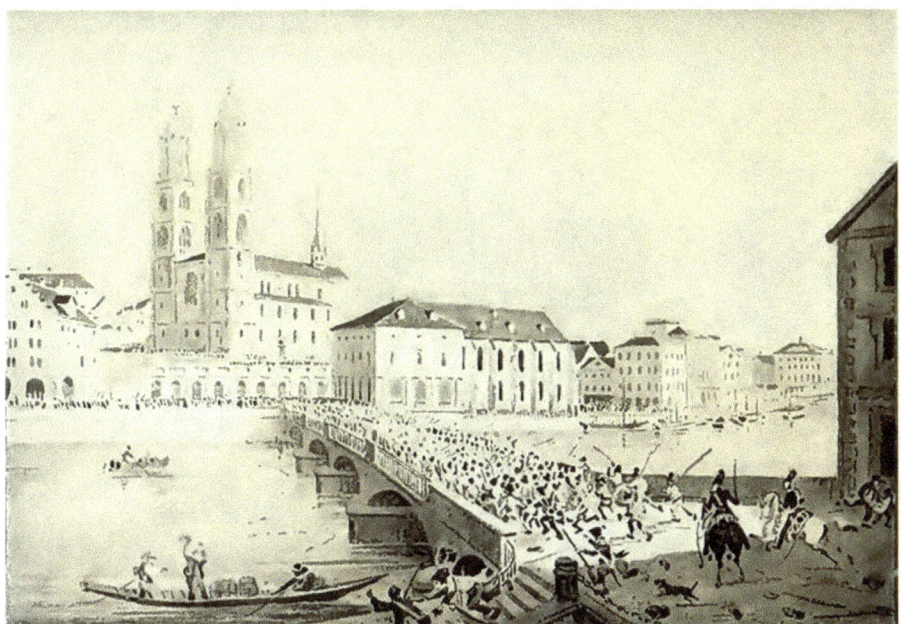

Abb. 23.2 Flucht über die Münsterbrücke am 6. September 1839, Sepiazeichnung. (Zurlinden 1914, S. 208, urn:oclc:record:848296375)

In die Geschichte sind diese Ereignisse als „Züriputsch" eingegangen. Wo sich Schönlein während des Aufstands aufhielt, ist nicht bekannt. Seine Familie hatte er jedenfalls im zwanzig Kilometer außerhalb gelegenen Kurbad Baden in Sicherheit gebracht. Therese berichtete von dort: „Wir hatten Freitag einen so unruhigen Tag verlebt, daß er darauf bestund mich um der Kinder willen auf einige Tage zu entfernen, so sind wir also hier u. wie ich vernehme ohne Noth, da es später alles ruhig ablief."* So dilettantisch der Züriputsch aus militärischer Sicht auch verlief, er hatte weitreichende politische Folgen. Der gesamte Große Rat des Kantons Zürich mit allen liberalen Kräften löste sich auf, und Neuwahlen wurden angesetzt.

Wenn es noch einer Bestätigung bedurft hätte, der Tod seines Freundes Hegetschweiler und der politische Umschwung hatten Schönlein klargemacht: Die goldene Zeit in Zürich war vorüber, die Restauration hatte ihn endgültig eingeholt. Die Entscheidung zum Wechsel an eine neue Wirkungsstätte war zweifellos richtig, und wieder – wie schon sechs Jahre zuvor – war diese in einer Atmosphäre von Aufruhr und Pulverdampf gefallen.

Ragozi und Rakuhn 24

"Für die Bäder hatte er großes Interesse, er liess sich die Analysen der Quellen schicken, besuchte in Deutschland, besonders aber in der Schweiz, viele derselben."
(Rudolf Virchow) (Virchow 1865b, S. 171)

Einen Tag nachdem er den Ruf nach Berlin angenommen hatte, bat Schönlein den Züricher Regierungsrat um seine „Entlassung von den Funktionen an der hiesigen Hochschule und am Kantonsspitale".[1] Doch so einfach wollten die Schweizer den „Leuchtturm" ihrer Medizinischen Fakultät nicht ziehen lassen. Immerhin stand der Krankenhausneubau kurz vor der Vollendung, an dessen Konzeption und Ausführung er einen ganz wesentlichen Anteil hatte. Es wurde ihm mitgeteilt, das Entlassungsgesuch könnte so lange nicht bewilligt werden, „bis das neue Cantonsspital in seiner inneren Einrichtung vollendet und die neue Anstalt völlig ins Leben getreten seyn wird".[2] Es war eine Pattsituation. Die Berliner warteten dringend auf die Ankunft des neuen Professors zum Beginn des nächsten Wintersemesters, und in Zürich entband man ihn nicht von seinen Verpflichtungen.

Doch wir müssen uns keine Sorgen machen, dass es dem noch nicht entlassenen Professor in dieser Übergangsphase langweilig geworden wäre. Er wandte sich in jener Zeit einer Thematik zu, die ihn schon als Medizinstudent fasziniert hatte – Heilquellen und Mineralwässer. Bereits als 18-Jähriger hatte er wegen eines Hautleidens die warmen Solequellen von Gastein im Salzburger Land aufgesucht, „weil sie mich gewiß von dem beschwerlichen Gaste völlig befreien würden; denn der Ausschlag verlasse mich zwar immer im Sommer, käme verstärkt aber im Winter wieder".[3] Auch auf seinen späteren Reisen verpasste er keine Gelegenheit, die Heilwirkung der jeweiligen Mineralquellen am eigenen Leib zu erproben. Er besuchte die Bäder in Budapest und Pfäfers im oberen Rheintal, und sogar in den Flitterwochen in Venetien wurde ein Badeaufenthalt in Abano Terme eingeplant. Und während seiner gesamten Zeit in Zürich gönnte sich der viel beschäftigte Professor mehrfach kurze Auszeiten im nahe gelegenen Baden im Aargau, welches auch seiner Familie als Zufluchtsort während des Züriputsches diente.

Als Arzt war Schönlein ein absoluter Verfechter der Heilkraft von Wasser, warm oder kalt, bei den verschiedensten Erkrankungsformen. Dies ging zum Teil auf Erfahrungen aus seiner Studentenzeit zurück, wie ein späterer Schüler berichtete:

> „Schönlein machte bei Typhus auch von kaltem Wasser viel Gebrauch. Er pflegte zu erzählen, wie in Würzburg, als die Franzosen zur Zeit des Rückzuges die Stadt passirten, eine große Anzahl Typhuskranker zum Spital gebracht wurden, so dass sie nicht alle aufgenommen werden konnten. Viele Kranken wurden in den Schnee gelegt vor die Spitalthür. Man fürchtete nun nicht ohne Grund, diese Unglücklichen würden den Tag nicht überleben. Und siehe da, gerade diejenigen, welche im Schnee gelegen hatten, überstanden den Typhus besser, als die anderen. [...] Auf der Schönlein'schen Klinik wurden nicht nur kalte Umschläge auf Kopf und Leib, sondern auch kalte Einwickelungen und kalte Uebergiessungen angewendet."[4]

Die differenzierte Anwendung unterschiedlicher Mineralwässer und Badekuren bei bestimmten Erkrankungen war in einer Zeit, als es nur wenige wirksame Therapieformen gab, eine Wissenschaft für sich. Und Schönlein beherrschte diese meisterhaft. Die Frau des russischen Kriegsministers, die an Unterleibsbeschwerden litt, vermittelte er zur Kur ins fränkische Kissingen. Als diese beendet war, bat ihr Leibarzt den Professor, eine „gefällige Meinung abzugeben in Bezug der nach Kissingen fortzusetzenden Bade Cur der Gräfin Czernischeff, ob dieselbe in Kreuznach oder Ischl statt haben sollte".* Schönlein riet zu Ischl und die Gräfin folgte dieser Empfehlung. Seinem Onkel, dem Bibliothekar Jaeck, riet er: „Für Marienbad kann ich nicht stimmen; dagegen halte ich Wiesbaden Ihren Umständen und Ihrer Individualität am meisten entsprechend."[5] Die Tochter des Tübinger Mediziners Autenrieth schwankte zwischen Ems und Schwalbach, und der gichtkranke österreichische Graf von Bombelles fragte: „Also soll ich nach Karlsbad, soll ich nach Gastein? Entscheiden Sie durch ein Wort meine Unentschlossenheit."*

Schönlein tauschte sich mit Badeärzten in vielen Kurorten aus, aber am besten waren seine Kontakte nach Kissingen, was allen Kurorten es am nächsten zur Universitätsstadt Würzburg lag, sodass er schon als junger Professor dorthin enge Verbindungen pflegte. In jener Zeit nahm das Bad einen steilen Aufschwung. Innerhalb von zehn Jahren verdreifachte sich die Zahl der Kurgäste. Ein von ihm ausgebildeter Mediziner wirkte dort als königlich bayerischer Badearzt. Er bat seinen Lehrer: „Bey der Menge von Kranken aller Art und aller Nationen dürften sich wohl einige finden, denen Sie das Bad Kissingen verordnen möchten, wenn diese Ihre Hülfe in Anspruch nehmen."*

Eine umfangreiche Abhandlung über die Kissinger Mineralquellen stammt von einem Schüler Schönleins, dem wir schon früher begegnet sind. Gottfried Eisenmann, der wegen Hochverrats verurteilte Würzburger Arzt und Publizist, verfasste während seiner Festungshaft eine Schrift, in der chemische Zusammensetzung und medizinische Anwendungen der verschiedenen Wässer detailliert beschrieben werden. Grundsätzlich ist die Nutzung von Mineralwässern auf zweierlei Weise möglich – die äußere und die innere Anwendung. Und für eine Trinkkur musste der Patient nicht eigens ins Kurbad kommen, das Wasser konnte auch weit entfernt von der Quelle konsumiert werden. Am berühmtesten war hierfür der „Ragozi", eine eisenhaltige Solequelle. Ursprünglich benannt nach dem ungarischen Freiheitskämpfer Ferenc Rákóczi, war die Aussprache des Namens im Fränkischen im Lauf der Zeit etwas „weicher" geworden. Die geschäftstüchtigen Kissinger Badpächter hatten es mit Schönleins Unterstützung sogar erreicht, dass Lieferungen ihres Mineralwassers bis nach Jakarta und Rio de Janeiro gelangten. Durch seine Tätigkeit in Zürich eröffnete sich nun ein neuer Markt, und die Badpächter erkannten

„daß für den Absatz unseres göttlichen Ragozi in der Schweitz die schönsten Aussichten vorhanden sind. Unbegreiflich ist es mir indessen, daß dortselbst der Ragozi noch nicht bekannt und gewürdiget ist [...]. Ihre Anwesenheit ist nun ein sicherer Bürge für die verdiente Anerkennung des unschätzbaren Ragozi!"*

Bereits ein Jahr nach Schönleins Ankunft existierte in Zürich eine florierende Niederlassung für den Vertrieb des Kissinger Mineralwassers. Durch diesen Erfolg angespornt, interessierte sich Schönlein von da an nicht mehr nur für die medizinischwissenschaftlichen Aspekte von Heilquellen, sondern auch für deren ökonomisches Potenzial. Er gab für einige Mineralwässer chemische Analysen in Auftrag, sondierte Abfüllmengen und Vertriebswege. Vor allem im letzten Jahr seines Aufenthalts in der Schweiz intensivierte er seine Bemühungen in diese Richtung. Es schien fast so, als suchte er in Anbetracht der ungewissen Zukunft der Hochschule nach einem zweiten wirtschaftlichen Standbein, um das Familieneinkommen zu sichern. In der Schweiz gab es einige neu entdeckte oder bislang kaum kommerziell genutzte Mineralquellen, die ihm vielversprechend erschienen. Ganz in der Nähe Zürichs war eine solche erst wenige Jahre zuvor in Wildegg im Aargau erschlossen worden, die sich durch einen besonders hohen Jodgehalt auszeichnete. Mit einem Wildegger Geschäftsmann vereinbarte er eine gemeinsame Vermarktung. Jener solllte sich um den Badebetrieb, Schönlein um den Absatz des Mineralwassers kümmern. Vor der anstehenden 16. Versammlung der Gesellschaft Deutscher Naturforscher und Ärzte in Freiburg drängte darauf,

„diesen erlauchten Congress mit Ihrem Jod Wasser zu regaliren [bewirten]. Sie dürfen diese Gelegenheit umsoweniger ungenützt vorüberlaßen, als sich nicht nur Aerzte aus allen deutschen Ländern, sondern auch aus den nordischen Reichen, aus Holland, England und Frankreich dort in zahlreicher Menge einfinden werden."[6]

Doch nicht nur bei diesem Kongress ließ Schönlein sein Mineralwasser vorstellen, er setzte es auch schon bei seinen Patienten ein. Einer von ihnen wollte es sogar bis nach Stettin geliefert haben. Therese blieb skeptisch zu den Aktivitäten ihres Mannes und verglich sie mit seinen „Spekulationen u. Eisenbahn Geschäftchen",* wünschte ihm aber „von Herzen glückliche Fortsetzung der Wildegger Unternehmung".* Weitere Pläne für eine aktive Beteiligung an der Nutzung der Quelle ließ Schönlein dann wohl nach seiner Berufung nach Berlin fallen. Wahrscheinlich hätte er sich damals weniger um die kommerziellen Aspekte kümmern und lieber selbst öfter einen kräftigen Schluck des Wildegger Heilwassers nehmen sollen. Dadurch wäre ihm vielleicht manches Leid im höheren Alter erspart geblieben (Abb. 24.1).

Doch zurück in den Herbst des Jahres 1839. Das Hin und Her um seine Stelle zwischen Zürich und Berlin zog sich in die Länge, und daher beschloss Schönlein, die Wartezeit noch einmal für eine größere Alpenexkursion zu nutzen. Zwei wichtige Ziele verfolgte er mit dieser Reise: Einerseits wollte er einige Mineralquellen im Engadin genauer unter die Lupe nehmen, noch wichtiger waren aber zwei Krankenbesuche bei Patienten, die ihm besonders am Herzen lagen. Er musste nur seine Route so wählen, dass er alles unter einen Hut bringen konnte (Abb. 24.2).

Am dringendsten wurde er bei der sehr wohlhabenden Familie Custer erwartet, die ein Handels- und Bankhaus in der Ostschweiz betrieb. Zu den Besitzungen der Familie gehörte der Löwenhof, ein prunkvolles Herrschaftsgebäude in Rheineck nahe am Einfluss des Rheins in den Bodensee (Abb. 24.3), und Schoß Grünenstein, etwas weiter südlich im Rheintal gelegen. Die 28-jährige Antoinette Custer befand sich damals bereits seit einem Jahr in Schönleins Behandlung wegen leichterer Symptome, wie einer „besondere[n] Mattigkeit" und „[F]riren bey den wärmsten Tagen".* Aber nicht ihre eigene Erkrankung war der Grund großer Besorgnis, sondern die ihres sechs Jahre älteren Gatten August. Dieser litt unter Husten, Auswurf und nächtlichem Schwitzen. Bereits im Mai 1839 hatte Schönlein den Patienten in Rheineck visitiert, aber im Laufe des Sommers waren Antoinettes Bitten um einen erneuten Besuch des Professors immer dringender geworden, da sich der Zustand ihres Mannes zusehends verschlechterte: „Der Husten will nicht fort, und stört noch immer seine Nachtruhe."* Der Hausarzt hatte verordnet, dass der „Patient täglich 2 mal je zu 1/2 h Kuhstallluft einathmen soll", aber der Zustand von August Custer blieb „deßen ohngeachtet, ohngefähr gleich, besond[ers] in Beziehung auf d. Husten."* Schönlein schien klar, dass hier ein erneutes persönliches Erscheinen not-

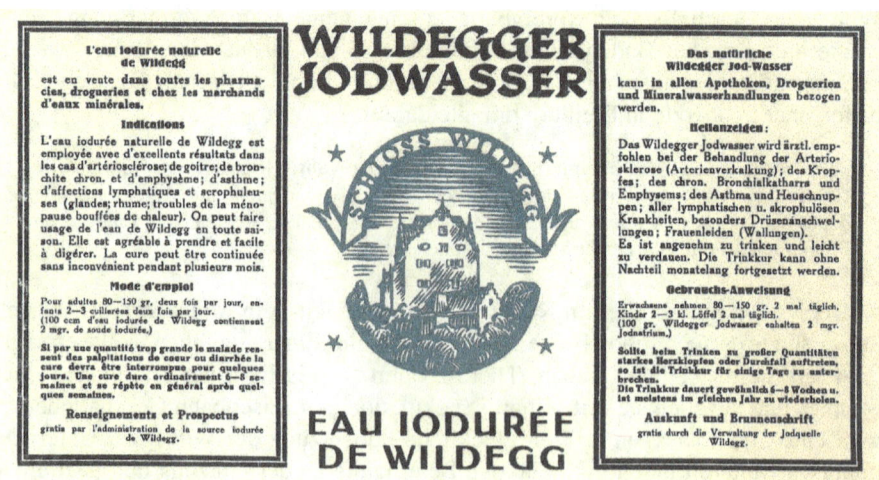

Abb. 24.1 Mineralwasser Wildegg, Etikett. (Foto: Museum Aargau, Sammlung, Inv. Nr. K-19228)

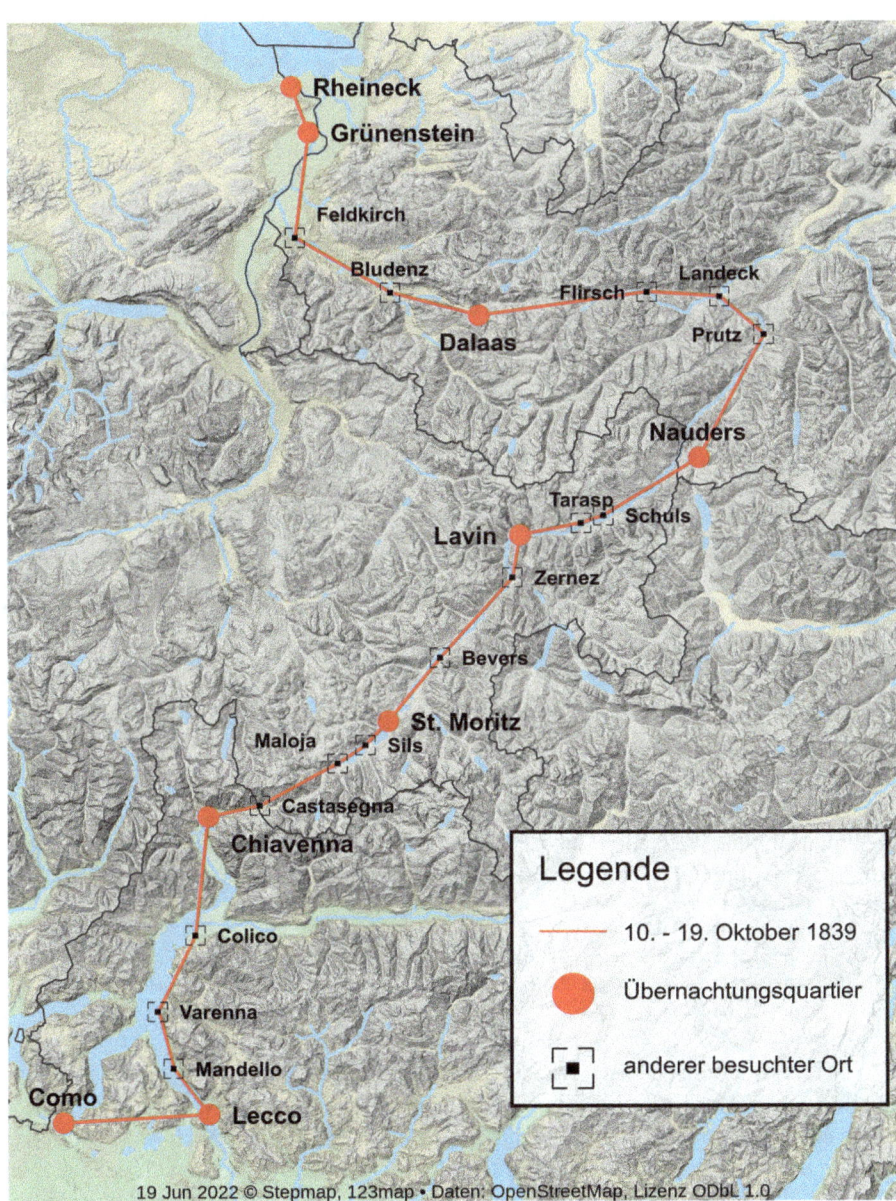

Abb. 24.2 Route Schönleins bei seiner Reise nach Como im Jahr 1839. (StepMap GmbH, OpenStreetMap und eigene Darstellung)

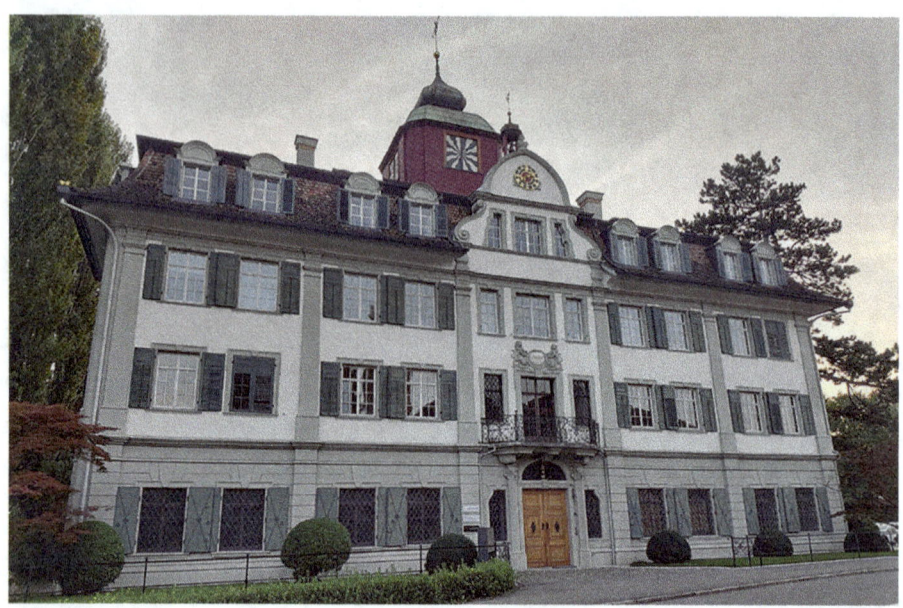

Abb. 24.3 Der Löwenhof in Rheineck. (Foto: Bernhard Manger)

wendig war, und so begann er seine Reise am 10. Oktober 1839 mit einem Besuch bei den Custers im Löwenhof.

Nachdem er dort seinen ärztlichen Pflichten nachgekommen war, führte die Route vom Rheintal aus weiter Richtung Osten. Er überquerte den Arlberg und folgte danach dem Inntal. Wie schon auf früheren Reisen machte er genaue Aufzeichnungen zur Geografie und ihrer Beziehung zur lokalen Verbreitung von Krankheiten:

> „Nauters [Nauders, Tirol, nördlich des Reschenpasses] mit trefflichem Gasthof – sehr gesund – niemals epidemische Krankheit – während Cholera in Mals [Vinschgau, südlich des Reschenpasses] aus Italien gebracht häufig – auch nicht 1 Fall auf der nördlichen Abdachung gegen Nauters."[7]

Die Überquerung des Inns brachte ihn zurück in die Schweiz und zu den Mineralquellen von Schuls und Tarasp im Unterengadin. Schon ein halbes Jahr vorher hatte er einen Mittelsmann beauftragt, herauszufinden, „ob es möglich wäre, die Gemeinde Schuls zum Verkauf ihrer Mineralquellen zu vermögen, an welche Personen man sich diesfalls zu Unterhandlungen zu wenden hätte, und unter welchen Bedingungen man Aussicht hätte zur Erwerbung dieser Quellen". Im Tagebuch wurde der weitere Reiseverlauf so beschrieben:

> „Der steilste Fahrweg, den ich noch gesehen, 1 volle Stunde lang von Nauders herab zur Martins-Brücke. Schuls noch schlechter als früher. Tarasp 2 Quellen. [Die] Kleinere – kohlensäurereicher – im kleinen Felsenbecken von 1 Fuß großem Durchmesser u. längstens 3 Zoll Tiefe sich erst nach 5 Minuten wieder füllend. [Die] Größere ihr Wasser unter heftigem Sprudeln von Gasblasen reichlich vergießend. Kleine Terrasse aus dem Sinter der bei-

den Quellen gebildet, diese vor den Überschwemmungen des Inns schützend, in dessen Bette bey niedrigem Wasser noch 5–6 andere durch ihr Gasausstoßen erkennbare Quellen sich unbenutzt ergießen. Auch heute sah ich am Fuße der Sinterterrasse an einer seichten, ruhigen Stelle des Flußes an 2 Punkten starke Entwicklung von Gasblasen."

Von Schönleins Plänen zu einem Erwerb der Mineralquellen war hier keine Rede mehr. Nach Erhalt des Rufes nach Preußen war er daran zwar immer noch naturwissenschaftlich und medizinisch interessiert, aber offenbar nicht mehr aus ökonomischer Sicht.

Weiter führte die Reise Schönleins Richtung Süden, vorbei an St. Moritz durch „die schönste Alpen Scenerie, die ich noch gesehen" und hinauf zum Malojapass, wo er „den Anfang des Inns als einen dünnen Silberfaden sich an den Felswänden herabstürzen" sah. Über Chiavenna ging es weiter nach Süden. „Schon nach 3-stündiger Fahrt öffnet sich die Aussicht von den Bergen herab auf Como u. d. herrlichen See." In Como bewunderte er den Dom und das Denkmal für Alessandro Volta, den berühmtesten Sohn der Stadt, der gerade mal vierzig Jahre zuvor die Säulenbatterie erfunden hatte. Besonders gut fand er „die Idee, den rechten Arm des von der Toga umhüllten Gelehrten sich auf seine Säule stützen zu lassen" (Abb. 24.4). Aber nicht wegen einer Stadtbesichtigung hatte Schönlein die weite Reise ge-

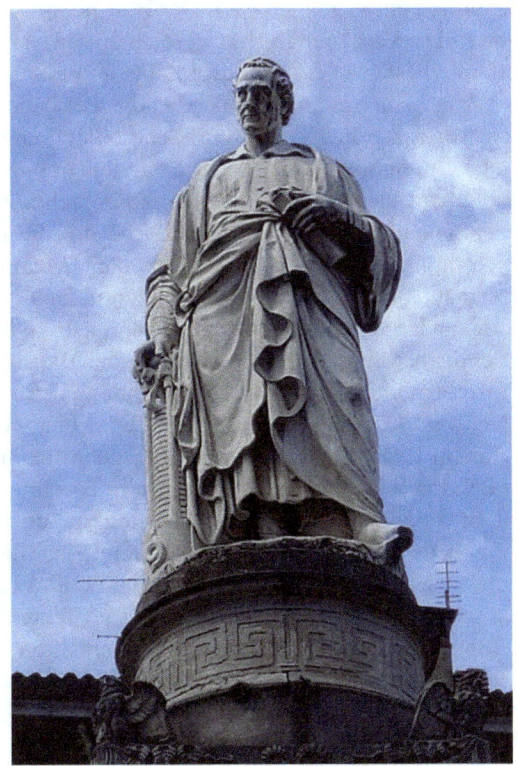

Abb. 24.4 Denkmal des Alessandro Volta in Como. (Foto: Bernhard Manger)

macht, vielmehr hatte er noch einen weiteren wichtigen Krankenbesuch zu erledigen, bei einem Vertreter des deutschen Hochadels, Hermann Fürst zu Wied.

Das Fürstentum Wied liegt am Rhein in der Gegend des Westerwaldes und war früher ein eigenständiges Territorium des Heiligen Römischen Reiches gewesen. In den Napoleonischen Kriegen hatte es seine Unabhängigkeit verloren und war an Preußen gefallen. Die Fürsten zu Wied behielten jedoch als Standesherren ihre persönlichen aristokratischen Privilegien. Fürst Hermann war schon seit einem Jahr in Schönleins ärztlicher Betreuung. Der Professor hatte ihn bereits zweimal in Frankfurt am Main und am Stammsitz der Familie in Neuwied aufgesucht. Die Beschwerden des Fürsten – Halsentzündungen, Frösteln, Gewichtsverlust, Husten und Auswurf – führte Schönlein auf die feuchtkalte Witterung zurück und empfahl für den nächsten Winter einen Aufenthalt in wärmeren Regionen. Der Patient war davon zunächst überhaupt nicht begeistert, „wahrscheinlich nach Italien, allein ich weiß daß es dort auch große Wechselung giebt, daß man 2–3 Grad Kälte bekommt, daß es schneit und daß man wegen der Heitzung viel übler dran ist und ich friere ja leicht. – auch ist das Essen schlecht."* Doch er fügte sich in sein Schicksal, reiste im Sommer 1839 zunächst nach Zürich und dann weiter an den Comer See, wo er sein Winterquartier bezog. Als Schönlein ihn dort aufsuchte, konnte er sich davon überzeugen, dass er mit seiner Einschätzung wieder einmal richtiggelegen hatte. Der Fürst fühlte sich deutlich wohler: „Meiner Gesundheit ist es in der letzten Zeit ziemlich gut gegangen […]. Der Hals ist mit seltenen Ausnahmen frei u. ohne Auswurf. Die Verdauung geht viel leichter von sich und die übrigen Erscheinungen sind ebenfalls sehr in den Hintergrund getreten."*

Was aber war so besonders an diesem Patienten, dass ihm der berühmte Professor sogar zu einem Krankenbesuch bis Italien nachreiste? Sicher nicht der Adelstitel, denn Schönlein hatte schon zu viele gekrönte Häupter behandelt. Ausschlaggebend war hier vielmehr seine enge Beziehung zu einer anderen, ganz besonderen Persönlichkeit aus dem Hause zu Wied, die er bei seinem Besuch dort kennengelernt hatte – den Onkel des Patienten, Maximilian Prinz zu Wied-Neuwied. Dieser hatte sich bereits als junger Mann einen Namen gemacht, als er inspiriert von Alexander von Humboldt in den Jahren 1815 bis 1817 Brasilien bereist hatte. Aber richtig berühmt wurde er durch seine Expedition in die noch weitgehend unerforschten Gebiete Nordamerikas entlang des oberen Missouri. Als Schönlein ihn in Neuwied kennenlernte, lag diese Reise erst wenige Jahre zurück, und Maximilian war im Begriff, seine Forschungsergebnisse in einem dreibändigen prachtvoll bebilderten Werk herauszugeben. Darin beschrieb er nicht nur Flora und Fauna, sondern vor allem auch Lebensweise und Sprachen verschiedener Indianerstämme, die ihm begegnet waren. Es wird vermutet, dass diese Berichte fünfzig Jahre später als die wesentliche Quelle von Information und Inspiration für Karl May dienten, der ja selbst nie in Amerika war. Auf diesen Texten beruhten Mays Beschreibungen von edlen Indianerhäuptlingen und heldenhaften Abenteurern. Maximilian zu Wied-Neuwied war die lebendige Vorlage für die Romanfigur des „Old Shatterhand".

Es verwundert nicht, dass sich Prinz und Professor auf Anhieb ausgezeichnet verstanden. Sie waren Seelenverwandte in ihrem gemeinsamen Interesse für ferne Länder und das Sammeln von Naturalien. Dem ersten Kennenlernen folgte eine sehr intensive Korrespondenz über die Arbeit an den Reisebeschreibungen und der Naturaliensammlung. Für Schönlein bot sich durch Tauschgeschäfte mit seinem neuen Freund nun auch eine Gelegenheit, an Tierpräparate aus Nordamerika zu gelangen, die ihm bisher noch gefehlt hatten. Maximilian beschrieb den Inhalt einer Sendung:

„Ich habe eine Kiste […] abgesendet, und hoffe daß Sie dieselbe bald erhalten werden. Sie enthielt 1) ein wildes Truthuhn. 2) den Chaja [Halsband-Wehrvogel – Anm. d. Verf.]. 3) einen Rakuhn (Procyon lotor) [Waschbär]. 4) Didelphis virginiana [Virginia-Opossum]. 5) Procellaria capensis [Kapsturmvogel]. 6) Ohio- und Wabasch-Muscheln]."*

Schönlein revanchierte sich prompt, denn kurz darauf bedankte sich der Prinz „für das schöne und ansehnliche Crocodil, welches wohlbehalten bei mir angekommen, und schon in der Sammlung aufgestellt ist, so wie für die übrigen Gegenstände".*

Am liebsten wäre es Maximilian gewesen, wenn Schönlein bis zur völligen Genesung seines Neffen in Como hätte bleiben können, aber das war unmöglich. In Zürich sollte er die Fertigstellung des neuen Kantonsspitals leiten, und die preußischen Behörden wurden immer ungeduldiger. Aus diesem Grund wandte sich zu Wied-Neuwied über seine Kontakte in Berlin sogar an Kultusminister Altenstein, um den Dienstantritt Schönleins hinausschieben zu lassen, doch der blieb hart und ließ ausrichten,

„daß er eine Verlängerung des Urlaubs wegen dem daraus entspringenden großen Nachtheil für die Universität und derjenigen Studenten, welche wegen Hr. Pr. Schönlein hieher gekommen sind, gar nicht bewilligen könne, ein Gesuch in dieser Beziehung der Stadt oder des Canton Zürich auch schon abgelehnt worden wäre".*

Das war deutlich genug. Schönlein musste zurück, zuerst nach Zürich und dann weiter nach Berlin.

Husten und Halsweh   25

> *„Heiser und stimmlos nach Berlin zu kommen, schien mir für einen neuberufenen Professor ebenso unräthlich, als dieses für eine neuengagirte Sängerin seyn möchte. So zog ich es denn vor unter mütterlicher Pflege hier in Bamberg zu gesunden, denn als siech und invalid bey Ihnen einzutreffen."* (Johann Lucas Schönlein) (Teichfischer und Brinkschulte 2014, S. 145 f.)

Aber was wurde eigentlich aus den Patienten, die der Professor auf seiner Alpenreise besucht hatte? Von Antoinette Custer erhielt er kurz nach seiner Rückkehr einen verzweifelten Brief:

> „Es geht immer schlimmer bey meinem August […] es wird wieder ein fürchterlicher Abend werden. […] Ach, lieber Herr Professor, was bedeuten diese Zufälle – o schreiben Sie es mir, ich bin ja auf Alles – auf das Schlimmste gefaßt. Ist keine Rettung möglich – auch nicht eine Erleichterung seiner fürchterlichen Qualen, bey deren Anblick, mir das Herz zerspringen möchte."*

Und nur fünf Tage später: „Nicht durch eine fremde Hand sollen Sie erfahren, das Sie vielleicht längst voraus gesehen haben. Mein August ist nicht mehr!"* Nur einen Monat nach Schönleins Krankenbesuch war der Besitzer des Löwenhofes und Schlossherr auf Grünenstein an Tuberkulose verstorben. Erst nach der Bestattung ihres Mannes realisierte Antoinette, dass es auch mit ihrem eigenen Gesundheitszustand nicht zum Besten stand: „Seit der Rückkehr von dem Sarge des geliebten Entschlafenen, peinigt mich ein fataler Husten, der mit etwas Fieber verbunden gar nicht weichen will." Daher bat sie den Professor, „der armen verlassenen Patientin Ihren Rath so lange nicht zu entziehen, so lange ich denselben zu erreichen im Stande bin, denn nach Berlin darf ich nur Gedanken, nicht Briefe mehr schicken. Oder?".*

Dagegen ging es Hermann Fürst zu Wied in Como von Tag zu Tag besser. Dessen Symptome, wie Halsschmerzen, Fieber, Husten und Gewichtsverlust, waren anfangs denen von August Custer durchaus ähnlich gewesen. Dies erklärte Schönlein auch einem Begleiter des Fürsten:

> „Ihre Frage nach der Natur der Krankheit des Fürsten werden Sie sich wohl schon selbst insofern beantwortet haben, daß allerdings noch keine Luftröhrenschwindsucht schon ausgebildet vorhanden ist, sondern nur die Gefahr ihrer Entwicklung drohte, eine Gefahr, die nun hoffentlich beseitigt ist."[1]

Fürst zu Wied klagte zwar in den folgenden Jahren noch wiederholt über verschiedene Wehwehchen, aber diese können nicht sehr gravierend gewesen sein. Er lebte noch weitere 25 Jahre und war lange Zeit in verschiedenen Parlamenten politisch aktiv.

Ende Oktober 1839 war Schönlein nach Zürich heimgekehrt, was gar nicht so selbstverständlich war. Zumindest sein Onkel in Bamberg fand die politische Situation in Zürich nach dem Putsch so schrecklich, dass er dem Neffen dringend geraten hatte, die Schweiz heimlich zu verlassen: „Sind daher den Zürichern Ihre gütlichen Anträge zur Verabschiedung nicht willkommen, so wird Ihnen Niemand verdenken, daß Sie unter dem Scheine einer Reise in die innere Schweiz auf einem Seitenwege abreisen, wie Sie aus Baiern gekommen sind."* Vielen seiner Freunde aus der gehobenen Gesellschaft Zürichs war es ohnehin längst klar geworden, dass der berühmteste Arzt der Stadt sich nicht dauerhaft dort gegen seinen Willen würde festhalten lassen. Zu seinen Ehren ließ man durch den in Paris tätigen Juwelier und Stempelschneider Antoine Bovy eine große Gedenkmünze mit einem Profilbild Schönleins prägen. Damit befand sich der Professor in bester Gesellschaft, denn Bovy hatte mit einer eigens erfundenen Prägetechnik für größere Medaillen auch schon Johann Wolfgang von Goethe, Johannes Calvin und Frédéric Chopin porträtiert. Auch die Darstellung der Helvetia auf den heute noch in Umlauf befindlichen 1/2-, 1- und 2-Franken-Münzen geht auf Bovy zurück. Therese berichtete der Schwiegermutter:

> „Bei uns im Hause geht es jetzt ungemein lebhaft zu, es kommen auch Zeichner u. Bildhauer alle Tage um Ihren Sohn zu konterfaien. Zwölf der vornehmsten Herren von hier haben ihn gebeten den Künstlern zu sitzen, sie wollen eine Medaille auf ihn prägen laßen, die sie ihm in Gold verehren wollen. Die Zeichnung ist gestern nach Paris geschickt worden damit sie ja recht schön ausfallen soll. – Sehn Sie, unsre Republikaner wißen doch auch das Genie zu ehren."*

Eine Medaille in Gold ist nicht erhalten, aber in der Münzsammlung des Bamberger Historischen Vereins findet sich heute ein Exemplar aus Bronze mit einem Gewicht von 29 g (Abb. 25.1). Mit Sicherheit wusste der passionierte Münz- und Medaillensammler diese Form der Ehrung ganz besonders zu schätzen.

Vor der Abreise nach Como hatte Schönlein noch einmal die Züricher Kantonsregierung um seine Freistellung gebeten, bei der Rückkehr wartete schon das offizielle Antwortschreiben. Sofort informierte er den preußischen Botschafter über diese

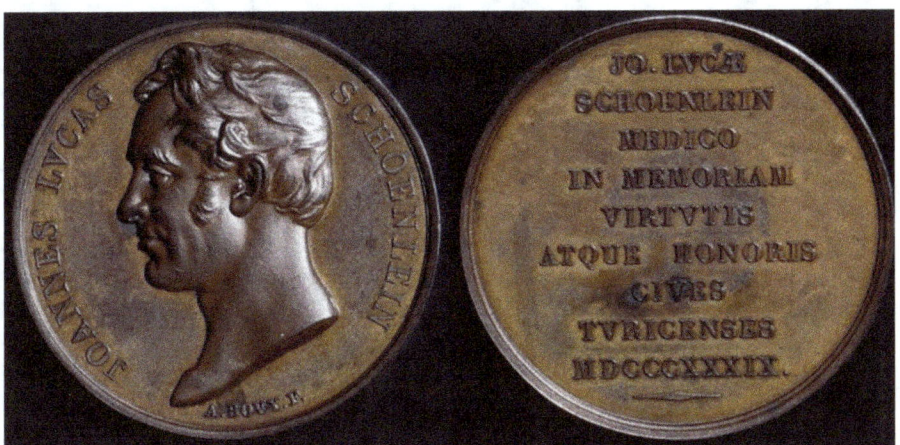

Abb. 25.1 Gedenkmünze, gefertigt von Antoine Bovy, 1839. (Foto: Jürgen Schraudner, Bamberg. Mit freundlicher Genehmigung des Historischen Vereins Bamberg)

„Zuschrift der hiesigen Regierung, worin Sie mir die erbetene Entlassung aus dem diesseitigen Staatsdienste ertheilt, aber den dringenden Wunsch ausspricht, daß ich noch für einige Monate den Dienst am Krankenhause versehen und die nöthigen Vorkehrungen für die Wiederbesetzung der Stelle, so wie für die Vollendung des Baues und die Einrichtung des neuen Hospitals treffen möchte".[2]

Der Professor bat um Verständnis dafür, dass er die beschwerliche Reise im Winter seiner gerade einjährigen Tochter nicht zumuten, die Familie aber auch nicht allein zurücklassen wollte. Der Gesandte leitete diese Bitte weiter, aber Preußen blieb unnachgiebig. Kultusminister Altenstein begründete dies mit der Erwartung der zahlreichen Studierenden, die „für das laufende Wintersemester bei der hiesigen medizinischen Facultät angekündigten Vorlesungen hören zu können [...]; sie sehen von Woche zu Woche Ihrer Ankunft entgegen".[3] Und das Semester war in Berlin bereits in vollem Gange.

Das Tauziehen um die Dienste des begehrten Professors wurde auf höchster diplomatischer Ebene ausgetragen: „Die Würde und Ehre d. Regierung, ja ich möchte sagen beyder Regierungen, aber wie jenes ausgezeichneten Gelehrten selbst, steht dabey auf dem Spiele."* Erst als in Bern der neu akkreditierte preußische Gesandte Christian Karl Josias Bunsen die Regie übernahm, kam Bewegung in die Sache. Bunsen hatte sich sein diplomatisches Geschick zuvor als Botschafter beim Heiligen Stuhl in Rom erworben, und dies war wohl auch bei den Verhandlungen mit den störrischen Schweizern hilfreich. Als Schönlein endlich kurz vor Weihnachten seine Entlassungspapiere vom Züricher Regierungsrat erhielt, ging es ihm gesundheitlich gar nicht gut. Therese informierte ihre Schwiegermutter in Bamberg, „daß es leicht eine Woche später werden dürfte bis Sie Schönlein sehen, denn er liegt schon seit Samstag im Bett u. es wird gewiß noch mehrere Tage dauern bis er sich vollkommen von einem Catarrh Fieber erholt hat". Sie bat sie auch darum, „Ihrem Sohne wo möglich ein Stück Hirschbraten bereit zu halten, damit werden Sie Ehre einlegen".*

Ein Zwischenstopp auf dem Weg nach Berlin, um die mittlerweile 75-jährige Mutter zu besuchen, war also fest eingeplant.

Es war allerdings auch der Regierung in München nicht verborgen geblieben, dass der immer noch politisch verdächtige Professor Bayern durchqueren und sich dabei wohl auch eine Weile in Bamberg aufhalten würde. In vorauseilendem Gehorsam hatten sich die dortigen Behörden bereits beim Innenministerium erkundigt, wie man sich zu verhalten habe, „für den Fall, daß derselbe wirklich nach Bamberg kommen und dortselbst sich aufzuhalten beabsichtigen sollte". Die bayerische Regierung sah „keinen Anlaß zu besonderen Anordnungen",[4] es sei „nur im Allgemeinen eine Aufsicht auf sein Benehmen mit Vermeidung jeder Auffallenheit einzuleiten".[5] Später wurde allerdings ergänzt, es dürften „bei der Ankunft und während des Aufenthaltes des p. Schönlein keine öffentlichen Demonstrationen und Ehrenbezeugungen stattfinden, die Sr. Ma[jestät] dem Könige zum Mißfallen gereichen könnten".[6] Therese bemerkte ihrem Mann gegenüber, es wäre ihr „freilich nicht im Traum eingefallen daß Se. Majestät v. Baiern solche Maßregeln ergreifen würde um Deinen Namen in seinem weiten Reiche in Vergeßenheit zu begraben. – Es ist so lächerlich wie unbegreiflich, daß man seinen Ärger selbst so der Welt kund macht."*

Innerhalb weniger Tage hatte der preußische Botschafter bereits die Einreisepapiere einschließlich des Durchreisevisums für Bayern fertiggestellt: „Ich bin recht stolz, daß es mir zugefallen ist, Sie mit meiner Unterschrift ins Vaterland geleiten zu dürfen: meine herzlichsten Wünsche begleiten Sie dorthin."* Er warnte aber auch gleichzeitig vor der beschwerlichen Reise: „Nach Berliner Briefen hat Deutschland jenseits des Thüringer Waldes eine bittere Kälte von Mitte December gehabt. Unterdessen werden die Wege besser angebahnt sein."* Zu Beginn des neuen Jahres brach Schönlein widerwillig Richtung Norden auf, um „wenigstens in den beyden letzten Monaten des laufenden Semesters den medicinischen Unterricht ertheilen zu können".[7] Er reiste im tiefsten Winter, gesundheitlich noch etwas angeschlagen und allein – die Familie würde erst bei milderem Wetter folgen. Die Route führte über Augsburg und Neuburg an der Donau, wo er seine zusammen mit ihm aus Würzburg vertriebenen Professorenkollegen Seuffert und Cucumus besuchte. Da sie die kulinarischen Vorlieben ihres durchreisenden Freundes kannten, war die Speisekammer immer mit „eingesülzten Feldhühnern" und „wilden Schweinsköpfen" gefüllt, „um einen so leckern Gaumen ja nicht unbefriedigt von sich scheiden zu sehen".[8] So wurde das Zusammentreffen der drei Schicksalsgenossen wohl gebührend gefeiert.

Nach dem kurzen Zwischenaufenthalt bei der Mutter in Franken sollte es eigentlich gleich weiter nach Leipzig gehen, wo er wegen einer Konsultation dringend erwartet wurde.Doch ein Rückfall seiner Erkältung zwang ihn zu einer längeren Ruhepause – vielleicht war auch das Treffen mit den beiden Kollegen etwas zu ausschweifend gewesen. Therese war jedenfalls froh, ihren Mann „bei dieser strengen Kälte vergnügt u. warm eingethan bei [s]einer Mutter zu wißen".* Die Tatsache, dass er wegen einer heftigen Halsentzündung wochenlang kaum sprechen konnte, veranlasste ihn zu einem seiner berüchtigten spöttischen Seitenhiebe auf den bayerischen Überwachungsstaat: „Kaum genesen segelte ich aus Zürich mit Frühlingslüften, um den härtesten Winter auf dem bayerischen Hochlande zu treffen, der mir die Brust zusammenschnürte und die Stimme raubte, ein Glück vielleicht für mich in diesem Lande."[9]

Während sich Schönlein unter der mütterlichen Pflege allmählich erholte, machte sich sein Fehlen in der Medizinischen Klinik in Zürich schmerzlich bemerkbar, denn die verbliebenen Professoren waren heillos zerstritten und die „Studenten sind und zwar mit Recht ungehalten, und die wenigen noch anwesenden werden mit Ostern auch noch abmarschieren."[*] Auch die Suche nach einem Nachfolger für den berühmten Professor gestaltete sich schwierig, zumal man gern seine erfolgreiche Lehrweise weiterführen wollte und daher vorwiegend aus seiner Schule stammende Kandidaten unter die Lupe nahm. Der gerade frisch nach Göttingen berufene Conrad Heinrich Fuchs lehnte dankend ab:

> „Auch kann ich nicht läugnen, daß mich [...] die so häufigen Unruhen in der Schweiz, das Verbot der dortigen Univers[ität] für Deutsche, und was mir andre Correspondenten (!!) über die dortige Stellung der Fremden zu den Einheimischen sagen, abschrecken. – Daß Schönlein eine Ausnahme machte, verbürgt mir nicht, daß es mir besser geht als den Meisten."[*]

Nach längerem Hin und Her fiel die Wahl schließlich auf Karl Sebastian Pfeufer, der von allen Schülern dem Meister am nächsten stand. Pfeufer war als angesehener praktischer Arzt in München tätig. Trotz seiner Verdienste um die Cholera-Bekämpfung waren dort aber alle Bemühungen um eine Stelle an der Universität am Widerstand Ringseis' gescheitert. So zögerte Pfeufer dann auch keinen Augenblick, den Ruf nach Zürich anzunehmen. Pfeufer unterrichtete die Studenten weiter ganz im Sinne der Naturhistorischen Schule und vollendete auch den Neubau des Kantonsspitals. Die Patienten, die ihm besonders am Herzen lagen, übergab Schönlein an seine rechte Hand, Christoph Ernst Bach. Alle waren untröstlich über den Verlust des vertrauten Arztes, wie Bach berichtete:

> „Überall wo ich hinkomme werde ich mit thränenden Augen empfangen."[*]

Hierzu zählte auch und ganz besonders die frisch verwitwete Antoinette Custer aus Rheineck am Bodensee. Zur Abreise hatte sie Schönlein noch geschrieben:

> „Mögen Sie recht schönen freundlichen Tagen entgegengehen! Und blickt Ihr Auge, nach Jahr und Tag, noch sehnsuchtsvoll nach den fernen Bergen der Schweitz, so kehren Sie wieder – und hat mich Gott am Leben erhalten, so bin ich die Feste am Ufer des Rheins Sie zu begrüßen."[*]

Doch das Schicksal wollte es anders – schon wenige Monate später musste Bach berichten, dass „man täglich den Tod der Madame Custer erwarte, man habe noch viele Ärzte von nah und fern berathen, allein alle seyen der Meinung, daß das Übel unheilbar sey".[*] Die junge Frau kämpfte gegen denselben Erreger wie ihr Mann und verstarb nur ein halbes Jahr nach ihm – ebenfalls an Tuberkulose.

So schmerzhaft der Verlust für die Schweizer Patienten und Kollegen war, so freudig wurde der Rückkehrer in Preußen von vielen Seiten erwartet. Aber noch war

Schönlein nicht an seiner neuen Wirkungsstätte angekommen. Zwar hatte er sich von seiner Erkältung erholt, aber das winterliche Wetter hielt ihn immer noch in der Heimat fest. Nachdem im Februar 1840 ein zweiter Versuch der Abreise gescheitert war, entschloss er sich, die Ankunft der Familie abzuwarten. Vor dem Ende des Wintersemesters würde er nun ohnehin nicht mehr in Berlin ankommen können. Doch als Frau und Kinder endlich einige Wochen später in Franken eintrafen, stellte sich ein neues Problem. Der sechsjährige Philipp war schwer an Scharlach erkrankt und steckte in der Folge auch seine Schwestern an:

> „Das Vaterland hat uns einen herben Empfang bereitet, u. ich denke mit Schauder zurück an die Tage u. Nächte voll Angst die wir durchlebten! Gott lob u. Preis daß der Vater noch in der Nähe war u. selbst zu Hülfe eilen konnte. Auch Etha war sehr gefährlich krank, ist aber seit gestern wieder außer Bett. Dagegen ist unser liebes kleines Mädchen die seit letztem Freitag erkrankte, noch immer unwohl, wobei wohl auch das Zahnen mitwirkt, das Scharlachfieber selbst war bei ihr leicht u. gutartig, auch war sie nie gefährlich, aber desto mühsamer, da sie nicht im Bette bleiben, sondern immer getragen sein wollte. Philipp muß immer noch 14 Tage das Bett hüten, es geht ihm aber gut, obwohl er sehr mager geworden ist."*

So war der Familienvater zunächst als Arzt gefragt, bevor er an eine Weiterreise denken konnte. Er verbrachte das Osterfest noch in Bamberg und brach erst danach endgültig Richtung Preußen auf, die Familie musste erneut zurückbleiben. Wahrscheinlich machte er sich mit recht gemischten Gefühlen auf den Weg, denn neben den ungeduldig wartenden Freunden, Studenten und Patienten gab es auch Warnungen vor Widerständen aus den Reihen seiner Professorenkollegen. Besonders skurril war eine anonyme Warnung vor „Neidern und Verfolgern" und ein Hinweis auf „lichtscheue Vögel", von denen eine ganz besondere Gefahr ausginge:

> „Eine Sorte von Leuten werden stets Ihre Gegner bleiben, Sie werden solch leicht erkennen an ihrer Lebensweise. Eine grundschlechte Sitte her[r]scht in Berlin, die schon bedeutende Leute verflacht, ja völlig verlumpt hat, um so leichter als sie im Gewande guten Anstandes und freundlichen Wohlwollens zu erscheinen strebt, und grade den höheren Ständen anklebt! – Mit einem Worte, man dinirt! Um 3 oder 4 Uhr setzt man sich zu Tische – man ist heiter, froh, freundlich, freundschaf[t]lich; stets für den ganzen Tag manchmal auch für den folgenden verloren! Unter den Fallstricken, die eine Klicke [Clique – Anm. d. Verf.], deren Klinik niemand mehr beiwohnt, ihnen legen wird, soll dies bereits in Anregung gebracht seyn – ich habe so etwas gehört! In Berlin mehr! Sie können nur bestehen und wirken, wenn Sie gar keine Einladung annehmen – so ist niemand beleidigt."*

Eine Warnung vor abendlichen Diners – für einen Genussmenschen wie Schönlein eine ziemliche Zumutung! Da konnte er sich ja auf einiges gefasst machen in Berlin.

Antritt und Angriff 26

> „Schönlein hat gestern angefangen, es waren eine Menge
> Studenten aller Facultäten im Auditorio, draussen standen noch
> eine ebenso grosse Menge, daher wurde das Zimmer
> gewechselt, wobei die ersten natürlich die letzten wurden. Er
> sprach in der ersten Stunde über die verschiedenen
> medizinischen Schulen, etwas stark gegen die Gegner, mit
> einigen Seitenblicken auf die Unfehlbarkeit des Papstes."
> (Hermann von Helmholtz) (Königsberger 1902, S. 37)

Am 25. April 1840 endlich traf der „Fürst der Wissenschaft"[1] in Berlin ein: „Von Seiten der Wissenschaft und der Kunst konnte er hier wohl nicht würdiger empfangen werden, als dies dadurch geschehen, dass Alexander von Humboldt einer der allerersten seiner Bewillkommnungsbesucher gewesen."[2] Auch zu einer ersten Begegnung mit dem preußischen König Friedrich Wilhelm III. kam es schon nach wenigen Tagen. Fürst Wilhelm zu Sayn-Wittgenstein-Hohenstein, der Schönlein schon von einer früheren Konsultation her kannte, arrangierte ein Treffen auf der Terrasse von Sanssouci. Dabei anwesend war auch Generalstabsarzt Johann Wilhelm von Wiebel, der sich um die medizinischen Belange am Hofe kümmerte. Für diesen war es wohl wenig schmeichelhaft, als sich der König an Schönlein mit den Worten wandte: „Eigentlich seit Hufelands[3] Tode gar keinen Leibarzt haben."[4] Friedrich Wilhelm ahnte zu jenem Zeitpunkt noch nicht, wie bald er schon die ärztliche Hilfe des Neuankömmlings benötigen würde.

Die öffentliche Antrittsvorlesung Schönleins in Berlin fand am 6. Mai statt. „Unter lautem Jubelruf einer ungemein zahlreichen Versammlung Studirender, unter die sich viele practische Aerzte gemischt hatten, trat heute Schönlein, der Langersehnte, im großen Central-Saal der Charité zum ersten Male öffentlich bei uns auf."[5] Die Erwartungen waren hoch und durch die wiederholten Verzögerungen seiner Ankunft nur noch gestiegen. Unter den Zuhörern befanden sich auch drei

Medizinstudenten, die schon einige Semester ihrer Ausbildung hinter sich hatten und nun voll Spannung darauf warteten, was denn der hochgelobte Neue so anders machen würde. Alle drei sollten auf verschiedenen Gebieten der Physiologie und Pathologie später zu Weltruhm gelangen. Es waren dies Hermann von Helmholtz, Emil du Bois-Reymond und Rudolf Virchow, die ihre Erinnerungen an diesen besonderen Vormittag festhielten, wobei von du Bois-Reymond eine besonders lebhafte Schilderung erhalten ist:

> „Schönlein ist angekommen […]. Am ersten Tag, als er auf der Charité las, genügte der Saal, in dem die Vorlesung angekündigt war, nicht; und so stürmte die ganze versammelte Menschenmenge Hals über Kopf die Treppen herab in den Operationssaal. Hier ward Schönlein durch Dieffenbach eingeführt und hielt dann eine Rede, worin er mit vielen Citationen aus dem Faust verbrämt, eine Parallele zwischen Theorie und Praxis hinstellte; ein ungeheures Geschrei und Geklatsch empfing und entließ ihn."[6]

Die Zuhörer waren vor allem begeistert über die erste Vorlesung in deutscher Sprache in der ehemals „lateinischen Klinik" (Abb. 26.1).

Doch du Bois-Reymond war auch ein kritischer Beobachter:

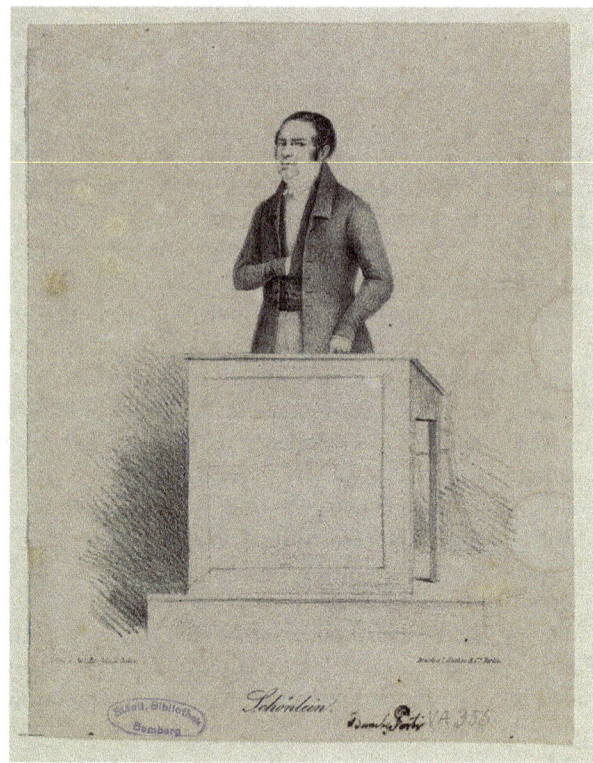

Abb. 26.1 Lithografie v. L. Sachse & Co. Porträt Schönleins an der Berliner Lehrkanzel (Staatsbibliothek Bamberg, Sign: V A 355)

"Als ich ihn hörte, erschien er im feinsten Ballkostüm, schwarz mit schwarzen Strümpfen und Schuhen, plissirten Manchetten, gants beaux frais [schöne Handschuhe] und dazu ein Gesicht – feuerrote Nase und Backen und wahrhaftig so flegelhaft, daß unter dieser Larve kein Physiognomiker diese berühmteste der ärztlichen Illustrations aufsuchen würde. Und dieser ungeschlachte Gesell ließ dann den undeutlichsten Vortrag vernehmen, der dadurch eine ganz absonderliche Würze erhielt, daß wenn ihm ein Wort fehlt, er die vorhergehende Sylbe im lautesten Gebrüll mit sich herumzieht, bis er jenes gefunden hat. Dazwischen spricht er aber ganz leise. Dies Ensemble male dir aus. Was er sagte, war gut gesetzt, sehr einfach, plausibel und pikant."[7]

Ein anderer damaliger Zuhörer, der bereits promovierte Arzt und Schriftsteller Max Ring, bestätigte diese Beschreibung mit etwas anderen Worten:

"Persönlich imponierte Schönlein auf den ersten Blick weit weniger, als wir ihn uns vorgestellt hatten. Die untersetzte, behäbige Gestalt mit dem stark geröteten, etwas faunischen Gesicht paßte eher für einen gemütlichen Weinreisenden, als für einen berühmten Gelehrten. Aber schon die erste Vorlesung zeigte den scharfen Diagnostiker, dessen Vortrag uns mit Bewunderung und Verehrung erfüllte."[8]

Aber was genau sagte Schönlein nun in seiner lang erwarteten ersten Vorlesung? Zuallererst bat er darum, ihn nicht zu überschätzen, „man möge nicht zu sanguinische Hoffnungen schöpfen, um später nicht, nach zu hohen Erwartungen enttäuscht, einer anderen Stimmung Raum geben zu müssen".[9] Dann erläuterte er, dass in seiner Klinik die angehenden Ärzte zukünftig sowohl auf eine wissenschaftliche als auch auf eine künstlerische Aufgabe vorbereitet werden sollten. Die Naturwissenschaften wären „wie mit Eisenbahnen, wie mit Dampfkraft"[10] vorangeschritten, während die Medizin seit dem Altertum auf der Stelle trat. Daher wären nur mithilfe der Naturwissenschaften alle wesentlichen Informationen über einen Patienten zu erhalten. Nach diesem diagnostischen Schritt hätte der Arzt als Künstler ein vollständiges Krankheitsbild zu erschaffen, um daraus die richtigen Behandlungsmaßnahmen ableiten zu können. Abschließend warnte er die angehenden Ärzte vor der Anmaßung vermeintlicher Unfehlbarkeit. Auch frühere „Coryphäen der Heilkunst" wären ihm „nie größer erschienen […], als wo sie ihre Irrungen offen bekannt und die Quellen derselben nachgewiesen hätten".[11] Er beendete die Vorlesung unter Beifallsrufen, verließ den großen Saal und demonstrierte anschließend im Krankensaal die Krankheitsbilder zweier Patienten, ein Rotlauffieber (Erysipel) und einen Hydrothorax (Wasseransammlung im Brustkorb).

Besonderen Beifall erhielt Schönlein für seine Bemühungen, „die Deutsche Sprache, die geistig vollendetste, auf den ihr allein gebührenden Thron der Gelehrsamkeit" zu setzen. „Es ist bei Gott hohe Zeit unsere besten Gedanken von den spanischen Stiefeln der Latinität zu emancipiren, die nur zu oft der schimmernde Deckmantel der Leerheit und Talentlosigkeit ist."* In Berlin fand wenige Tage später ein Festmahl für über einhundert Personen im Jagorschen Saal Unter den Linden statt. Dabei brachte Johannes Müller einen Toast auf das Wohl des neuen Fakultätsmitglieds aus, eine Delegation von Studierenden trug ein Festgedicht vor, und zwei sich abwechselnde Chöre sorgten für die musikalische Umrahmung.

Nicht nur von den Studenten, sondern auch von vielen Patienten war die Ankunft des berühmten Professors in Preußen herbeigesehnt worden. Die beiden hochrangigsten Kranken warteten direkt in Berlin auf ihn. Die erste ärztliche Aufgabe führte Schönlein zu einem Besuch bei dem seit einiger Zeit bettlägerigen Kultusminister, mit dem er wegen seiner Berufung regen brieflichen Kontakt gehabt hatte. Aber die Krankheit war schon zu weit fortgeschritten, seine ärztliche Kunst konnte keine Wendung mehr bewirken. Carl Freiherr vom Stein zum Altenstein verstarb nur zwei Wochen nach Schönleins Ankunft. Ein unglücklicher Start für den hochgelobten Arzt, doch es sollte noch schlimmer kommen.

Kein geringerer als der König selbst war erkrankt. Dieser kam nach einem grippalen Infekt nicht mehr richtig auf die Beine. Er hatte keinen Appetit und seine Kräfte nahmen immer mehr ab. Auch die Militärärzte Johann Wilhelm von Wiebel und Heinrich Gottfried Grimm wussten sich keinen Rat mehr. Widerwillig gab Friedrich Wilhelm III. dem Drängen der Familie schließlich nach, und der neue Professor wurde ans Krankenbett gerufen. Der Beginn dieser Arzt-Patienten-Beziehung verlief etwas holprig, denn der Monarch war es nicht gewohnt, dass man ihn anfasste:

„Aber die gründliche Art der Untersuchung mißfiel dem kranken Könige, der selbst das Fühlen des Pulses sonst nur ungern gestattete, anfangs in hohem Grade. Bald aber ließ des großen Arztes imponierende Ruhe, die Sicherheit seines ganzen Wesens, die Art und Weise, wie er lindernde Mittel vorschlug und anordnete, den König erkennen, daß Schönlein seines vollen Vertrauens würdig sei."[12]

Der Professor führte die Entkräftung des Königs auf seinen Widerwillen gegen Fleischspeisen zurück und hatte auch einen Behandlungsvorschlag ganz entsprechend seiner Vorliebe für Badetherapien: „Diesem Übel wird jetzt, wie man hört, auf den Rath des Professors Schönlein durch Bäder in Bouillon begegnet werden, welche den Mangel an Fleischnahrung ersetzen sollen."[13] Ob dem König mit seiner Abneigung gegen Fleisch das Bad in Rinderbrühe behagte, ist nicht überliefert. Ein Schreiben von Grimm beweist jedoch, wie sehr sich die Militärärzte bei jedem Detail auf die Anordnungen Schönleins verließen:

„S[eine] Maj[estät] der König haben gestern Abends 7 Uhr etwa 2 Eßlöffel voll gebrochen. Das Ausgebrochene schmeckte nach Bier und Kaffee, die Mittags und Nachmittags genoßen waren. Die Nacht ist unruhig gewesen, Maj[estät] haben viel geträumt und klagten um 6 ¼ Uhr, daß der Kopf von der Unruhe der Nacht etwas eingenommen sei. Die Zunge hat sich darauf mehr belegt und der Appetit ist gestern Abends ganz schlecht gewesen. Heute Morgen klagen Maj[estät] sehr über schlechten Geschmack und gänzlichen Appetitmangel, haben auch nicht eine ganze Tasse Kaffee genoßen und diesen ganz ohne Zwieback genommen. Gestern Abend war der Puls etwas bewegt, heute Morgen ist derselbe ruhig. Unter diesen Umständen habe ich Franzesbrunnen vor dem Bade nicht gegeben. Sind Sie der Meinung, daß es nach dem Bade, und für diesen Fall wann? geschehen könne, halten Sie denselben unter diesen Umständen für angezeigt? Ich bitte um schleunige Antwort, weil sonst der König aus dem Bade kommt, ehe ich Ihre Antwort habe."*

Als sich Anfang Juni das Befinden des Monarchen weiter verschlechterte, gingen die Ärzte dazu über, täglich Gesundheitsbulletins zu veröffentlichen, um das Volk zu informieren. Das erste lautete:

> „Seine Majestät der König leiden seit einigen Wochen an den Folgen eines wiederholten Grippe-Anfalls, die sich vorzüglich als eine fieberhafte Affection der Schleimhäute und damit in Verbindung stehende Verminderung der Eßlust kund gaben. In den letzten Tagen hat sich mit diesem Zustande eine stärkere Abnahme der Kräfte verbunden, welche nach einer schlaflosen Nacht sich heute Morgen bedeutend gesteigert hat."[14]

Am nächsten Tag klang das Bulletin schon bedrohlicher: „Se[ine] Maj[estät] der König haben zwar in der vergangenen Nacht einige Stunden geschlafen, trotzdem haben sich aber die Kräfte nicht gehoben, vielmehr hat die Entkräftung auf eine sehr beunruhigende Weise zugenommen."[15] Und nochmals zwei Tage später erschien die letzte Verlautbarung: „Se[ine] Maj[estät] der König haben in der vergangenen Nacht mit vielen Unterbrechungen geschlummert. Das Fieber, gegen Morgen wenig ermäßigt, dauert fort. Die Abspannung der Kräfte ist groß."[16] Alle Bulletins waren unterschrieben: „Gez. Dr. v. Wiebel. Dr. Schönlein. Dr. Grimm."

Sämtliche Kinder des Königs waren nach Berlin geeilt, um beim kranken Vater zu sein, darunter auch seine Tochter Charlotte, die russische Kaiserin Alexandra Fjodorowna, die schon zwei Jahre zuvor einmal Schönleins ärztlichen Rat erbeten hatte. Mit dem Kronprinzen Friedrich Wilhelm besprachen die Ärzte täglich die Gesundheitssituation des Vaters, aber es gab keine Rettung mehr. Am Pfingstsonntag, dem 7. Juni 1840, verstarb der König am Nachmittag umgeben von seinen Kindern und Enkeln. Für das Image Schönleins war dieser zweite Todesfall innerhalb weniger Wochen alles andere als förderlich. Erst der Minister, dann der König – ein wenig enttäuscht war man von den Fähigkeiten des hochgelobten Professors aus dem Ausland schon, und vereinzelt wurde auch Kritik laut, „daß man auch hier, wie gewöhnlich, dem Fremden den Vorzug vor den Einheimischen ohne vorhergegangene Prüfung gab. An dem Sterbebett eines Königs hätte ein preußisches Herz wohler getan."[17]

Schönlein war überaus beschäftigt in seinen ersten Wochen in Berlin, an der Universität, in der Charité-Klinik und am preußischen Hof. Ein Freund sorgte sich: „Der Himmel gebe, daß Sie in all dem Jubel und Trubel gesund, kräftig und frei bleiben; doch dafür bürgt mir Ihr heiteres Gemüth."* Für ein Privatleben blieb in diesen Tagen keine Zeit, aber die Familie wurde durch die Scharlacherkrankungen der Kinder ohnehin noch in Franken festgehalten. Therese schilderte ihrer Schwiegermutter, was vor der Abreise noch zu erledigen war:

> „Ich habe gestern endlich den zweiten Brief v[on] m[einem] Manne bekommen, er führt neben allem Ruhm u. Ehren, die man ihm erweißt, ein erbärmliches Leben u. entbehrt aller häuslichen Bequemlichkeit, daß er unter solchen Umständen unsre Ankunft sobald als möglich wünscht, ist natürlich; doch, schreibt er, nicht, bevor 2 Punkte ihre Erledigung gefunden haben, erstens: eine fränkische Köchin aufgetrieben ist, u. zweitens Cecilie geimpft ist worden."*

Das deutlich größere Problem war dabei, an gutes Hauspersonal zu kommen. Denn was seine leiblichen Genüsse anging, verstand der Herr des Hauses keinen Spaß! Schon in der Schweiz hatte es einmal Ärger wegen einer fränkischen Köchin gegeben, die zwar „kochte wie er's gerne aß",* aber ansonsten mit allen anderen Bediensteten im Streit lag. So kam es damals, „daß Kunigund impertinenter als je wurde ja sich eines Tag's so weit vergaß der Franziska einen Faustschlag zu versetzen daß ihr Auge blitzblau war, diese erwiederte den Angriff u. so prügelten sie sich bis man sie auseinander zerrte".* Und jetzt stand Therese wieder vor der Aufgabe, eine Köchin zu finden, die in der Lage war, dem Professor das Leben im fernen Preußen zumindest mit heimischer Kost zu versüßen:

> „Eine davon, angeblich 38 Jahre alt, soll sehr gut kochen, sehr reinlich, fleißig sein, goldgetreu, immer auf der Herrschaft Nuzen, aber – bös u. unverträglich mit den Nebendienstboten u. eifersüchtig auf jedes gute Wort, das man mit andern redet. was soll ich da machen! ihre Phüsiognomie sieht wirklich sehr bös aus – soll ich mich wieder halb zu Tod ärgern? – eine Andre die auch gelobt wird, ist erst 28 Jahre alt u. noch nicht lang beim kochen. – Die wird ohne Zweifel Liebschaften anfangen! – Gott wie ist man doch geplagt auf der Welt!"*

Ende Juni war es endlich so weit. Therese fuhr mit den Kindern und der neuen Köchin über Gera und Leipzig nach Berlin, wobei sie ab Potsdam noch die Fahrt in der Eisenbahn auf der erst zwei Jahre zuvor eröffneten Strecke genossen.

> „Wir kamen am Sonntag früh 10 Uhr in Potsdam an, aßen ein zweites Frühstück, u. ich ging dann um ½ 1 Uhr mit d. Kindern auf die Eisenbahn u. ließ den Wagen mit der Köchin nachfahren, um ¼ nach 1 Uhr waren wir hier, während der Kutscher erst Abend 6 Uhr eintraf."*

Doch kaum waren alle seine Lieben in Berlin eingetroffen, musste das Familienoberhaupt schon wieder die Koffer packen. Er hatte zum Ende des Sommersemesters aus Bamberg die Nachricht erhalten, dass seine mittlerweile 75-jährige Mutter erkrankt war. Der fürsorgliche Sohn hielt seine letzte Vorlesung und brach dann unmittelbar anschließend Richtung Süden auf. Glücklicherweise stellte sich die Erkrankung der Mutter als harmlos heraus, und der Sohn wurde zu Hause verwöhnt. Therese schrieb „Mein Mann, hoffe ich, wird durch Ihre Küche u. das Bamberger Bier wieder den Speck zulegen, den er hier verloren hat."* Und noch ein weiteres Ziel hatte die Reise. Im September 1840 fand die achtzehnte Versammlung der Gesellschaft Deutscher Naturforscher und Ärzte in Erlangen statt. Seit der dritten, die er selbst viele Jahre zuvor in Würzburg organisiert hatte, war er nicht mehr auf diesen Versammlungen gewesen. In einer der Sitzungen der „zoologisch-anatomisch-physiologischen Section" wurde auch Schönleins Entdeckung des Favus-Pilzes besprochen. Aber vor allem genoss er es in vollen Zügen, wieder einmal viele seiner früheren Kollegen und Schüler zu treffen und sich mit ihnen auszutauschen. Während es sich ihr Mann in Franken gut gehen ließ, erhielt seine Frau in Berlin überraschend hohen Besuch – von keinem Geringeren als von Alexander von Humboldt:

> „Dieser berühmte Mann beehrte mich mit einem ziemlich langen Besuche u. trug mir auf, Dich herzlich von ihm zu grüßen. Er glaubte dich in ein Bad gereist u. schien es nicht sehr gerne zu hören, daß Bamberg der Ort deines längeren Verweilens sein würde – ‚wenn es ihm nur dort nicht wieder so wohl gefällt, um ungern hieher zurück zu kehren!'"*

Doch der Besuch von Humboldts war keine reine Höflichkeitsgeste – es gab durchaus einen triftigen Grund, warum er Schönlein so dringend sprechen wollte. Es brodelte nämlich in der Medizinischen Fakultät der Berliner Universität. Schon von Beginn an hatte es gegen Schönleins Berufung heftige Widerstände bei manchen seiner seinen Professorenkollegen gegeben. Hinter den Kulissen wurde kräftig intrigiert und selbst als schon längst über die Besetzung der Stelle entschieden war, versuchten Schönleins Widersacher in der Fakultät immer noch, ihn beim Ministerium in Misskredit zu bringen. Die krankheitsbedingte Verspätung seiner Ankunft wurde in „giftigen Artikeln" in verschiedenen Zeitungen kommentiert:

> „Was würde man wohl sagen, wenn die Regierung ihrerseits ihre Verpflichtungen gegen Schönlein so säumig, so widerwillig und so spröde erfüllte, als dieser die seinen?"[18]

Er selbst erkannte, alle Angriffe „fließen aus der gleichen Quelle und sind die letzten ohnmächtigen Versuche der geschlagenen Partei, die nun das Ministerium gegen mich in Harnisch jagen möchte".[19] Sein ehemaliger Schüler Ferdinand Jahn, Leibarzt des Herzogs von Sachsen-Meiningen, warnte: „In den Zeitungen hört man von einer Opposition, die sich in Berlin gegen Sie gebildet habe, von Intrigen und Cabalen, die dort gegen Sie im Werke seien."* Aber auch nachdem er an seinem neuen Wirkungsort angekommen war, gingen die Angriffe in der Presse weiter. Besonders tat sich dabei die *Leipziger Allgemeine Zeitung* hervor, deren Korrespondent für Preußen seine Informationen offensichtlich direkt aus den akademisch-medizinischen Kreisen in der Hauptstadt bezog. Durch die Krankheit des Königs bot sich die nächste Gelegenheit zu einer direkten Attacke gegen den neuen Professor. Besagte Zeitung warf ihm vor allem eine Fehleinschätzung der Schwere der Erkrankung vor und kritisierte, dass „der gleich nach seiner Ankunft zum König berufene Professor Schönlein fortwährend der ganzen Familie bis wenige Tage vor dem Tode die entschiedensten Hoffnungen gegeben habe" und „man überhaupt, selbst in den zuletzt ausgegebenen Bulletins, immer nur von den Folgen einer Grippe gehört hatte, die man als leichteres Übel aufzufassen gewohnt ist".[20] Gänzlich den Topf zum Überkochen brachte jedoch nur zwei Tage später eine Verunglimpfung durch denselben Zeitungskorrespondenten:

> „Das Auftreten dieses geschätzten Mannes in Berlin scheint nicht sehr vom Glücke begünstigt zu sein. Als Lehrer erfreut er sich auch hier des Beifalls seiner Zuhörer, wogegen sich die Meinung im Anfangs so enthusiastisch gestimmten Publicum immer allgemeiner feststellt, daß Schönlein mehr wissenschaftlicher, gelehrter Mediziner als eigentlicher Praktiker sei."[21]

Das traf ihn an der empfindlichsten Stelle. Ausgerechnet ihm, der seit über zwanzig Jahren Krankheitsbilder sammelte, analysierte und seinen Studenten vermittelte, wollte man die Befähigung zur praktischen ärztlichen Tätigkeit absprechen. Das konnte und durfte er sich nicht gefallen lassen! Das brachte ihn so in Rage, dass er darauf reagieren musste, was bei seiner bekannt unverblümten Ausdrucksweise nicht ungefährlich war. Und genau das hatten seine Gegner durch ihre ständigen öffentlichen Angriffe bezwecken wollen, wie der gut informierte Ferdinand Jahn später herausfand. Er schrieb, „daß nach Nachrichten aus Berlin, die ich so eben erhalte, die Taktik jetzt dahin geht, Sie zu Ausfällen zu reizen und Ihnen hierdurch Übles auf den Hals zu laden."*

Die Rechnung ging auf. Ganz im Gegensatz zur bejubelten Antrittsvorlesung kam es in der letzten Vorlesung seines ersten Semesters in Berlin zum Skandal. Schönlein glaubte in einem seiner Kollegen aus der Medizinischen Fakultät den Urheber aller Zeitungsattacken identifiziert zu haben. Und weil der von ihm Verdächtigte ein konvertierter Jude war, ließ er sich in einer Wutrede zu antisemitischen Pöbeleien hinreißen. Die *Leipziger Allgemeine* veröffentlichte Schönleins Worte nach den Aussagen eines anwesenden Zuhörers:

> „Wenn der ehrenwerthe Berichterstatter auch anonym auftritt, so weiß ich doch zu welcher Race er gehört. Am Geruche kann man erkennen, daß es Einer ist, bei dem das christliche Taufwasser den orientalischen Knoblauchsgeruch nicht hinweggespült hat. Zwanzig Jahre lang war ich Director mehrer Krankenhäuser in verschiedener Herren Land, und glaubte nun, mit einigen theoretischen und praktischen Kenntnissen in der Tasche nach Berlin zu kommen, wo mich die Polizei vor jeglicher Beraubung schützen würde. Als ich nun eines Tages von der Jägerstraße nach der Charité gehe, da kommt der Herr und stibitzt mir die Praxis aus der Tasche, und läßt mir das Bischen Theorie, um es mir vielleicht später auch einmal zu rauben."[22]

Durch diese öffentliche Beschimpfung hatte er sich selbst desavouiert. Schon in derselben Ausgabe dieses Blattes wurde ein Kommentar abgedruckt:

> „Hatte der muthige, gegen alle Vorurtheile ankämpfende Liberale nicht bedacht, daß ein von Vorurtheilen aller Art zu Boden gedrücktes Volk zu schmähen und zu verhöhnen weder muthig noch liberal sei? In der That, ein auf der Spitze der Wissenschaft stehender Mann, wie Schönlein, hätte wohl würdigere Schlußworte finden können, und dergleichen dem vornehmen wie dem geringen Pöbel überlassen sollen."

Unterzeichnet war dieser Kommentar mit: „Ein Anhänger Schönlein's, aber ein Jude."[23] Die Empörung in akademischen Kreisen war groß. Die dem berühmten Professor eigentlich sehr wohlgesonnene *Berliner Medicinische Central-Zeitung* berichtete, dass in der „zahlreichen Zuhörerschaft, deren Drittel fast aus Medicinern jüdischen Glaubens besteht", über die „höchst witzlose[n] judenfeindliche[n] Aeusserungen" großes Erstaunen herrschte.[24] Schönlein selbst bekam das alles nur aus der Entfernung mit, denn er war unmittelbar nach seiner Vorlesung in Richtung Bamberg zu seiner kranken Mutter abgereist. Aber wie bereits geschildert, bekam seine Frau Besuch – vom 70-jährigen Alexander von Humboldt, der eine Art geistig-moralische Instanz im gelehrten Berlin verkörperte. Therese berichtete ihrem Mann:

> „In der That wurde ich schon durch Hrn. v. Humbold v[on] der Sache unterrichtet, er äußerte sein Bedauern darüber, die Juden angreifen heiße hier, in ein Wespennest stechen u. er wolle dich freundschaftlich bitten, solche Angriffe künftig nicht mehr zu machen, ich solle nur nichts darüber schreiben, es laße sich beßer persönlich besprechen."*

In den Zeitungen wurde an keiner Stelle erwähnt, welcher seiner Kollegen so sehr den Zorn Schönleins auf sich gezogen hatte. Und diese Frage wäre aus heutiger Sicht wohl auch kaum mehr zu beantworten gewesen, wenn nicht jetzt ein Brief mit folgendem Inhalt aufgetaucht wäre:

„Vor einigen Tagen erst habe ich, zu meinem unaussprechlichsten Erstaunen, bei Gelegenheit eines zufälligen Gesprächs erfahren, daß [Sie] bei einer gewissen, vielbesprochenen Rede, die in meiner Abwesenheit von Berlin an unsere gemeinschaftlichen Zuhörer gehalten worden, auf mich gezielt haben. Das Gerücht davon war nach meiner Zurückkunft wohl zu mir gedrungen: ich konnte und durfte ihm aber nicht glauben, weshalb ich über die Angelegenheit das tiefste Schweigen beobachtete, bis ich, wie gesagt, jetzt erst erfahre, daß [Sie] gar nicht in Abrede stellen, daß Sie mich haben verletzen wollen, was mich zu einer Explication, wenigstens Ihnen gegenüber zwingt. [...]. Es kann nicht meine Absicht sein, eine Achtung, oder auch nur eine collegialische Gesinnung Ihrerseits erzwingen zu wollen, wenn gleich ich mir bewußt bin, von unserm ersten Zusammentreffen an meinerseits Ihnen stets diese Gesinnungen bewiesen zu haben: mir selbst aber bin ich es nunmehr [...] schuldig, wie hiermit geschieht, zu erklären: daß ich nie Mitarbeiter an politischen Zeitungen gewesen, und daß ich den fraglichen Artikel selbst erst nach meiner Zurückkunft und erst auf Veranlassung jener mir zu Ohren gekommenen Gerüchte gelesen."*

Dieses Schreiben ist unterzeichnet vom Rechtsmediziner Johann Ludwig Casper, der ursprünglich aus einer jüdischen Familie stammte und zum Christentum konvertiert war. Er hatte es einige Monate nach dem Vorfall verfasst und abgeschickt; der Inhalt wirkt sehr rational und glaubhaft. Es scheint so, als ob sich Schönlein durch die ganze Angelegenheit nicht nur öffentlich blamiert hätte, seine Verbalattacke hatte wahrscheinlich auch noch dem Falschen gegolten. Die Animositäten zwischen den beiden Fakultätskollegen ließen sich wohl in der Folge gütlich beilegen, denn von anhaltenden Querelen war in den folgenden Jahren nicht mehr die Rede. Die Unterschrift Caspers fand sich fast zwanzig Jahre später wieder auf der feierlichen Urkunde, die Schönlein von seinen Kollegen beim Abschied von der Berliner Universität überreicht bekam. Auch in der Öffentlichkeit klang die Aufregung bald wieder ab. Schon kurze Zeit nach dem Ereignis wurde die Angelegenheit in der Presse nicht mehr erwähnt, und auch von öffentlichen Angriffen in den Zeitungen gegen Schönlein fand sich keine Spur mehr.

Eine Frage steht jedoch noch im Raum: Handelte es sich nun bei dieser Wutrede um eine einmalige hässliche Attacke gegen einen Kollegen ehemals jüdischen Glaubens oder war diese Ausdruck einer generellen antisemitischen Gesinnung Schönleins? Diese Frage hatte wohl auch Alexander von Humboldt gestellt, denn ihm gegenüber verteidigte Therese ihren Mann,

„daß du sonst gar kein Feind d. Juden seiest u. dich von jeher des besondren Vertrauens der Kinder Israels hättest zu erfreuen gehabt. Darauf erwiderte er [Humboldt], er wiße wohl, wen du mit dem Ausfall hättest bezeichnen wollen, u. derselbe habe es gewiß verdient, aber nur so öffentlich u. allgemein hätte es nicht geschehen sollen."*

Auch in allen verfügbaren Vorlesungsmitschriften, öffentlichen Reden oder persönlichen Briefen lassen sich keinerlei weitere Hinweise auf eine antisemitische Einstellung Schönleins finden. Im Gegenteil, er setzte sich wiederholt in besonderem Maße für die Karrieren jüngerer jüdischer Ärzte in Preußen ein, wie sich an zwei Beispielen eindrucksvoll belegen lässt.

Eines davon ist der bereits wegen seiner Arbeiten über den Favus-Pilz in einem früheren Kapitel erwähnte Robert Remak (Abb. 26.2). Dieser hatte eine ausgezeichnete Doktorarbeit über die mikroskopische Struktur der Nerven bei Johan-

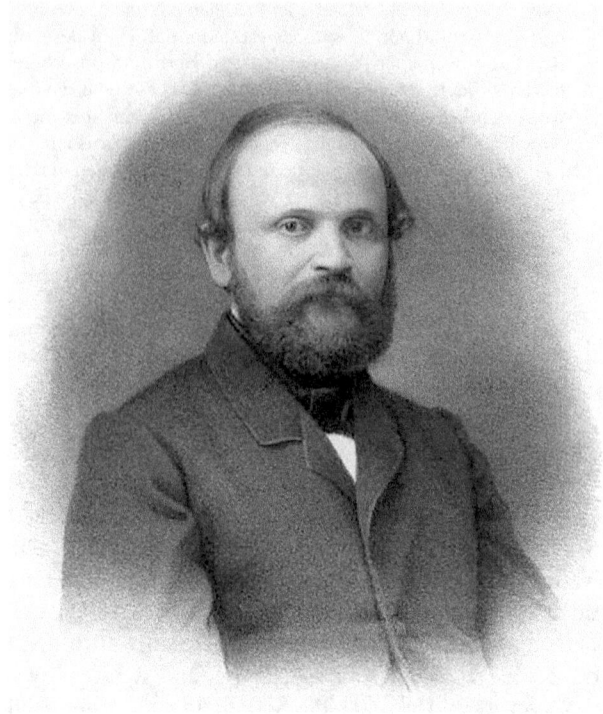

Abb. 26.2 Robert Remak. Lithografie von Georg Engelbach (https://de.wikipedia.org/wiki/Robert_Remak_(Mediziner)#/media/Datei:Robert_Remak.jpg, gemeinfrei)

nes Müller verfasst, aber trotz intensiver Unterstützung durch Alexander von Humboldt blieb ihm als Jude anfangs eine Lehrstelle an der Berliner Universität verwehrt. So trat er 1843 als Laborassistent in Schönleins Klinik ein, wo er unter anderem die Arbeiten zur mikroskopischen und kulturellen Charakterisierung der Pilzerkrankungen fortsetzte. Erst vier Jahre später gelang es schließlich Humboldt und Schönlein gemeinsam, beim Kultusministerium eine akademische Position für ihren Protegé Remak zu erwirken – er war damit der erste nicht konvertierte Jude, der in Preußen zum Privatdozenten ernannt wurde.

Auch Ludwig Traube, Schönleins erster ziviler Assistenzarzt an der Charité, war jüdischer Abstammung. Bis dahin war diese Position ausschließlich mit Militärärzten besetzt gewesen. Später wurde er mit der Aufgabe betraut, Unterricht in Auskultation und Perkussion zu erteilen, was Traube selbst als das größte Glück seines Lebens bezeichnete. Aus der Zusammenarbeit wurde allmählich eine echte Freundschaft. Als Schönlein dann die Ernennung seines Mitarbeiters zum Professor durchsetzen wollte, musste er etwas tiefer in die Trickkiste greifen:

> „Der König bemerkte, als er den Akt unterzeichnen sollte, am Rande: ‚Niemals, weil Jude!'
> Schönlein verhielt sich ruhig, liess es sich aber angelegen sein, bald wieder ein Symposion [Treffen zum gemeinschaftlichen Trinken] zu provozieren. Als sich Se[ine] Majestät in heiterster Sektstimmung befand, sprang Schönlein auf, angeblich zu einem Krankenbesuch gerufen, und in höchster Eile legte er noch ein Schriftstück vor mit den Worten: Unterschreibe diese Kleinigkeit, dass ich Dich morgen nicht behellige! Der König, ohne sich weiter zu in-

formieren, unterzeichnete. Es war das Dekret für Traube, dessen Wortlaut am nächsten Tag in den Blättern zu lesen war: als außerordentlicher Professor der propädeutischen Klinik an der Berliner Universität. Der König, weit entfernt, erzürnt zu sein, lachte über die Schalkhaftigkeit."[25]

Auch in ihrem Privatleben pflegten die Schönleins in Berlin einen sehr engen Umgang mit jüdischen Familien. Zu ihren besten Freunden zählten der Bankier Alexander Mendelssohn und seine Frau sowie der Komponist Giacomo Meyerbeer mit seiner Familie. Somit lässt sich festhalten: Es gibt im Verhalten Schönleins außer jener einmaligen verbalen Entgleisung im Sommer 1840 keinen Anhalt für eine antisemitische Gesinnung. Außer Zweifel steht aber, dass er ausfallend, ungerecht und verletzend werden konnte, wenn man ihn zu sehr reizte.

Hofleben und Hochschule 27

> *„Bei Schönlein fühlte man ausserdem das ewige Geniessen im grenzenlosen mit dem allgemeinen Wissen zusammenhängenden Forschen, und darin glaube ich lag die Hauptkraft seiner die Jugend so erfolgreich befruchtenden Lehrkraft."*
> *(Theodor Billroth) (Billroth 1876, S. 338)*

Für Berlin hatte mit der Thronbesteigung von Friedrich Wilhelm IV. eine neue Zeit begonnen. Er stellte in mancher Hinsicht einen deutlichen Gegensatz zu seinem Vater dar, der zwar als absolutistischer Monarch in preußischer Tradition regiert hatte, aber dennoch als volkstümlich galt und bei seinen Untertanen beliebt war. Dagegen war sein Sohn „begabt und intelligent, aber ebenso sprunghaft, unentschlossen, wankelmütig, unstet und letztlich unglücklich"[1] und wurde auch als Romantiker auf dem Thron bezeichnet. Er war allen schönen Künsten zugetan, doch besondere Bedeutung hatte für ihn die Architektur, was sich in Großbauprojekten wie der Berliner Museumsinsel oder der Fertigstellung des Kölner Doms äußerte.

Der Amtsantritt des neuen preußischen Staatsoberhauptes markierte den Beginn einer neuen Ära, in der die Umbrüche durch die industrielle Revolution und der Wunsch der Bürger nach politischer Mitbestimmung die größten Herausforderungen darstellten. Preußen hatte im Gegensatz zu den Staaten Süddeutschlands immer noch keine Verfassung, und Friedrich Wilhelm IV. sah zunächst auch keine Veranlassung, seine absolutistische in Frage zu stellen. Stattdessen versuchte er zu Beginn seiner Herrschaft durch einige Zugeständnisse den Forderungen von Liberalen und Republikanern den Wind aus den Segeln zu nehmen. Er lockerte die Pressezensur und rehabilitierte einige im Rahmen der Demagogenverfolgung entlassene Hochschullehrer. So holte er etwa die in Göttingen des Landes verwiesenen Gebrüder Wilhelm und Jacob Grimm als neue Mitglieder der Preußischen Akademie der Wissenschaften nach Berlin. Mit Schönlein, dem Neuzugang an der Medizinischen Fakultät seiner Universität, war der neue König schon am Sterbebett des

Vaters zusammengetroffen. Der intellektuelle, schöngeistige Monarch verstand sich auf Anhieb gut mit dem liberalen, manchmal etwas rustikal-derben Professor, und dies beruhte auf Gegenseitigkeit: „Er liebte und verehrte den geistreichen und fein gebildeten König aufrichtig, und dieser brachte ihm wieder zu allen Zeiten und unter allen Umständen das vollste Vertrauen entgegen und anerkannte und schätzte in ihm den genialen Arzt und grossen Gelehrten."[2]

Am 45. Geburtstag von Friedrich Wilhelm IV. fand die offizielle Huldigungszeremonie durch Klerus, Standesherren und Ritterschaft der preußischen Provinzen im Berliner Stadtschloss statt. Im Anschluss begab sich der Monarch ins Freie zu einem Thron, der vor dem Schloss errichtet worden war. Zwanzigtausend Ständevertreter legten dort ihren Eid auf den neuen König ab, und weitere vierzigtausend Zuschauer hatten sich trotz strömenden Regens versammelt. Die Ansprache des rhetorisch ausgesprochen begabten Monarchen wurde mit Begeisterung aufgenommen. In der preußischen Geschichte war eine solche Rede ein Novum: Der König hatte die Notwendigkeit erkannt, durch öffentliche, emotionale Appelle an sein Volk die Akzeptanz der bestehenden Herrschaftsstrukturen zu sichern – Rhetorik statt Repression, das gehörte zu seinem Regierungskonzept.

Schönlein gehörte bereits nach wenigen Monaten zur gehobenen Gesellschaft Berlins. Ein Portrait aus jener Zeit zeigt ihn als Professor der Charité mit mehreren Orden am Revers seines Jacketts (Abb. 27.1). Den ersten hatte er bereits im ersten Jahr seiner Tätigkeit in Berlin erhalten, und dies war ein ausländischer. Im Juni 1840 hatte sich die russische Zarin, die Schwester Friedrich Wilhelms IV., für Schönleins Dienste am Sterbebett ihres Vaters erkenntlich gezeigt: „Der russische General von Mansuroff überreichte Schönlein im Auftrag der Kaiserin von Rußland eine schwere, goldene Dose mit 12 Solidaires nebst einer unzähligen Menge von kleinen Diamanten und vom Kaiser von Rußland noch dazu den St.-Anna-Orden 2. Klasse."[3] Da konnte sich ihr Bruder natürlich nicht lumpen lassen und zeichnete den Professor seinerseits mit dem roten Adler-Orden aus. Während der folgenden Jahre wurden ihm noch zahlreiche weitere derartige Auszeichnungen Orden aus deutscher und anderer europäischer Staaten verliehen.

Was dies Schönlein selbst bedeutet hat, ist nicht sicher. Zeitzeugen berichteten, er hätte auch in seinen Vorlesungen den preußischen Adlerorden gern getragen. An andere Stelle hieß es dagegen: „Er soll sich aus Orden nicht viel gemacht haben außer dem Pour le mérite" der Friedensklasse.[4] Dieser noch heute existierende Verdienstorden wurde 1842 auf das Betreiben von Alexander von Humboldt eingeführt. Ihn dürfen jeweils bis zu vierzig Personen aus Deutschland und aus dem Ausland tragen, die sich in Wissenschaft oder Kunst besonders ausgezeichnet haben. Schönlein gehörte zu den allerersten ernannten Mitgliedern dieses illustren Kreises, gemeinsam mit Persönlichkeiten wie dem Mathematiker Carl Friedrich Gauss, dem Physiker Michael Faraday oder den Komponisten Liszt, Rossini und Mendelssohn-Bartholdy.

Nur wenige Monate nach der Thronbesteigung des neuen Königs bekam der Professor zusätzlich zu seinen universitären Aufgaben auch noch ein politisches Amt übertragen. Der neue Kultusminister übersandte Schönlein die königliche Bestallungsurkunde als „Geheimer Medicinal- und vortragender Rath im Ministerium der

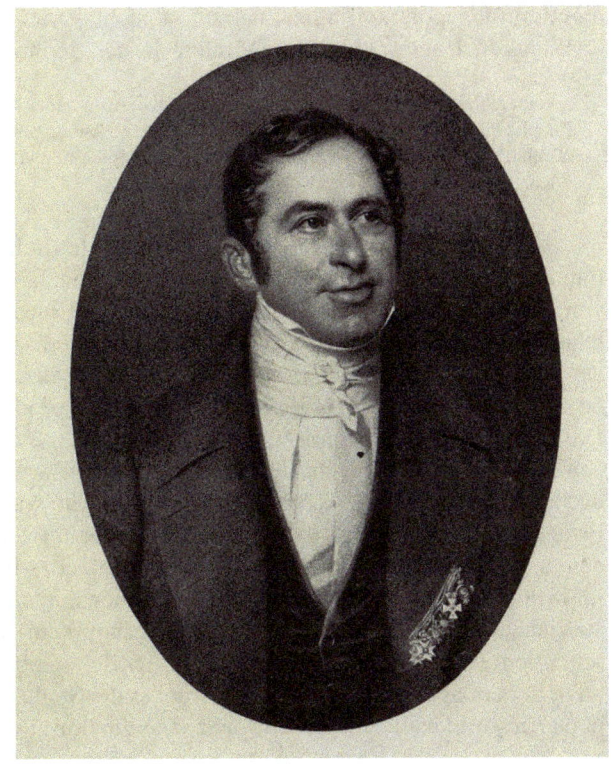

Abb. 27.1 Johann Lucas Schönlein als Professor in Berlin. Ausschnitt aus Beilage zur *Münchner Medizinischen Wochenschrift*, Bl. 169, 1905 (Staatsbibliothek Bamberg, Msc. Misc.70(72,41, urn:nbn:de:bvb:22-dtl-0000006714)

geistlichen Unterrichts- und Medicinal-Angelegenheiten".[5] Ob er sich über diese Berufung gefreut hat, ist nicht bekannt, vielleicht war ihm dies alles eher lästig, denn „was die sachlichen Angelegenheiten betrifft, so liebte er das Aktenwesen sehr wenig, und manches Aktenstück wanderte daher einfach mit einem Vidi [gesehen] versehen zurück, ohne dass er irgendwie den Versuch gemacht hätte, sich auf Grund desselben ein Urtheil zu bilden".[6] Mit dieser Position war eine Vielzahl neuer Aufgaben verbunden. Eine, die ihm besonders am Herzen lag, war die Errichtung des St. Hedwig-Krankenhauses – des ersten katholischen Spitals in Berlin. Auch medizinische Aspekte des preußischen Strafvollzugs gehörten zu seinen Aufgaben. So wollte der König die Isolierhaft zu erzieherischen Zwecken im Berliner Mustergefängnis Moabit einführen, und Schönlein wurde aufgefordert, ein Gutachten zu den gesundheitlichen Auswirkungen dieser Maßnahme abzugeben. Zahlreiche Schreiben erreichten ihn aus verschiedensten Regionen des weiten preußischen Reiches. Seine Fürsprache war gefragt bei Beförderungen in Breslau, Universitätsquerelen in Bonn, presserechtlichen Streitigkeiten in Neuss, Pensionsansprüchen in Köln oder beim Neubau eines Nonnenklosters in Posen.

Die für Schönlein entscheidende Bedeutung dieser Position lag jedoch darin, dass sie ihm maßgeblichen Einfluss auf die Hochschulpolitik verschaffte. Die Besetzungen aller medizinischen Professuren an preußischen Universitäten mussten über seinen Schreibtisch gehen. In welchem Umfang Schönlein tatsächlich aktiv auf die Berufungspolitik Einfluss nahm, ist nicht systematisch untersucht, aber der durchaus auch selbst betroffene Virchow bestätigte ihm Unparteilichkeit:

„Auch in seiner bevorzugten Stellung im Ministerium hat er fremdes Recht nie angegriffen. [...] Er hätte es wohl in seiner Macht gehabt, seine Anhänger zu begünstigen; er hat im Gegentheil oft eine gewisse Scheu gezeigt, gerade diejenigen vorwärts zu bringen, die ihm am nächsten standen."[7]

Als hätte er nicht schon genug als Arzt, Hochschullehrer und Ministerialbeauftragter zu tun gehabt, wurde Schönlein schon ein Jahr nach der Thronbesteigung von Friedrich Wilhelm IV. noch eine ehrenvolle Ernennung zuteil, die er nicht ablehnen konnte. Er wurde zum „Geheimen Ober Medizinal-Rath" befördert, verbunden mit einer Urkunde, die besagte, dass „Wir Friedrich Wilhelm, König von Preußen [...] Professor Dr. Schönlein wegen seiner Uns bekannten Geschicklichkeit, zu Unserem Leibarzt mit Beibehaltung der gedachten Stellen allergnädigst zu ernennen geruhet haben".[8] Auch hier wissen wir nicht, wie Schönlein im Innersten gedacht haben mag; dass er kein Mann des Hofes war, wusste er spätestens seit seinen Erfahrungen in Brüssel. Vielleicht war es ein letzter verzweifelter Versuch, die Ernennung im letzten Moment abzuwenden, indem er zu bedenken gab: „Majestät, ich fühle mich in meinem Gewissen bedrängt, Ihnen mitzuteilen, daß ich im Prinzip Republikaner bin." Doch das stellte für den König kein Hindernis dar, er entgegnete schlagfertig: „Das ist sehr angenehm, lieber Schönlein, jetzt wird Humboldt nicht mehr der einzige am Hofe sein."[9] Obwohl er die Stellung eines Leibarztes nie wirklich angestrebt hatte, entwickelte sich das Verhältnis der beiden Männer bestens:

„Schönlein war [...] eigentlich nicht der Mann, der sich in der Atmosphäre eines Hofes besonders behaglich fühlen konnte, aber gerade durch seine schlichte Einfachheit behauptete er sich auch in dieser schwierigen Stellung. Unberechtigter Anmassung und hochmüthiger Ueberhebung trat er mit Entschiedenheit entgegen und bekämpfte sie im Bewußtsein seines eigenen Werthes mit den Waffen seines überlegenen Geistes, nöthigenfalls mit schlagendem Witz und, wenn es sein musste, sogar mit Schroffheit. Sein persönliches Verhältnis zum König war immer ein sehr schönes, und dadurch wurde ihm seine Stellung sehr erleichtert."[10]

Zu Schönleins Pflichten gehörte es, mindestens einmal pro Woche, meist am Samstag, die Gesundheit des Königs zu überprüfen, wozu er ihn im Berliner Stadtschloss oder in Potsdam aufsuchen musste. Dass diese Visiten nicht nur medizinischer Natur waren, wussten auch seine Studenten: „In den Hörsälen erzählte man sich, wenn ein Vortrag ausfiel, der verehrte Lehrer habe mit dem König als Leibarzt und guter Gesellschafter gezecht."[11]

Eine der ersten offiziellen Verpflichtungen des neu ernannten Leibarztes war es, den König auf seiner Huldigungsreise in die preußischen Rheinprovinzen zu begleiten. Im zweiten Jahr seiner Regierungszeit hatte Friedrich Wilhelm IV. den Entschluss gefasst, den seit mehr als dreihundert Jahren unterbrochenen Bau des Kölner Doms vollenden zu lassen. Dies sollte zum Abbau der Spannungen zwischen dem protestantischen Hohenzollernstaat und der katholischen Kirche beitragen. In einem großen Festakt mit Umzug und Gottesdiensten vollzog der Monarch am

4. September 1842 die symbolische Grundsteinlegung und bekräftigte damit auch den Herrschaftsanspruch Preußens über das Rheinland. Anschließend stand für die königliche Reisegesellschaft die Einladung zu einem Gala-Diner der Bürgerschaft von Aachen und zu einem Fest der rheinischen Ritterschaft in Godesberg auf dem Programm. Auch sein ärztliches Können musste der Professor auf dieser Reise unter Beweis stellen, denn Friedrich Wilhelm IV. beauftragte seinen Leibarzt, dem in Düsseldorf akut erkrankten König Ernst August I. von Hannover zu helfen. Daraufhin wurde dieser auch bald wieder gesund; das ärztliche Honorar in Höhe von einhundert Goldmünzen durfte Schönlein jedoch nicht annehmen, da er sozusagen in offizieller Mission gehandelt hatte.

Einmal wurde das Verhältnis der beiden Männer einer erheblichen Belastungsprobe ausgesetzt, als Schönlein wohl seinen Einfluss auf den König oder dessen Bereitschaft zur Toleranz überschätzt hatte. Der Vormärz-Lyriker Georg Herwegh, der schon gemeinsam mit Schönlein am Totenbett Georg Büchners in Zürich gestanden hatte, war durch seine leidenschaftlichen Gedichte über die Freiheit und gegen die Aristokratie zu literarischem Ruhm gekommen. Als dieser im Spätherbst des Jahres 1842 Preußen besuchte, wurde dem Dichter eine Audienz bei Friedrich Wilhelm IV. gewährt. Die Aufregung am Hofe und in der Öffentlichkeit war groß; das hatte es noch nie gegeben, „daß ein Sänger mit dem König ging, zumal mit einem so wilden Oppositionsdichter".[12] Von wem die ursprüngliche Initiative zu diesem Treffen ausging, ist unklar, im Nachhinein stritten beide Seiten dies ab. Belegt ist nur, dass Schönlein die Begegnung arrangierte, möglicherweise ohne dass sein alter Bekannter Herwegh dies ausdrücklich gewünscht hatte. Das Treffen, bei dem auch Schönlein zugegen war, verlief in gelöster Atmosphäre, wie die Presse berichtete. Der König sagte zu Herwegh: „Ich habe mein Amt und Beruf als König zu erfüllen. Sie den Ihrigen; ich werde dem meinen getreu bleiben und wünsche, daß Sie auch bei dem Ihrigen beharren. Mir ist Gesinnungslosigkeit durchaus zuwider. Ich achte eine gesinnungsvolle Opposition." Danach scherzte er sogar:

> „Ihre Dichtungen zeigen den wahren Dichter an; sie sind sehr schön, obgleich sie auch manche bittere Pille, insbesondere auch für mich, enthalten. Aber ich darf Ihnen die Versicherung geben, daß diese Pillen doch nicht so bitter schmecken als die, welche mir hier Schönlein zuweilen giebt."

Und der Leibarzt ging auf den Scherz ein: „Und dennoch nehme ich lange nicht so viel Teufelsdreck dazu, als hier der junge Dichter."[13]

Zum Eklat kam es erst einige Wochen später. Herwegh war nach Königsberg weitergereist. Von dort aus schickte er – vermutlich durch die persönliche Begegnung ermutigt – einen Brief an den Monarchen, „ein Wort unter vier Augen",[14] in dem er die politischen Verhältnisse in dessen Reich kritisierte. Durch eine Indiskretion wurde dieser Brief in der Weihnachtsausgabe der *Leipziger Allgemeinen Zeitung* abgedruckt, woraufhin der Regierungsapparat prompt reagierte. Zwei Tage später erging der Befehl zur Ausweisung, und der Dichter wurde in Polizeibegleitung zur Grenze gebracht. Die Zeitung wurde verboten und die Pressezensur insgesamt verstärkt. Schönlein spielte die Bedeutung dieses Vorfalls eher herunter:

„Einstweilen hat das Ereignis nur dazu gedient, meine Beziehung zum König noch inniger zu machen."[15]

Der ewige Spötter Heinrich Heine hat die Ausweisung Herweghs aus Preußen später lyrisch verarbeitet. Darin verglich er dessen Rolle bei der Begegnung mit Friedrich Wilhelm IV. mit der des idealistischen, aber zum Scheitern verurteilten Marquis de Posa vor dem Thron Philipps II. in Schillers Drama Don Carlos:

> „Ein schimpfender Bedientenschwarm,
> Und faule Äpfel statt der Kränze –
> An jeder Seite ein Gendarm
> Erreichtest endlich Du die Grenze.
> [...]
> Er hat mir Beifall zugenickt,
> Als ich gespielt den Marquis Posa;
> In Versen hab' ich ihn entzückt,
> Doch ihm gefiel nicht meine Prosa."[16]

Ungeachtet aller kleinen Querelen am Hofe hatte die universitäre Laufbahn Schönleins ihren Höhepunkt erreicht. Er war der angesehenste klinische Lehrer an der renommiertesten Hochschule in der Hauptstadt Preußens, des führenden Staates im Deutschen Bund. Und ihm war gelungen, was nur wenige Hochschullehrer Mitteleuropas vor ihm zuwege gebracht hatten: Durch seine innovativen Ideen, Medizin zu betreiben und zu lehren, war er zum Begründer einer „medizinischen Schule" geworden. So sahen es zumindest viele seiner Zeitgenossen, darunter auch sein ehemaliger Professor Philipp Franz von Walther, der ihn in Landshut unterrichtet und maßgeblich beeinflusst hatte:

> „Ich freue mich sehr, bei dieser Gelegenheit [...] Ihnen jene innige Verehrung aussprechen zu können, mit welcher ich stets Ihren herrlichen wissenschaftlichen Leistungen gefolgt bin, es in seinem ganzen Werthe anerkennend, daß es Ihnen allein unter allen Zeitgenossen gelungen ist [...] zum ersten Male wieder eine medizinisch klinische Schule zu bilden."*

Doch was macht eine „medizinische Schule" aus? Schon seit langem strömten angehende Ärzte an bestimmten Orten zusammen, um die für die jeweilige Zeit bestmögliche Ausbildung zu erhalten. Meist standen im Zentrum solcher Schulen ein oder mehrere charismatische Lehrer, die durch innovative Methoden ihr Wissen über die Heilkunde an ihre Zuhörer weitergaben. Die hippokratische Schule von Kos oder die Schule von Salerno sind aus Altertum und Mittelalter bekannt, doch auch in der Neuzeit gab es namhafte Beispiele. Zu Beginn des 18. Jahrhunderts war Herman Boerhaave im niederländischen Leiden der bedeutendste Kliniker, der den Unterricht am Krankenbett einführte und damit Studenten aus ganz Europa anzog. Und dessen Schüler brachten schließlich Lehrmethoden und Erkenntnisse des Meisters nach Österreich und bewirkten dort die erste Blüte der Wiener Universitätsmedizin.

Allerdings war der neu berufene Professor nicht allein für das hohe Ansehen der Medizinischen Fakultät in Berlin verantwortlich. Einen ebenso großen Anteil daran hatten die beiden Kollegen, die Schönlein überzeugt hatten, nach Preußen zu wechseln, Johannes Müller und Johann Friedrich Dieffenbach. Müller hatte in Berlin schon seit sieben Jahren den Lehrstuhl für Anatomie und Physiologie inne, zuvor war er an der Universität in Bonn tätig gewesen. Dort hatte er ebenso wie der acht Jahre ältere Schönlein während seiner Ausbildung durch Philipp Franz von Walther die Bedeutung der Naturwissenschaften für die Medizin eingeimpft bekommen. Die Arbeitsgebiete Müllers waren vielfältig, er verfasste epochemachende Arbeiten zum Gesichtssinn, zum Aufbau von Drüsen und zur Embryonalentwicklung. Der für die Ausbildung der harnableitenden Wege und der Genitalorgane bedeutsame Müller'sche Gang trägt den Namen seines Erstbeschreibers. Müller und Schönlein ähnelten sich in ihrem Denken und ihrer Methodik. Beide standen am Übergang von der alten Naturphilosophie zur modernen naturwissenschaftlichen Medizin, der eine auf theoretischem, der andere auf klinischem Gebiet: Die Interaktion der beiden Professoren war für Forschung und Lehre so befruchtend, dass man rückblickend auch den Begriff der „Müller-Schönleinschen Schule" prägte.[17] Als Dritter im Bunde hatte auch der innovative und vielseitige Chirurg Johann Friedrich Dieffenbach großen Anteil am guten Ruf der Berliner Hochschulmedizin. Seine „Lieblings-Operationen waren bekanntlich: Zurückbringung gefährlicher Brüche, Beseitigung krankhafter Geschwülste und Knochenbildung, Durchschneidung der Muskel bei Lahmen, Klumpfüßigen, Nasen-, Augenlieder- und Gaumenbildungen, Durchschneidung des Augenmuskels bei Schielenden, Heilung der Hasenscharte, des Wolfsrachens etc. etc.".[18] Ein preußischer Medizinalrat äußerte sich euphorisch über die Berliner Hochschule:

> „Die deutsche Medicin ist dem Auslande gegenüber jetzt durch Euer Hochwohlgeboren, durch Dieffenbach und Joh. Müller wahrhaftig dort so repräsentirt, daß ein patriotisches Herz sich wahrhaft darüber freuen kann und ich sehe schon im Geist die heilsamen Folgen voraus, welche dieses Triumvirat für die Bildung der Aerzte Preußens haben wird."*

Wie schon zwanzig Jahre zuvor in Würzburg waren es jetzt wieder drei fortschrittliche Hochschullehrer, die für frischen Wind in Hörsälen und Krankenzimmern sorgten und die zu den Begründern der „ersten Berliner klinischen Schule" wurden.

In der ersten Generation von Medizinstudenten in Berlin, deren Ausbildung Schönlein übernehmen durfte, fanden sich eine ganze Reihe herausragender Begabungen, welche die medizinische Wissenschaft in der zweiten Hälfte des 19. Jahrhunderts prägen sollten. Ein alter Berliner Arzt erinnerte sich:

> „[Schönlein] wusste alles ebenso wissenschaftlich lehrreich, als praktisch zu verwerthen, und ehe er vom Schauplatz seiner Wirksamkeit zurückgetreten war, hatte er eine Schule herangebildet, welche dem berühmten Meister nicht nur die Unsterblichkeit sichert, sondern deren einzelne Zöglinge ihm in ihren wissenschaftlichen und practischen Leistungen, wie in ihrer Genialität ebenbürtig wurden und noch bis auf die heutige Stunde segensreich fortwirken."[19]

Zu diesen „genialen Zöglingen" zahlen sicherlich die drei bereits erwähnten Studenten, die schon ab der ersten Vorlesung in Schönleins Hörsaal saßen – Hermann von Helmholtz, Emil du Bois-Reymond und Rudolf Virchow. Helmholtz, einer der vielseitigsten Naturwissenschaftler jener Zeit, erhielt zwar seine klinische Ausbildung bei Schönlein, wissenschaftlich wurde er aber ganz entscheidend durch Johannes Müller geprägt. Er veröffentlichte bahnbrechende Arbeiten über Sinnesphysiologie, Optik und Akustik. Im Laufe der Zeit wandte er sich zunehmend der reinen Physik zu, verfasste den Energieerhaltungssatz und revolutionierte die Elektro- und Thermodynamik. Nachdem er Lehrstühle für Physiologie an den Universitäten in Königsberg, Bonn und Heidelberg geleitet hatte, kehrte Helmholtz 1870 als Ordinarius für Physik nach Berlin zurück. Sein für die klinische Medizin bedeutendster Beitrag war wohl die Erfindung des Augenspiegels. Dieser gestattete erstmals Einblicke in dieses bis dahin unzugängliche Organ und eröffnete der Augenheilkunde ungeahnte Möglichkeiten. Auch Emil du Bois-Reymond war vor allem durch die experimentelle Physiologie Müllers beeinflusst und entschied sich gegen eine Laufbahn in der klinischen Medizin. Vielmehr lag sein wissenschaftlicher Schwerpunkt auf der Erforschung der elektrischen Vorgänge in Nerven- und Muskelzellen. Er entwickelte und verfeinerte jene Messmethoden, auf denen heute Elektroenzephalografie, Elektromyografie und Elektrokardiografie (Ableitung der elektrischen Aktivität von Gehirn- sowie Skelett- und Herzmuskelzellen) beruhen. Im Jahr 1858 wurde du Bois-Reymond als Nachfolger Müllers auf den Lehrstuhl für Physiologie in Berlin berufen. Die eindrucksvollste Karriere in der Medizin machte von den drei Studenten wohl der später als Pathologe berühmt gewordene Rudolf Virchow: Auch er war ein begeisterter Zuhörer in Schönleins Vorlesungen:

„Nie zuvor hatte ein innerer Kliniker hier eine solche Wirkung geübt. Er war der erste, der nicht bloss ganz frei vortrug, sondern diess auch in der besten Form der gebildeten modernen Sprache that."[20]

Mit seinem Lehrer und späteren Kollegen verband ihn ein sehr wechselhaftes Verhältnis, und auch Konfrontationen der beiden starken Persönlichkeiten blieben nicht aus, doch davon später mehr. Auch in den 1850er-Jahren wurden noch große Persönlichkeiten durch den Unterricht bei Schönlein geprägt. Der Internist Ernst von Leyden, der später durch grundlegende Arbeiten über Herz- und Lungenkrankheiten berühmt wurde, blickte darauf wie folgt zurück:

„Die imponierende und anregende Art seiner Vorträge machte auf mich einen ganz außerordentlichen Eindruck. Sie waren insofern schon völlig modern, als sie, auf dem Pfade der berühmten Wiener Schule fortschreitend, ihre Hauptaufgabe in der exakten Krankenuntersuchung und in der physikalischen und anatomischen Diagnostik sahen. So erreichte die Berliner Schule bald einen Glanz, welcher dem der Wiener mindestens gleichkam."[21]

Der Pionier der Bauchchirurgie, Theodor Billroth, hatte in beiden Städten studiert und beurteilte im Rückblick die Berliner Schule als „lebenskräftiger und wissenschaftlich fruchtbarer" als die in Wien. Er begründete dies damit, „dass es wesentlich in der Persönlichkeit und Lehrmethode Schönlein's lag, gerade solche Leute an sich zu ziehen und sie an seine Fersen zu fesseln, die in seiner individuellen Richtung arbeiteten und ihm individuell sympathisch und ähnlich wie er organisirt waren".[22]

Einen guten Einblick, wie in jener Zeit an der Charité Medizin gelehrt wurde, gibt ein Buch mit dem Titel „Schoenlein's klinische Vorträge in dem Charité-Krankenhause zu Berlin",[23] herausgegeben von seinem Assistenzarzt Ludwig Güterbock. Anhand von 42 Patientengeschichten wurden darin einzelne Krankheitsbilder exemplarisch in ihrem Verlauf bis zur Heilung oder bei tödlichem Ausgang bis zum abschließenden Sektionsergebnis beschrieben. Es handelte sich dabei nicht um ein systematisches Lehrbuch, sondern um eine Fallsammlung. Im Gegensatz zu den früheren illegalen Veröffentlichungen von Schönleins Vorlesungen hatte der Professor dieses Werk ausdrücklich genehmigt (Abb. 27.2).

Als Beispiel für den Inhalt soll hier der Fall eines 19-jährigen Dienstmädchens dienen, das wegen Kopfschmerzen und Fieber zur Ader gelassen worden war. Bei Aufnahme in die Charité hatte sich die Schnittwunde des Aderlasses eitrig infiziert. Es entwickelte sich eine Sepsis bei Blutstrominfektion, an der die Patientin innerhalb von zwei Tagen verstarb. Das Besondere an diesem Fall war die Beschreibung von „Eiterkügelchen" bei der mikroskopischen Untersuchung des Wundsekrets, die man auch in großer Zahl im Blut der Patientin wiederentdeckte. Daraus wurde gefolgert, dass irgendwie Eiter ins Blut gelangt sein musste. Was Schönlein und seine Mitarbeiter im Mikroskop gefunden hatten, waren nichts anderes als weiße Blutkör-

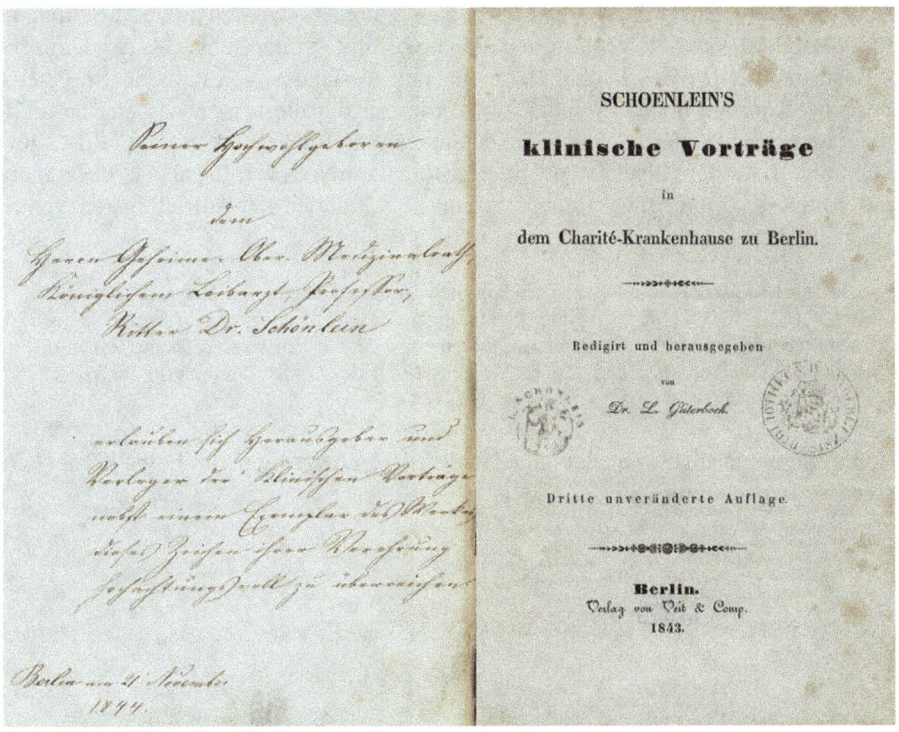

Abb. 27.2 Handschriftliche Widmung des Herausgebers und Titelblatt der Güterbock'schen Fallsammlung (Staatsbibliothek Bamberg, Sign: RB.M.o.14)

perchen. Große Schwierigkeiten bereitete ihnen allerdings die Erklärung, warum sich solche „Eiterkügelchen" auch im Blut Gesunder nachweisen ließen, wenn auch nur in geringer Anzahl. Das Werk ist reich an detaillierten Beobachtungen aus vielen Bereichen der klinischen Medizin. So wird eine charakteristische, durch die Bauchdecke zu tastende pulsierende Schwellung bei Aortenaneurysma (Aussackung der großen Bauchschlagader) exakt beschrieben. An anderer Stelle ist über die lebensbedrohliche rheumatische Entzündung der oberen Halswirbelsäule zu lesen: „Die Localisierung des acuten Rheumatismus in den Gelenken der Nackenwirbel ist immer eine unangenehme und erfordert die ganze Aufmerksamkeit des Arztes."[24] Den Fall eines 21-jährigen Schneiderlehrlings mit Scharlach nutzte Schönlein zu einem vernichtenden Urteil über homöopathische Therapieversuche: „Das Exanthem [Ausschlag] werden wir nicht durch das Hahnemann'sche Mittel fortblasen können; Sie werden mir wohl auf mein Wort glauben, dass die Behauptung Hahnemann's eine Lüge, und mir das Experiment erlassen."[25]

Als der vielleicht höchste Ausdruck kollegialer Wertschätzung ist zu werten, dass viele andere renommierte Universitätsprofessoren Schönlein die Weiterbildung ihrer Söhne anvertrauten. Sogar sein ehemaliger Lehrer Franz Philipp von Walther schickte den eigenen Sprössling nach Berlin: „Nehmen Sie ihn als Schüler an, und gestatten Sie ihm den Zutritt zu Ihren Vorlesungen und zu dem clinischen Unterricht. Ich hoffe, daß er durch Ihre Führung ein guter Arzt werden möge."* Schönlein war Mitglied oder Ehrenmitglied in insgesamt mindestens 34 akademisch-wissenschaftlichen Gesellschaften des In- und Auslandes, von Paris bis St. Petersburg und Konstantinopel. Im Jahr 1845 wurde er in die älteste naturwissenschaftlich-medizinische Akademie im deutschsprachigen Raum, die Leopoldina, aufgenommen. Ihr damaliger Präsident, der Botaniker Nees von Esenbeck, übersandte das Mitgliedsdiplom mit offenen Worten als „Zeichen der aufrichtigsten Verehrung", welches man

> „so ansehen darf, als sei es von allen Mitgliedern der Akademie der Naturforscher unterzeichnet, denn wenn Sie auch einige Neider unter denselben haben mögen, so möchte doch schwerlich Einer in der Akademie zu finden sein, der im Ernst daran dächte, Ihnen die schuldige Anerkennung Ihrer großen Verdienste und Ihrer hohen Stellung in der Wissenschaft zu versagen."*

Es gab demnach also auch einige Neider, deren Angriffe in der Folge immer heftiger werden sollten.

Tiergarten und Typhus   28

"Daß gegen Schönlein eine Reaktion eintreten wird, ist unvermeidlich; denn man hat ihn auf eine Höhe gehoben auf der kein Mensch sich halten könnte." (Emil du Bois-Reymond) (Du Bois-Reymond 1918, S. 59)

Schönlein als hochdekorierter Universitätsprofessor, Verantwortlicher für die preußische Hochschulpolitik und dann auch noch Leibarzt und Vertrauter des Königs – das musste seinem alten Widersacher Nepomuk Ringseis, der in München eine ähnlich einflussreiche Position hatte, ein Dorn im Auge sein. Viele Jahre lang war Schönlein im Schweizer Exil abgetaucht und dadurch direkten Angriffen entzogen gewesen. Das hatte Ringseis jedoch nicht daran gehindert, die Nähe zur bayerischen Regierung zu nutzen, um die Schüler Schönleins und Verbreiter seiner Lehren zu verfolgen und deren Karrieren zu behindern. Ihn trieb nichts Geringeres als die vermeintliche Rettung der Heilkunde, die von „den Anhängern der sogenannten natur- (?) historischen (?) Schule (!) in ganzen Bänden breit getreten und bis zur widerlichen Affenfratze entstellt"[1] wurde. Für den fundamentalistischen Katholiken waren Glaube und Offenbarung untrennbar mit der Medizin verbunden – Krankheit war eine Folge des Sündenfalls, Genesung nur durch Buße und Gebet zu erreichen. Konsequent verfolgte er daher mit dem Eifer eines Großinquisitors die Naturbeobachtung der Schönlein'schen Schule als pantheistischen Irrglauben.

Aufgrund der steilen Karriere, die sein Intimfeind in Preußen gemacht hatte, konnte Ringseis schließlich nicht mehr länger an sich halten. In seinem Werk „System der Medizin" legte er 1841 auf über fünfhundert Seiten die Grundlagen seiner theologischen Heilkunde dar. Die wissenschaftliche Bedeutung dieses Werks war marginal, die Aggressivität des Inhalts dagegen bemerkenswert. Seitenweise arbeitete er sich an der Schönlein'schen Schule ab:

„Welches Misere, welches Babel, welche Widersprüche von Anfang bis zum Ende! Welcher geist- und schamlose Materialismus! Wie viele falsche oder unerwiesene, kecke Behauptungen im ganzen Buch! Und solcher Quark gilt für die Blüthe medizinischer Wissenschaft! [...] Oh Schmach dieser Zeit ohne Gleichen!"[2]

Wie von Schönlein nicht anders zu erwarten, kam als Reaktion aus Berlin erst einmal nichts, zumindest nichts in gedruckter Form. Die schriftliche Antwort überließ er seinem Schüler August Siebert. Dieser war als praktischer Arzt in Bamberg tätig, hatte aber unter dem Pseudonym Kornfeger auch schon satirische Schriften und Reiseberichte herausgegeben. Er vereinte die erforderliche Sachkenntnis mit literarischem Talent und genoss es sichtlich, die Angriffe aus München mit eigener Polemik zu kontern. Siebert verfasste eine Erwiderungsschrift mit dem Titel „Die Schlange des Aesculap und die Schlange des Paradieses", in der er Ringseis als „der Alte im härenen Gewande, der mit dem Kapuzinerstrick Umgürtete" bezeichnete.[3] Auf über achtzig Seiten nahm er dessen Thesen auseinander und schloss mit dem Fazit, dass „Ringseis ein starres System verfertigt, und Schönlein eine bildende Schule gegründet hat; das eine ist für ein stilles geheimes Bibliothekenfach, die andere für das laute offene Leben".[4]

Die Attacken des Ewiggestrigen aus Bayern waren zwar nicht mehr von wissenschaftlichem Interesse, aber sie waren eine Initialzündung für weitere heftige Angriffe auf die Naturhistorische Schule aus verschiedenen Richtungen. Die ernsthafteste Kritik kam allerdings aus ganz unerwarteter Richtung, sozusagen aus den eigenen Reihen. Drei junge Männer – später auch als die drei schwäbischen Reformatoren bezeichnet – hatten bereits miteinander ihre Schulzeit an einem Stuttgarter Gymnasium verbracht und danach gemeinsam ihr Medizinstudium in Tübingen begonnen: Wilhelm Roser, Wilhelm Griesinger und Carl August Wunderlich. Während ihrer Studienreisen hatten zwei von ihnen auch Vorlesungen bei Schönlein in Zürich gehört und waren begeistert gewesen. Griesinger schilderte in einer späteren Rede eindrucksvoll, welch großen Einfluss diese Zeit auf ihn hatte. Und Wunderlich beschrieb „das unvergeßliche Glück [...], Ihren Vorträgen, freilich nur wenige Male, anwohnen zu dürfen".*

Doch nur drei Jahre später fingen die drei kritischen Köpfe an, sich mit den Unzulänglichkeiten der damaligen Medizin auseinanderzusetzen. Zwar gab Griesinger zu: „Als Diagnostiker vor Allem leuchtete Schönlein seiner Zeit voran."[5] Aber das Zusammentragen von Fakten zu einer Krankheit reichte den jungen Wilden nicht mehr, wenn man dadurch nicht die zugrunde liegenden Gesetzmäßigkeiten erkennen und eine Therapie ableiten konnte. Sie wollten den nächsten Schritt gehen, vom Sammeln zum Experiment, von der Naturbeobachtung zur Naturwissenschaft! Sie bewunderten den Lehrer, aber seine Schule lehnten sie ab. Wunderlich formulierte es so: „Schönlein hat glänzende Vorzüge, glänzende Fehler, geniale Ideen, geniale Unarten, die den andächtigen Zuhörer bezaubern, auf die Worte des hinreißenden Lehrers schwören lassen! Aber daß das Buch, das der alberne Gueterbock herausgibt, schlecht ist, alle Welt weiß es!"[6] Der empirische Ansatz Schönleins, das reine Sammeln und Katalogisieren von Krankheiten, entsprach nicht mehr dem Zeitgeist. Er hatte als Übergangsphase seine Schuldigkeit getan, um die alten Geister wirrer Naturphilosophien auszutreiben. Aber die nächste Generation junger Ärzte wollte mehr. Sie wollte das Warum verstehen, die Ursachen krankhafter Veränderungen. Nur so durfte man auch Fortschritte in der Therapie erwarten.

Was bedeuteten diese Auseinandersetzungen in der Fachwelt aber nun für den Angegriffenen selbst? Hat sich Schönlein darüber maßlos geärgert, oder war er vielleicht sogar manchmal heimlich amüsiert? Darüber gibt es keine gedruckten Zeugnisse, und auch die privaten Briefe geben keinen Aufschluss. Seine Antwort gab er nicht in wissenschaftlichen Fachzeitschriften, sondern in Form von Forschungsergebnissen. Die Arbeiten von Mitarbeitern aus seiner Klinik belegen, dass dort der Übergang zu einer naturwissenschaftlichen Medizin bereits in vollem Gange war. Den Beweis hierfür lieferte ein von Robert Remak herausgegebenes Werk mit dem Titel „Diagnostische und pathogenetische Untersuchungen in der Klinik des Dr. Schönlein auf dessen Veranlassung angestellt und mit Benutzung anderweitiger Beobachtungen veröffentlicht".[7] Darin beschrieb er nicht nur die bereits erwähnten Arbeiten zum Favus-Pilz, sondern auch neue Erkenntnisse zu Typhus, Scharlach und Nierenerkrankungen. Schönleins Assistent Ludwig Traube führte in der Berliner Klinik erstmals die systematische Messung der Körpertemperatur ein und untersuchte die Wirkung des Herzmedikaments Digitalis.

Wahrscheinlich war der Professor in jener Zeit selbst viel zu beschäftigt, um sich mit den Angriffen in der wissenschaftlichen Literatur zu beschäftigen. Er musste aufgrund seiner Anstellung als Leibarzt ja nicht nur den König bei Gesundheit und Laune halten, auch die medizinische Betreuung der weitverzweigten königlichen Familie gehörte zu seinen Aufgaben. Tatsächlich sind mehrere Schreiben von Friedrich Wilhelm IV. und von seiner Gemahlin Elisabeth Ludovica erhalten, in denen sie Schönlein Aufträge zur Behandlung von Verwandten, Freunden oder anderen hochrangigen Persönlichkeiten des öffentlichen Lebens erteilten. Zu den Patienten Schönleins zählten auch die Geschwister des Königs, wie etwa der spätere deutsche Kaiser Wilhelm I., sowie Großonkel, Tanten, Vettern, und Basen aus der weitverzweigten Familie der Hohenzollern. Darüber hinaus hatte der Professor Patienten aus verschiedenen europäischen Adelshäusern und Mitglieder der preußischen Regierung, hohe Geistliche und Militärs zu betreuen.

Neben den zahlreichen offiziellen Aufgaben wurde Schönleins medizinischer Rat auch in der bürgerlichen Gesellschaft der preußischen Hauptstadt gern in Anspruch genommen. Der unbestrittene Anführer der geistigen Elite Berlins, der greise Alexander von Humboldt, war sein prominentester Patient. In einem Brief bat dieser den Arzt: „Theurer hülfreicher Freund, ich komme mit einer großen Bitte, meinem Hause durch den hippokratischen Zauber, der Ihnen innewohnt, etwas Trost zu geben."[8] In einem anderen Brief schrieb er: „Sie wissen, daß der Zauber Ihres Anblicks mich immer gleich heilt [...]."[9] Ein Verdienst des Professors im Jahr 1848 war es wohl, „Al[exander] von Humboldt der gelehrten Welt erhalten zu haben", sodass der fast Achtzigjährige „unter den Notabilitäten beim Domfeste in Cölln nicht gefehlt hat".*

Auch die Gebrüder Grimm zählten zu Schönleins Patienten. Wilhelm Grimm bat den Arzt, „nun ein paar Worte des herzlichen Dankes anzunehmen nicht bloß für all das Gute, was Sie mir und meiner Familie erzeigt haben, auch für die theilnehmende und freundschaftliche Weise, mit der sie es gethan haben".[10] Die ganze Berliner Gesellschaft ging in seiner Praxis ein und aus, sodass es kein Wunder was, wenn es auch in Berlin, wie schon Jahre zuvor in Zürich, wieder hieß: „Niemand aus den höheren Ständen könne sterben, ohne daß Schönlein noch gerufen werde."[11]

Der größte und gewichtigste Patient, den der viel beschäftigte Arzt während seiner ganzen Berliner Zeit behandelte, war jedoch ein Bär. Dazu kam es folgendermaßen: Nachdem 1847 die Äthernarkose in Deutschlands eingeführt worden war, wurde diese Methode allmählich durch das nicht brennbare Chloroform verdrängt. Fünf Jahre später wollten auch die Berliner Professoren Erfahrungen mit dieser neuen Substanz sammeln. Vor dem ersten Einsatz am Patienten beantragten sie jedoch beim König die Erlaubnis zu einem Tierversuch. Friedrich Wilhelm IV. hatte dem Zoologischen Garten einen Bären gestiftet, der an grauem Star erkrankt und erblindet war. Es war nun vorgesehen, dass der erfahrene Charité-Chirurg Johann Christian Jüngken die Staroperation durchführen sollte, nachdem Schönlein und andere Mitglieder der Berliner Fakultät den Patienten mittels Chloroform in Schlaf versetzt hatten. Die Operation war ein voller Erfolg, nur leider wachte der Bär anschließend nicht mehr aus seiner Narkose auf. Ganz Berlin spottete über das Missgeschick der berühmten Professoren, und der Bildhauer Wilhelm Wolff hielt diesen denkwürdigen Augenblick in Form einer Bronzestatue fest (Abb. 28.1). Er kreierte eine Gruppe von fünf Figuren mit Tierköpfen von Affe, Fuchs, Bär, Schaf und Eule, in denen sich aber auch Karikaturen der stadtbekannten Ärzte erkennen ließen. So ist der Chirurg Jüng-

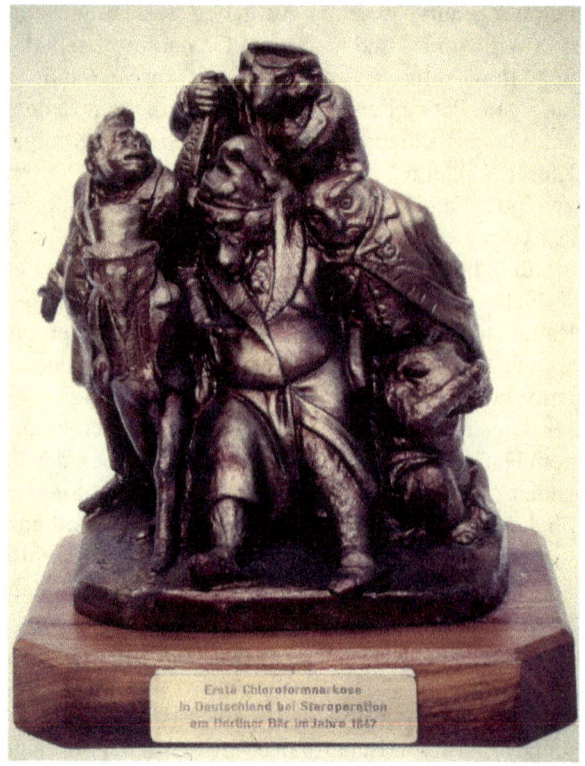

Abb. 28.1 Der chloroformierte Bär von Wilhelm Wolff. Originalbronzeabguss in Privatbesitz. (Foto: Mechthild Amberger-Lahrmann)

ken am Rand als Affe dargestellt, der Bär mit Brille in der Mitte trägt die Züge Schönleins. Der König war höchst amüsiert und lobte als Preis ein Exemplar der Statue für die beste dichterische Erläuterung zu dieser Plastik aus. Den Sieg trug der damals noch ganz junge Schriftsteller Paul Heyse davon mit den Zeilen:

„Der Bär ist nun ein toter Mann,
Das Chloroform hat Schuld daran.
Ein ärztliches Kollegium
Ging mit dem Vieh zu menschlich um.
Das Füchslein greint, das Bärlein flennt,
Der Wolff setzt ihm dies Monument."[12]

Zu Beginn von Schönleins Aufenthalt in Berlin wurde in den Zeitungen noch darüber spekuliert, ob dieser von Dauer sein würde. Es hieß, „er ist leidend, lebt zurückgezogen [...] und sehnt sich nach den lachenden Ufern des Züricher sees".[13] Die anfänglichen Querelen mit den Berliner Kollegen machten Schönlein durchaus zu schaffen, und einem Freund gestand er ein, dass er sich anfangs in der Hauptstadt gar nicht wohlfühlte. Sein alter Weggefährte Eisenmann, der noch immer in Bayern in Festungshaft saß, appellierte „im Namen aller seiner Freunde [...]. Nur jetzt, nur jetzt soll er nicht von Berlin weg! Später wird er gewiß nicht mehr weg wollen."* Letztlich behielt Eisenmann recht. Aufgrund des universitären Renommees, der gesellschaftlichen Stellung und der engen persönlichen Beziehung zum König kam ein Weggehen für Schönlein bald nicht mehr infrage.

Noch viel größere Probleme hatte seine Frau Therese mit dem Wechsel vom beschaulichen Zürich in das mehr als zehnmal so große Berlin. Lärm und Hektik der Großstadt machten ihr zu schaffen: „Palläste u. Straßen, die ich bis jetzt gesehen, sind überaus prachtvoll, aber es wird mir schwer werden mich an das Geräusch der Letzteren zu gewöhnen."* Und sie vermisste „eine reine Luft in diesem cloakenreichen Berlin!"* Die Auswirkungen der schlechten sanitären Verhältnisse in der Stadt bekam die Familie unmittelbar nach der Ankunft zu spüren: „Philipp u. die Köchin wurden gleich am zweiten Tag dahier krank u. lag Erstere 4 Tag, Philipp aber über 12 Tag im Bett, durch ungeschicktes Waßertrinken hatten sich beide eine rheumatische Diarrhoe [Durchfall mit Bauchschmerzen] zugezogen. Dies machte daß der erste Einstand so traurig als mühsam war."* Wenig später fingen die Symptome auch bei der noch nicht ganz zweijährigen Cäcilie „nach dem Mittagsschlaf mit zweimaligem heftigen Erbrechen an, ziemlich starker Hitze u. Diarrhoe die schleimig u. i. der Nacht beinahe unmerklich mit Blut gefärbt war".* Unglücklicherweise war Therese in Berlin mit den kranken Kindern auf sich allein gestellt, denn ihr Mann besuchte zu jener Zeit seine Mutter in Bamberg. Man versicherte Therese zwar, dass „diese Art Diarrhoe hier epidemisch" und „noch Niemand daran gestorben"* sei, aber das konnte sie nicht wirklich beruhigen. Schließlich übernahm Schönleins Kollege Moritz Heinrich Romberg, der Leiter der Medizinischen Poliklinik der Charité, in dieser schwierigen Phase die Funktion des Hausarztes. Unter seiner Betreuung erholten sich die Kinder allmählich. Bei Therese trugen diese Erlebnisse sicher nicht dazu bei, sich in Berlin schnell heimisch zu fühlen. Doch sie war eine kluge Frau und spürte instinktiv, wo Verbesserungen nötig waren. Sie appellierte an ihren Mann, sich in seiner einflussreichen Position auch um die Abwasserentsorgung der Hauptstadt zu kümmern:

> „Wenn du dazu beitragen kannst um dies abzuändern dann erfüllst du wahrlich eine heilige Mißion u. wirst ein Wohlthäter Berlin's genannt werden, denn seit ich öfter mit den Kindern Abends ausgehe u. jetzt seit wir heiße Tage haben, begreife ich erst die Entrüstung, mit der du einigemale des Abends heimkamst, über den fürchterlichen Gestank in den Straßen."

Es wirkt fast so, als hätte sie da schon eine böse Vorahnung gehabt. Belastend war für Therese auch, dass die Familie noch keine endgültige Bleibe in Berlin gefunden hatte. Ihre Stimmung wurde erst besser, als eine angemessene Wohnstätte für die Familie gefunden war. Im Oktober 1840 war es schließlich so weit. Die Schönleins konnten eine zweigeschossige Villa im klassizistischen Stil anmieten, umgeben von einem großen, parkartigen Garten. Die genaue Adresse lautete „Thiergartenstr. 19". Der Tiergarten, heute das grüne Herz Berlins, gehörte damals noch nicht zum eigentlichen Stadtgebiet. Das jenseits des Brandenburger Tors gelegene Areal war im Stile eines englischen Landschaftsparks gestaltet. Das Haus existiert nicht mehr, heute befinden sich dort die Gebäude der türkischen Botschaft. Wie Villa und Park damals aussahen, ist auf einer Zeichnung von Tochter Etha festgehalten (Abb. 28.2). Die Lage im Grünen konnte Therese etwas versöhnen, die Distanz zur Stadtmitte hatte jedoch auch Nachteile:

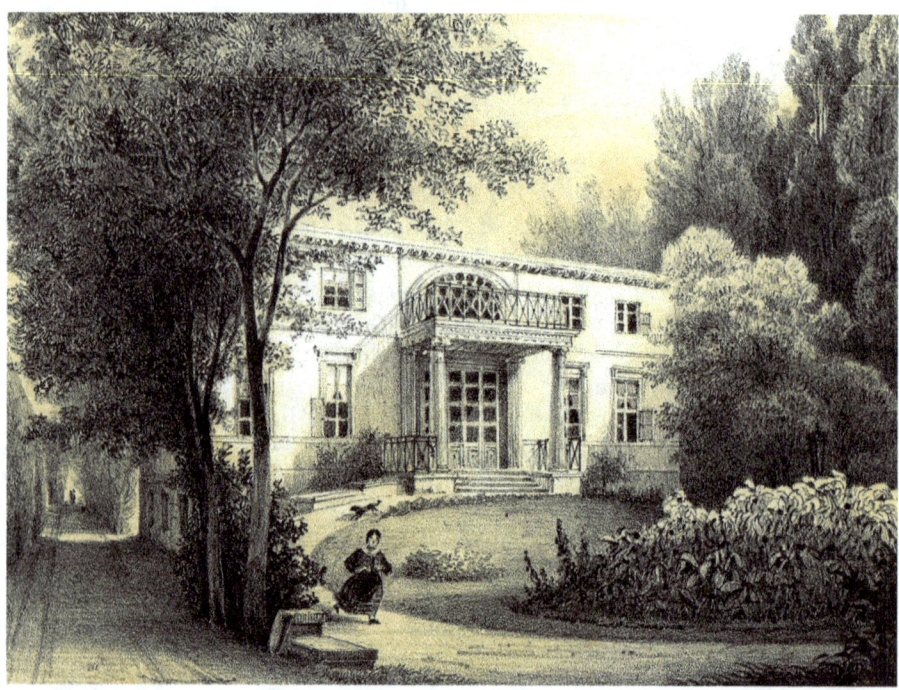

Abb. 28.2 Die Villa der Familie Schönlein, Thiergartenstr. 19, Berlin. Gartenansicht. Gezeichnet von Etha Schönlein, Druck H. Delius (Schönlein'scher Nachlass, Privatbesitz)

„Ich habe unterdeßen wieder ein mühsames Leben gehabt, wir wohnen nun eine gute Viertelstunde vor der Stadt u. der Auszug so wie die Einrichtung der neuen Wohnung war sehr beschwerlich, ich fühlte mich aber für Alles hinreichend belohnt durch die Zufriedenheit meines Mannes, er u. wir Alle, fühlen uns hier im Freien so glücklich als es nur je in Berlin der Fall sein kann. Da diese Wohnung Pferde nöthig machte, ist der Hausstand dadurch wieder vergrößert worden. Es sind nun 11 Personen für die ich zu sorgen habe, daß jedes hat was ihm gehört, u. die Entfernung v. d. Stadt macht allerdings das Haushalten beschwerlicher aber Bewegung und Arbeit scheue ich nicht."*

Die Villa im Tiergarten war ein gastfreundliches Haus. Schönlein erhielt Besuche von vielen alten Weggefährten aus Franken und aus der Schweiz. Seine getreuen Freunde Thomas Lovell Beddoes, August Siebert und Hermann Lebert machten ihm in Berlin ihre Aufwartung, aber auch der Industrielle Andreas Friedrich Bauer, der im Jahre 1833 die geheime Flucht aus Würzburg organisiert hatte. Der Hausherr liebte es, seine Gäste großzügig zu bewirten und auch ein wenig zu beeindrucken. Das zeigt der Bericht eines Besuchers aus seiner Heimatstadt:

„Schönlein kam erst um 3 Uhr nach Hause gefahren. Die Aufwartung vor dem Essen geschah in seinem Arbeitszimmer; sehr nobel eingerichtet, mit kostbaren Gemälden geschmückt. Der Schreibstuhl rothsammt ausgepolstert, der Boden mit Teppichen belegt. Er ging aus dem Nebenzimmer auf mich zu, begrüßte mich freundlich – fragte nach dem Tage meiner Ankunft und meiner Abreise von Bamberg, nach dem großen Wasser [Überschwemmung in Bamberg im März 1845] – führte mich sodann in den Speisesaal, stellte mich der Gemahlin, den Kindern vor, denen ich die Hand reichte, nahm mich mit auf den Balkon, um den Thiergarten zu überschauen – und aus seinen zufriedenen Mienen sprach sich ein behagliches Gefühl des Besitzes aus."

Das anschließende Essen wurde so geschildert:

„Der Bediente in Livree servierte. Die Speisen frugal und exquisit: Krebssuppe mit eingeschnittenen Spargelköpfen, delikates Rindfleisch mit Kren und Senft, gebackene Aale aus der Spree mit jungen Bohnen, Ente und eingemachte Johannisbeeren, Bamberger Bier vom Heller [Bamberger Brauerei], schäumend und goldrein, Wein und Confitüren, Apfelsinen und Zuckerkant. Champagner etliche 5–6 Gläser. Kaffee – und abends um 6 Uhr Thee angeboten, aber nicht acceptiert. [...] Zum Schluß seine Gemäldegalerie geschaut: fürstliche Einrichtung."[14]

Man ließ es sich also gut gehen im Hause Schönlein. Das erwähnte Bier war übrigens erst wenige Tage zuvor frisch geliefert worden, und zwar durch die Vermittlung des Bamberger Arztes Michael Funk. Dieser war nämlich mit der Brauerstochter Kunegund Heller verheiratet und versorgte seinen Schulfreund im fernen Berlin. Auch den Genuss von Tabak wusste der Professor zu schätzen. Ein Patient überließ ihm ein Kistchen mit Zigarren von einer besonders guten Ernte aus Havanna und empfahl ihm, diese „lange zu bewahren, weil das Zusammenkommen von ursprünglicher Feinheit mit beträchtlichem Alter, die Güte der Cigarren ungewöhnlich machen werde"*

Doch wurde nicht nur Schönlein häufig von alten Freunden besucht, auch er ließ die Verbindungen in die Heimat nicht abreißen und fuhr seinerseits regelmäßig nach Franken. Als Leibarzt des preußischen Königs musste er jetzt auch nicht mehr fürchten, von der bayerischen Polizeigewalt aufgrund alter Anschuldigungen behelligt zu werden. Im Jahr 1844 konnte es sich Schönlein sogar erlauben, einen ganz besonderen Krankenbesuch zu machen – bei seinem alten Schüler und Weggefährten Gottfried Eisenmann. Der ehemalige Herausgeber des liberalen *Bayer'schen Volksblattes* saß wegen Hochverrats seit mehr als zwölf Jahren in wechselnden Gefängniszellen bayerischer Burgen, zuletzt in der Festung Rosenberg bei Kronach. In den kalten und feuchten Kerkerzellen hatte seine Gesundheit stark gelitten, vor allem klagte er über Nieren- und Blasenprobleme. Er beschrieb detailliert die eigenen Ausscheidungen. Es war

> „der Harn wieder trüb, blaß, ins grüne spielend, [...] stark schäumend und einen eigenthümlichen starken unangenehmen gar nicht harnartigen Geruch verbreitend, der sich nicht näher beschreiben läßt. [...] Groß scheint die Quantität des im Urin enthaltenen Eyweißes nicht zu sein, obwohl derselbe sehr trüb ist, sie wird vielleicht den 24tenTheil ausmachen."*

Vielleicht konnte die von Schönlein aufgrund dieser Angaben empfohlene Behandlung ihren Teil dazu beitragen, dass Eisenmann die Festungshaft noch für einige Zeit durchstand. Denn erst nach weiteren drei Jahren wurde er begnadigt, rehabilitiert und erhielt eine Entschädigung vom bayerischen Staat. Im Jahr 1848 wurde er als parteiloser Volksvertreter für Würzburg zur Nationalversammlung in die Frankfurter Paulskirche entsandt.

Mindestens einmal pro Jahr besuchte Schönlein seine Mutter in Bamberg. Er erwarb er für sie als Altersruhesitz ein Anwesen in der Königstraße 50 gegenüber der Kirche St. Gangolf, nur etwa 300 m von seinem Geburtshaus entfernt. Am meisten freute sich die rüstige Seniorin über das zum Haus gehörende große Grundstück: „Ihre Mutter genießt ununterbrochen die Seeligkeit, täglich vor- und nach Mittags einige Male im Garten zu lustwandeln."* Allerdings hatte die inzwischen über achtzigjährige Margaretha Schönlein auch Bedenken: „Sie findet alles herrlich, nur befürchtet sie, daß ihre vor kurzem ausgegangenen Blumen ihr einen baldigen Tod um so mehr andeuten, als der alte Spruch sei, im hohen Alter wenn man wandert, muß man im neuen Quartier bald sterben."* Tatsächlich schlug das Schicksal kurze Zeit später zu, jedoch völlig anders als erwartet und an gänzlich anderer Stelle.

Im Spätsommer 1846 war der fürsorgliche Sohn wieder zu Besuch bei seiner Mutter, die gerade einige Monate zuvor das neue Haus bezogen hatte, als ihn eine Hiobsbotschaft erreichte. Seine Frau und Tochter Etha lagen mit schwerem Fieber darnieder. In der Zeitung wurde berichtet:

> „Schönlein hat das Unglück gehabt, daß seine Frau während einer kurzen Reise, die er nach Bamberg unternahm, [in Berlin] schwer erkrankte und er sie bei seiner Rückkehr bereits sterbend fand. Die Mutter hatte eine kranke Tochter gepflegt, und sich dabei dieselbe Krankheit zugezogen, der sie seitdem erlegen, und an der dem berühmten Arzte jetzt noch zwei Kinder schwer darnieder liegen."[15]

Alles, was wir über die Erkrankung Thereses wissen, stammt von Rudolf Virchow: „Sie starb nach einer überaus glücklichen Ehe am 13. September 1846 zu Berlin am Typhus",[16] im Alter von nur 46 Jahren. Von Schönlein selbst existiert nur ein kurzes Schreiben an einen unbekannten Adressaten: „Der Unglücksschlag ist

gefallen. Meine Frau ist gestern wenige Minuten nach Mitternacht verschieden. Haben Sie nun die Güte, das verabredete zu veranlassen. Ihr unglücklicher Freund."[17]
In den folgenden Tagen gingen zahlreiche Kondolenzbriefe in der Villa im Tiergarten ein, sogar Eisenmann schrieb aus dem Gefängnis. Besonders betroffen waren auch Schönleins Bamberger Freunde, der Arzt Michael und die Brauerstochter Kunegunde Funk, bei denen ihn die Kunde von den Erkrankungen in der Familie erreicht hatte:

> „Von dem Augenblik an, wo die Unglüks Nachricht Sie von hier weg rief, haben wir getheilt zwischen Angst und Hoffnung Sie Schritt für Schritt bis ans Grab Ihrer verklärten Frau Gemahlin begleitet. Es war mir unmöglich Ihnen früher zu schreiben, denn wer die herlichen Eigenschaften Ihrer vortrefflichen Frau kannte, wer ihren Werth als Gattin und Mutter nur entfernt zu schätzen verstand, kann ermeßen was Sie und die armen Kinder verloren und hat kein Trostesworth für Ihren Schmerz. Dem Himmel sey Dank daß es nun wieder mit den Kindern besser geht, es war uns zu schmerzlich, Sie in dieser schreklichen Zeit auch dieser freundlichen Tröster beraubt zu wissen."*

Schönlein lebte von nun an als Witwer gemeinsam mit seinen drei Kindern und dem Personal in der großen Villa im Tiergarten. Die gerade achtzehn Jahre alt gewordene Etha übernahm die Aufgabe der Haushaltsführung. Auch als einige Jahre später der Sohn Philipp Berlin verließ, um ein Studium in Göttingen aufzunehmen, blieben die beiden Töchter bei ihrem Vater und umsorgten ihn. Innerhalb von nur einem Jahr waren noch zwei weitere Todesfälle zu beklagen, diese kamen allerdings weniger überraschend. Im Januar 1847 verstarben in Bamberg der ihm so vertraute Onkel Joachim Heinrich Jaeck und im August auch seine 82-jährige Mutter Margaretha. Innerhalb kurzer Zeit war es einsamer geworden um Schönlein. Die größte Schicksalsprüfung aber stand ihm aber erst noch bevor.

März und Männer 29

„Die logische Antwort auf die Frage, wie man in Zukunft ähnliche Zustände, wie sie in Oberschlesien vor unseren Augen gestanden haben, vorbeugen könne, ist also sehr leicht und einfach: Bildung mit ihren Töchtern Freiheit und Wohlstand."
(Rudolf Virchow) (Virchow 1849, S. 309)

Die entscheidenden Momente in Schönleins Universitätskarriere decken sich chronologisch mit den Schlüsselereignissen der deutschen Demokratiegeschichte im Vormärz. Er erhielt 1817 seine Ernennung zum Privatdozenten zeitgleich mit dem Wartburgfest, und zu Beginn seiner Tätigkeit lastete auf ihm die Bürde der Karlsbader Beschlüsse. Seine Entlassung 1832 war eine unmittelbare Konsequenz der Feste in Hambach und Gaibach, und während des Frankfurter Wachensturms im darauffolgenden Jahr saß er, wie wir heute wissen, buchstäblich in der ersten Reihe. Die Erfahrungen im Schweizer Exil machte Schönlein gemeinsam mit anderen republikanisch gesinnten Deutschen, bis der Züriputsch 1839 sowohl dem dortigen Liberalismus als auch dem Aufenthalt des beliebten Professors ein Ende setzte. Oft wurden seine beruflichen Veränderungen begleitet von Aufruhr und Pistolenschüssen.

In Berlin angekommen hatte es zunächst den Anschein, als lägen die unruhigen Zeiten hinter ihm. Schönlein gehörte zur intellektuellen und politischen Elite in der Hauptstadt und war ein Vertrauter des feinsinnigen Monarchen auf dem preußischen Thron. Doch Preußen hatte immer noch keine Verfassung, und im Volk gärte es. Man wollte Presse- und Versammlungsfreiheit, Unabhängigkeit der Justiz, Auflösung des monarchischen Waffenmonopols und vor allem ein deutsches Nationalparlament, aber keine beschwichtigenden Versprechungen des Königs. Dazu kamen große Probleme für Handwerker und Tagelöhner durch die zunehmende Industrialisierung. Viele Menschen litten unter bitterer Armut. Der Weberaufstand in Schlesien war vom Militär mit Waffengewalt niedergeschlagen worden. Missernten von

Getreide und die Ausbreitung der Kartoffelfäule führten zu einem drastischen Anstieg der Lebensmittelpreise. Während im Hause Schönlein Trauer über den Tod von Ehefrau und Mutter herrschte, kam es in Berlin zur „Kartoffelrevolution", bei der Berliner Frauen auf dem Markt die Händler angriffen. Berlin war ein Pulverfass.

Den Funken dazu lieferte der Sturz des französischen Bürgerkönigs Louis-Philippe in Paris im Februar des Jahres 1848. Die Vorgänge der darauffolgenden Märzrevolution in den Staaten des Deutschen Bundes wurden andernorts bereits vielfach detailliert dargestellt und sollen daher nicht der Gegenstand dieses Kapitels sein. Doch wie erlebte Johann Lucas Schönlein die dramatischen Ereignisse in der Hauptstadt? Ab dem 7. März kam es in Berlin zu immer größer werdenden Volksversammlungen „Unter den Zelten" im Tiergarten in unmittelbarer Nähe zum Schönlein'schen Anwesen. Es wurden Adressen mit politischen Forderungen an den König verfasst, und ab dem 13. März kam es zu gewaltsamen Zusammenstößen von Demonstranten und Militär mit ersten Todesopfern. Der Aufruhr dehnte sich auf die Straßen und Plätze der Innenstadt aus, es wurden Hunderte von Barrikaden errichtet. Bis zum 18. März steigerten sich die Unruhen zu Straßen- und Häuserkämpfen, bei denen die königlichen Truppen sogar Artillerie einsetzten. Es gab über 300 Tote, bevor am darauffolgenden Tag der König einlenkte. Er zog seine Truppen ab, zeigte sich dem Volk mit einer schwarz-rot-goldenen Armbinde und versprach die Einführung einer Verfassung und eines gesamtdeutschen Parlaments.

Womit sich Schönlein in den Wochen der Märzrevolution beschäftigte und wo er sich aufhielt, lässt sich nicht eruieren. Von Januar bis Juni 1848 klafft eine auffällige Lücke in seiner Korrespondenz, sowohl bei den Briefen von ihm als auch bei den an ihn gerichteten. Vielleicht wurden hier Schriftstücke später aussortiert, vielleicht hatte er sich während der unruhigen Periode mit seiner privaten Trauer weitgehend zurückgezogen und nahm am öffentlichen Leben nur so weit teil, wie dies nicht zu vermeiden war. Zu einem bestimmten Zeitpunkt allerdings griff der Professor während der revolutionären Wirren aktiv in das Geschehen ein. Dies ist aus erster Hand von seiner Tochter Cäcilie überliefert. Sie berichtete später über eine Episode, die sich tief in die Erinnerung der damals Neunjährigen eingeprägt hatte: Während der revolutionären Wirren war Prinz Friedrich von Preußen, ein Cousin des Königs, vor einer Gruppe Aufständischer, die ihn als Geisel nehmen wollte, in die Schönlein'sche Villa im Tiergarten geflüchtet.

> „Sofort wurde da alles geschlossen. Niemand durfte an die Türen als Schönlein. Die Nacht verlief ruhig, und andern Morgens um 6 Uhr ahnte niemand, wer in dem einfachen Doktorwagen nach Zehlendorf fuhr, wo eine Hofequipage aus Potsdam den Prinzen erwartete."[1]

Seine Loyalität gegenüber dem Königshause hatte in dieser Situation Vorrang gegenüber Schönleins politischer Grundeinstellung. Der einstige Liberale und Republikaner musste nun aufgrund seiner Position im Interesse des Hofes und der Regierung handeln.

Ein Kollege und ehemaliger Schüler Schönleins war allerdings tatsächlich aktiv aufseiten der Aufständischen an den Barrikadenkämpfen in den Berliner Straßen beteiligt. Es war dies kein geringerer als Rudolf Virchow, zu jener Zeit als Prosektor an der Charité beschäftigt. Virchow stammte aus einfachen Verhältnissen, sein Vater war Stadtkämmerer und Landwirt in Schivelbein in Hinterpommern. Die Ausbildung am Medicinisch-chirurgischen Friedrich-Wilhelms-Institut war kostenlos, bedeutete jedoch die Verpflichtung zu einer achtjährigen Dienstzeit als Militärarzt nach dem eigentlichen Studium. Wie bereits geschildert, war Virchow von Anfang an ein regelmäßiger Zuhörer in Schönleins Vorlesungen, deren Inhalte er begeistert aufsog: „Die Gegenwart des Geistes, die Ordnung der Darstellung, das Planvolle der Einteilung, die Vollständigkeit der einzelnen Abschnitte, die Gleichmässigkeit der Behandlung waren wahrhaft bewundernswerth."[2] Trotz aller Begeisterung für den akademischen Lehrer, trotz wissenschaftlicher und politischer Gemeinsamkeiten blieb jedoch zwischen Schönlein und Virchow stets eine emotionale Distanz bestehen. Für eine freundschaftliche Beziehung waren die beiden Männer einfach zu verschieden – hier der den leiblichen Genüssen zugeneigte, joviale, manchmal etwas derbe akademische Lehrer, dort der asketisch strenge, kompromisslose, unnahbare, bisweilen zynisch wirkende Forscher mit messerscharfem Intellekt.

So verwundert es auch nicht, dass die beiden Charaktere im Laufe ihrer Karrieren an der Berliner Hochschule wiederholt aneinandergerieten. Nach dem Ende seines Studiums im Jahr 1844 sollte Virchow als Assistent der Klinik Schönleins zugeteilt werden. Doch dieser intervenierte beim zuständigen Minister. Dies lag weniger daran, dass er Virchow nicht schätzte, sondern eher an dessen Status als Militärarzt. Außerdem wollte Schönlein lieber seinem Mitarbeiter Robert Remak, der bereits seit Längerem bei ihm unentgeltliche Labortätigkeiten verrichtete, eine feste Anstellung verschaffen. Das Ministerium machte daraufhin einen Rückzieher, wie Virchow an seinen Vater schrieb: „Wolle Schönlein mich nicht, so will man mich ihm nicht aufdrängen; die Charité böte außerdem schon Material zu Untersuchungen genug."[3] So kam es, dass Virchow seine erste Stelle in der Pathologie bekam, wo er sich umfangreiche Erfahrungen erwerben konnte, da dort alle Obduktionen von an der Charité Verstorbenen durchgeführt wurden. Als dort die Stelle des Prosektors neu zu besetzen war, kam es erneut es zu einer Konkurrenzsituation zwischen Schönleins Mitarbeiter Remak und Rudolf Virchow. Doch diesmal setzte sich Letzterer durch, wie er selbst berichtete: „Nun war die Zeit da, wo Schönlein sich entscheiden musste, nach welcher Seite er seinen Einfluss wenden sollte, u. als ein kluger Feldherr entschied er sich dahin, mich nun aktiv zu fördern."[4] Und später:

„Eines Tages liess er mich zu sich einladen und sagte mir, er habe jetzt dem Minister den Rath gegeben, mich anzustellen. Er fügte hinzu, dass er von mir das Beste hoffe, und dass ich aus seinem Verfahren ersehen werden, dass es ihm stets um die Sache, und nicht um Personen zuthun sei. In der That gestalteten sich von da an unsere Beziehungen auf das Freundlichste."[5]

Virchow wurde auf seinen Antrag hin aus dem militärärztlichen Dienst entlassen, konnte sich habilitieren und erhielt eine Anstellung als Privatdozent. Zu einem Schlüsselerlebnis in seinem Leben kam es im Februar 1848, als der erst 26 Jahre alte Forscher von der Regierung beauftragt wurde, die Ursachen einer in Oberschlesien grassierenden Fleckfieberepidemie (durch Kleiderläuse übertragene, von Rickettsien ausgelöste Infektionserkrankung) zu klären. Virchow war schockiert von den sozialen und hygienischen Verhältnissen, in denen die bettelarme, gemischt polnisch-deutsche Bevölkerung dahinvegetierte. In seinem ersten Brief nach Hause schrieb er: „Das Elend ist grenzenlos u. man sieht hier recht deutlich, was eine durch die katholische Hierarchie u. preussische Bureaukratie geknechtete Masse werden kann. Diese Stumpfheit, diese thierische Knechtschaft sind schreckenerregend."[6] Schnell wurde ihm klar, dass sich seine Aufgabe nicht auf medizinische Studien und Statistiken über die Krankheit selbst beschränken konnte. Die Ursachen des Übels lagen tiefer, und ihre Bekämpfung erforderte umfassende politische Veränderungen. Das Ausmaß des Schreckens ging aus seinem später veröffentlichten Bericht hervor. In manchen Kreisen verstarben zehn Prozent aller Bewohner, manche am Fleckfieber, manche aber auch einfach nur an Hunger. Aufgewühlt durch das erschütternde Leid zog Virchow seine persönlichen Konsequenzen:

> „Nie hätte man während des 33-jährigen Friedens in Deutschland etwas auch nur entfernt Aehnliches erlebt; niemand hätte dergleichen in einem Staate, der so großes Gewicht auf die Vortrefflichkeit seiner Einrichtungen legte, wie Preußen, für möglich gehalten. War es nun aber doch möglich, stehen jetzt unzweifelhaft die großen Reihen von Zahlen da, von denen jede einzelne Noth, grauenvolle Noth ausdrückt, kann man diese ungeheuren Summen von Elend nicht mehr verläugnen, so darf man auch nicht mehr zögern, alle Consequenzen aus so entsetzlichen Erfahrungen zu ziehen, welche sie zulassen. Ich selbst war mit meinen Consequenzen fertig, als ich von Oberschlesien nach Hause zurückeilte, um Angesichts der neuen französischen Republik beim Sturz unseres alten Staatsgebäudes zu helfen, und ich habe später kein Bedenken getragen, jene Consequenzen in der Versammlung der Wahlmänner des 6ten Berliner Wahlbezirks für die deutsch National-Versammlung darzulegen. Dieselben fassen sich in drei Worten zusammen: volle und unumschränkte Demokratie."[7]

Für Virchow waren Pathologie, Hygiene und Sozialpolitik untrennbar miteinander verbunden, und dieses Credo bildete die Grundlage aller seiner weiteren Arbeiten. Der aufgewühlte Virchow eilte zurück nach Berlin, um beim bewaffneten Straßenkampf mitzuwirken.

> „Meine Betheiligung an dem Aufstande war eine relativ unbedeutende. Ich habe einige Barrikaden bauen helfen, dann aber, da ich nur ein Pistol bekommen konnte, nicht wesentlich mehr nützen können, da die Soldaten meist in zu grosser Entfernung schossen u. ein Handgemenge bei der geringen Zahl der Bürger, wenigstens an meiner Barrikade, nicht möglich war."[8]

Auch wenn Virchow nicht direkt in die gewaltsamen Auseinandersetzungen eingriff, seinen politischen Kampf setzte er auch in den Wochen und Monaten nach der Revolution fort. Er verteilte Flugblätter mit Wahlaufrufen in der Charité und gab die Streitschrift „Die medizinische Reform" heraus. Seine Forderungen betrafen Arbeitszeitverkürzungen, eine gesicherte Grundversorgung Kranker, die freie Arztwahl für Arme und eine staatlich geförderte Medizinerausbildung. Ein Leitsatz lautete: „Eine vernünftige Staatsverfassung muß das Recht des Einzelnen auf eine gesundheitsgemäße Existenz unzweifelhaft feststellen."[9]

Man kann sich gut vorstellen, dass Schönlein die Aktivitäten Virchows mit gemischten Gefühlen verfolgte. Zum einen erinnerte es ihn sicherlich an seine eigenen

Kämpfe gegen den absolutistischen Staatsapparat in Bayern, zum anderen war er mittlerweile als Leibarzt und Berater des preußischen Königs selbst Teil eines solchen Apparates geworden. Schriftliche Äußerungen, die auf seine persönliche politische Einstellung während jener Zeit hätten schließen lassen, gibt es leider nicht. Seinem deutlich jüngeren Kollegen begegnete er jedoch mit Respekt, gewürzt mit einer Prise seines bekannten sarkastischen Humors. Dies zeigt Virchows Schilderung einer Begegnung der beiden Männer im Sektionssaal während des Revolutionsjahres:

„Noch kürzlich bin ich [Virchow] daran erinnert worden, wie er [Schönlein] einstmals im Jahre 1848, als ich in einem Falle, wo er eine hämorrhagische Apoplexie [Schlaganfall durch Hirnblutung] erwartet hatte, eine Embolie der Hirnarterien [Verstopfung der Schlagadern im Gehirn durch Blutgerinnsel] nachwies, halb ärgerlich, halb freundlich ausrief: ‚Sie sehen auch überall Barrikaden.'"[10]

Mit dem Wiedererstarken von Monarchie und Ministerialbürokratie bekam Virchow im folgenden Jahr zunehmend Probleme an der Charité. Man warf ihm agitatorische Umtriebe vor, und er verlor vorübergehend seine Stellung als Prosektor. In dieser Situation erreichte ihn ein überraschendes Schreiben von einer nicht preußischen Universität. Ausgerechnet in Würzburg war man auf seine „ausgezeichneten Leistungen im Gebiete der pathologischen Gewebslehre"[11] aufmerksam geworden und wollte ihn auf den Lehrstuhl für Pathologische Anatomie berufen. Es läge nun nahe zu vermuten, dass Schönlein bei dieser Berufung seine Finger im Spiel hatte, um seinen Kollegen in Berlin aus der Schusslinie zu nehmen. Schließlich waren seine Beziehungen zur alten Wirkungsstätte nach wie vor eng. Doch Virchow bestritt, dass dieser hier in irgendeiner Form involviert gewesen wäre:

„Als ich im Jahre 1849 wegen meines Verhaltens bei den politischen Wahlen zuerst meiner Stelle als Prosector enthoben und nachher nur mit grossen Beschränkungen wieder eingesetzt wurde, verhielt er sich passiv, und als ich kurze Zeit nachher den Ruf nach Würzburg erhielt und ihn um Rat anging, da war sein schliesslicher Entscheid: ‚Setzen Sie sich nicht zwischen zwei Stühle.' Es ist also unrichtig, wenn man annimmt, dass er auf diese Berufung Einfluss geübt hätte."[12]

Wie dem auch gewesen sein mag, der Wechsel Virchows von der Spree an den Main war eine skurrile Wendung infolge kleindeutscher Hochschulpolitik:

„Preußen und Baiern hatten die Rollen vertauscht; einst hatte Preußen den Baiern Schönlein, unbekümmert um die Anklage auf Hochverrat, die ihm in Würzburg gedroht, nach Berlin geholt, jetzt berief Baiern ebenso unbekümmert den erklärten Demokraten Virchow von Berlin nach Würzburg."[13]

In Würzburg vermied Virchow politische Auseinandersetzungen. Auch eine im Auftrag der bayerischen Regierung durchgeführte Studie über „Die Noth im Spessart"[14] fiel deutlich gemäßigter aus als sein Bericht aus Oberschlesien. Dennoch wurde natürlich auch er, wie nicht anders zu erwarten, von den erzkonservativen Ultramontanen aus München angegriffen, wogegen er sich mit deutlichen Worten wehrte: „Hr. v. Ringseis ist der vorgeschobene Posten einer Richtung, welche gegen das naturwissenschaftliche Prinzip ankämpft."[15] Doch fanden sich in Würzburg auch Gleichgesinnte. Virchow stellte fest: „Mehr und mehr gestalteten sich die Dinge so, dass Schönlein's Freunde auch meine Freunde, seine Feinde auch die meinigen wurden."[16] Für seine forscherische Tätigkeit erwiesen sich die Jahre in der fränkischen Provinz als ungemein fruchtbar. Dort sammelte er einen reichen Schatz an Erkenntnissen zum mikroskopischen Aufbau von Bindegeweben sowie zu Leukämien, und dort entstand auch sein berühmter Grundsatz der Zellularpathologie „omnis cellula e cellula" (eine Zelle kann immer nur aus einer Zelle entstehen).[17]

Virchows wissenschaftlicher Ruf wurde immer bedeutender und ließ sich schließlich auch in Berlin nicht mehr überhören. Nach nur sieben Jahren sollte er entgegen allen politischen Bedenken in die preußische Hauptstadt zurückgeholt werden. Schönlein war mit dem „Tribun von 1848",[18] wie er ihn einmal nannte, während dessen Würzburger Zeit in Verbindung geblieben, doch unterstützte er auch dessen Rückberufung? Virchow schrieb dazu: „Zwischen Schönlein und mir ist niemals, weder direkt noch indirekt, über eine solche verhandelt worden",[19] aber gegen Schönleins Willen wäre sie sicher auch nicht möglich gewesen. Die Beziehung der beiden Professoren blieb auch nach Virchows Rückkehr eine besondere. Bei schwierigen Entscheidungen innerhalb der Medizinischen Fakultät waren sie wohl meist derselben Meinung, aber dennoch ließ keiner die Gelegenheit zu einem kleinen Seitenhieb verstreichen, wie auch die folgende Geschichte zeigt:

Häufig entbrannte unter Medizinern ein Streit darüber, ob es sich beim Vorliegen eines Magengeschwürs um eine gutartige Veränderung oder um die Folge einer Krebserkrankung handelte. In Zeiten, in denen es noch keine Magenspiegelung und kein Röntgen gab, hatte der behandelnde Arzt keine Möglichkeit, dies eindeutig herauszufinden. Nicht selten ließ sich daher erst nach dem Tode die endgültige Klärung durch eine Obduktion herbeiführen. Das dadurch begründete Überlegenheitsgefühl des Pathologen über den Kliniker genoss Virchow durchaus.

Einmal war Schönlein zu einem Patienten aus einem polnischen Adelsgeschlecht gerufen worden, der wegen seiner Magenbeschwerden zuvor schon andere Koryphäen konsultiert hatte. Der Wiener Professor Oppolzer etwa hatte das Vorliegen eines gutartigen Magengeschwürs diagnostiziert. Schönlein vermutete dagegen eine bösartige Erkrankung und begleitete den Patienten ärztlich bis zu dessen Tod. Durch die Obduktion wurde dann das Vorliegen eines Magenkarzinoms eindrucksvoll bestätigt. Noch während seiner Rückreise von Warschau hatte sich die Nachricht von der diagnostischen Überlegenheit des preußischen Professors gegenüber seinem österreichischen Kollegen in verschiedenen Zeitungen verbreitet. Wieder an der Charité eingetroffen, erfuhr Schönlein, dass auch einer seiner Berliner Patienten, bei dem er ebenfalls von einem bösartigen Magentumor ausgegangen war, während seiner Abwesenheit verstorben war. Er eilte daraufhin sofort ins Leichenhaus, wo er schon erwartet wurde.

> „Virchow stand, mit sardonischem Lächeln, während er die Bauchhöhle öffnete, dem breitschultrigen Mann, der wie immer hörbar atmete, gegenüber, und wir, die große corona neugieriger Zuhörer sahen gespannt auf diese beiden. [...] Daraufhin ließ der kleine, sarkastische Prosektor Virchow den Gewaltigen in wartender Spannung und zeigte stumm auf den Magen, den er jetzt zu öffnen begann. Man merkte Schönlein schon an, daß ihm das längere

Abb. 29.1 Rudolf Virchow (https://commons.wikimedia.org/wiki/File:Rudolf_Virchow.jpg, gemeinfrei)

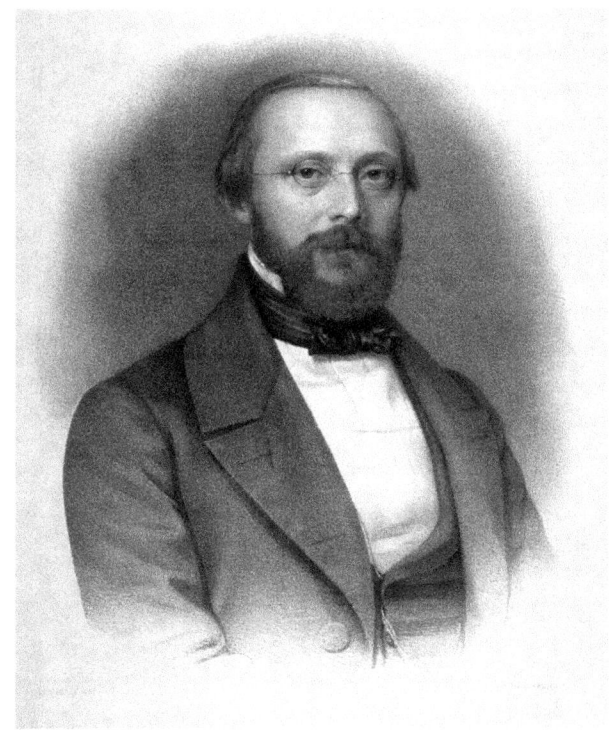

Verweilen in dem mit Menschen gefüllten engen Raum, das längere Stehen [...] körperliche Beschwerden machte. Virchow diktierte dann in seiner monotonen Weise: ‚Ein noch mit den Spuren einer kurz vorhergegangenen Blutung versehenes Ulcus rotundum [rundes Geschwür], welches durch seinen Durchbruch in die Bauchhöhle, weniger durch den Blutverlust als durch die Peritonitis [Bauchfellentzündung – Anm. d. Verf.] den Tod veranlaßt hat, ist die deutlich erkennbare Ursache des gesamten Krankheitsverlaufes.' Schönlein hatte sich diesmal geirrt. Virchow fügte wie nebenbei hinzu: ‚Oppolzer rächt sich, wie es scheint.' Schönlein lüftete nur seinen Hut, sagte zu Virchow gewandt: ‚Ich danke', dann ‚Guten Morgen, meine Herren!'"[20]

Als er bereits im Ruhestand war, ließ Schönlein manchmal aber sogar ein wenig Stolz auf seinen wissenschaftlich herausragenden und immer berühmter werdenden Schüler erkennen. Virchow erzählte, „dass er mehrmals, wenn er eine Schrift von mir der Bamberger Bibliothek schenkte, mit einer gewissen Betonung hinzugefügt hat: ‚er war mein Prosector'".[21] (Abb. 29.1)

Kap Palmas und Karsamstag 30

> *"Sein Liebling, sein einziger hoffnungsvoller hochbegabter Sohn, den die Natur zugleich mit einem kräftigen Körper und einer heiteren Seele ausgestattet hatte, verließ im März 1855 Berlin, um das Innere von Westafrika zu erforschen."*
> *(Friedrich Leitschuh) (Leitschuh 1894a, S. 12.)*

Der plötzliche Tod seiner geliebten Therese, kurz darauf gefolgt von dem der Mutter und des väterlichen Freundes Joachim Heinrich Jaeck, bedeutete eine Zäsur im Leben Schönleins. Auch seine physische Konstitution litt erheblich unter diesen Verlusten. In den folgenden Jahren ersuchte er regelmäßig um Erholungsurlaube und Freistellungen für Kuraufenthalte. In verschiedenen Tageszeitungen wurden Meldungen veröffentlicht, er beabsichtige, „Berlin zu verlassen, um sich in einer kleinen Universitätsstadt niederzulassen".[1] Aus Berlin wurde kommentiert, all dem läge „nichts zum Grunde, als die Lust der Welt, Gerüchte zu erfinden und zu verbreiten".[2] Auch ein Züricher Freund erkundigte sich, ob er denn wirklich beabsichtige, sich von seinen

> „vielen Aemtern und Geschaeften in den nächsten Jahren zurückzuziehen und Berlin zu verlaßen. Wer weiß – wenn etwas Wahres an der Sache ist – ob Sie sich nicht entschließen, wieder in die Schweiz zu kommen und sich an einem unserer Seen, Boden-, Zürcher, Genfer See anzusiedeln?"*

Tatsächlich hatte Schönlein wohl beim König um seine „gnädigste Versetzung in den Ruhestand" ersucht, wie aus einem Schreiben an den zuständigen Minister hervorgeht. Er begründete dies damit, dass seine „ohnehin schwankende Gesundheit durch die traurigen Ereignisse der neusten Tage in einer Weise alteriert ist, dass meine Kräfte nicht mehr den Funktionen genügen, mit denen die Gnade Sr. Majestät mich betraut hat".[3] Der Monarch wollte davon wohl nichts hören, ein offizielles

Antwortschreiben ist jedenfalls nicht aktenkundig. Der Professor und Leibarzt blieb vorerst in Amt und Würden.

In der Villa im Tiergarten wurde es noch einsamer um den Professor, als sich sein Sohn Philipp im Herbst des Jahres 1851 aufmachte, um an der Universität in Göttingen das in Berlin begonnene Studium der Mathematik und der Naturwissenschaften fortzusetzen. Dort hatte er Gelegenheit, von einigen der größten deutschen Wissenschaftler des jeweiligen Faches zu lernen. Alexander von Humboldt gab Philipp eine Empfehlung an den Mathematiker Carl Friedrich Gauss mit auf den Weg und sandte diesem wenig später „Zeilen des Dankes für die wohlwollende Behandlung, die Sie dem Sohn eines überaus geistreichen Mannes, des kön[iglichen] Leibarztes Schönlein, auf meine Bitte, schenken".[4] Der Chemieunterricht erfolgte bei Friedrich Wöhler, der aufgrund seiner Harnstoffsynthese als Pionier der organischen Chemie galt. Wöhler äußerte sich sehr lobend über Philipp, „der sehr fleißig das Laboratorium besucht und mir durch seine Anstelligkeit und Fassungsgabe Freude macht".* Besonders häufig war er während seines Studiums auch in der Göttinger Sternwarte, wo er sich im Gebrauch astronomischer Instrumente zur Himmelsbeobachtung und Vermessung geografischer Positionen übte.

Im Frühjahr des Jahres 1855 richtete Schönlein ein Bittgesuch an den König, seinen Sohn vom Wehrdienst zurückzustellen, was auch umgehend bewilligt wurde. Der Grund hierfür waren Pläne für eine große Expeditionsreise Philipps (Abb. 30.1). Der 21-Jährige war durch sein Studium exzellent ausgebildet, wie auch Alexander von Humboldt feststellen konnte, der ihn einer Art Abschlussprüfung unterzog:

> „Es ist mir ein Bedürfnis Ihnen zu sagen, welche Freude ich in den ernsten Gesprächen mit Ihrem vortrefflichen Sohn gehabt habe. [...] Ich bin in einzelne Methoden astronomischer Ortsbestimmung, in Verhältnisse des Zusammenhangs der Geognosie mit Chemie (nach Bunsenschen Ideen), in tellurischen Magnetismus [Erdmagnetismus] mit ihm eingegangen, überall habe ich ihn fest und schön vorbereitet gefunden."[5]

Das eigentliche Ziel war Ostafrika, wobei Philipp von Sansibar aus in das Innere des Kontinents vordringen wollte. Doch zunächst führte die Reise für weitere Vorbereitungen nach England, da von dort die meisten Seehandelslinien nach Afrika abgingen. Zwei Vertraute aus dem weitgespannten Netzwerk des Vaters waren dabei in London besonders behilflich. Zum einen war dies sein Kollege Thomas Hodgkin, Erstbeschreiber der nach ihm benannten Lymphknotenerkrankung, den Schönlein zwanzig Jahre zuvor bei seinem Besuch in London kennengelernt hatte. Dieser schrieb: „Es gibt keinen größeren Ansporn für mich, um alles in meiner Macht Stehende für meinen hervorragenden jungen Freund Philipp Schoenlein zu tun und um seinen Vater zu beruhigen, als eine Bitte Ihrerseits."[6] Der andere wichtige Ansprechpartner Schönleins war Freiherr Christian Friedrich von Stockmar, dem er ebenfalls vor langer Zeit als Hofmarschall des belgischen Königs begegnet war. Stockmar war auch ein enger Vertrauter des Coburgischen Prinzen Albert, dessen Hochzeit mit Queen Victoria er arrangiert hatte. Er ließ seine exzellenten Beziehungen spielen:

Abb. 30.1 Philipp Schönlein (Staatsbibliothek Bamberg, Sign: V A 355c)

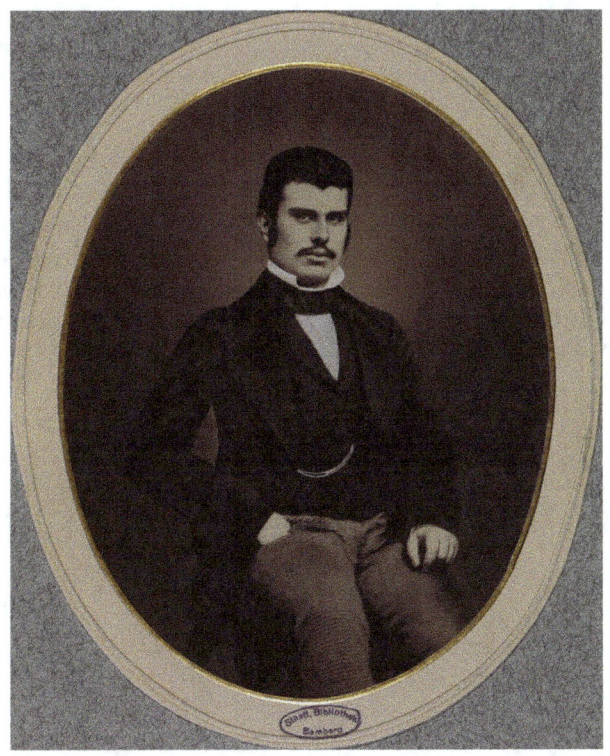

„Am 4 Mai war bereits eine empfehlende Depesche für Ihren Herrn Sohn an den englischen Consul in Zanzibar erlassen, aber auf des Prinzen Albert Wunsch hat darauf Lord Clarendon [britischer Außenminister] noch angeordnet, daß eine generelle Depesche an die Consuln im Mittelmeer und an der africanischen Küste ausgefertigt […] werde."*

Während des Sommers in England änderten sich die Reisepläne Philipps. Statt auf eine geeignete Schiffspassage nach Sansibar zu warten, wollte er zunächst eine kürzere Reise nach Westafrika unternehmen, um sich dort noch besser mit Klima und Bedingungen des unbekannten Kontinents vertraut zu machen. Vielleicht wurde ihm auch einfach das Warten zu lang, denn er bestieg kurz entschlossen ein kleines Handelsschiff, das in Liverpool mit dem Ziel Nigermündung ablegte. Thomas Hodgkin hatte möglicherweise von Beginn an bei dieser Unternehmung des Sohnes kein gutes Gefühl, denn er schrieb dem Vater nach Berlin: „Ich kann Ihnen versichern, dass ich sehr mit Ihnen fühlte, als Ihr Sohn England in Richtung des ungesunden Afrika verließ."[7] Am 1. September 1855 ging Philipp Schönlein am westafrikanischen Kap Palmas an Land. Er traf in der „verderblichsten Zeit des Jahres, nämlich im Beginn des October oder unmittelbar nach dem Schlusse der dortigen Regenepoche ein".[8] Das Kap war zu jener Zeit eine Kolonie der „Maryland State Colonization Society", deren Ziel es war, die Sklaverei abzuschaffen und freien Afroamerikanern die Übersiedelung nach Afrika zu ermöglichen. In einem Brief an Thomas Hodgkin lobte er die umsichtige Leitung der Kolonie durch die verantwortlichen Missionare. Er hob hervor,

„dass während der 21 Jahre von der Errichtung der ersten Siedlung bis zum heutigen Tag kein einziger Schuss, ja kein einziges böses Wort im Zusammenleben mit den umgebenden Eingeborenenstämmen fiel. Dieser glückliche Umstand ist zweifellos zum Teil der eingeschränkten Verfügbarkeit von Rum zu verdanken."[9]

Doch Philipp verbrachte nur kurze Zeit in der Siedlung auf der felsigen Halbinsel, denn er brach immer wieder zu ausgedehnten Exkursionen entlang der Küste und ins Landesinnere auf, um Pflanzen und Samen zu sammeln. Aus später veröffentlichten brieflichen Aufzeichnungen lassen sich die Reiserouten gut rekonstruieren (Abb. 30.2). Seine Beschreibungen von Geografie und Botanik waren detailliert, aber auch amüsante zwischenmenschliche Begegnungen kamen darin nicht zu kurz:

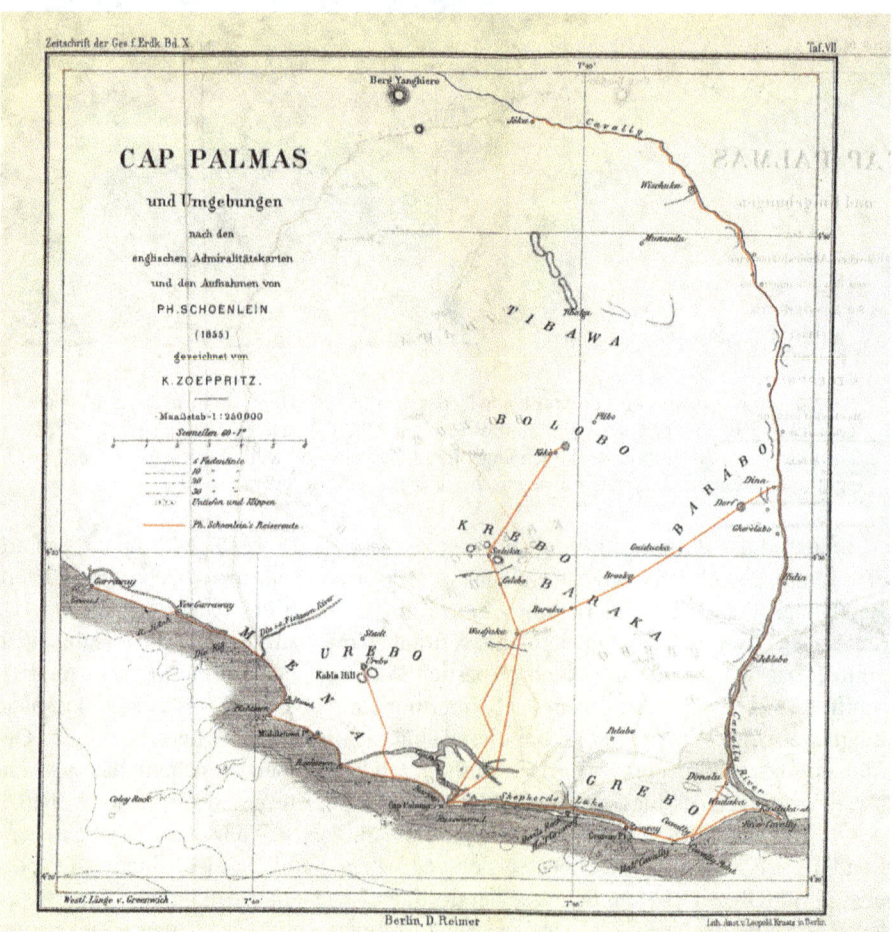

Abb. 30.2 Die Expeditionen von Philipp Schönlein am Cap Palmas (rote Linien) (Zöppritz/Schönlein 1875, Tafel VII, Staats- u. Universitätsbibliothek Göttingen. Sign: 8 GEOGR 79:10)

„Ein Weg von einer Viertelstunde durch dichten Busch, abwechselnd über steinige Hügel und sumpfige feuchte Thaleinschnitte brachte uns nach Wadjuka, gerade zeitig genug um einem neuen Regenschauer zu entgehen. Da der König oder Bodiâ auf den Reisfeldern war, so kehrten wir in einem andern Hause ein. Ich stellte meine Stiefel an's Feuer, hing Strümpfe und Hosen herum, als kurz darauf der König ankam und uns sagen ließ, er erwarte unsern Besuch, machte ich ihm meine Aufwartung barfuss und in den Unterhosen. Da in den Negerstädten überall Schalen von Palmnüssen herumliegen, die wie Glas schneiden, so marschirte ich, wie wenn ich auf Eiern wandelte, was unter den versammelten Bewohnern ein allgemeines Gelächter hervorrief."[10]

Noch unbekleideter ging es bei einer Begebenheit an der Küste zu:

„Kurz vor Sonnenaufgang ließ ich mich übersetzen, um ein Seebad zu nehmen. Während ich im Wasser war, kam ein heftiger Regensturm heran, so dass ich meine Kleider in die Stadt zurückschickte und dann nach Beendigung meines Bades in puris naturalibus [wie von der Natur geschaffen] nachfolgte, nur in mein Handtuch nach Art der Eingeborenen eingewickelt. Wenn der Teufel selbst plötzlich erschienen wäre, er hätte keine größere Verwirrung veranlassen können. Die Frauen und Kinder fingen an, laut aufzuschreien und rissen sämmtlich vor mir aus. Ich konnte das Haus des Königs nicht finden, da eines aussah wie das andere, und bemühte mich, durch Zeichen zu verstehen zu geben, man solle mich hinführen. Endlich nahm mich eine Frau an der Hand und führte mich statt nach dem Hause des Königs nach ihrem eigenen, wo ein wenige Wochen altes Kind auf einer Matte lag. Anfangs verstand ich nicht, was sie wollte, mit der Zeit jedoch begriff ich, dass sie mich ihrem kleinen Kinde als grosse Curiosität zeigen wollte. Obgleich die Männer beinahe alle zur See gehen, so haben doch die Frauen und Kinder wenig Gelegenheit, Weisse zu sehen, und jedenfalls war ich das erste nackte Specimen, das ihnen vorkam."[11]

Am weitesten nach Norden ins Landesinnere stieß Philipp mit dem Kanu auf dem Cavally River vor. Auf dieser Fahrt berichtete er erstmals am 29. November von körperlichen Beschwerden: „Meine Hand war so geschwollen und entzündet, dass ich ernstlich daran dachte, nach Cap Palmas zurückzukehren, allein ich fürchtete mich lächerlich zu machen."[12] Nachdem die Schmerzen sich auch bis zum folgenden Tag nicht besserten, „schnitt ich meine Hand auf, und obgleich nur wenig Eiter und Blut herauskam, fühlte ich mich doch etwas erleichtert".[13] Doch auch dies brachte keine dauerhafte Besserung,

„gegen Abend wurde meine Hand so entzündet, der Arm bis zum Ellenbogen fing an zu schwellen und wurde so fieberisch, dass ich nicht umhin konnte, den unfreiwilligen Aufenthalt hier als einen Wink der Vorsehung anzusehen, und beschloss, nach dem Cap zurückzugehen und mich zu pflegen".[14]

Am 3. Dezember war er schließlich zurück an der Küste.

„Glücklicherweise kam Sonnabend ein amerikanisches Kriegsschiff hier an, dessen Arzt ich sogleich consultirte. Er beruhigte mich darüber, dass das Geschwür nichts Bösartiges habe und versicherte, es werde bald heilen. Er betrachtete es als eine Akklimatisation, da ich das Fieber nicht gehabt habe. Inzwischen kommen nun an vielen anderen Stellen kleine Geschwüre heraus, und es giebt kaum eine Stelle auf meinem Körper, die mir nicht weh thut. Eines davon ist auf dem Daumen meiner rechten Hand und hat sich über Nacht sehr entwickelt."[15]

Dies waren die letzten eigenhändigen Nachrichten des Sohnes, die in der Heimat ankamen. Verständlicherweise schwebte der Vater in großer Sorge, zumal die Briefe auf dem Seeweg aus Afrika in der Regel mehrere Wochen unterwegs waren. Auch der preußische Konsul in Liverpool hatte zu Beginn des neuen Jahres noch keine weiteren Informationen erhalten. Erst zehn Wochen später, Schönlein hielt sich gerade über die Osterfeiertage in Bamberg auf, erreichte ihn die Schreckensbotschaft per telegrafischer Depesche aus Berlin. Sein Sohn Philipp war bereits am 8. Januar in Kap Palmas verstorben. Die genaueren Umstände schilderte ein amerikanischer Missionar:

> „Traurige Nachrichten muss Ihnen dieser Brief bringen, keine geringeren als den Tod von Philipp Schönlein, der hier am Dienstag, den 8., am Nachmittag nach einer Krankheit von nur sechs Tagen aus dem Leben schied. Er bekam Fieber am 3. Der Anfall erwies sich zuerst als leicht und verschwand zeitweise gänzlich während der ersten vier Tage. […] Am Dienstagnachmittag um 3 Uhr, sah ich ihn auf einem Lager in der Wohnstube, sehr unruhig; es fiel ihm schwer, deutlich zu sprechen und er fantasierte […]. Als ich um 8 Uhr das Haus besuchte fand ich ihn als Leiche vor. Ganz unerwartet scheint es ihn getroffen zu haben und war es für uns alle."[16]

Nach dieser Darstellung bleibt unklar, ob der Tod Philipps nun eine Folge der vier Wochen zuvor erlittenen „bösartigen Schwärenkrankheit" war, also der Infektion an der Hand mit nachfolgender Blutstrominfektion, oder ob er zusätzlich auch noch „am klimatischen Fieber",[17] das heißt an Malaria erkrankt war. „Es steht nämlich fest, daß kein Fremder, der das Küstenland von West-Afrika betritt, von dem dort herrschenden Fieber verschont bleibt."[18] Noch verwirrender wurde die Frage nach der Todesursache durch eine Mitteilung von Thomas Hodgkin, der einen Sonnenstich als vermeldete. Alle drei Erkrankungen – Blutstrominfektion, Malaria oder Sonnenstich – wären mit den geschilderten neurologischen Symptomen vereinbar, eine eindeutige Klärung ist hier retrospektiv nicht mehr möglich.

Schönlein erhielt die erschütternde Nachricht am Karsamstag im Kreise von Freunden und Familienmitgliedern. Für diese wollte er am Ostersonntag „ein splendides Gastmal zurichten lassen; es waren schon viele Einkäufe gemacht",[19] erinnert sich der Bibliothekar Michael Stenglein, der Nachfolger des verstorbenen Jaeck. „Alle Einkäufe schenkte Sch[önlein] den Armen, u[nd] mehrere Wochen schloß er sich von aller Geselligkeit ab."[20] Auch wenn er als erfahrener Arzt vielleicht schon eine böse Vorahnung gehabt hatte, die unzweifelhafte Bestätigung seiner schlimmsten Befürchtungen muss ein schwerer Schock gewesen sein. Erneut musste der große Arzt in der eigenen Familie erleben, wie hilflos die damalige Medizin gerade den Infektionserkrankungen immer noch gegenüberstand.

Die amerikanischen Missionare veranlassten die Rücksendung der wenigen Habseligkeiten Philipps. Eine große Kiste gesammelter Pflanzen, die dieser schon vor seiner Erkrankung abgeschickt hatte, ging wohl versehentlich nach Amerika und traf nie in der Heimat ein.

> „Der ganze botanische Nachlaß, der sich nach seinem Tode vorfand und an die Familie gelangt ist, bestand in einigen Sämereien und 14 getrockneten Pflanzenarten. Zum Glücke sind schon von jenen Sämereien mehrere aufgegangen, und es steht zu erwarten, daß sie unter sorgsamer Pflege sich zu völlig entwickelten Pflanzen ausbilden, um für die Wissenschaft erschlossen zu werden."[21]

In einer wissenschaftlichen Arbeit veröffentlichte der Berliner Botaniker Friedrich Klotzsch ausführliche Beschreibungen und Zeichnungen dieser Neuentdeckungen. Zwei Arten benannte er diese nach dem Verstorbenen, *Acrolobus schoenleinii* aus der Ordnung der Sandelholzartigen und *Gomphia schoenleiniana*, die sägeblättrige Nagelbeere. Die Reaktion auf Philipps Tod war überwältigend. Der König schrieb noch am Karsamstag: „Ich habe heute früh das schreckliche Unglück erfahren das Ihnen das Herz zerreißt."[22] Humboldt pries das „Andenken des lieben Hingeschiedenen" und erinnerte sich

> „an seine edle, einfache, kräftige, lebensfrohe Natur, an seine Vielbegabtheit, an das schöne muthige Streben sich nützlich zu machen, […] von dem er so früh ein Opfer geworden ist. Ich habe kaum je einen jungen Mann gesehen, der mit schönen Kenntnissen schon ausgerüstet, so den Eindruck der Tüchtigkeit ließ, zu solchen Hoffnungen berechtigte."[23]

Philipp Schönlein wurde in Kap Palmas bestattet. Ein Hamburger Kaufmann, der sich wiederholt in Westafrika aufhielt, brachte einmal bei einem Besuch im Hause Schönlein den Töchtern einen Strauß Blumen mit, den er selbst am Grab ihres Bruders gepflückt hatte. Über diese Verbindung wurde dann auch ein Grabstein nach Kap Palmas verschifft und dort errichtet. Später konnten die sterblichen Überreste Philipps in die Heimat geholt und im Familiengrab der Schönleins am Bamberger Friedhof gemeinsam mit denen von Mutter und Großmutter beigesetzt werden (Abb. 30.3).

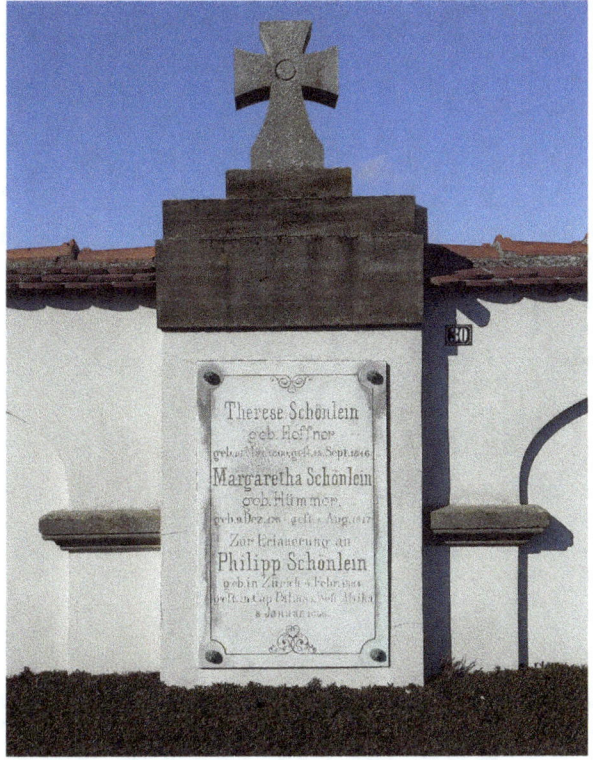

Abb. 30.3 Das Grab von Therese, Margaretha und Philipp Schönlein auf dem Bamberger Friedhof. (Foto: Bernhard Manger)

Charité und Charaktere 31

In der langen Reihe ruhmvoller Namen, welche die Annalen dieser Hochschule während der ersten 50 Jahre ihres Bestehens zieren, ist der seinige einer der ruhmvollsten."
(Rudolf Virchow) (Rudolf Virchow 1865a, S. 2)

Der Schock über den Verlust des geliebten Sohnes hatte ihn schwer getroffen. Auch die robuste Natur eines Johann Lucas Schönlein hatte Schwierigkeiten, dies zu verkraften. Nur seine beiden Töchter waren ihm nun geblieben, die den Vater aufopfernd umsorgten. Aber selbst in seiner Villa im Tiergarten fühlte er sich nicht mehr richtig wohl. Innerlich hatte sich der Professor wahrscheinlich schon von der preußischen Hauptstadt verabschiedet. Dennoch nahm der inzwischen 64-Jährige alle seine universitären Aufgaben unverändert wahr, wie von einem Studenten geschildert:

„Ich wurde im Herbst 1857 sein Schüler, in seinem letzten Semester, das er auf seiner Krankenabteilung der Charité las. Gewiß war seine beste Zeit vorbei. Der wohlbeleibte alte Herr war etwas schwer beweglich, kurzatmig und bequem geworden. Die Kranken, die zur Vorstellung kamen, wurden in den großen Hörsaal geschoben, Schönlein setzte sich in den Lehnstuhl neben dem Bett und sprach über den Fall."[1]

Zwar hatte er an geistiger Frische hatte er nichts eingebüßt, aber seine körperliche Verfassung war inzwischen jedoch deutlich eingeschränkt:

„In dem Ton und der Art seiner Sprache, sowie der steifen Haltung seines Körpers und dem „beständig pfeifenden, schnarchenden Ton beim Atmen verriet er den stets nach Luft ringenden Menschen. […] Wie eine pfeifende Maschine kam er in seine Klinik, an der Spitze seiner zahlreichen klinischen Hörer."[2]

Die Ursache der geschilderten Atemnot war aber nicht etwa ein Asthmaleiden, wie gelegentlich angenommen. Vor allem das charakteristische Geräusch beim Einatmen – der „inspiratorische Stridor" – verriet, dass eine Einengung der Luftröhre vorlag. Der erfahrene Pathologe Virchow analysierte: „Schon seit vielen Jahren, wie es scheint in Folge der endemischen Einflüsse Würzburg's, trug Schönlein einen Kropf, der sich mehr nach innen entwickelt hatte, vielleicht theilweise substernal [unter dem Brustbein] lag."[3] Damit hatte Virchow völlig recht. Wie wir heute wissen, gehörten Süddeutschland und die Schweiz damals zu den Gebieten mit ernährungsbedingtem Jodmangel. Daher war in der dortigen Bevölkerung die vergrößerte Schilddrüse ein häufiges Leiden. Wäre dieser Zusammenhang zu jener Zeit schon bekannt gewesen, so hätte Schönlein dem Kropfwachstum leicht durch einen regelmäßigen Genuss der von ihm so oft verordneten jodhaltigen Mineralwässer vorbeugen können.

Aber trotz seines Gesundheitszustandes nahm Schönlein nicht nur an der Hochschule seine Pflichten wahr, er war auch wieder als Vortragender Rat beim Kultusministerium tätig und erhielt nochmals eine Beförderung zum „Wirklichen Geheimen Ober Medicinal-Rath im Range eines Raths erster Classe".[4] Und diese Aufgaben nahm er durchaus ernst, vor allem wenn es darum ging, die Medizin vor der Einflussnahme durch die Politik zu schützen. Dass er dabei auch die direkte Konfrontation nicht scheute, zeigt sein unverblümter Ausspruch gegenüber dem König: „Herr von Raumer mag ein sehr guter Kultusminister sein, aber von der Medizin versteht er so wenig, wie wenn Eure Majestät Büchsel zum Kriegsminister machten."[5] Carl Büchsel war ein beliebter Berliner Seelsorger und Kanzelprediger. Der König konnte über diesen Satz seines Leibarztes herzlich lachen, doch Schönlein meinte dazu später: „Sein Vater hätte mich nach Spandau geschickt."[6] Die Spandauer Zitadelle diente seit über 200 Jahren als Gefängnis für politische Häftlinge.

Ganz ohne Risiko waren solch offene Worte am Hof von Friedrich Wilhelm IV. nicht. Schönlein hatte zwar ein unverändert freundschaftliches Verhältnis zu seinem König, aber die politische Situation hatte sich in den Jahren seit der Revolution grundlegend gewandelt. In der preußischen Regierung stand Ministerpräsident Otto Theodor von Manteuffel an der Spitze eines reaktionären Kabinetts, dessen erklärtes Ziel es war, alle 1848 erkämpften Liberalisierungen wieder zurückzunehmen und jegliche Opposition zu unterdrücken. Außerdem hatte sich um den König eine Gruppe von erzkonservativen Beratern geschart, die sich aus hochrangigen Militärs und Beamten unter der zusammensetzte, angeführt von General Leopold von Gerlach. Es ist nicht verwunderlich, dass der populäre, freiheitlich denkende Professor mit seiner unverblümten Ausdrucksweise und seinem direkten Zugang zum König diesen Leuten ein Dorn im Auge war.

Zu Beginn des Jahres 1857 war wieder einmal Schönleins ärztliche Kunst gefragt. Der inzwischen 88-jährige Alexander von Humboldt war nach einem Hoffest im königlichen Schloss zu Hause kollabiert. Man befürchtete einen Schlaganfall, aber „Schönlein erklärt die Lähmung für eine nervöse, nicht apoplektische. Auch hatte Humboldt, als er in der Nacht fiel, nicht das Bewußtsein und die Sprache verloren, sondern seinen Diener laut gerufen, damit er ihm aufhelfe."[7] In den folgenden Tagen bestanden noch Kopfschmerzen und wechselnde Lähmungen des linken Beines. Der Professor besuchte den greisen Gelehrten täglich, bis sich dieser nach ein paar Wochen wieder erholt hatte. In den Zeitungen kursierte damals folgende Anekdote:

> „Als wenige Stunden nach dem erlittenen Anfall der Geheimrat Schönlein gegen den König, welcher seinen alten Freund zu besuchen gekommen war, die Besorgniß äußerte, der Kranke würde wohl auf der linken Seite nicht mehr gut stehen können, fiel Humboldt lächelnd ein: ‚O weh, dann werde ich mich an die rechte Seite halten und neben Gerlach setzen müssen!'"[8]

Links und Rechts als Begriffe für die verschiedenen politischen Lager waren damals erst seit wenigen Jahren in den Sprachgebrauch eingegangen, abgeleitet von der Sitzordnung der Abgeordneten im ersten deutschen Parlament in der Frankfurter Paulskirche.

Kurze Zeit später war es dann Friedrich Wilhelm IV. selbst, der den Beistand seines Leibarztes benötigte. Schon seit einigen Jahren hatte sich der Gesundheitszustand des Monarchen allmählich verschlechtert. Er war häufig erschöpft und reizbar. Sein früher hervorragendes Gedächtnis ließ ihn im Stich, und er vergaß sogar die Namen von vertrauten Personen. Im Sommer jenes Jahres war er auf der Rückreise von einem anstrengenden Staatsbesuch in Wien, als ihn bei einem Zwischenstopp auf Schloss Pillnitz bei Dresden ein Schwächeanfall ereilte. Schönlein wurde dringend nach Sachsen beordert, und bei seiner Ankunft stellte er einen „Zustand höchster Abspannung" fest, „so daß der König nicht einmal der Aufforderung des Arztes, die Zunge herauszustrecken Folge leisten konnte". Die Prognose des erfahrenen Mediziners war düster: „Das ist ein Wetterleuchten, und endlich schlägt der Blitz ein."[9]

Schönlein war sich darüber im Klaren, dass die Geisteskräfte des Königs nachließen, und dieser Prozess würde sich nicht aufhalten lassen. Ob es sich um eine Demenz aufgrund einer Verkalkung der Hirngefäße oder um eine Alzheimer-Erkrankung oder um beides handelte, lässt sich aus heutiger Sicht nicht mehr mit Sicherheit sagen. Der Professor jedenfalls verzichtete kurzfristig auf seinen angestammten Sommerurlaub in Süddeutschland, um seinen Dienstherren in dieser Situation nicht im Stich zu lassen.

Im darauffolgenden Herbst 1857 kam es zum nächsten Schwächeanfall bei Friedrich Wilhelm IV. Tochter Cäcilie Schönlein erinnerte sich: Ihr Vater „eilte sofort nach Potsdam und verblieb am Krankenlager des Königs in Sanssouci – unerreichbar für längere Zeit für die Berliner – bis die direkte Gefahr behoben war. Das traurige Siechtum war leider nicht zu beheben."[10] Für die konservative Kamarilla am Hof war dies eine günstige Gelegenheit, den missliebigen Professor zu diskreditieren:

> „Schönlein kam an und fand den König über Kopfschmerz, Schwindel und Übelkeiten klagend. Der berühmte Arzt hielt es für eine Kleinigkeit und war unwillig, deshalb geholt worden zu sein. Damit fuhr er auf den Bahnhof nach Potsdam, um nach Berlin zurückzukehren. Aber ehe der Zug abging, wurde Schönlein abermals nach Sanssouci mit der Nachricht gerufen, der König liege besinnungslos. Er fand ihn regungslos im Bett liegen, wohin der König sich begeben hatte, weil ihm gar zu schlecht zu Mute war."[11]

Auch die fachliche Kompetenz Schönleins wurde in Zweifel gezogen: „Schönlein leugnet die ärztliche Möglichkeit, auch nur mit Wahrscheinlichkeit den Zeitpunkt gänzlicher Wiederherstellung vorherzusagen."[12] Auch mit dem mitbehandelnden Militärarzt Weiß kam es zum Zerwürfnis, und Schönlein weigerte sich, gemeinsame medizinische Bulletins zu unterzeichnen. Diese Differenzen gaben Anlass für die Verbreitung einer Anekdote in mehreren überregionalen Zeitungen, die sein fachliches Können ins Lächerliche ziehen sollte:

> „Als sich die letzte Krankheit des Königs von Preußen sehr bedenklich zeigte, war in Berlin die Rede davon, ob man nicht von München den berühmten Arzt Nix kommen lassen sollte. Der königliche Leibarzt Dr. Schönlein soll jedoch gegen die Berufung des Münchner Doctor protestirt haben, indem er seine Kollegen darauf aufmerksam machte, daß alsdann die Bulletins über den Gesundheitszustand des hohen Kranken also unterschrieben wären: Schönlein Weiß Nix!"[13]

Dieses Wortspiel war zwar originell, aber völlig frei erfunden, denn ein Dr. Nix war damals in München unbekannt. Das Verhältnis Schönleins zur preußischen Königin Elisabeth Ludovika war schwierig. Er wollte ihr zwar die Hoffnung auf eine Besserung des Zustandes ihres Gatten nicht völlig nehmen, war sich aber der Ausweglosigkeit der Situation bewusst. Aber bald ließ sich die gut gemeinte Lüge nicht mehr aufrechterhalten, und es kam zum Eklat:

> „Die Königin heißt es, erstaunt und mißvergnügt, daß der Leibarzt Schönlein bei dem Krankheitszustande des Königs gar nichts verordne, vorschlage, versuche, habe ihn durch einen Adjutanten darüber zur Rede stellen lassen; da habe Schönlein geantwortet: ‚Was kann ich denn bei einem Verrückten thun?' Die Königin, die im Nebenzimmer war, hörte das, und gerieth in äußersten Unwillen über den dreisten Ausdruck."[14]

Es war allen klar, dass Friedrich Wilhelm IV. nicht mehr in der Lage war, die Regierungsgeschäfte zu führen, aber die Krone abzugeben, kam nicht infrage. Am 23. Oktober 1857 unterzeichnete er eine Urkunde, in der er seinem jüngeren Bruder Prinz Wilhelm – dem späteren deutschen Kaiser Wilhelm I. – eine zunächst auf drei Monate begrenzte Vollmacht erteilte, die dann mehrfach verlängert wurde. Die mächtige konservative Hofpartei versuchte mit allen Mitteln, ein Abdanken des Königs und damit den drohenden eigenen Machtverlust so lange wie möglich hinauszuzögern. Otto von Bismarck, ein Vertrauter des Prinzregenten, schrieb in seinen Erinnerungen:

> „Im Sommer 1858 war ein ernster Versuch am Werke, die Königin zu veranlassen, die Unterschrift des Königs zu einem Briefe an seinen Bruder zu beschaffen, in dem zu sagen sei, daß er sich wieder wohl genug fühle, um die Regierung zu übernehmen und dem Prinzen für die geführte Stellvertretung danke. [...] Zu diesem Plan wurde mündlich auch meine Mitwirkung in Anspruch genommen, die ich in der Form ablehnte, das würde eine Haremsregierung werden."[15]

Erst im Laufe des darauffolgenden Jahres gelang es, dem unwürdigen Gezerre um den zunehmend dementen König ein Ende zu bereiten. Zusammen mit seinem Charité-Kollegen Romberg und dem Breslauer Professor Friedrich Theodor Frerichs entwickelte Schönlein einen genialen Plan, um den kranken Monarchen aus der politischen Schusslinie zu nehmen: Verantwortlich für dessen Zustand war im gemeinsamen ärztlichen Gutachten demnach

> „der stärkere Luftdruck der norddeutschen Ebene im Vergleich mit der Alpenluft […]. Die Ärzte verlangten gebieterisch, der König müsse, wenn er am Leben bleiben wolle, im Herbst seinen Aufenthalt in Meran wählen und den Winter in Italien zubringen. Wenn dies ausgeführt werden sollte, so konnte selbstverständlich nicht davon die Rede sein, dass der König die Stellvertretung durch den Prinzen von Preußen, die am 23. Oktober [1858] ihr Ende erreichte, wieder auf nur drei Monate verlängerte."[16]

Das musste sogar die auf Machterhalt bedachte Kamarilla einsehen, und die erforderlichen Papiere wurden dem Patienten vorgelegt.

> „Der König, so unverständlich er auch nur sprach, wußte doch ganz genau, was er las und was ihm vorgelesen wurde. Er sah, daß die Unterschrift einer Order, in der er seinem Bruder die Regierung als ‚Regent' übertrug, im wesentlichen einer Abdankung gleich oder doch sehr nahe kam."[17]

Für Schönlein war während jener Phase der Aufenthalt am preußischen Hof wenig erfreulich. Sein Rücktrittsgesuch wurde zwar schließlich zwar angenommen, das Datum für die endgültige Versetzung in den Ruhestand jedoch um ein Jahr bis zum 1. April 1859 hinausgeschoben. Doch in Abwesenheit des Königs kam es zu einer raschen Verschiebung der Machtverhältnisse am Hof. Prinzregent Wilhelm nutzte seine neuen Befugnisse, entließ rasch große Teile der ultrakonservativen Regierung und beendete die reaktionäre Phase der preußischen Politik. Er war Schönlein für die Bemühungen um seinen Bruder äußerst dankbar, und zwischen beiden Männern entwickelte sich ein dauerhaft freundschaftliches Verhältnis. Auch war das ein Grund für den Leibarzt, noch ein Weilchen am Hofe auszuharren, denn der Prinz hatte ihn um eine letzte ärztliche Amtshandlung gebeten. Seine Schwiegertochter Victoria war hochschwanger, und ein männlicher Nachkomme wäre der übernächste Thronfolger in direkter Linie gewesen. Wilhelm bat den erfahrenen Arzt um seinen Beistand bei der bevorstehenden Geburt, was ihm dieser auch zusagte. Allerdings hielt sich Schönlein bei der eigentlichen Entbindung im Hintergrund, diese leitete der erst im vorherigen Jahr an die Charité berufene Geburtshelfer Eduard Arnold Martin. Am 27. Januar 1859 kam schließlich der ersehnte Thronfolger zur Welt. Heute wissen wir, dass der Geburtsvorgang aufgrund einer Steißlage kompliziert war und der Prinz nur durch das beherzte Eingreifen Martins gerettet wurde. Als sich allerdings nach einigen Tagen eine Lähmung des linken Armes infolge einer Nervenschädigung zeigte, fiel der zunächst gefeierte Gynäkologe am Hof in Ungnade. Die gravierenden Auswirkungen, die diese körperliche Behinderung auf die Persönlichkeitsentwicklung des späteren Kaisers Wilhelm II. und damit auf den Lauf der Weltgeschichte im 20. Jahrhundert hatte, sind oft und ausführlich diskutiert worden. Mit Fokus auf das Leben Schönleins ist es allerdings bemerkenswert, dass er hier zum zweiten Mal – nach der Entbindung Leopolds II. in Brüssel – bei der Geburt eines von der Geschichtsschreibung sehr kritisch bewerteten Monarchen persönlich anwesend war.

Am 1. April 1859 war es endlich so weit. Fast auf den Tag genau zwanzig Jahre nachdem er zum Direktor der Berliner Charité berufen worden war, konnte Schönlein seinen wohlverdienten Ruhestand antreten. Prinzregent Wilhelm entband ihn von seinen Verpflichtungen als Professor an der Universität und als erster Leibarzt am preußischen Hof. Den angebotenen Titel „Exzellenz" lehnte Schönlein ab, wie er auch schon frühere vom König angebotene Adelstitel zurückgewiesen hatte. Aber ganz auf den Rat des erfahrenen Arztes wollte der Prinzregent dann doch nicht verzichten, selbst wenn jener nicht mehr in Berlin leben würde. Wilhelm bat ihn, er solle „doch als Leibarzt zur Disposition Sr. Majestät verbleiben" und sich bereit erklären, „im Falle der Erkrankungen Ihrer Majestäten oder der Königlichen Familie von Bamberg zu kommen".[18] Schönlein sagte zu: „Des Königs Wunsch ist Befehl für den Unterthan!". Er bat aber im Gegenzug für einen etwaigen Aufenthalt in Berlin um „freye Wohnung und freye Equipage, ferner den bisherigen Genuß der Theaterfreyplätze für die Dauer meines Aufenthaltes".[19] Diese Vereinbarung wurde jedoch nicht in die Realität umgesetzt. Nachdem Schönlein die preußische Hauptstadt einmal verlassen hatte, kehrte er nie mehr dorthin zurück.

Die Berliner Ärzteschaft trennte sich nur schwer von ihrem berühmtesten Vertreter. Der Professor war bei den in den Praxen tätigen Kollegen allgemein beliebt, da er mit ihnen bei der Patientenversorgung immer fair und auf Augenhöhe verkehrte. Dies betonte auch ein Artikel, der zu seinem Abschied in der Zeitschrift *Deutsche Klinik* erschien:

> „Schonende Beurtheilung, wo nach seiner Meinung gefehlt war, Duldung abweichender Meinungen, die er bereitwillig mit Gründen zu bekämpfen trachtete, volle Anerkennung, wenn sich im Verlauf der Krankheit doch die bekämpfte Ansicht mal als die richtige zeigte, unbedingtes Eingehen auf die eingeschlagene Behandlung, wenn er sie nicht entschieden zu missbilligen zu müssen glaubte, das sind Tugenden, die Schönlein als consultierender Arzt stets bekundete. Nie suchte er das Vertrauen in den Hausarzt durch unnöthige Aenderungen der Arzneien, durch Verordnungen hinter seinem Rücken, durch zweifelerregende Aeusserungen zu beeinträchtigen."[20]

Die versammelten Kollegen schenkten ihm eine wertvolle Porzellanvase mit vergoldeten Henkeln und Abbildungen des Königlichen Schlosses in Charlottenburg. Gleichzeitig wurde ihm eine – von Rudolf Virchow verfasste – Grußadresse überreicht:

> „Wir, Ihre Collegen, Ihre Schüler, [...] können Ihnen nur sagen wie schmerzlich wir Sie verlieren, wie sehr Ihr erfahrener Rath, Ihr männliches Vorbild uns fehlen wird, in wie inniger Verehrung wir Ihrer als des würdigsten Vertreters und Schützers des ärztlichen Standes immerdar gedenken werden."[21]

An der der Hochschule, an der er fast zwei Jahrzehnte gewirkt hatte, ist er mit einer imposanten Marmorbüste verewigt. (Abb. 31.1). Die personelle Zusammensetzung der Medizinischen Fakultät hatte sich in der langen Zeit seiner Zugehörigkeit allerdings erheblich verändert. Dekan war der alte Augenoperateur Johann Christian Jüngken, der auch an der missglückten Staroperation des Berliner Bären beteiligt gewesen war. Von seinen langjährigen Weggefährten war noch der Leiter

Abb. 31.1 Johann Lucas Schönlein. Replik einer von Ludwig Wilhelm Wichmann geschaffenen Marmorbüste. (Foto: Hubert Klotzeck, mit freundlicher Genehmigung des Deutschen Medizinhistorischen Museums Ingolstadt)

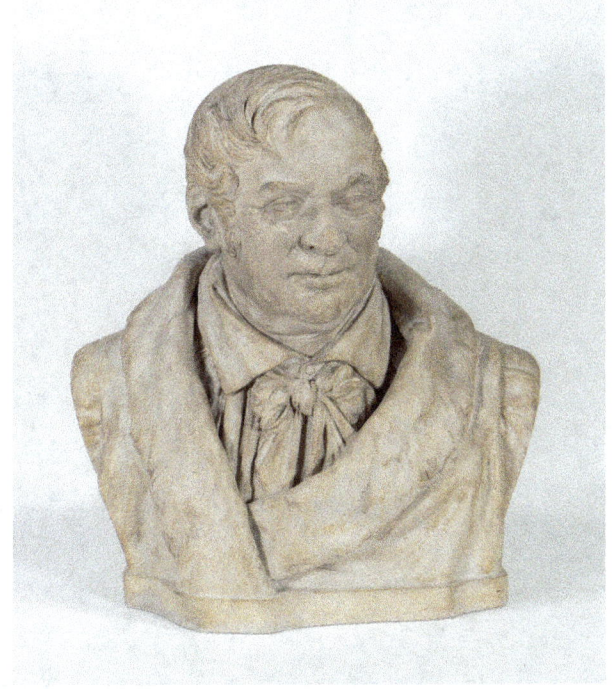

der Poliklinik Moritz Heinrich Romberg im Amt, der in Abwesenheit seines Kollegen dessen Familie wiederholt hausärztlich betreut hatte. Nicht nur der vielseitige Chirurg Dieffenbach war nicht mehr am Leben, auch Schönleins kongenialer wissenschaftlicher Partner Johannes Müller war bereits ein Jahr zuvor verstorben und durch Emil du Bois-Reymond auf dem Lehrstuhl für Physiologie ersetzt worden. Der in Folge der Revolution nach Würzburg verbannte Rudolf Virchow war inzwischen als Professor für Pathologie nach Berlin zurückgekehrt.

Von seinen Kollegen der Medizinischen Fakultät erhielt Schönlein zum Abschied eine prunkvollen Urkunde mit goldenen Lettern überreicht (Abb. 31.2). Darauf findet sich interessanterweise auch die Unterschrift des Rechtsmediziners Johann Ludwig Casper, den Schönlein zu Beginn seiner Berliner Zeit fälschlicherweise anonymer Angriffe verdächtigt und aus diesem Grund öffentlich beschimpft hatte. Diese anfänglichen Dissonanzen waren aber wohl während der langen gemeinsamen Zeit in der Fakultät beigelegt worden.

Exakt vierzig Jahre waren vergangen, seit Schönlein als 25-Jähriger seine erste Professur in Würzburg angetreten hatte. Die klinische Medizin in Deutschland hatte während seiner Universitätslaufbahn eine dramatische strukturelle Wandlung durchgemacht, und an vielen dieser Veränderungen waren er und manche seiner Schüler maßgeblich beteiligt gewesen. Als er 1819 die Leitung des Juliusspitals in Würzburg übernommen hatte, war er verantwortlich gewesen für alle Erkrankungen, die nicht eindeutig in den Bereich seiner beiden Kollegen – Chirurgie oder Geburtshilfe – fielen. Er war zuständig für Haut-, Kinder- und Nervenerkrankungen und lei-

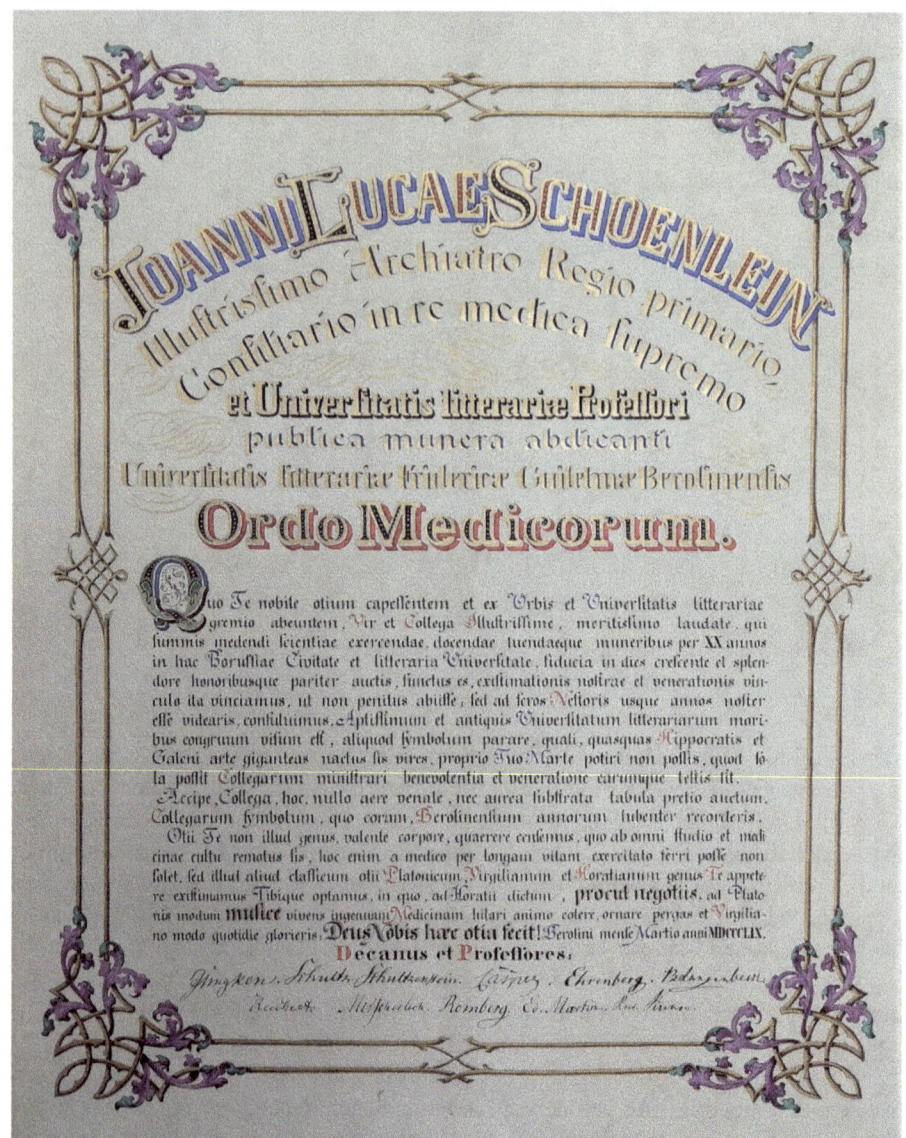

Abb. 31.2 Von den Mitgliedern der Medizinischen Fakultät in Berlin unterzeichnete Abschiedsurkunde (Schönlein'scher Nachlass, Privatbesitz*)

tete zudem das „Irrenhaus". Doch selbst für Schönlein war es bald nicht mehr möglich, den Überblick über die gesamte nicht operative Medizin zu behalten. Das von ihm und der Naturhistorischen Schule geforderte Sammeln von Zahlen und Fakten zu allen Arten von Erkrankungen bewirkte eine zunehmende Unübersichtlichkeit der Daten. Der rasch expandierende Umfang an medizinischem Wissen führte zu einem Prozess der Spezialisierung der Medizin, der bei Schönleins Abschied von Berlin bereits in vollem Gange war.

Aber wie ging es an Schönleins Klinik weiter? Auf seinen Lehrstuhl und als Direktor der Medizinischen Klinik im Charité-Krankenhaus wurde Friedrich Theodor Frerichs berufen. Dieser war bis dahin Professor in Breslau gewesen, sein Interesse galt den Erkrankungen der Leber. Es gibt kein schriftliches Zeugnis darüber, aber wir dürfen annehmen, dass Schönlein mit der Wahl seines Nachfolgers durchaus einverstanden war. Zum einen hatte Frerichs in Göttingen studiert, wo der Schönlein-Schüler Rudolf Wagner sein Förderer und Mentor war. Zum anderen war einige Jahre zuvor Schönlein als Vortragender Rat im Kultusministerium in Frerichs Berufung an die damals preußische Universität in Breslau involviert gewesen. Und im vorangegangenen Jahr hatten die beiden Professoren gemeinsam das medizinische Gutachten erstellt, durch das der zunehmend demente König zur Abgabe der Regierungsgeschäfte bewegt werden konnte.

Stellen wir uns am Ende der beruflichen Laufbahn Schönleins die entscheidende Frage: Worin bestand denn nun die wichtigste Leistung Schönleins für die medizinische Wissenschaft? Hierauf lassen sich verschiedene Antworten finden. Er war der Ersten, der durch den Einsatz des Mikroskops Pilze als Krankheitsauslöser beim Menschen entdecken konnte. Danach dauerte es noch fast vierzig Jahre, bis Robert Koch den ersten bakteriellen Krankheitserreger entdeckte. Doch ist dies nur ein kleiner Aspekt von Schönleins forscherischer Tätigkeit, der eher zufällig in Form einer gedruckten Publikation erhalten geblieben ist. Viel wichtiger im Hinblick auf die Entwicklung der modernen Medizin ist dies als Beispiel für sein Bestreben, Erkenntnisse aus Grundlagenwissenschaften in die klinische Medizin hineinzutragen. Und für dieses Ziel hatte er in Berlin die richtigen Partner gefunden.

Ein Student, der gegen Ende von Schönleins Zeit an der Charité Vorlesungen bei ihm hörte, war der spätere Münchener Internist Hugo von Ziemssen. Als dieser im Jahr 1900 auf die Medizin des vergangenen Jahrhunderts zurückblickte, bezeichnete er Virchow „für die Entwickelung der exacten Forschungsmethode" und Schönlein „für die Gestaltung der klinischen Medicin"[22] als die herausragenden Persönlichkeiten in Deutschland. Diese beiden Gelehrten standen an der Wiege der modernen wissenschaftlichen Medizin, und ohne ihr Wirken wären insbesondere die Leistungen der Berliner Schule zum Ende des 19. Jahrhunderts, die Errungenschaften von Robert Koch, Emil von Behring und Paul Ehrlich in Bakteriologie und Immunologie, nicht möglich gewesen. Fast prophetisch liest sich in dieser Hinsicht die Abschiedsadresse der Berliner Ärzteschaft aus dem Jahr 1859:

„Sie waren es, der das zerrissene Band zwischen der Medicin und der Naturwissenschaft neu knüpfte, der die deutsche Klinik mit allen Hilfsmitteln der neuen Forschung bereicherte, der das Signal gab zu jenem in der Geschichte der Medicin unerhörten Aufschwung des Arbeitens, welcher von Deutschland aus unwiderstehlich alle ärztlichen Schulen der gebildeten Welt durchdringt."[23]

Spalierobst und Spendierlust

32

> *„‚Fuit homo missus a Deo, cui nomen erat Joannes' Joh. 1,6."*
> *(Michael Stenglein) (Es ward ein Mensch von Gott gesandt, der*
> *hieß Johannes. Teichfischer und Brinkschulte 2016, S. 122–126)*

Von einem Tag auf den anderen trat der viel beschäftigte Universitätsprofessor, königliche Leibmedikus, Berater des Kultusministers und gefragteste Arzt der gehobenen Gesellschaft Berlins in den Ruhestand. So wie wir Schönlein in den vorangegangenen 66 Jahren seines Lebens erleben durften, drängt sich nun die Frage auf: Wie fand er sich damit zurecht? Körperlich kamen zwar wegen seiner Luftnot keine größeren Anstrengungen mehr infrage, aber geistig war er unverändert frisch und im Vollbesitz all seiner Kräfte für die Phase seines Lebens, die man bei verdienten Hochschullehrern auch als „otium cum dignitate" (Ruhe mit Würde)bezeichnet (Abb. 32.1).

Er hatte sich auf diesen Einschnitt in seinem Leben sorgfältig vorbereitet. Es hielt ihn nichts mehr in Berlin, es hatte ihn schon lange in seine Heimatstadt Bamberg zurückgezogen. Nur wenige Tage nach seiner Verabschiedung an der Charité verließ er die preußische Hauptstadt gemeinsam mit seinen Töchtern. Die beiden waren noch unverheiratet, denn sie hatten es sich zur Aufgabe gemacht, bei ihrem Vater zu bleiben, um ihm den Lebensabend so angenehm wie möglich zu gestalten. Etha war zu jenem Zeitpunkt bereits 30 Jahre alt (Abb. 32.2), Cäcilie zehn Jahre jünger (Abb. 32.3).

Abb. 32.1 Johann Lucas Schönlein vor einer Kulisse des Bamberger Doms. Fotografie A. Russler, Bamberg 1860 (Staatsbibliothek Bamberg, Sign: V Ad 144)

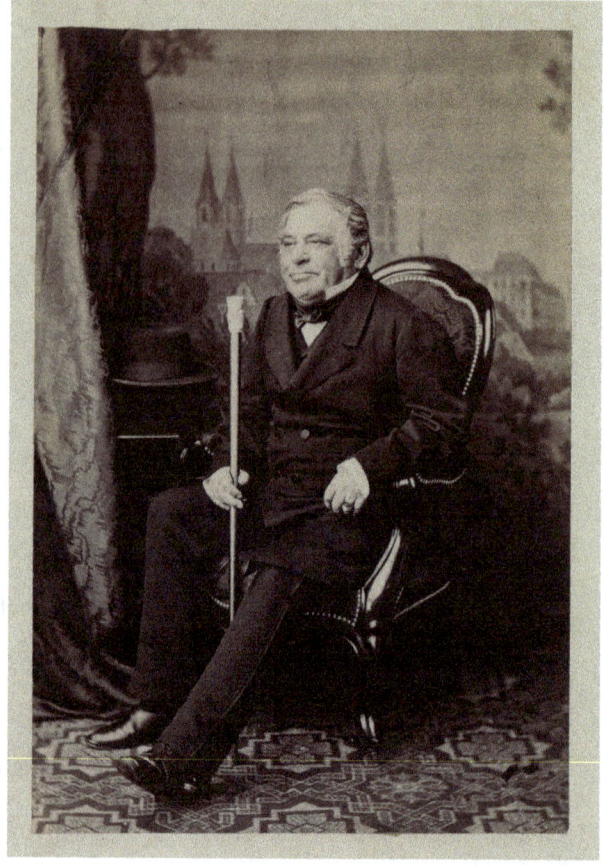

Für eine angemessene Unterkunft in Bamberg war gesorgt. Das große Haus, das er 13 Jahre zuvor für seine Mutter gekauft hatte, war nach deren Tod von Kunegunde Funk, der Frau seines Schulfreundes, verwaltet worden (Abb. 32.4). Noch von Berlin aus hatte er „Haus und Garten ganz nach seinem Geschmacke und seiner Bequemlichkeit herrichten lassen. Alles was man da sah, waren Kunstwerke, interessante Sammlungen, werthvolle Geschenke und Andenken."[1] Eine detaillierte Beschreibung der Villa findet sich bei Rudolf Virchow.

> „Zu ebener Erde liegt das Esszimmer und die Zimmer der Töchter, im ersten Stock der Saal, in welchem die von den Berliner Ärzten geschenkte Vase steht, daneben Schönlein's Arbeitszimmer, Wohnzimmer und Schlafstube, auf der anderen Seite des Saales die Fremdenzimmer."[2]

Und: „Vom oberen Stock führt eine Stiege auf einen Thurm mit drei kleinen Zimmern, von denen aus man einen weiten Ueberblick über die schönen Umgebungen hat."[3] Er bezeichnete das Anwesen auch als sein „Tusculum" in Anlehnung an den Landsitz des Marcus Tullius Cicero in den Albaner Bergen südöstlich Roms. In seiner Vaterstadt fühlte er sich wohl und geborgen, die alte Reiselust hatte

Abb. 32.2 Etha Schönlein (Staatsbibliothek Bamberg, Sign: V A 355em)

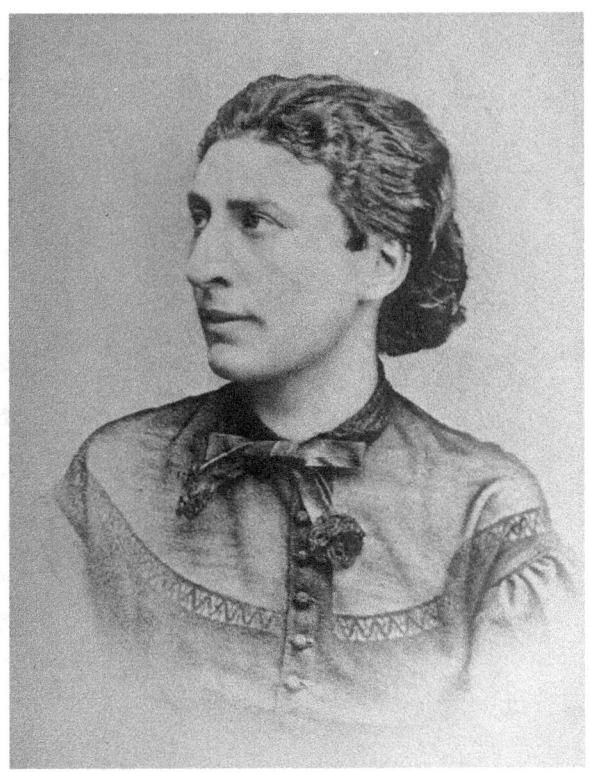

ihn völlig verlassen. Sein Wohnsitz und vor allem die Außenanlagen mit einem barocken Gartenpavillon (Abb. 32.5) waren der ganze Stolz des Professors.

> „Jede Pflanze, jeder Baum, jeder Strauch im Garten hatte für ihn persönliches Interesse, weil er deren Herschaffung oft von weiter Ferne, wie deren Pflege selbst besorgte, weil jedes einzelne Stück entweder wegen seiner Seltenheit, oder wegen der Schönheit der Exemplare, wegen der Pracht der Blüthe oder wegen der Güte der Frucht ausgezeichnet war."[4]

Ausgezeichnet darf hier durchaus im Wortsinne verstanden werden: „Nichts aber gewährte ihm größeres Vergnügen, als wenn er, wie es fast regelmäßig geschah, bei der Bamberger Früchteausstellung mit einem Preise bedacht wurde."[5] Außerdem unternahm er gern Spaziergänge im idyllischen, an der Regnitz gelegenen Theresienhain. Hierbei war er stets aufmerksam für die kleinen Wunder der Natur. Einmal brachte er im Dezember „als Merkwürdigkeit eine blühende Schlüsselblume mit nach Hause, die er auf seiner Promenade gefunden hatte".[6] Auch im Ruhestand blieb er ein unermüdlicher Sammler von Daten und Fakten:

> „Seit dem Jahre 1859 finden sich in seinen Kalendern Aufzeichnungen über Temperatur- und Witterungsverhältnisse, das Kommen und Fortziehen der Schwalben, den Fortschritt der Vegetation, Gewitter, Sternschnuppen, Eintreten des Frostes, Eisgang des Flusses, Ueberschwemmungen, kurz alle Naturerscheinungen, die er mit dem größten Eifer betrachtete."[7]

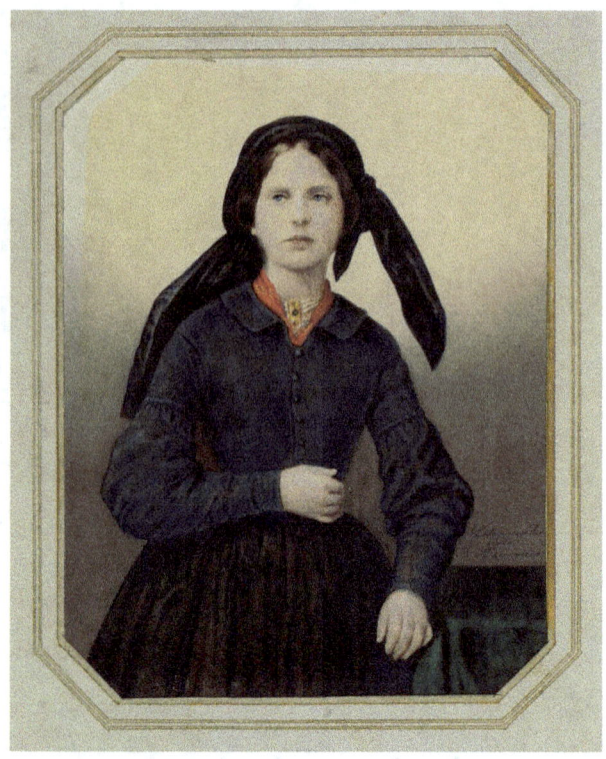

Abb. 32.3 Cäcilie Schönlein. Kolorierte Fotografie von J. Blaimer (Staatsbibliothek Bamberg, Sign: V A 352z,)

Als Mediziner war Schönlein in Bamberg nicht mehr tätig. Er lehnte „alle und jede ärztliche Praxis ab; doch wurde er von hohen Personen aus der Ferne noch vielfach zu Rathe gezogen".[8] Schönleins Tagesablauf war sehr geordnet. Der Leiter der Bamberger Bibliothek Michael Stenglein notierte:

> „Von 8–10 Uhr Morgens pflegte Sch. nach dem Kaffee die Ausburger allgemeine Zeitung zu lesen u[nd] s[ich] d[en] Studien neuster Lit[eratur] zu widmen; 10–11 Uhr waren ihm der Besuch s[einer] Freunde u[nd] Bekannten am gelegensten, wobei er Cigarren zu rauchen liebte. Um 11 Uhr fuhr er aus Besuche zu machen, wenigstens 2–3mal in der Woche erfreute er um ½ 12 die Bibliothek mit seinem Besuche, schaute die Novitäten d[er] Lit[eratur] an, und freute sich stets an ihrer schönen Lokalität, welche von Bamb[ergs] größtem Bischof F[ran]z Ludwig von Erthal mit großem Kostenaufwande neu hergestellt wurde. In dem schönen Saale, v[on] 24 großen Fenstern erhellt, mit der geschmackvollen Gallerie v[on] Broncegittern ging er mit sichtlichem Behagen umher. [...] Um ½ 1 Uhr fuhr Sch. regelmäßig in d[as] Lesezimmer der Harmonie [Bamberger Kultur- und Gesellschaftsverein], welches sehr gut mit polit[ischen] Zeitungen und wissenschaftl[ich]-belletrist[ischen] Zeitschriften bestellt ist. [...] Um 2 Uhr Mittagessen, dann kurzes Schläfchen, um 5 Uhr kl[einer] Spaziergang in d[er] freien Natur. Abends blieb er immer zu Haus. Im Sommer in s[einem] Garten stets zu treffen."[9]

Als Schönlein für seinen Ruhestand nach Bamberg zurückkehrte, waren viele der alten Vertrauten bereits verstorben, aber dennoch führte er in seinem Ruhestand keineswegs ein zurückgezogenes Leben:

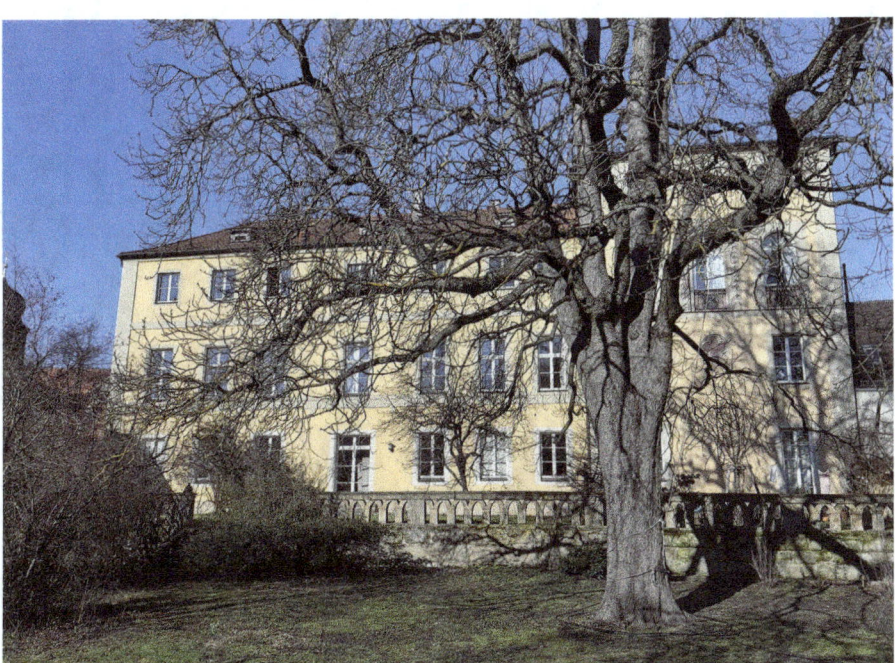

Abb. 32.4 Gartenansicht des Schönlein'schen Altersruhesitzes. (Foto: Bernhard Manger)

„Schönlein übte auch die Gastfreundschaft in liberalster Weise. Nicht nur waren von seinen auswärtigen Freunden und Bekannten öfters auf kürzere oder längere Zeit Besuche bei ihm, sondern er gab auch für die gebildete Gesellschaft der hiesigen Stadt Spiel- und Tanz-Unterhaltungen, wobei er gewöhnlich sehr heiter war, und sich mit Jung und Alt auf das Beste unterhielt. Selbst sehr mäßig, suchte er bei den zahlreichen Tafeln, die er gab, seine Gäste nicht nur mit reichlichen, ausgesucht feinen Speisen und Weinen zu bedienen, sondern wußte auch mit Jovialität, mit pikanten Witzen und interessanten Anekdoten oder geistreichen Gesprächen das Mal zu würzen. Wen er eingeladen hatte, der wurde, mochte er hoch oder weniger hoch gestellt sein, in gleicher freundlicher Weise behandelt. Seine Gesellschaften, wie seine Tafeln, zu deren Belebung auch seine feingebildeten Töchter viel beitrugen, galten für die schönsten und angenehmsten. Alle Stände waren dabei vertreten, und Niemand verließ das Haus Schönleins, der sich nicht über den gehabten Genuß auf das Lobendste ausgesprochen hätte."[10]

Auch königlichen Besuch aus Berlin durfte Schönlein einmal in Bamberg willkommen heißen.

„Als der Kronprinz zum erstenmal nach ihrer Restaurierung die Gräber der ältesten Hohenzollern im Kloster Heil[s]bronn besuchte, ergab sich in Bamberg ein längerer Aufenthalt. Der Kronprinz ließ sich von Schönlein in den Dom und die alte Stadt führen. Niemand konnte das besser als Schönlein, dessen Erholungsstudium immer Geschichte gewesen war, besonders die Geschichte seiner Vaterstadt Bamberg, an der er mit ganzer Liebe hing."[11]

Abb. 32.5 Gartenpavillon des Schönlein'schen Anwesens in Bamberg. (Foto: Bernhard Manger)

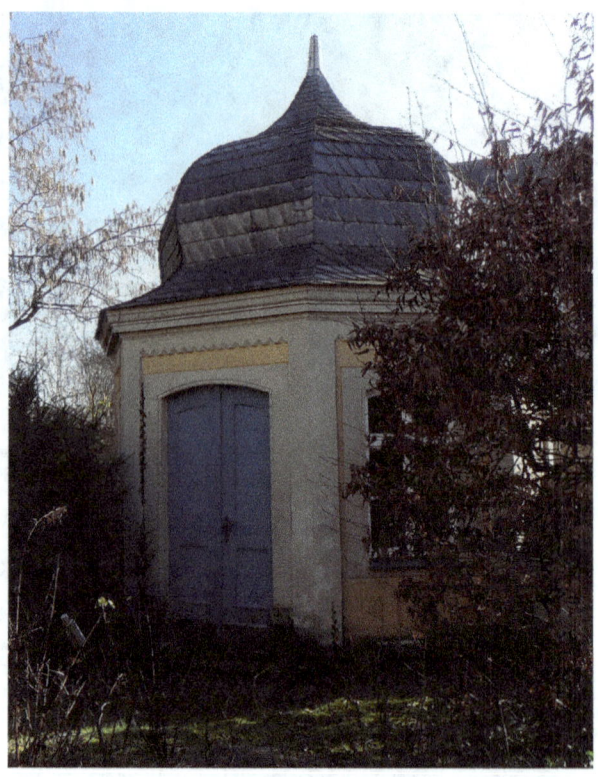

Zum Zeitpunkt dieses Besuches im Oktober 1860 führte Kronprinz Wilhelm zwar die Regierungsgeschäfte, König wurde er jedoch erst ein Jahr später nach dem Tode seines Bruders Friedrich Wilhelm IV. Bei der Krönung verzichtete er wegen politischer Querelen auf die traditionelle Huldigungszeremonie der Stände. Hingegen demonstrierte er sein Gottesgnadentum, indem er sich nach einem Gottesdienst in der Königsberger Schlosskirche die Krone selbst aufs Haupt setzte. Doch sogar an jenem ereignisreichen Tag erinnerte sich Wilhelm I. dankbar an den ehemaligen Leibarzt: „An dem heutigen denkwürdigen Tage meiner Krönung will Ich Ihnen einen erneuten Beweis meiner Gnade geben und verleihe Ihnen hierdurch den Königlichen Kronen-Orden 2ter Klasse mit dem Stern."[12]

Schönlein war immer ein gläubiger Katholik gewesen, aber mit der Institution Kirche hatte er im Laufe seines Lebens wiederholt schlechte Erfahrungen machen müssen. Der Bibliothekar und Theologe Michael Stenglein hielt fest:

> „Auch vor seiner religiösen Überzeug[ung] habe ich allen Respekt u[nd] obwohl Sch. nur selten dieses Thema berührte […] so weiß ich, daß er nur die hierarchische Richtung der kath[olischen] Religion, namentlich d[as] Jesuitische Treiben haßte oder vielmehr mit sarkastischen Bemerkungen geißelte aber stets von d[er] kath[olischen] Rel[igion] mit Achtung u[nd] würdevollem Ernst sprach."[13]

Auch nach seiner Rückkehr in die fränkische Bischofsstadt blieb er dieser Einstellung treu: „Auch in der letzten Zeit seines Lebens war er nie ein Frömmler oder klerikaler Schleppenträger; seine religiöse Richtung bethätigte sich mehr in werkthätiger Liebe zu den Armen und Kranken, die zu unterstützen und denen zu helfen er stets freudig bereit war."[14]

> „Wie steuerte er bei allgemeinen oder einzelnen Unglücksfällen durch Brand, Hagelschlag, Ueberschwemmung u. s. w. mit mildthätiger Hand bei! Wie viele Thränen von Wittwen und Waisen, von verschämten einzelnen Armen und ganzen Familien hat er im stillen verborgenen Wohlthun, wie er es liebte und übte, getrocknet!"[15]

Und: „Alljährlich am Weihnachtsfeste stattete er 12 Kinder d[er] Pfarrei mit ansehnlichen Festgaben aus."[16] Die heilige Messe in dieser Kirche, die nur wenige Schritte von seiner Villa entfernt lag, besuchte er allerdings nur selten,

> „weil er sich vor Erkältung fürchtete, nicht weil er Aufsehen bei den Gärtnern zu erregen besorgte. Denn diese, welche ihn als ein Kind ihres Stadttheiles liebten und stolz auf ihn waren, kannten ihn sehr wohl; wenn er auf ihren Feldern seine Abendpromenade machte, so kamen sie zu ihm und trugen ihm ihre Anliegen vor."[17]

Doch nicht nur die Bedürftigen aus seiner Pfarrei durften sich über Schönleins Großzügigkeit freuen, die ganze Stadt wurde in reichem Maße beschenkt. Jetzt in seinem Ruhestand, fand Schönlein nämlich die Zeit und Muße sich um den Verbleib seiner diversen Sammlungen anzunehmen. Die Versteinerungen hatte er dem Berliner Naturkundemuseum hinterlassen, die anatomischen Präparate waren in Zürich verblieben und die Naturalien aus tropischen Ländern waren in diversen Kabinetten über ganz Europa verteilt. Geblieben waren ihm aber nach wie vor die wichtigsten und wertvollsten Objekte seiner Sammelleidenschaft – seine Münzen und seine Bücher. Diese galt es nun in gute Hände abzugeben. Die Faszination für Münzen und Medaillen hatte Schönlein schon als jungen Mann gepackt. Vor allem hatte er zum Andenken an berühmte Mediziner und Naturwissenschaftler geschaffene Sonderprägungen aus allen Ländern Europas zusammengetragen. Außerdem interessierte sich Schönlein für alles, was mit der Historie seiner Heimatstadt zu tun hatte: „Von dem lebhaftesten Interesse hierfür erfüllt, sammelte er selbst alterthümliche Kunstwerke und Münzen, meistens von hohem Werthe, und suchte überhaupt alles aufzufinden und zu acquiriren, was zur Erforschung und Aufhellung der Bamberger Geschichte diensam sein konnte und Werth hatte."[18] Der größte Nutznießer dieser Sammelwut war der lokale Historische Verein, dessen Ehrenmitglied der Professor war. Er besuchte zwar nicht die Versammlungen dieses Vereins, aber er „bereicherte dessen Sammlungen mit Geschenken aller Art, als Büchern, Handschriften, Urkunden, mit alten interessanten Karten, Gemälden, Plänen, besonders mit vielen werthvollen Münzen".[19] In Schönleins Nachlass findet sich eine Liste über 62 Gedenkmedaillen von Naturforschern, darunter Leibniz, Humboldt und Goethe, die er der Kollektion des Historischen Vereins zu Bamberg vermachte. „Diese verdanket ihm zum größten Theile das Schönste und Interessanteste, was sie besitzt."[20]

Doch noch weitaus wertvoller als die Münzen war Schönleins Büchersammlung. Als deren neue Heimat hatte er die Bamberger Bibliothek ausersehen, mit der er sein ganzes Leben lang ganz besonders eng verbunden war. Zum einen hatte er sie selbst schon als Student eifrig genutzt, zum anderen wurde sie über lange Zeit von seinem Onkel, dem ehemaligen Zisterzienserpater Joachim Heinrich Jaeck, geleitet. Nach dem Übergang in den Besitz des bayerischen Staates hieß sie zunächst Kurfürstliche, ab 1806 Königliche Bibliothek (heute: Staatsbibliothek Bamberg). Diese Bezeichnungen vermied Schönlein jedoch in Briefen an den Onkel und sprach nur von „der öffentlichen Bibliothek",* „der Stadtbibliothek"* oder „Ihrer Bibliothek".* Schon während seiner Zeit als Professor in Würzburg hatte er immer wieder der Bibliothek einzelne Bücher als Geschenk überlassen. Als sich jedoch aufgrund des zunehmenden politischen Drucks seine unfreiwillige Abreise aus Bayern abzeichnete, nahmen diese Zuwendungen eine andere Dimension an. Schönlein kündigte seinem Onkel an, er wolle sich „so leicht wie möglich machen, und denke deshalb einen großen Theil meiner Bücher nach Bamberg gehen zu laßen und sie Ihrer Obhut anzuvertrauen".[21] In Zürich angekommen erkundigte er sich: „Haben Sie die von Würzburg gesendeten Bücherkisten erhalten?"[22] Auch während seiner ganzen beruflichen Tätigkeit in Zürich und Berlin ließ Schönlein den Kontakt mit der Bibliothek seiner Heimatstadt nie abreißen und veranlasste regelmäßige Büchersendungen. Vor allem historische Werke mit lokalem Bezug zu Bamberg und Franken versuchte er zu erwerben, wozu er besonders auf seinen Reisen immer wieder Gelegenheit fand: „Während in Fulda die Pferde gewechselt wurden, trat ich in den Laden einer Buchbinderei dicht an der Stadt und fragte nach alten Pergamenten, worauf der Besitzer zu meiner Freude diesen Codex herauslangte."[23] Der Codex bezog sich auf das Kloster Langheim, diejenige Zisterzienserabtei, der Jaeck früher angehört hatte. Bei Ausflügen nach Polen, auf denen er seinen König begleitete, hatte Schönlein mehrfach Gelegenheit, an weitere Schätze zu gelangen. In Stettin erwarb er „eine vollständige Sammlung der Schriften [...], die zum Andenken des preiswürdigen Bischofs Otto von Bamberg in der Provinz Pommern erschienen waren",* in Posen „eine Chronik des Kreuzritters und Geistlichen Wigand".*

Eine weitere besondere Leidenschaft Schönleins richtete sich auf geografische Abhandlungen und historische Reiseliteratur. „Die Literatur über die Auffindung des Weges nach Ostindien, über die Entdeckung Amerika's, über das heilige Land erwarb er in einer Vollständigkeit, wie es wohl selten einem Privatmanne glücken durfte."[24] Sein Lieblingswerk darunter war die „Nova plantarum, animalium et mineralium Mexicanorum historia" (Neue Naturgeschichte mexikanischer Pflanzen, Tiere und Mineralien) des Spaniers Francisco Hernandez. Hiervon hatte er sogar zwei Exemplare erworben. Eine erste Ausgabe von 1628 hatte er der Bibliothek geschenkt, eine spätere Auflage mit Goldschnitt besaß er in seiner Privatsammlung. Bis in die letzten Tage seines Lebens studierte er die beiden Bücher, verglich sie und versah sie mit Einlegeblättern. Was den Professor gerade an diesem Werk so faszinierte, soll jedoch erst im nächsten Kapitel ganz am Ende seiner Biografie enthüllt werden.

Die meisten Bücher, die Schönlein im Laufe seines Lebens erwarb, hatten naturgemäß einen medizinischen Inhalt. Oftmals erhielt Schönlein mit Widmungen versehene Werke von Schülern oder Kollegen, andere schickten ihm Exemplare ihrer Arbeiten, weil sie sein Urteil darüber erfahren wollten. Vor allem war er ein Experte auf dem Gebiet ansteckender Erkrankungen. Hier überblickte er die gesamte Weltliteratur und war immer besonders am Erwerb von Büchern zur Geschichte großer Seuchen interessiert. So kaufte er etwa über den preußischen Gesandten in Madrid jahrhundertealte spanische Schriften über Pest und Fieber. Seine Sammlung mit Werken zu dieser Thematik umfasste italienische, französische und lateinische Handschriften sowie seltene Inkunabeln, dafür scheute er keine Ausgaben: „Von jeher hat er beträchtliche Summen für seine Bibliothek verwendet, nicht, um die Bücher zu besitzen, sondern um sie zu lesen."[25]

Die „Seuchenbibliothek" war sein ganzer Stolz. Er bewahrte sie im eigenen Haus auf und vertiefte sich auch als Ruheständler noch oft darin. Erst ein Jahr vor seinem Tode beschloss der großzügige Spender, sich auch von diesem am meisten geliebten Teil seiner Bibliothek zu trennen. Hierfür hatte er sich jedoch einen anderen Empfänger ausgesucht, die Hochschule, an der seine Laufbahn begonnen hatte.

„Ich will mein Testament machen, u. beabsichtige meine aus beiläufig 2000 Bänden bestehende Sammlung [...] über Epidemien, die ich in einem Zeitraume von circa 30 Jahren unter den günstigsten Verhältnissen, aus allen Ländern, gemacht habe, der Universitätsbibliothek Würzburg zu vermachen."

Er fügte jedoch gleich seine Bedingungen an:

„1) Ich will, daß mir von dem Senate kein Dank gesagt, überhaupt, daß dermalen nichts davon veröffentlicht wird. Nach meinem Tode kann man thun was man will, resp. man mag es erwähnen. 2) Ich bedinge mir aus, daß jene Werke, welche die Universität bereits besitzt, als Dupletten der hiesigen K[öniglichen] Bibliothek übermittelt werden [...]. 3) Bedinge ich mir, daß die übergebenen Schriften mit meinem Stempel versehen werden; [...] u. endlich 4) habe ich den Wunsch, daß diese Sammlung fortgesetzt werden möge."[26]

Das Rektorat der Würzburger Universität akzeptierte diese Bedingungen und erhielt fast 3500 teils äußerst seltene und wertvolle Schriften mit einem Vermerk des Spenders: „Als Beweis meiner bis zum Grabe dauernden Pietät gegen diese meine alma mater."[27] Dem Wunsch des Spenders entsprechend wurde die „Bibliotheca Schoenleiniana" stetig erweitert. Nach dem Ende des Zweiten Weltkriegs, den sie unbeschadet, weil ausgelagert, überstand, umfasste sie etwa 8000 Bände.

Hätte Schönlein einige Jahrzehnte später gelebt, wäre er womöglich auch ein enthusiastischer Briefmarkensammler geworden. Aber die Frankierung mittels aufgeklebter Postwertzeichen verbreitete sich in Deutschland erst langsam ab der Mitte des 19. Jahrhunderts. Im gesamten Nachlass Schönleins findet sich nur ein Brief, der eine Marke trägt (Abb. 32.6). Dieser wurde abgeschickt vom Würzburger Paläontologen August Schenk, der anfragte, ob er die Abbildungen von Schönleins Pflanzenversteinerungen für eine gemeinsame Publikation verwenden dürfe.*

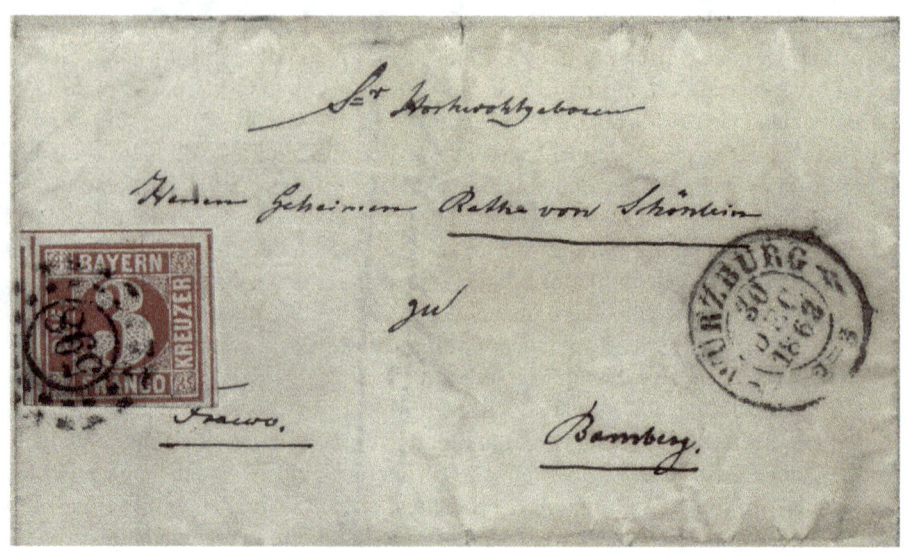

Abb. 32.6 Der letzte an Schönlein gerichtete Brief aus seinem Korrespondenznachlass von August Schenk aus Würzburg (Schönlein'scher Nachlass, Privatbesitz ER 63123001)

Am 30. November 1863 feierte Schönlein in völliger geistiger Frische seinen 70. Geburtstag, zu dem reichlich Glückwünsche von nah und fern bei ihm eingingen. „Jedermann konnte damals glauben, daß der ihm allerseits ausgesprochene Wunsch, noch recht lange die Früchte seines ruhmvollen Lebens zu genießen, in Erfüllung gehen werde."[28]

Epikrise und Epilog   33

"Den Mann wird Keiner vergessen, der ihm nahe kam."
(Wilhelm Griesinger) (Griesinger 1864, S. 451)

„So endete ein sanfter Tod dieses harmonische und erfolgreiche Leben",[1] war in einer Kurzbiografie zu lesen. An anderer Stelle hieß es dagegen: „Er starb qualvoll an einer lang bestehenden Struma [Kropf]."[2] Was von beiden war aber nun zutreffend?

In Beschreibungen seiner Zeitgenossen wurden Schönleins Kurzatmigkeit, das auffällige Atemgeräusch und die schon bei der geringsten Belastung auftretende Blauverfärbung seines Gesichts betont:

„Seit 3 Jahren war der rasselnde Ton seines Athmens so stark, daß der Sekretär der Bibliothek, wenn Schoenlein zum Vorplatz des Bibliothek Gebäudes kam u[nd] die Wendeltreppe von circa 40 Stufen ersteigen mußte, sein Kommen schon von dem Vorplatz aus signalisirt erkannte. Wenn Sch. in d[ie] Bibliothek eintrat, mußte er immer etwas Athem schöpfen und sich einige Minuten Ruhe gönnen, wie er es immer auch selbst sagte, daß ihm das Athemholen beim Stiegensteigen beschwerlich werde. Zuweilen war s[eine] Gesichtsfarbe ganz blau."[3]

Laut Rudolf Virchow hatte schon in den letzten Jahren in Berlin eine Einschränkung der Atmung bestanden, die von der Verengung der Luftröhre durch einen im Brustkorb gelegenen Schilddrüsenknoten ausgelöst wurde. „In Bamberg scheint die Struma sich noch etwas vergrößert zu haben. Sein Athmen wurde beschwerlicher, und er pflegte selbst von sich zu sagen, er keuche wie eine Lokomotive."[4] Erschwerend kam hinzu, dass er auf seine geliebten Zigarren nicht ganz verzichten wollte. „Cigarren rauchte er im Ganzen drei den Tag und die sehr leicht, denn er vertrug die schweren nicht mehr."[5] In dieser Gesamtkonstellation ist davon auszugehen, dass bei ihm eine chronische Hyperkapnie vorlag, das heißt eine dauerhafte Erhöhung des Kohlendioxidgehaltes im Blut. Wenn in einer solchen Situation eine banale Erkältung mit vermehrter Schleimproduktion und Schleimhautschwellung in Luftröhre und Bronchien hinzukommt, kann dies leicht zu einer „Kohlendioxid-Narkose" mit Bewusstseinsverlust führen. Schönlein musste wahrscheinlich nicht leiden, der Tod ereilte ihn im Schlafe. In einer Epikrise – einer abschließenden rückblickenden Betrachtung des Krankheitsverlaufes in einem Arztbrief – würde man heute formulieren: hyperkapnische respiratorische Insuffizienz durch exsudative Tracheobronchitis bei Nikotinabusus und vorbestehender Trachealstenose auf dem Boden einer retrosternalen Struma nodosa.

Doch noch einmal langsam und der Reihe nach. Seinen 70. Geburtstag Ende November 1863 beging der körperlich eingeschränkte, aber geistig frische Pensionär im Kreise von Familie und Freunden. Wenige Wochen später manifestierte sich „ein unscheinbarer, u[nd] etwas vernachläßigter Katarrh, den er nicht sehr beachtete u[nd] auch das sehr stark gepflegte Cigarren Rauchen nicht unterbrechen wollte".[6] Bei einem seiner täglichen Besuche im Lesesaal der Harmonie an einem Freitag im Januar 1864 wirkte er dann blass und niedergeschlagen. Am gleichen Tag schilderte er einem ihn besuchenden Kollegen: „Mir ist wie jenem gefangenen Italiener, der eines Tages bemerkte, dass sich sein Gefängnis täglich um etwas Weniges verengert, und sich ängstigte, schliesslich von der anrückenden Mauer erdrückt zu werden."[7] Der Vergleich mit dem „gefangenen Italiener" bezog sich offensichtlich auf ein ihm geläufiges Beispiel aus der bildenden Kunst oder Literatur.

Am darauffolgenden Samstag verschlechterte sich sein Gesundheitszustand weiter. Von den letzten Stunden im Leben Schönleins existieren zwei etwas abweichende Darstellungen Virchows. Zuerst berichtete er, der Patient hätte die Einnahme von Arzneien verweigert mit den Worten: „Plaget doch den alten Mann nicht mehr."[8] In einer späteren, korrigierten Version hieß es dann:

> „Er nahm mit der grössten Bereitwilligkeit alles, was man ihm gab, hatte so wenig eine Ahnung seines Zustandes, dass er sich noch um halb 7 zum anderen Morgen ein Glas Salzbrunnen mit Milch bestellte, bald darauf verfiel er in vollständige Betäubung, aus der er nicht mehr erwachte. Die Aerzte sagten erst, wie bedenklich sein Zustand war, als er bereits bewusstlos war; er konnte daher nur noch die letzte Oelung erhalten."[9]

Als Todeszeitpunkt wird in allen Quellen übereinstimmend Samstag, der 23. Januar 1864, um halb zehn Uhr abends genannt. „Es war eine ruhige aber ergreifende Sterbe-Scene!"[10] Seine beiden Töchter, die ihn bis zum letzten Atemzug begleitet hatten, ließen am folgenden Tag eine schlichte Todesanzeige drucken. Im Laufe der nächsten Tage und Wochen gingen zahlreiche Kondolenzbezeugungen bei ihnen ein. Ein Telegramm kam sogar vom preußischen Hof, von Augusta, der Ehefrau von König Wilhelm I.: „Die Königin spricht Ihnen Ihren tiefen Schmerz über den unersetzlichen Verlust aus. Sie sendet Ihnen einen Kranz der den verehrten Verstorbenen auch auf seinem letzten Gange begleiten möge."* Dieser fand in Form eines großen Begräbniszuges statt, an dem große Teile der Stadtbevölkerung und viele auswärtige Gäste teilnahmen. „Alles zeigte daß eine Berühmtheit zu Grabe geleitet wurde."[11] Nach Einbruch der Dunkelheit wurde dann noch eine nächtliche

Ehrenfeier veranstaltet. Einen Eindruck der stimmungsvollen Atmosphäre vermittelte ein Bericht im *Ärztlichen Intelligenzblatt:*

> „Wer sie gesehen die Männer jeden Standes, die Excellenzen, den Adel, die Officiere jeden Ranges, die Staatsdiener aller Collegien, die Bürger aller Klassen, wie sie mit der anbrechenden Nacht unter Vorantritt der Trauer-Tuba selbst die brennenden Fackeln im feierlichen Zuge auf das theure Grab zum letzten Brandopfer trugen, der musste zugestehen, dies könne nur das Zeugniss der höchsten Bewunderung, der innersten Anerkennung sein.
> Unter dem glänzenden Sternenhimmel einer schönen Winternacht, umstanden von wieder Tausenden ertönte das Trauerlied des Sänger-Chores."[12]

In der Grabrede hieß es: „Einem grossen Manne gilt diese nächtliche Ovation, einem ausgezeichneten Geiste, einem Lehrer und Meister, dessen ewig strahlende Züge in der Geschichte der Wissenschaft fort und fort mit nie verlöschendem Feuer erwärmen, zünden und glänzen werden."[13]

Die Gedächtnisrede an der Züricher Hochschule hielt der Tübinger Wilhelm Griesinger, der dort erst Schönleins Schüler gewesen war, später die Lehren der Naturhistorischen Schule vehement angegriffen hatte und ihm schließlich auf den Lehrstuhl der eidgenössischen Universität nachgefolgt war. Von den alten wissenschaftlichen Differenzen war in seinem Nachruf nichts zu spüren. Er setzte seinem Lehrer ein eindrucksvolles Denkmal, indem er seine herausragenden Eigenschaften als Arzt, und Wissenschaftler würdigte. Sehr viel persönlicher fiel der Nekrolog aus, den sein langjähriger Weggefährte Christoph Ernst Bach, Leiter der „Irrenanstalt" im Züricher Spital, bei der medicinisch-chirurgischen Gesellschaft des Kantons Zürich hielt.

Bei der Gedächtnisfeier in Schönleins ehemaliger Klinik in der preußischen Hauptstadt würdigte Friedrich Theodor Frerichs die Verdienste seines Vorgängers. Auch in der *Berliner Klinischen Wochenschrift* gedachte man des ehemaligen Professors der Charité. Besonders nahe hatte ihm der Herausgeber der *Deutschen Klinik* Alexander Göschen gestanden, der in seinem Nachruf vor allem persönliche Erinnerungen von seinem Besuch in Bamberg im Jahre 1861 schilderte. Von Göschen stammte auch ein ausführlicher Bericht über die Schönlein-Feier der „Berliner Medicinischen Gesellschaft" zum ersten Todestag in der großen Aula der Universität. Dort hielt sein berühmtester Schüler, Rudolf Virchow, eine eineinhalbstündige Gedenkrede in der ihm eigenen Art, „sich fernhaltend von jeder oratorischen Floskel, von jedem Ansprechen äußerer Gefühlsbeziehungen",[14] aber von gewohnter wissenschaftlicher und rhetorischer Brillanz. Die Ansprache wurde danach in gedruckter Form mit umfangreichen Anmerkungen veröffentlicht. Das größte Lob aus dem Munde des sonst eher zurückhaltenden Virchow kam jedoch mehr als 20 Jahre später bei einem wissenschaftlichen Vortrag: „Ihm war nichts fremd auf dem ganzen Gebiet der Naturerscheinungen. Er war mir der bedeutungsvollste und in seiner Methode erfolgreichste Lehrer."[15]

Zum zehnten Todestag ihres großen Sohnes ließ die Stadt Bamberg eine überlebensgroße Büste aus Carrara-Marmor auf dem damals größten unbebauten Platz der Stadt errichten (Abb. 33.1). Das in der Folge in Schönleinsplatz umbenannte

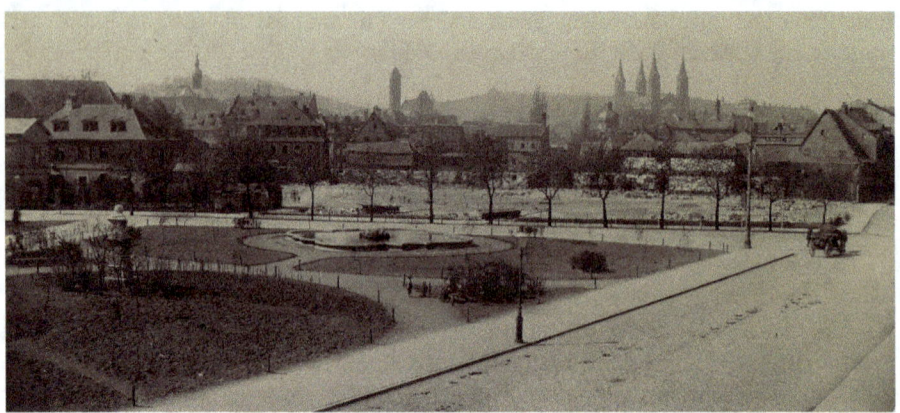

Abb. 33.1 Ansicht des Schönleinsplatzes mit Marmorbüste. Fotografie von Alois Erhardt (1893) (Staatsbibliothek Bamberg, Sign: V Be 7, urn:nbn:de:bvb:22-dtl-0000006635)

Areal entwickelte sich zu einem der wichtigsten Verkehrsknotenpunkte der Stadt. Zu diesem Anlass telegrafierte der mittlerweile zum Deutschen Kaiser gekrönte Wilhelm I. an die Töchter:

> „Heute, wo die Büste Ihres Vaters enthüllt wurde, ist es mir ein Bedürfnis, Ihnen mitzutheilen, daß ich der großen Verdienste des Verewigten um die Wissenschaft und die leidende Menschheit, sowie seiner meinem in Gott ruhenden Bruder und meinem Hause geleisteten so treuen Dienste mit Dankbarkeit gedenke."[16]

So wie sie zu Lebzeiten den Vater umsorgt hatten, kümmerten sich beide Töchter auch hingebungsvoll um sein Vermächtnis. Doch auch für sie ging nach seinem Tod das Leben weiter. Drei Jahre danach ehelichte Etha Schönlein den vier Jahre jüngeren bayerischen Major Eduard Graf von Pückler-Limpurg. Zwei Jahre nach ihrer Schwester heiratete auch Cäcilie den Bonner Professor der Rechtswissenschaften Hermann Seuffert. Sie kannte ihren Ehemann schon seit dem Kindesalter, denn es war der Sohn von Johann Adam Seuffert, Schönleins ältestem Wegbegleiter aus Würzburg; gemeinsam hatten sie den Abend des Wachensturms in Frankfurt zugebracht. Beide Väter erlebten die Hochzeit nicht, wären darüber aber bestimmt sehr glücklich gewesen, denn Seuffert hatte einmal geäußert: „Es ist doch recht fatal, daß wir und mit uns auch unsere Kinder getrennt wurden. Die jungen Freundschaften würden für unsere zum Alter neigenden Tage eine genußreiche Verjüngungsquelle sein."[17] Sein Sohn Hermann war damals sechs, Cäcilie vier Jahre alt gewesen.

Da sich beide Töchter um das Andenken ihres Vaters kümmerten, nahm auch jede von ihnen einen Teil seiner Aufzeichnungen sowie der ärztlichen, wissenschaftlichen und privaten Korrespondenz an sich. Die verschlungenen Wege dieser Hinterlassenschaft sollen hier nur kurz geschildert werden, da sie in der jüngeren Vergangenheit bereits der Gegenstand detaillierter Analysen waren. In Cäcilies Anteil befanden sich neben Briefen auch wissenschaftliche Manuskripte des Vaters sowie sein Reisetagebuch. Dies alles überließ sie zur weiteren wissenschaftlichen Auswertung dem Internisten Hugo von Ziemssen in München. Nach dessen Tod gelangte das Material nach Leipzig an das renommierte Sudhoff-Institut, wo der Medizinhistoriker Erich Ebstein daran arbeitete. Danach geriet jener Anteil der Korrespondenz in Vergessenheit und wurde erst 2012 in der Staatsbibliothek Berlin im umfangreichen Ebstein-Nachlass wiederentdeckt und erschlossen. Ethas Teil vom schriftlichen Erbe ihres Vaters mit über 1300 Dokumenten und Briefen übergab ihr Sohn, Siegfried Graf von Pückler-Limpurg, noch vor dem Zweiten Weltkrieg an den in Bamberg geborenen und in Würzburg tätigen Mikrobiologen Maximilian Knorr, der auch Auszüge daraus veröffentlichte. In dessen Besitz überstanden die Papiere die Kriegswirren und wurden 2017 in seiner Hinterlassenschaft in Erlangen wiederentdeckt. Durch diese beiden unerwarteten Funde – unabhängig voneinander und im Abstand von nur wenigen Jahren – ist ein Großteil des Schönlein'schen Korrespondenznachlasses heute wieder zugänglich. Durch diese Zufälle und die akribische Erschließung des umfangreichen Materials wurde die hier vorliegende Biografie überhaupt erst ermöglicht.

Für den Epilog soll nun auch noch der letzte Schleier um die Lebensgeschichte des großen Arztes gelüftet, das letzte noch verbliebene Rätsel aufgelöst werden. Womit beschäftigte er sich in den letzten Wochen und Monaten seines Daseins? Was trieb ihn an? Was brachte ihn dazu, sich jeden Tag keuchend die Treppen zur Bibliothek hinaufzuschleppen? Bereits im letzten Kapitel war zu erfahren, dass er sich intensiv mit Hernandez' Naturgeschichte Mexicos beschäftigte, die er gewissenhaft Blatt für Blatt durcharbeitete und mit kleinen Notizzetteln versah. Doch dies ist nur die halbe Wahrheit. Von den über eintausend Seiten des Werkes interessierte er sich im Wesentlichen für jene, in denen die Tierwelt des Landes behandelt wurde. Diese waren nämlich von einem anderen Autor verfasst und mit Abbildungen versehen worden. Sie stammten aus der Feder des in Rom lebenden Renaissancegelehrten Giovanni Faber. Und diese Persönlichkeit war es vor allem, die es Schönlein angetan hatte. Ein kurzer Blick auf den Lebenslauf jenes Mannes macht deutlich, warum:

Giovanni Faber wurde im Jahr 1574 als Johannes Schmidt in Bamberg geboren und besuchte dort auch die höhere Schule. Anschließend studierte er Medizin in Würzburg an der gerade von Fürstbischof Julius Echter von Mespelbrunn neugegründeten Hochschule. Dort verfasste er auch seine Dissertationsarbeit „Theses medicae de febre putrida et febre pestilentiali" („Medizinische Thesen über Fieber bei eitrigen Erkrankungen und Pest"). Um seine Kenntnisse zu vertiefen, ging er dann nach Italien, arbeitete als Assistent am Hospital von Santo Spirito in Rom und studierte dort auch die Anatomie des menschlichen Körpers durch Obduktionen, was sich in jener Zeit erst allmählich durchsetzte. Im Jahr 1600 wurde er als Professor für Anatomie und Botanik an die Medizinische Fakultät der römischen Sapienza-Universität berufen. Bereits diese wenigen Details aus Fabers Leben machen deutlich, dass Schönlein gar nicht anders konnte, als in ihm nicht nur einen Namensvetter und Landsmann, sondern vor allem einen Seelenverwandten zu erkennen. Faber hatte 200 Jahre zuvor einen Lebensweg beschritten, der erstaunliche Übereinstimmungen mit seinem eigenen aufwies. Daher war er von diesem Menschen fasziniert und hatte sich vorgenommen, eine Biografie Fabers zu verfassen.

Die Parallelen in den Lebensläufen und Interessen der beiden Ärzte und Wissenschaftler reichten aber noch viel weiter. Mit seiner Professur erhielt Giovanni Faber auch die Verantwortung für den botanischen Garten übertragen. Er war aufgrund seiner Fähigkeiten in den gelehrten Kreisen Roms sehr geschätzt und wurde im Jahr 1611 zusammen mit Galileo Galilei in die „Accademia dei Lincei" („Akademie der Luchsartigen", das heißt der Scharfsinnigen) aufgenommen, die erste naturwissenschaftliche Gesellschaft Europas. Zwischen den beiden neuen Mitgliedern entwickelte sich eine enge Freundschaft, und Faber unterstützte in der Folge wiederholt den großen Gelehrten bei seinen Projekten. Der Bamberger war es auch, der Galilei für das von ihm erfundene optische Instrument mit drei konvexen Linsen den Namen „Mikroskop" vorschlug:

> „Ich erwähne auch sein neues Occhiale zum Betrachten kleiner Dinge, und nenne es Mikroskop, [...] wie sie [die Accademia dei Lincei] auch dem Teleskop den ersten Namen gaben, wollten sie auch diesem einen geeigneten Namen geben, und dies zu Recht, denn sie waren die ersten, die in Rom eines besaßen."[18]

Faber gründete in Rom eine Familie; von seinen dort geborenen Kindern erreichten zwei Töchter und ein Sohn das Erwachsenenalter. In seinem Haus nahe des Pantheons beherbergte Faber eine umfangreiche Naturaliensammlung mit Pflanzen und Mineralien, ihre wichtigsten Stücke waren aber über einhundert Tierskelette, vom Igel über das Krokodil bis hin zum Löwen. Aufgrund seiner zooanatomischen Expertise verfasste Faber dann auch den Teil über die Fauna Mexikos in Hernandez' Naturgeschichte. Außerdem pflegte er enge Kontakte mit zahlreichen weiteren Künstlern jener Zeit, wie dem Maler Peter Paul Rubens.

Selbst in die höchsten Kreise der katholischen Kirche stieg Faber aufgrund seiner botanischen und medizinischen Fähigkeiten auf. Er diente vier Päpsten als Leibapotheker, bevor ihn der fünfte, Papst Urban VIII., außerdem zum Leibarzt ernannte. In dieser Eigenschaft war er sicherlich auch Augen- und Ohrenzeuge der Auseinandersetzung zwischen seinem Freund Galileo Galilei und seinem päpstlichen Arbeitgeber. Urban VIII. war zwar der Wissenschaft und den Künsten durchaus zugewandt, aber mit seinen Arbeiten über das heliozentrische Weltbild war Galilei zu weit gegangen. Er musste sich in Rom mehreren Verhören unter der Androhung von Folter unterziehen und schließlich seine Lehren widerrufen. Urban VIII. verurteilte ihn zu lebenslangem Hausarrest. In diesem Urkonflikt zwischen Wissenschaft und Kirche sah Schönlein die vielleicht augenfälligste Parallele zu seiner eigenen Biografie. Während Galilei seinen „Irrlehren" abschwören musste, blieb Giovanni Faber die Gunst des Papstes erhalten. Diese damals über zwei Jahrhunderte zurückliegenden Ereignisse müssen Schönlein die Augen dafür geöffnet haben, wie wenig sich manches in dieser Zeit doch verändert hatte. Auch seine eigene Laufbahn war über lange Phasen geprägt gewesen von einem Kampf gegen Widerstände aus dem Lager des ultramontanen, papsttreuen Katholizismus. Auch er hatte es geschafft, seinen Prinzipien treu zu bleiben, selbst wenn ihn dies manchmal in Schwierigkeiten gebracht und Kompromisse mit den jeweiligen Machthabern erfordert hatte.

So arbeitete der berühmte Bamberger Arzt und Wissenschaftler in seinem Ruhestand an einer Biografie über einen anderen berühmten Bamberger Arzt und Wissenschaftler. Genau 200 Jahre liegen zwischen Fabers Aufnahme in die „Accademia dei Lincei" und dem Beginn von Schönleins Medizinstudium. Wir wissen nicht, welche Schlüsse er selbst aus den offensichtlichen Parallelen zwischen dem Leben des Renaissancearztes und seinem eigenen zog. Wenn wir in der vorliegenden Biografie – wiederum mit einem Abstand von etwa 200 Jahren – auf Schönleins Wirken als Wegbereiter der modernen Medizin zurückblicken, so bleibt festzuhalten: Er vertrat im Hörsaal und am Krankenbett stets den Vorrang der Wissenschaftlichkeit. Für ihn hatte nur das einen Wert, was mit den Sinnen erfassbar, messbar und überprüfbar war. Nur durch das Beharren auf objektiv erkenn- und beweisbaren Wahrheiten war es ihm und seinen Schülern möglich, das Fundament zu errichten, das die rasanten Fortschritte der Medizin bis zum heutigen Tag überhaupt erst ermöglichte. Zwar war Schönlein nicht mehr, wie die Naturforscher der Renaissance, durch die Folterkammern und Scheiterhaufen der Inquisition bedroht, aber dennoch war auch er wiederholt Angriffen aus religiös geprägten, ultrakonservativen Kreisen ausgesetzt, die seine Karriere ganz wesentlich beeinflussten. Zweimal war er gezwungen, als liberal denkender Hochschulprofessor die Stelle zu wechseln, da sich sein universitäres Umfeld gewandelt hatte. In der Folge wurde er wiederholt unfreiwillig in einige Schlüsselereignisse der europäischen Demokratiegeschichte involviert.

Der Kampf um objektive Erkenntnisse und Wahrhaftigkeit in der Naturwissenschaft und Medizin gehört jedoch nicht der Vergangenheit an. Er ist nicht ein für alle Mal ausgefochten und abgeschlossen, sondern er dauert bis heute an. Nicht Inquisition oder Restauration sind die aktuellen Feinde der Wissenschaftlichkeit, sondern Lobbyismus und Fake News. Bewusst oder unbewusst verbreitete, ökonomisch oder ideologisch motivierte Fehlinformationen stellen heute längst fest etabliert geglaubte Errungenschaften der Medizin infrage, nicht zuletzt bei Impfungen und in der Seuchenbekämpfung, dem Lieblingsthema Schönleins. In der naturwissenschaftlichen Medizin gibt es keinen Platz für alternative Realitäten – nicht im 17. oder 19. und erst recht nicht im 21. Jahrhundert. Dies ist vielleicht die wichtigste Botschaft, die wir aus dem Leben des großen Arztes und Naturforschers mitnehmen sollten. Sapere aude!

Anhang

Fußnoten

Kapitel 1

1. Griesinger 1864, S. 448.
2. Ebstein 1916, S. 213.
3. Ebstein 1920a, S. 948.
4. Allgemein werden als Purpura verschiedene Arten von kleinfleckigen Hautblutungen bezeichnet.
5. Thomas Hodgkin, britischer Arzt und Anatom.
6. Johann Friedrich Meckel der Jüngere, deutscher Anatom.
7. Theodor Schwann, deutscher Anatom und Physiologe.
8. Franz Naegele, deutscher Arzt und Geburtshelfer.
9. Theodor Billroth, deutsch-österreichischer Mediziner.
10. Bleker 1991, S. 83.
11. Sudhoff 1913, S. 284.
12. Nach dem Physiologen Johannes Müller ist auch der *Müller-Gang* (und das *Anti-Müller-Hormon*) benannt, aus dem sich in der Embryonalphase die weiblichen Geschlechtsorgane entwickeln.
13. „Publiziere oder geh unter".
14. Schrödl 1964b, S. 145.
15. Das Original dieses Entwurfs befindet sich am Institut für Geschichte der Medizin und Ethik in der Medizin an der Charité Berlin.
16. „Bücher haben ihre Schicksale." Schönlein selbst benutzte dieses lateinische Zitat in einem seiner Briefe. Schemmel 1993, S. 53.

Kapitel 2

1. Leitschuh 1877, S. 6.
2. Bach 1864, S. 5.
3. Knorr 1938a, S. 110.
4. Virchow 1865a, S. 41.
5. Ebstein 1916, S. 213.
6. Schrödl 1964a, S. 218.
7. Atzrott 1938, S. 757.
8. Bach 1864, S. 6.
9. Wagner/Köberlein 1809, S. 7.
10. Ebd., S. 15.
11. Bach 1864, S. 5.
12. Virchow 1865a, S. 4.
13. Bach 1864, S. 6.
14. Schemmel 1993, S. 28.

Kapitel 3

1. Reithofer 1811, S. 2 f.
2. Virchow 1865a, S. 110 f.
3. Beckenbauer 1992, S. 295.
4. Chandon 2018, S. 75.
5. Walther 1833, S. 8.
6. Walther 1841, S. 47.
7. Müller 1936, S. 333.
8. Ebstein 1912, S. 497 f.
9. Teichfischer/Brinkschulte 2014, S. 59.

Kapitel 4

1. Caspary 1972, S. 94.
2. Ebd., S. 94.
3. Ebd., S. 56.
4. Ebd., S. 98.
5. Baer 1865, S. 249 f.
6. Ebd., S. 254 f.
7. Schönlein 1816, S. 3.
8. Ebd., Vorwort.
9. Bach 1864, S. 8.
10. Burdach 1822, S. 240.
11. Schönlein 1816, Vorwort.
12. Baer 1865, S. 255.

13. Bach 1864, S. 8.
14. Düntzer 1862, S. 146.
15. Haffner 1996, S. 251.
16. Schrödl 1964b, S. 524.
17. Caspary 1972, S. 7.
18. Ecker 1880, S. 146 f.
19. Ebd., S. 147 f.
20. Ebd., S. 148.

Kapitel 5

1. Spindler 1807, S. 18.
2. Griesinger 1864, S. 446.
3. Virchow 1865a, S. 16.
4. Bach 1864, S. 14.
5. Griesinger 1864, S. 447.
6. Klemmt 1986, S. 19.
7. Ebd., S. 31.
8. Siebold 1897, S. 108.
9. Schrödl 1964b, S. 148.
10. Ebd., S. 151.
11. Ebd., S. 229.
12. Ebd., S. 227.
13. Ebd., S. 230.
14. Ebd., S. 313.
15. Ebstein 1916, S. 215.
16. Teichfischer/Brinkschulte 2016, S. 77 f.

Kapitel 6

1. Huber 1978.
2. Ebstein 1916, S. 216.
3. Caspary 1972, S. 98.
4. Schrödl 1964b, S. 313.
5. Ebstein 1916, S. 215.
6. Ebstein 1926, S. 6.
7. Ebd.
8. Virchow 1865a, S. 19.
9. Atzrott 1938, S. 758.
10. Kußmaul 1899, S. 18.
11. Müller 1936, 337.
12. Karl Ferdinand von Graefe (1787–1840), dt. Chirurg und Augenarzt.
13. Johann Nepomuk Rust (1775–1840), österr. Chirurg, in Berlin tätig.

Kapitel 7

1. Kußmaul 1899, S. 485.
2. Rothschuh 1968, S. 187.
3. Goddemeier 2006, S. A1436.
4. Jacques Alexandre Le Jumeau de Kergaradec (1787–1877), frz. Arzt.
5. Ebstein 1910, S. 472 f.
6. Virchow 1865a, S. 19.
7. Ebd., S. 23.
8. Bleker 1991, S. 88.
9. Bleker 1981, S. 140.
10. Hornthal 1822, S. 13 f.
11. Scharold 1822, S. 169 f.
12. Hornthal 1822, S. 13 f.
13. Anonym 1821, 4. Lieferung, S. 17–44.
14. Hornthal 1822, S. 18.
15. Anonym 1821, 2. Lieferung, S. 3 f.
16. Hornthal 1822, S. 67.
17. Karpeles 1887, S. 90.

Kapitel 8

1. Teichfischer/Brinkschulte 2014, S. 97.
2. Schrödl 1964b, S. 522.
3. Teichfischer/Brinkschulte 2016, S. 83.
4. Schrödl 1964b, S. 522.
5. Caspary 1972, S. 59.
6. Ebd., S. 92.
7. Schrödl 1964b, S. 522.
8. Ebd., S. 525.
9. Ebd., S. 313.
10. Steger 1859, S. 668.
11. Sticker 1932, S. 601.
12. „Ein sehr kluger Professor der Medizin [Schönlein] und ein großartiger Geburtshelfer [d'Outrepont] brachten mich her – und ein fürstliches Krankenhaus." Donner 1935, S. 650.
13. Claudius 1958, S. 253 f.
14. Manuskript Schönleins, Staatsbibliothek Berlin, NL Ebstein, Kasten 7, Nr. 127.
15. Ebstein 1929, S. 1089.
16. Manuskript Schönleins, Staatsbibliothek Berlin, NL Ebstein, Kasten 7, Nr. 126.
17. Eisenmann 1843, S. 69.

Kapitel 9

1. Siebert 1843, S. 21 f.
2. Hirsch 1886, S. 122.
3. Heine 1827, S. 3.
4. Kerschensteiner 1871, S. 9.
5. Ebd., S. 10.
6. Teichfischer/Brinkschulte 2014, S. 64 f.
7. Friedrich Jäger (von Jaxtthal) (1784–1871); dt. Augenarzt, in Wien tätig.
8. Brongniart 1828, S. 140, übersetzt vom Verfasser.
9. Anonym 1862, S. 211.
10. Schönlein/Schenk 1865.

Kapitel 10

1. Schrödl 1964b, S. 521.
2. Bach 1864, S. 27.
3. Schrödl 1964a, S. 220.
4. Caspary 1972, S. 95.

Kapitel 11

1. Burdach 1848, S. 355.
2. Horn 1831, S. 90 f.
3. Ebd., S. 89.
4. Ebstein 1926, S. 9.
5. Schrödl 1964b, S. 229.
6. Ebd., S. 148.
7. Carl August Wilhelm Berends (1759–1826), Professor der Medizin in Berlin.
8. Johann Friedrich Dieffenbach an Schönlein, ca. 1827 (Brief in Privatbesitz, persönliche Mitteilung).
9. Ebd.
10. Schrödl 1964b, S. 230.
11. Ebd., S. 227.
12. Teichfischer/Brinkschulte 2016, S. 194 f.
13. Dalberg 1828, S. 3.
14. Köhl 1922, S. 32.
15. Ecker 1880, S. 162.
16. Perty 1879, S. 151.
17. Ecker 1880, S. 149.
18. Polster 1989, S. 233.

Kapitel 12

1. Virchow 1865b, S. 171.
2. Richter 1843, S. 15.
3. Neuburger 1929, S. 161.

Kapitel 13

1. Ebstein 1916, S. 214.
2. Ringseis 1875, S. 19 f.
3. Ringseis 1876, S. 538.
4. Schrödl 1964b, S. 308.
5. Ringseis 1880, S. 185.
6. Ebd., S. 275.
7. Ebd., S. 271.
8. Griesinger 1842, S. 43 f.
9. Ebd., S. 45 f.
10. Ringseis 1830, S. 13.
11. Ringseis 1833, S. 24.
12. Virchow 1865a, S. 24 f.
13. Ebd., S. 100.
14. Schönlein: Medizin und Universalhistorie. Staatsbibliothek Berlin, NL Ebstein, Kasten 7, Nr. 124, Bl. 5.
15. Köhl 1922, S. 59.
16. *Bayer'sches Volksblatt,* Ankündigung 1828, S. 1.
17. Ebstein 1916, S. 216.
18. Virchow 1865a, S. 25.
19. Domarus 1971, S. 195.
20. Teichfischer/Brinkschulte 2014, S. 67.
21. Ebd., S. 65.

Kapitel 14

1. Reisetagebuch Schönleins, Staatsbibliothek Berlin, NL Ebstein, Kasten 7, Nr. 126, Bl. 4.
2. Schrödl 1964b, S. 524.
3. Teichfischer/Brinkschulte 2014, S. 69.
4. Göschen 1859, S. 78.
5. Bach 1864, S. 15.
6. Teichfischer/Brinkschulte 2014, S. 64–67.
7. Ebstein 1916, S. 216 f.
8. Teichfischer/Brinkschulte 2014, S. 69.
9. Ebd., S. 70–72.
10. Marcus 1829, Widmung.

11. Virchow 1865a, S. 78 f.
12. Ebd., S. 79.
13. Teichfischer/Brinkschulte 2016, S. 225.
14. Schemmel 1993, S. 36 f.
15. Köhl 1922, S. 45.
16. Teichfischer/Brinkschulte 2014, S. 75.

Kapitel 15

1. Teichfischer/Brinkschulte 2014, S. 67 f.
2. Polster 1989, S. 188.
3. Ebd., S. 215.
4. Ebd., 1989, S. 248 f.
5. Schneider 1897, S. 140.
6. Virchow 1865a, S. 77.
7. Ecker 1880, S. 150 f.
8. Schemmel 1993, S. 37 f.
9. Knorr 1938a, S. 120.
10. Teichfischer/Brinkschulte 2014, S. 79–81.
11. Schemmel 1993, S. 38 f.
12. Belli-Gontard 1872, S. 224 f.

Kapitel 16

1. Schemmel 1993, S. 38 f.
2. Ebstein 1916, S. 217.
3. Schrödl 1964a, S. 221.
4. Schemmel 1993, S. 41 f.
5. Virchow 1865a, S. 27.
6. Bach 1864, S. 17 f.
7. Ebd., S. 18.
8. Koller 1833.
9. Protokolle der Deutschen Bundesversammlung 1835; Bayerische Staatsbibliothek München.
10. Wislizenus 1833.
11. Staatsarchiv des Kantons Zürich MM 2.13 RRB 1833/1757.
12. Büchner 1972, S. 211.
13. Köhne 1991, S. 202.
14. Büchner 1972, S. 477 f.
15. Ebd., S. 486.
16. Ebd., S. 487.
17. Ebd., S. 488.
18. Herwegh 1891, S. 146 f.

Kapitel 17

1. Ebd., S. 77–79.
2. Bleker 1987, S. 51.
3. Virchow 1865a, S. 22.
4. Anonym 1832a.
5. Virchow 1865a, S. 69.
6. Anonym 1832b.
7. Sticker 1932, S. 578.
8. Müller 1936, S. 340.
9. Schemmel 1993, S. 36 f.
10. Schönlein 1833, S. 164.
11. Siebert 1842, S. 247.
12. Gerhardt/Müller 1885, S. XXVII.
13. Anonym 1832b, 1. Band, S. IV.
14. Virchow 1865a, S. 21.
15. Göschen 1859, S. 77.
16. Anonym 1832b, 3. Band, S. 107.
17. Ebd., S. 117 f.
18. Ebd., S. 124.
19. Virchow 1865a, S. 23 f.
20. Anonym 1832b, 2. Band, S. 68 f.
21. Henoch 1868, S. 518.

Kapitel 18

1. Locher-Balber 1860, S. 43.
2. Alle nicht anders gekennzeichneten Zitate zur dieser Reise: Reisetagebuch, Staatsbibliothek Berlin, NL Ebstein, Kasten 7, Nr. 126, Bl. 14–18.
3. Kälin/Lusser 1830.
4. Teichfischer/Brinkschulte 2014, S. 84 f.
5. Escher 1911, S. 23.
6. Martin 1926, S. 1696.
7. Bluntschli/Oechsli 1915, S. 77.
8. Göschen 1859, S. 79.

Kapitel 19

1. Schemmel 1993, S. 41 f.
2. Hagen 1851, S. 476.
3. Ebd., S. 477.
4. Lebert 1834; Staatsbibliothek Bamberg 22/Bot. o. 133.
5. Schauberg 1837a, S. 95.

6. Ebd., S. 6.
7. Ebd., S. 13.
8. Ebd., S. 16.
9. Schauberg 1837b, S. 18.
10. Ebd., S. 17.
11. Schauberg 1837a, S. 47.
12. Ebd., S. 33.
13. Ebd., S. 39.
14. Gschwend 2002, S. 133.
15. Schauberg 1837b, S. 58 f.
16. Ebd., S. 81.
17. Gschwend 2002, S. 207.
18. Schauberg 1837b, S. 9.
19. Alban 1844, S. 46.

Kapitel 20

1. Ebd., S. 86 f.
2. Schwerdtner Máñez/Ferse 2010, S. e11346.
3. Jäger 1833.
4. Teichfischer/Brinkschulte 2014, S. 90–92.
5. Schemmel 1993, S. 39 f.
6. Teichfischer/Brinkschulte 2014, S. 97 f.
7. Ebd., S. 82 f.
8. Ebd., S. 82 f.
9. Ebd., S. 82 f.
10. Ebd., S. 82 f.
11. Ebd., S. 86.

Kapitel 21

1. Bach 1864, S. 19.
2. Ebd., S. 19.
3. Mesenhöller 1995, S. 433–435.
4. Ebstein 1916, S. 213.
5. Gerhardt 1884, S. 27.
6. Ebstein 1916, S. 213.
7. Ebd., S. 218.
8. Ebd., S. 219.
9. Ebd., S. 219.
10. Teichfischer/Brinkschulte 2014, S. 93 f.
11. Bach 1864, S. 20.

Kapitel 22

1. Schemmel 1993, S. 42 f.
2. Virchow 1865a, S. 18.
3. Teichfischer/Brinkschulte 2016, S. 231–234.
4. Hering/Pulte 1836, S. 12.
5. Schemmel 1993, S. 45.
6. Ebd., S. 46 f.
7. Knorr 1938a, S. 124.
8. Schönlein 1836, S. 258.
9. Ebd., S. 258.
10. Ebd., S. 259.
11. Ebd., S. 258.
12. Ebd., S. 260.
13. Anonym 1840, S. 33.
14. Schönlein 1839, S. 82.
15. Remak 1840, S. 74.
16. Remak 1845, S. 193.
17. Remak 1842, S. 587.

Kapitel 23

1. Bach 1864, S. 24.
2. Virchow 1865a, S. 30.
3. Ebd., S. 27.
4. Schrödl 1964a, S. 222.
5. Bluntschli 1884, S. 257.
6. Virchow 1865a, S. 85.
7. Hess 1966, S. 13.
8. Teichfischer/Brinkschulte 2016, S. 89 f.
9. Virchow 1865a, S. 86.
10. Mälzer 1994, S. 90 f.
11. Wyss 1883, S. 51.
12. Mälzer 1994, S. 91 f.
13. Die Stimme des Volkes ist die Stimme Gottes. Virchow 1865b, S. 172 f.
14. Ebd., S. 173.
15. Teichfischer/Brinkschulte 2016, S. 91 f.
16. Ebstein 1920b, S. 102–106.
17. Mälzer 1994, S. 92 f.
18. Ebstein 1920b, S. 102–106.
19. Teichfischer/Brinkschulte 2014, S. 127–129.
20. Zurlinden 1914, S. 209–243.

Kapitel 24

1. Teichfischer/Brinkschulte 2014, S. 129 f.
2. Ebd., S. 133 f.
3. Ebstein 1912, S. 497–498.
4. Leyden 1893, S. 1250.
5. Schemmel 1993, S. 48.
6. Staatsarchiv Aargau, NL-A-0105a_0151.
7. Alle nicht anders gekennzeichneten Zitate zur dieser Reise: Reisetagebuch, Staatsbibliothek Berlin, NL Ebstein, Kasten 7, Nr. 124, Bl. 35–42.

Kapitel 25

1. Ebd., S. 141 f.
2. Ebd., S. 139 f.
3. Teichfischer/Brinkschulte 2016, S. 96 f.
4. Mälzer 1994, S. 94.
5. Ebd., S. 94.
6. Walther 1994.
7. Teichfischer/Brinkschulte 2014, S. 144.
8. Teichfischer/Brinkschulte 2016, S. 243 f.
9. Teichfischer/Brinkschulte 2014, S. 145 f.

Kapitel 26

1. Teichfischer/Brinkschulte 2016, S. 152–154.
2. Berliner Medicinische Central-Zeitung vom 01.05.1840, IX. Jahrgang, S. 356.
3. Christoph Wilhelm Hufeland, königlich preußischer Leibarzt.
4. Virchow 1865b, S. 173.
5. Berliner Medicinische Central-Zeitung vom 08.05.1840, IX. Jahrgang, S. 378.
6. Du Bois-Reymond 1918, S. 58.
7. Ebd., S. 58.
8. Ring 1898, S. 141.
9. Berliner Medicinische Central-Zeitung vom 08.05.1840, IX. Jahrgang, S. 379.
10. Leipziger Allgemeine Zeitung v. 09.05.1840, S. 1385.
11. Berliner Medicinische Central-Zeitung vom 08.05.1840, IX. Jahrgang, S. 379.
12. Leitschuh 1894a, S. 107.
13. Leipziger Allgemeine Zeitung v. 20.05.1840, S. 1512.
14. Hahn 1850, S. 377.
15. Leipziger Allgemeine Zeitung v. 06.06.1840, S. 1715.
16. Leipziger Allgemeine Zeitung v. 08.06.1840, S. 1740.

17. Rochow et al. 1908, S. 309.
18. Neue Würzburger Zeitung v. 27.02.1840, Nr. 58.
19. Archiv des Instituts für Geschichte der Medizin, Universität Würzburg (persönliche Mitteilung).
20. Leipziger Allgemeine Zeitung v. 19.06.1840, S. 1861.
21. Leipziger Allgemeine Zeitung v. 21.06.1840, S. 1884.
22. Leipziger Allgemeine Zeitung v. 19.08.1840, S. 2519 f.
23. Leipziger Allgemeine Zeitung v. 19.08.1840, S. 2523.
24. Berliner Medicinische Central-Zeitung v. 21.08.1840, IX. Jahrgang, S. 677.
25. Merkel 1905, S. 1344.

Kapitel 27

1. Barclay 1995, S. 11.
2. Bach 1864, S. 25 f.
3. Müller 1983, S. 139.
4. Ebd., S. 139.
5. Teichfischer/Brinkschulte 2016, S. 100 f.
6. Virchow 1865a, S. 97.
7. Ebd., S. 33.
8. Teichfischer/Brinkschulte 2016, S. 103 f.
9. Schrödl 1965, S. 134.
10. Bach 1864, S. 25.
11. Lingg 1899, S. 41.
12. Zolling 1898, S. 199.
13. Leipziger Allgemeine Zeitung v. 24.11.1842, S. 3936 f.
14. Leipziger Allgemeine Zeitung v. 24.12.1842, S. 4277.
15. Archiv des Instituts für Geschichte der Medizin, Universität Würzburg (persönliche Mitteilung).
16. Karpeles 1887, S. 364 f.
17. Naunyn 1908, S. 209.
18. Herczegy 1850.
19. Steinthal 1871, S. 437.
20. Virchow 1865a, S. 31.
21. Lohde-Boetticher 1910, S. 62.
22. Billroth 1876, S. 336.
23. Güterbock 1843.
24. Ebd., S. 474.
25. Ebd., S. 408.

Kapitel 28

1. Ringseis 1841, S. VIII.
2. Ebd., S. 547.
3. Siebert 1842, S. 167.
4. Ebd., S. 205.
5. Griesinger 1864, S. 448.
6. Sticker 1940, S. 5.
7. Remak 1845.
8. Knorr 1938b, S. 182.
9. Ebd., S. 182.
10. Teichfischer/Brinkschulte 2016, S. 166 f.
11. Steger 1859, S. 671.
12. Holländer 1921, S. 265 f.
13. Bayreuther Zeitung vom 21.04.1841, S. 373.
14. Krenzer 1926.
15. Bayreuther Zeitung vom 25.09.1846, S. 917.
16. Virchow 1865a, S. 105.
17. Teichfischer/Brinkschulte 2014, S. 176 f.

Kapitel 29

1. Seuffert 1907, S. 196.
2. Virchow 1865a, S. 31.
3. Rabl 1907, S. 88.
4. Rabl 1907, S. 106.
5. Virchow 1865a, S. 93.
6. Rabl 1907, S. 124.
7. Virchow 1849, S. 303.
8. Rabl 1907, S. 137 f.
9. Virchow 1849, S. 317.
10. Virchow 1865a, S. 93.
11. Rabl 1907, S. 180.
12. Virchow 1865a, S. 93.
13. Kußmaul 1899, S. 490.
14. Virchow 1852.
15. Virchow 1854, S. 8.
16. Virchow 1865a, S. 94.
17. Virchow 1855, S. 23.
18. Lenz 1918, S. 312.
19. Virchow 1865a, S. 95.
20. Braus 1901, S. 73 f.
21. Virchow 1865a, S. 96.

Kapitel 30

1. Bayreuther Zeitung vom 05.01.1851, S. 18.
2. Deutsche Klinik vom 18.01.1851, S. 32.
3. Teichfischer/Brinkschulte 2014, S. 185.
4. Bruhns 1877, S. 62.
5. Teichfischer/Brinkschulte 2016, S. 278 f.
6. Ebd., S. 289 f.
7. Ebd., S. 284–286.
8. Gumprecht 1856, S. 478.
9. P. Schönlein 1856, S. 119.
10. Zöppritz/Schönlein 1875, S. 416.
11. Ebd., S. 425.
12. Ebd., S. 433 f.
13. Ebd., S. 435.
14. Ebd., S. 436.
15. Ebd., S. 437.
16. Teichfischer/Brinkschulte 2016, S. 279–282.
17. Zöppritz/Schönlein 1875, S. 409.
18. Klotzsch 1857, S. 223.
19. Schemmel 1993, S. 33.
20. Ebd., S. 33.
21. Klotzsch 1857, S. 223.
22. Schrödl 1965, S. 137.
23. Teichfischer/Brinkschulte 2016, S. 293.

Kapitel 31

1. Ebstein 1923, S. 364 f.
2. Braus 1901, S. 71.
3. Virchow 1865a, S. 111 f.
4. Teichfischer/Brinkschulte 2016, S. 121 f.
5. Seuffert 1907, S. 196.
6. Ebd. S. 196.
7. Varnhagen von Ense 1870a, S. 331.
8. Augsburger Tagblatt v. 18.03.1857, S. 583.
9. Poschinger 1901, S. 199.
10. Seuffert 1907, S. 195.
11. Hohenlohe-Ingelfingen/Bremen 1915, S. 78.
12. Poschinger 1901, S. 245.
13. Kemptner Zeitung v. 03.11.1857, S. 1047.

14. Varnhagen von Ense 1870b, S. 110.
15. Bismarck 1898, S. 185 f.
16. Hohenlohe-Ingelfingen/Bremen 1915, S. 84 f.
17. Ebd., S. 86.
18. Teichfischer/Brinkschulte 2014, S. 198 f.
19. Ebd., S. 199 f.
20. Seuffert 1907, S. 197.
21. Göschen 1859, S. 79.
22. Ziemssen 1900, S. 5.
23. Ärzte Berlins 1859, S. 208.

Kapitel 32

1. Rothlauf 1864, S. 149 f.
2. Virchow 1865b, S. 174.
3. Virchow 1865a, S. 108 f.
4. Rothlauf 1864, S. 150.
5. Leitschuh 1894a, S. 13 f.
6. Virchow 1865b, S. 174.
7. Ebd., S. 174.
8. Anonym 1864, S. 71.
9. Schemmel 1993, S. 30.
10. Rothlauf 1864, S. 149.
11. Seuffert 1907, S. 197.
12. Teichfischer/Brinkschulte 2016, S. 133.
13. Schemmel 1993, S. 32.
14. Virchow 1865b, S. 170.
15. Rothlauf 1864, S. 148.
16. Schemmel 1993, S. 33.
17. Virchow 1865b, S. 170.
18. Rothlauf 1864, S. 146.
19. Ebd., S. 146 f.
20. Ebd., S. 147.
21. Schemmel 1993, S. 36 f.
22. Ebd., S. 39 f.
23. Ebd., S. 48 f.
24. Virchow 1865a, S. 110.
25. Ebd., S. 20.
26. Mälzer 1994, S. 75 f.
27. Ebd., S. 68.
28. Rothlauf 1864, S. 150.

Kapitel 33

1. Müller 1936, S. 348.
2. Merkel 1905, S. 1344.
3. Schemmel 1993, S. 30.
4. Virchow 1865a, S. 112.
5. Virchow 1865b, S. 174.
6. Schemmel 1993, S. 34.
7. Anonym 1864, S. 59.
8. Virchow 1865a, S. 112.
9. Virchow 1865b, S. 174.
10. Anonym 1864, S. 59.
11. Rothlauf 1864, S. 151.
12. Anonym 1864, S. 59.
13. Ebd., S. 91.
14. Anonym 1865, S. 49.
15. Müller 1983, S. 142.
16. Leitschuh 1894a, S. 118.
17. Teichfischer/Brinkschulte 2016, S. 256–258.
18. Carpenter 1901, S. 125.

Literatur[1]

Ärzte Berlins: Einige Herrn Schönlein betreffende Dokumente. In: Archiv für pathologische Anatomie und Physiologie und für klinische Medicin 1859; 16: 208.
Alban, Julius Thankmar: Julius Rubner. Drama in drei Akten. Belle-Vue, Konstanz 1844.
Anonym: Briefe über das Wundervolle welches der geistliche Herr Fürst Alexander von Hohenlohe im baierischen Franken öffentlich unternahm. Erste bis vierte Lieferung. Bamberg 1821.
Anonym: Dr. J. L. Schönlein's, Professors in Berlin, Krankheitsfamilie der Typhen. Nach dessen neuesten Vorlesungen niedergeschrieben und herausgegeben von einem seiner Zuhörer. Locher, Zürich 1840.
Anonym: L. Schönleins Dr. Md. Prof. Arztes am k. b. Julius Hospitale zu Würzburg allgemeine und specielle Pathologie und Nosologie. 5 Theile. Würzburg 1832a.
Anonym: Allgemeine und specielle Pathologie und Therapie. Nach J. L. Schönlein's Vorlesungen. Zweite verbesserte Auflage. 4 Bände. Etlinger, Würzburg 1832b.
Anonym: Professor Dr. Ludwig Rumpf und dessen Verdienste als Naturforscher und Lehrer. Erheiterungen. In: Belletristisches Beiblatt zur Aschaffenburger Zeitung vom 02.03.1862, S. 210–211.
Anonym: Correspondenz. Ärztliches Intelligenzblatt 1864; 11: 59, 71 u. 91.
Anonym: V. Die Schönlein-Feier der Berliner Medicinischen Gesellschaft. In: Berliner Klinische Wochenschrift 1865; 2: 49.
Atzrott, Ernst Hermann Georg: Johann Lukas Schönlein, der Begründer der Berliner Schule. In: Deutsche Medizinische Wochenschrift 1938; 21: 757–761.
Bach, Christoph Ernst: Ein Nekrolog, vorgetragen in der Frühlingssitzung der medicinisch-chirurgischen Gesellschaft des Kantons Zürich (April 1864). Als Manuscript gedruckt für die Mitglieder der medic.-chirurg. Cantonalgesellschaft. Zürich, 1864.
Baer, Karl Ernst von: Nachrichten über Leben und Schriften des Herrn Geheimrathes Dr. Karl Ernst v. Baer mitgetheilt von ihm selbst. Kaiserliche Akademie der Wissenschaften, St. Petersburg. 1865.
Barclay, David E.: Anarchie und guter Wille. Friedrich Wilhelm IV. und die preußische Monarchie. Siedler, Berlin 1995.

---

[1] Alle mit * gekennzeichneten Zitate beziehen sich auf Schriftstücke aus dem 2017 in Erlangen gefundenen Schönlein-Nachlass. Die Digitalisate sind vollständig im Institut für Geschichte und Ethik der Medizin der Friedrich-Alexander-Universität Erlangen-Nürnberg vorhanden. Im März 2025 wurde der gesamte Nachlass an die Staatsbibliothek Bamberg übergeben. Zur besseren Lesbarkeit wurde die Interpunktion und die Groß-/Kleinschreibung der aktuellen Schreibweise angepasst sowie offensichtliche Schreibfehler ausgebessert. Ansonsten wurde die Orthographie der Originalbriefe beibehalten.

Beckenbauer, Alfons: Die Ludwig-Maximilians-Universität in ihrer Landshuter Epoche. 1800–1826. Ludwig, München 1992.
Belli-Gontard, Maria: Lebens-Erinnerungen. Diesterweg, Frankfurt a. M. 1872.
Billroth, Theodor: Über das Lehren und Lernen der medicinischen Wissenschaften an den Universitäten der deutschen Nation nebst allgemeinen Bemerkungen über Universitäten. Carl Gerold's Sohn, Wien 1876.
Bismarck, Otto von: Gedanken und Erinnerungen. Cotta, New York und Stuttgart 1898.
Bleker, Johanna: Die Naturhistorische Schule 1825–1845. Ein Beitrag zur Geschichte der klinischen Medizin in Deutschland. Fischer, Stuttgart 1981.
Bleker, Johanna: Johann Lukas Schönlein. In: Treue, Wilhelm; Winau, Rolf (Hrsg.): Berlinische Lebensbilder. Bd. II: Mediziner. Colloquium-Verlag, Berlin 1987, S. 51–69.
Bleker, Johanna: Johann Lukas Schönlein (1793–1864). In: Dietrich, Engelhardt v.; Hartmann, Fritz (Hrsg.): Klassiker der Medizin. Beck, München 1991, S. 81–94.
Bluntschli, Johann Caspar: Denkwürdiges aus meinem Leben. Bd. I: Zürich (1808–1848). Beck, Nördlingen 1884.
Bluntschli, Johann Caspar; Oechsli, Wilhelm: Briefwechsel Johann Kaspar Bluntschlis mit Savigny, Niebuhr, Leopold Ranke, Jakob Grimm und Ferdinand Meyer. Huber, Frauenfeld 1915.
Braus, Otto: Akademische Erinnerungen eines alten Arztes an Berlins klinische Größen. Vogel, Leipzig 1901.
Brongniart, Adolphe: Histoire des végétaux fossiles, ou recherches botaniques et géologiques sur les végétaux renfermés dans les diverses couches du globe. Tome Premier. Dufour & D'Ocagne, Paris 1828.
Brongniart, Adolphe: Histoire des végétaux fossiles, ou recherches botaniques et géologiques sur les végétaux renfermés dans les diverses couches du globe. Tome Premier. Atlas. Livr. 1 à 12. Fortin, Masson et Cie., Paris 1828–1836.
Bruhns, Karl: Briefe zwischen A. v. Humboldt und Gauss. Engelmann, Leipzig 1877.
Büchner, Georg: Sämtliche Werke. Vollmer, Wiesbaden 1972.
Burdach, Carl Friedrich: Vom Baue und Leben des Gehirns. Zweyter Band. Dyk'sche Buchhandlung, Leipzig 1822.
Burdach, Carl Friedrich: Rückblick auf mein Leben: Selbstbiographie von Carl Friedrich Burdach. Nach dem Tode des Verfassers herausgegeben. Voß, Leipzig, 1848.
Carpenter, William Benjamin: The microscope and its revelations. Churchill, London 1901.
Caspary, Dorothea: Johann Lukas Schönlein in seiner Würzburger Zeit (1813–1833). Quellen und Literaturstudie. Böhler, Würzburg 1972.
Chandon, Christian: Andreas Röschlaub in Landshut (1802–1826). In: Häberlein, Mark; Prussat, Margrit (Hrsg.): Eine Wissenschaft im Umbruch. Andreas Röschlaub (1768–1835) und die deutsche Medizin um 1800. University of Bamberg Press, Bamberg 2018, S. 65–103.
Claudius, Matthias: Werke des Wandsbecker Boten. Bd. II. Petermänken, Schwerin 1958.
Dalberg, Emmerich Carl F. von und zu: Unpartheyischer Blick auf den erwählten Abgeordneten der Städte des Unter-Mainkreises, Herrn Hofrath Behr, I. Bürgermeister von Würzburg. Bonitas, Würzburg 1828.
Domarus, Max: Bürgermeister Behr, ein Kämpfer für den Rechtsstaat. Selbstverl., Würzburg 1971.
Donner, Henry Wolfgang: The works of Thomas Lovell Beddoes. Oxford University Press, London 1935.
Du Bois-Reymond, Estelle: Jugendbriefe von Emil du Bois-Reymond an Eduard Hallmann. Reimer, Berlin 1918
Düntzer, Heinrich: Briefwechsel zwischen Friedrich Jacobs und Franz Göller. Dyk'sche Buchhandlung, Leipzig 1862.
Ebstein, Erich: Joh. Lucas Schönleins Verdienste um die diagnostische Technik. In: Zeitschrift für klinische Medizin 1910; 71: 471–477.
Ebstein, Erich: Ein Brief aus Schönleins Studentenzeit. In: Süddeutsche Monatshefte 1912; 9: 496–498.
Ebstein, Erich: Joh. Lukas Schönlein in Brüssel. In: Archiv für Geschichte der Medizin 1916; 9: 209–220

Ebstein, Erich: Joh. Lukas Schönlein als Kliniker in Zürich (1833–1839). In: Schweizer Medizinische Wochenschrift 1920a; 1: 947–949
Ebstein, Erich: Ärzte-Briefe aus vier Jahrhunderten. Springer, Berlin 1920b.
Ebstein, Erich: Ärzte Memoiren aus vier Jahrhunderten. Springer, Berlin 1923.
Ebstein, Erich: Johannes Schoenlein (1793–1864). In: Ebstein, Erich (Hrsg.): Deutsche Ärzte-Reden aus dem 19. Jahrhundert. Springer, Berlin 1926, S. 5–12.
Ebstein, Erich: Aus Joh. Lucas Schönlein's wissenschaftlicher Tätigkeit in Zürich (1833–1839). In: Schweizer Medizinische Wochenschrift 1929; 10: 1089–1090.
Ecker, Alexander: Lorenz Oken. Eine biographische Skizze. Schweizerbart, Stuttgart 1880.
Eisenmann, Gottfried: Bemerkungen über die Varioloiden, veranlaßt durch eine Abhandlung des Herrn Hofrath Conradi in Göttingen. In: Archiv für die gesammte Medicin 1843; 5: 59–86.
Escher, Conrad: Selnau und Bleicherweg. Ein Rückblick in die Vergangenheit. In: Hardmeyer-Jenny, Jakob; Escher, Conrad; Amberger, Olga (Hrsg.): Aus Zürichs Vergangenheit. Orell & Füssli, Zürich 1911, S. 11–31.
Falk, Johannes: Goethe aus näherm persönlichen Umgange dargestellt. Brockhaus, Leipzig 1832.
Gerhardt, Carl: Zur Geschichte der Medicinischen Klinik der Universität Würzburg. Thein, Würzburg 1884.
Gerhardt, Carl; von Müller, Friedrich: Mittheilungen aus der Medizinischen Klinik zu Würzburg. Aus Schönlein's nachgeschriebenen Vorlesungen. Bergmann, Wiesbaden 1885.
Goddemeier, Christof: Erfinder des Stethoskops. In: Deutsches Ärzteblatt 2006; 103: A1436–1437.
Göschen, Alexander: Johann Lucas Schönlein. In: Deutsche Klinik 1859; 11: 77–80.
Griesinger, Wilhelm: Herr Ringseis und die naturhistorische Schule. In: Archiv für physiologische Heilkunde 1842; 1: 43–90.
Griesinger, Wilhelm: Zum Gedächtnisse an J. L. Schönlein. In: Aerztliches Intelligenz-Blatt 1864; 11: 445–451.
Gschwend, Lukas: Der Studentenmord von Zürich. Neue Zürcher Zeitung, Zürich 2002.
Güterbock, Ludwig (Hrsg.). Schoenlein's klinische Vorträge in dem Charité-Krankenhause zu Berlin. 3. unveränderte Auflage. Veit & Comp., Berlin 1843.
Gumprecht, Thaddäus Eduard: Der Tod des afrikanischen Reisenden Philipp Schönlein. In: Zeitschrift für allgemeine Erdkunde 1856; 6: 477–480.
Haffner, Peter: Die fixe Idee. 13 Versuche, die Welt zu erklären. Neue Zürcher Zeitung, Zürich 1996.
Hagen, Karl: Geschichte der neuesten Zeit vom Sturze Napoleon's bis auf unsere Tage. Bd. II. Westermann, Braunschweig 1851.
Hahn, Werner: Friedrich Wilhelm der Dritte und Luise, König und Königin von Preußen. Zweihundert und siebzehn Erzählungen aus ihrer Zeit und ihrem Leben. Decker, Berlin 1850.
Hebra, Ferdinand; Elfinger, Anton: Atlas der Hautkrankheiten (Abbildungen Lfg. 2). Braumüller, Wien 1858.
Heine, Joseph: Fragmente über Phthisis tuberculosa. Richter, Würzburg 1827.
Henoch, Eduard Heinrich: Über den Zusammenhang von Purpura und Intestinalstörungen. In: Berliner Klinische Wochenschrift 1868; 5: 517–519.
Herczegy, Moriz: Memoiren aus dem Reisetagebuch eines ungarischen Arztes, mit besonderem Hinblick auf Österreich und Ungarn wie es war und provisorisch ist. Braumüller, Wien 1850.
Hering, Constantin; Pulte, Hippolyt: Schönleins Gedächtnisfeier. In: Correspondenzblatt der homöopathischen Aerzte 1836; 3: 11–12.
Herwegh, Georg: Gedichte eines Lebendigen. Göschen, Stuttgart, 1891.
Hess, Otto: Johann Lucas Schönleins Ein- und Ausbürgerung in Stäfa. In: Jahresbericht der Ritterhaus-Vereinigung Ürikon-Stäfa 1966; 7–17.
Hirsch, August: Biographisches Lexikon der hervorragenden Ärzte aller Zeiten und Völker. Bd. III. Urban & Schwarzenberg, Wien/Leipzig 1886.
Hohenlohe-Ingelfingen, Kraft Karl Eduard August Friedrich zu; Bremen, Walter von: Aus meinem Leben. Aufzeichnungen aus den Jahren 1848–1871. Mittler, Berlin 1915.
Holländer, Eugen: Die Karikatur und Satire in der Medizin. Enke, Stuttgart 1921.

Horn, Wilhelm: Reise durch Deutschland, Ungarn, Holland, Italien, Frankreich, Großbritannien und Irland; in Rücksicht auf medicinische und naturwissenschaftliche Institute, Armenpflege u. S. w. Bd. I. Enslin, Berlin 1831.

Hornthal, Franz Ludwig von: Darstellung der Ereignisse bei den vom Herrn Fürsten von Hohenlohe zu Bamberg unternommenen Heil-Versuchen, wie sie sich in Wahrheit zutrugen. Bamberg 1822.

Huber, Ernst Rudolf: Protokoll der Deutschen Bundesversammlung Jahrgang 1819, § 220. Dokumente zur deutschen Verfassungsgeschichte. Bd. I. Kohlhammer, Stuttgart 1978.

Jäger, Wilhelm: De holothuriis. Gessner, Zürich 1833.

Kälin, Meinrad; Lusser, Karl Franz: Zwölf Ansichten der neuen St. Gotthards-Strasse. Füssli, Zürich 1830.

Karpeles, Gustav (Hrsg.): Heinrich Heine's Gesammelte Werke. Bd. I. Grote, Berlin 1887.

Kerschensteiner, Joseph: Das Leben und Wirken des Dr. Carl von Pfeufer weiland Kgl. Bayr. Obermedicinalrath und Professor der Klinik, sowie der speziellen Pathologie und Therapie an der Univ. zu München. Lampart, Augsburg 1871.

Klemmt, Günter: Johann Lukas Schönleins unveröffentlichtes Vorlesungsmanuskript über den „Keichhusten". Matthiesen, Husum 1986.

Klotzsch, Friedrich: Philipp Schoenlein's botanischer Nachlass auf Kap Palmas. Königliche Akademie der Wissenschaften, Berlin 1857.

Klumpp, Dietmar: Der Frankfurter Wachensturm. Hauptseminararbeit Universität Heidelberg. Heidelberg 2004.

Knorr, Maximilian: Johann Lukas Schönlein: Familie, Leben, Persönlichkeit. In: Berichte der Physikalisch-Medizinischen Gesellschaft Würzburg 1938a; 62: 108–129.

Knorr, Maximilian: Dr. Johann Lukas Schönlein und sein Einfluß auf die Lehre von den Infektionskrankheiten. In: Physikalisch-Medizinischen Gesellschaft Würzburg 1938b; 62: 181–189.

Köhl, Carl: Fränkische Hochverräter. Deutscher Verlag, Würzburg 1922.

Köhne, Roland: August Lüning (1813–1896) und seine Erinnerungen an Georg Büchner. In: Jahresbericht des Historischen Vereins für die Grafschaft Ravensberg 1991; 79: 191–210.

Koller, Franz: De lactis e scroto secretione anomala. Schultes, Zürich 1833.

Königsberger, Leo: Hermann von Helmholtz. Bd. I. Vieweg u. Sohn, Braunschweig, 1902.

Krenzer, Oskar: Ein Besuch bei J. L. Schönlein in Berlin 1845. In: Die hohe Warte. Unterhaltungsbeilage zum Bamberger Tagblatt 6, Nr. 35 vom 27.02.1926.

Kußmaul, Adolf: Jugenderinnerungen eines alten Arztes. Bonz, Stuttgart 1899.

Lebert, Hermann. De gentianis in Helvetia sponte nascentibus. Schulthess, Zürich 1834.

Leitschuh, Friedrich: Die Vorbilder und Muster der Bamberger ärztlichen Schule dargestellt in einem Vortrage zur Feier des Geburtstages Schönleins. Schmidt'sche Buchhandlung, Bamberg 1877.

Leitschuh, Friedrich: Johann Lukas Schönlein. Zu seinem hundertjährigen Geburtstage. In: Das Bayernland 1894a; 5: 104–107 u. 117–119.

Leitschuh, Friedrich: Franz Ludwig von Erthal, Fürstbischof von Bamberg und Würzburg, Herzog von Franken. Ein Charakterbild nach den Quellen bearbeitet. Buchner, Bamberg 1894b.

Lenz, Max: Geschichte der königlichen Friedrich-Wilhelms-Universität zu Berlin. Zweiter Band, zweite Hälfte. Buchhandlung des Waisenhauses, Halle/Saale 1918.

Leyden, Ernst: Zum hundertjährigen Geburtstage Johann Lucas Schönlein's. In: Deutsche medicinische Wochenschrift 1893; 19: 1249–1253.

Lingg, Hermann von: Meine Lebensreise. Schuster & Loeffler, Berlin/Leipzig 1899.

Linné, Carl von: Systema Naturae (Übers.: Johann Joachim Langen). Gebauerische Schriften, Halle 1740.

Locher-Balber, Hans: Kurze historische Skizze der medizinischen Facultät der zürcherischen Hochschule seit ihrer Errichtung im Jahre 1833 bis Ende des Semesters 1859/60. In: Denkschrift der medizinisch-chirurgischen Gesellschaft des Kantons Zürich. Zürcher & Furrer, Zürich 1860, S. 41–50.

Löffler, Wilhelm: Die medizinische Klinik Zürich 1833–1950. In: Regierungsrat des Kantons Zürich (Hrsg.): Zürcher Spitalgeschichte. Bd. II. Buchdruckerei Berichtshaus, Zürich 1951, S. 2–89.
Lohde-Boetticher, Clarissa: Ernst von Leyden. Lebenserinnerungen. Deutsche Verlags-Anstalt, Stuttgart/Leipzig 1910.
Mälzer, Gottfried: Johann Lukas Schönlein (1793–1864) und die Bibliotheca Schoenleiniana. Universitätsbibliothek Würzburg, Würzburg 1994.
Marcus, Carl Friederich: Einige Worte über Medicin als Wissenschaft und als Kunst. S. l. 1829.
Martin, Alfred: Einiges von Schönlein in Zürich. In: Deutsche Medizinische Wochenschrift 1926; 52: 1696.
Merkel, Johann: Johann Lukas Schönlein (Biographische Skizze). In: Münchener Medizinische Wochenschrift 1905; 52: 1342–1344.
Mesenhöller, Peter: Ernst Dieffenbach: Briefe aus dem Straßburger und Zürcher Exil 1833–1836. Eine Flüchtlingskorrespondenz aus dem Umkreis Georg Büchners (Teil 1). In: Georg Büchner Jahrbuch 1995; 8: 371–443.
Müller, Bruno: Erinnerungen an Johann Lucas Schönlein zu seinem 190. Geburtstag am 30. November 1983. In: Berichte des Historischen Vereins Bamberg 1983; 119: 133–149.
Müller, Friedrich von: Schönlein, Johann Lukas, Professor der Medizin, 1793–1864. In: Chroust, Anton (Hrsg.): Lebensläufe aus Franken. Palm & Enke, Erlangen 1936, S. 332–349.
Naunyn, Bernhard: Die Berliner Schule vor 50 Jahren. In: Hildebrand, Otto; Müller, Friedrich; Winkel, Franz von (Hrsg.): Sammlung Klinischer Vorträge Nr. 143. Barth, Leipzig 1908, S. 209–235.
Neuburger, Max: Die Wiener Medizinische Schule im Vormärz. Rikola, Wien 1929.
Perty, Maximilian: Erinnerungen aus dem Leben eines Natur- und Seelenforschers des neunzehnten Jahrhunderts. Winter, Leipzig/Heidelberg 1879.
Polster, Georg: Politische Studentenbewegung und bürgerliche Gesellschaft. Die Würzburger Burschenschaft im Kräftefeld von Staat, Universität und Stadt 1814–1850. Winter, Heidelberg 1989.
Poschinger, Heinrich von: Unter Friedrich Wilhelm IV. Bd. III: 1854–1882. Mittler & Sohn, Berlin 1901.
Protokolle der Deutschen Bundesversammlung vom Jahre 1835. Sitzung 1–32. Anhang: Tabellarisches Verzeichniß der deutschen politischen Flüchtlinge, und anderer im Auslande befindlicher Verdächtigen. Bundespräsidialdruckerei, Frankfurt a. M. 1835.
Rabl, Marie: Rudolf Virchow. Briefe an seine Eltern. 1839 bis 1864. Engelmann, Leipzig 1907.
Reithofer, Franz Dionys: Geschichte und Beschreibung der Königlich-Baierischen Ludwig-Maximilians-Universität in Landshut. Reithofer, Landshut 1811.
Remak, Robert: Zur Kentniss von der pflanzlichen Natur der Porrigo lupinosa W. In: Mediciniche Zeitung 1840; 9: 73–74.
Remak, Robert: Eine gelungene Impfung des Favus. In: Allgemeine Medicinische Central-Zeitung 1842; 11: 587.
Remak, Robert: Diagnostische und pathogenetische Untersuchungen in der Klinik des Dr. Schönlein auf dessen Veranlassung angestellt und mit Benutzung anderweitiger Beobachtungen veröffentlicht. Hirschwald, Berlin 1845.
Richter, Carl Wilhelm Adolph: Dr. Schönlein und sein Verhältniss zur neuern Heilkunde mit Berücksichtigung seiner Gegner. Hirschwald, Berlin, 1843.
Ring, Max: Erinnerungen. Bd. I. Concordia, Berlin 1898.
Ringseis, Emilie: Jugenderinnerungen des k. bayr. Geheimraths Dr. Joh. Nep. von Ringseis. In: Jörg, Edmund; Binder, Franz (Hrsg.): Franz Historisch-politische Blätter für das katholische Deutschland. Sechsundsiebzigster Band. Literarisch-artistische Anstalt, München 1875, S. 1–23.
Ringseis, Emilie: Erinnerungen von Dr. von Ringseis. In: Jörg, Edmund; Binder, Franz (Hrsg.): Historisch-politische Blätter für das katholische Deutschland. Siebenundsiebzigster Band. Literarisch-artistische Anstalt, München 1876, S. 513–538.

Ringseis, Emilie: Erinnerungen von Dr. von Ringseis. In: Jörg, Edmund; Binder, Franz (Hrsg.): Historisch-politische Blätter für das katholische Deutschland. Fünfundachtzigster Band. Literarisch-artistische Anstalt, München 1880, S. 177–195, S. 270–286.

Ringseis, Johann Nepomuk: Ueber die wissenschaftliche Seite der ärztlichen Kunst. Fleischmann, München 1830.

Ringseis, Johann Nepomuk: Ueber den revolutionären Geist auf den deutschen Universitäten. Wolf, München 1833.

Ringseis, Johann Nepomuk: System der Medizin. Manz, Regensburg 1841.

Roberts, Kate Louise. Hoyt's New Cyclopedia of Practical Quotations. Funk & Wagnalls, New York, London 1922.

Rochow, Caroline von, geb. v. d. Marwitz; de la Motte-Fouqué Marie, Louise: Vom Leben am Preußischen Hofe 1815–1852. Mittler und Sohn, Berlin 1908.

Rosenmüller, Johann Christian: Die Merkwürdigkeiten der Gegend um Muggendorf mit 6 illuminirten Kupfern. Unger, Berlin 1804.

Rothlauf, Johann: Siebenundzwanzigster Bericht über das Wirken und den Stand des historischen Vereins zu Bamberg. Reindl, Bamberg 1864.

Rothschuh, Karl Eduard: Deutsche Biedermeiermedizin. Epoche zwischen Romantik und Naturalismus (1830–1850). In: Gesnerus 1968; 25: 167–187.

Scharold, Karl Gottfried: Lebensgeschichte Alexanders Fürsten von Hohenlohe und Waldenburg-Schillingsfürst etc. bis in's Jahr 1822. Bonitas, Würzburg 1822.

Schauberg, Joseph: Aktenmäßige Darstellung der über die Ermordung des Studenten Ludwig Lessing aus Freienwalde in Preußen bei dem Kriminalgerichte des Kantons Zürich geführten Untersuchung. Erster Abschnitt. Die That an und für sich. Schultheß, Zürich 1837a.

Schauberg, Joseph: Aktenmäßige Darstellung der über die Ermordung des Studenten Ludwig Lessing aus Freienwalde in Preußen bei dem Kriminalgerichte des Kantons Zürich geführten Untersuchung. Beilagenheft. Schultheß, Zürich 1837b.

Schemmel, Bernhard: „... und ewig wird erklingen sein Ruhm ..." Ausstellung der Staatsbibliothek Bamberg. Gürtler, Forchheim 1993.

Schneider, Gustav H.: Der Preß- oder Vaterlandsverein 1832/33. Ein Beitrag zur Geschichte des Frankfurter Attentats. Baensch, Berlin 1897.

Schönlein, Johann Lucas: Von der Hirnmetamorphose. Nitribitt, Würzburg 1816.

Schönlein, Johann Lucas: Erklärung. In: Wochenblatt für Buchhändler, Musikhändler, Buchdrucker und Antiquare 1833; 14: 164.

Schönlein, Johann Lucas: Ueber Crystalle im Darmcanal bei Typhus abdominalis. In: Archiv für Anatomie, Physiologie und wissenschaftliche Medizin 1836; 258–261.

Schönlein, Johann Lucas: Zur Pathogenie der Impetigines. In: Archiv für Anatomie, Physiologie und wissenschaftliche Medizin 1839; 82.

Schönlein, Johann Lucas; Schenk, August: Abbildungen von fossilen Pflanzen aus dem Keuper Frankens. Kreidel, Wiesbaden 1865.

Schönlein, Philip: Cape Palmas. In: Aborigenes' Friend and the Colonial Intelligencer 1856; 1: 117–119.

Schrödl, Paul: Johann Lukas Schönlein zum 100. Todestag. In: Berliner Medizin 1964a; 15: 217–224.

Schrödl, Paul: Unveröffentlichte Briefe von Johann Lucas Schönlein aus den Jahren 1818–1821. In: Bayerisches Ärzteblatt 1964b; 19: 145–152, 227–230, 307–314, 521–525.

Schrödl, Paul: Unveröffentlichter Briefwechsel Friedrich Wilhelms IV. von Preußen mit Johann Lukas Schönlein. In: Berliner Medizin 1965; 16: 134–141.

Schwerdtner Máñez, Kathleen; Ferse, Sebastian C. A.: The History of Makassan Trepang Fishing and Trade. In: Plos one 2010; 5: e11346.

Seuffert, Cäcilie: Schönleins Verhältnis zu König Friedrich Wilhelm IV. von Preußen. In: Deutsche Revue 1907; 32: 193–197.

Siebert, August: Die Schlange des Aeskulap und die Schlange des Paradises. Eine Remonstration im Interesse der freien Wissenschaft gegen die Restauration des Dr. Joh. Nep. von Ringseis. In: Archiv für die gesammte Medicin 1842; 2: 165–250.

Siebert, August: Schönlein's Klinik und deren Gegner, die H. H. Dr. Dr. Conradi, Scharlau und Lehrs. Eine Reclamation der practischen Medicin. Enke, Erlangen 1843.

Siebold, Philipp Franz von: Nippon. Archiv zur Beschreibung von Japan und dessen Neben- und Schutzländern Jezo mit den südlichen Kurilen, Sachalin, Korea und den Liukiu-Inseln. 2. Auflage, herausgegeben von seinen Söhnen. Woerl, Würzburg/Leipzig 1897.

Spindler, Johann: Ueber die Entzündungen des Auges und ihre Behandlung. Stahel, Würzburg 1807.

Steger, Friedrich: Ergänzungs-Conversationslexikon der neuesten Zeit auf das Jahr 1858/59. Ergänzungsblätter-Verlag, Leipzig/Meißen 1859.

Steinthal, Martin: Rückschau auf die historischen Erlebnisse einer fünfzigjährigen ärztlichen Wirksamkeit. In: Deutsche Klinik 1871; 23: 437–438.

Sticker, Georg: Entwicklungsgeschichte der Medizinischen Fakultät an der Alma Mater Julia. In: Buchner, Max (Hrsg.): Aus der Vergangenheit der Universität Würzburg. Festschrift zum 350jährigen Bestehen der Universität. Springer, Heidelberg 1932. S. 383–757.

Sticker, Georg: Wunderlich, Roser, Griesinger „die drei Schwäbischen Reformatoren der Medizin" (Fortsetzung und Schluß). In: Sudhoffs Archiv für Geschichte der Medizin und der Naturwissenschaften 1940; 33: 1–54.

Sudhoff, Karl: Ein Brief Julius Rosenbaums aus der Zeit seiner Privatdozentur zu Halle. In: Mitteilungen zur Geschichte der Medizin und der Naturwissenschaften 1913; 12: 284–287.

Teichfischer, Philipp; Brinkschulte, Eva: Johann Lukas Schönlein (1793–1864): Unveröffentlichte Briefe. Steiner, Stuttgart 2014.

Teichfischer, Philipp; Brinkschulte, Eva: Johann Lukas Schönlein (1793–1864): Mon chèr Monsieur Schönlein. Briefe an den Arzt, Lehrer und Vater. Steiner, Stuttgart 2016.

Varnhagen von Ense, Karl August: Tagebücher. Dreizehnter Band. Hoffmann & Kampe, Hamburg 1870a.

Varnhagen von Ense, Karl August: Tagebücher. Vierzehnter (Schluß-) Band. Hoffmann & Kampe, Hamburg 1870b.

Virchow, Rudolf: Mittheilungen über die in Oberschlesien herrschende Typhusepidemie. In: Archiv für pathologische Anatomie und Physiologie 1849; 2: 143–322.

Virchow, Rudolf: Die Noth im Spessart. Stahel, Würzburg 1852.

Virchow, Rudolf: Empirie und Transzendenz. In: Archiv für pathologische Anatomie und Physiologie 1854; 7: 3–29.

Virchow, Rudolf: Cellular-Pathologie. In: Archiv für pathologische Anatomie und Physiologie 1855; 8: 3–39.

Virchow, Rudolf: Gedächtnisrede auf Joh. Lucas Schönlein gehalten am 23. Januar 1865, dem ersten Jahrestage seines Todes in der Aula der Berliner Universität. Hirschwald, Berlin 1865a.

Virchow, Rudolf: Aus Schönlein's Leben. Nachträgliche Mittheilungen. In: Archiv für pathologische Anatomie und Physiologie 1865b; 33: 170–174.

Wahl, Hans; Kippenberg, Anton; Beutler Ernst: Goethe und seine Welt. Insel, Leipzig, 1932.

Wagner, Johann; Köberlein Michael: Jahresbericht über die hiesigen königlichen Studien-Anstalten erstattet am Tage der öffentlichen Preisvertheilung. Verzeichnis aller Studierenden, welche an den königlichen Studienanstalten zu Bamberg aus den Lehrgegenständen des vaterländischen Studienplanes was immer für einen Fortgang gemacht, oder öffentliche Preise erhalten haben. Klebsadel, Bamberg 1809.

Walther, Karl Klaus: Schönlein – scharf beobachtet. In: Fränkischer Tag vom 11.06.1994.

Walther, Philipp Franz von: System der Chirurgie. Bd. I. Reimer, Berlin 1833.

Walther, Philipp Franz von: Rede zum Andenken an Ignaz Döllinger Dr. Wolf'sche Schriften, München 1841.

Wislizenus, Adolph: De propria cranii in puella epileptica deformatione. Gessner, Zürich 1833.

Wyss, Georg von: Die Hochschule Zürich in den Jahren 1833–1883. Zürcher & Furrer, Zürich 1883.

Ziemssen, Hugo von: Klinische Vorträge. 26. u. 27. Vortrag. Die klinische Medicin des 19. Jahrhunderts. Vogel, Leipzig 1900.

Zolling, Theophil: Friedrich Wilhelm IV. und Georg Herwegh. In: Die Gegenwart 1898; 54(39): 196–200.
Zöppritz, Karl; Schönlein, Philipp: Cap Palmas und seine Umgebungen. In: Zeitschrift der Gesellschaft für Erkunde 1875; 10: 409–437.
Zurlinden, Samuel: Hundert Jahre Bilder aus der Geschichte der Stadt Zürich in der Zeit von 1814–1914. Bd. I. Berichthaus, Zürich 1914.

GPSR Compliance

The European Union's (EU) General Product Safety Regulation (GPSR) is a set of rules that requires consumer products to be safe and our obligations to ensure this.

If you have any concerns about our products, you can contact us on

ProductSafety@springernature.com

In case Publisher is established outside the EU, the EU authorized representative is:

Springer Nature Customer Service Center GmbH
Europaplatz 3
69115 Heidelberg, Germany